Adolf Fick

Lehrbuch der Augenheilkunde - einschliesslich der Lehre vom Augenspiegel

Adolf Fick

Lehrbuch der Augenheilkunde - einschliesslich der Lehre vom Augenspiegel

ISBN/EAN: 9783742809261

Hergestellt in Europa, USA, Kanada, Australien, Japan

Cover: Foto ©Lupo / pixelio.de

Manufactured and distributed by brebook publishing software
(www.brebook.com)

Adolf Fick

Lehrbuch der Augenheilkunde - einschliesslich der Lehre vom Augenspiegel

LEHRBUCH

DER

AUGENHEILKUNDE

(EINSCHLIESSLICH DER LEHRE VOM AUGENSPIEGEL)

FÜR

STUDIERENDE UND ÄRZTE

VON

DR. A. EUGEN FICK,

DOZENT FÜR AUGENHEILKUNDE AN DER UNIVERSITÄT ZÜRICH.

MIT 157 ZUM TEIL IN BUNTDRUCK AUSGEFÜHRTEN FIGUREN.

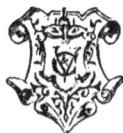

LEIPZIG

VERLAG VON VEIT & COMP.

1894.

Vorwort.

Wer ein Buch geschrieben hat, pflegt sich deswegen in der Vorrede zu entschuldigen. Dieser mit Recht so beliebten Sitte will auch ich mich beugen und zu meiner Entschuldigung bemerken, daß gerade unsere besten Lehrbücher der Augenheilkunde zu umfangreich sind. Wenigstens bekommt man diese Klage nicht selten zu hören, wenn man jene besten Bücher einem Schüler zum Ankauf vorschlägt. So schien es, daß für ein knapp geschriebenes Lehrbuch, trotz der großen Zahl vorhandener, noch Raum sei.

Kurz und doch vollständig läßt sich ein Lehrbuch nur schreiben auf Kosten der Darstellung; man muß sich eben auf eine trockene Aufzählung von Thatsachen und Regeln beschränken. Ein solches Buch zu schreiben, hätte mir keine Freude gemacht. Mir schwebte vielmehr ein Buch vor, das so weit als möglich den Zusammenhang der Dinge, das Wie und Warum hervortreten läßt. So wurde eine Beschränkung im Stoffe unvermeidlich. Bei der Auswahl des Stoffes ließ ich mich von dem Gedanken leiten, daß pathologisch - anatomische Angaben oder gar Hypothesen in einem kurzen Lehrbuche nur so weit erwähnt werden müssen, als sie zur Veranschaulichung der Krankheitsbilder brauchbar sind; ferner von der Ansicht, daß ein Lehrbuch den klinischen Unterricht, den Operations- und Augenspiegelkurs nicht ersetzen, sondern ergänzen will, daß man also bei vielen Dingen sich mit Erwähnung des Leitgedankens begnügen darf.

Quellenangaben zu machen, habe ich im allgemeinen unterlassen; vollständige wären zu schwerer Ballast gewesen; und die jetzt so beliebten unvollständigen, bei denen zuweilen ein halbes

Dutzend eingeklammerter Schriftstellernamen hinter ein Thatsächelchen zu stehen kommt, dürfte, für den Leser wenigstens, so ziemlich ohne jeden Nutzen sein. Nur wo mir ein Schriftstellername zwanglos, gleichsam von selbst in die Feder floß, oder als mein Gewährsmann Erwähnung forderte, habe ich ihn in den Text eingeflochten.

Eine besondere Freude beim Schreiben dieses Buches war mir das Ausmerzen überflüssiger Fremdwörter. Allein bald mußte ich mich entschließen, viele der bei Seite gelegten Fremdwörter behufs leichter Verständlichkeit wieder einzusetzen. Bei Abschaffung der überflüssigen Fremdwörter ist es eben nicht bloß das einzig mögliche, nein, sogar das wenigst grausame, dem Hunde die Ohren streifenweis abzuschneiden. Ich habe also im ganzen nur solche Verdeutschungen aufgenommen, die bereits von HIRSCHBERG und anderen Freunden augenärztlicher Sprachreinigung eingeführt worden sind.

Um dem Leser das Verstehen des Buches nach Möglichkeit zu erleichtern, ist eine beträchtliche Anzahl der Figuren in Farben ausgeführt und gleichwohl dem Texte eingefügt worden. Die Schwierigkeiten dieses Verfahrens sind groß und der Leser wird daher begreiflich finden, daß es nicht bei allen Figuren gelungen ist, die farbige Vorlage völlig getreu wiederzugeben.

Zürich, im Juni 1894.

A. E. Fick.

Inhalt.

Erster Teil.
Die Untersuchungsmethoden.

Zweiter Teil.
Die Krankheiten der Augen.

Erster Teil.
Die Untersuchungsmethoden.

Einleitung.

Die ursprünglichste Untersuchungsart ist die Betrachtung. Die Betrachtung im engeren Sinne braucht hier nicht besonders behandelt zu werden. Um durch bloßes Ansehen gewisse Krankheiten z. B. der Bindehaut zu erkennen, genügt es, daß man wiederholt das Krankheitsbild sieht und seine wesentlichen Züge sich einprägt. In dieser Art erkennen wir zahlreiche Krankheiten der Lider, Bindehaut, Hornhaut und Regenbogenhaut. Es wäre aber ärmlich um die Augenheilkunde bestellt, wenn hiermit die Betrachtung als Untersuchungsart erschöpft wäre. Denn die einfache Betrachtung ohne weitere Hilfsmittel läßt uns bereits im Stiche, wenn es sich um feinere Veränderungen der Hornhaut, des Kammerwassers, der Regenbogenhaut handelt; sie leistet nur wenig bei Krankheiten der Linse und des Glaskörpers und vollends gar nichts bei Erkrankungen der Netzhaut, des Sehnerven und der Aderhaut. Glücklicherweise besitzt aber die Augenheilkunde vorzügliche Mittel, um nicht nur die feinsten Veränderungen an den oberflächlich gelegenen Teilen des Auges sichtbar zu machen, sondern sogar mit dem Blick bis in das Innere vorzudringen und Netzhaut und Aderhaut einer genauen Betrachtung zugänglich zu machen.

Die Mittel hierzu sind:

1. Die Verwendung der von der Hornhautoberfläche gelieferten Spiegelbilder, die Keratoskopie und Ophthalmometrie[1];
2. die fokale Beleuchtung;
3. der Augenspiegel.

Das erstgenannte Verfahren giebt über die Beschaffenheit der Hornhautoberfläche, über ihre Glätte und Krümmung Auskunft. Mittels des zweiten Verfahrens sehen wir die feinsten, ja mit Lupenhilfe fast mikroskopisch feine Veränderungen der Hornhaut, des Kammerwassers, der Regenbogenhaut, Linse und des vordersten Teiles

---

[1] Besser wäre „Keratometrie".

des Glaskörpers. Und durch den Augenspiegel endlich liegt die hintere
Hälfte des Augeninnern vor unseren Blicken offen zu Tage.

Ähnlich wie mit der Betrachtung steht es bezüglich der
augenärztlichen Betastung. Sie wird einmal ohne weitere Hilfsmittel angewandt und giebt Auskunft, ob der untersuchte Augapfel
härter, weicher oder von gleicher Härte ist, wie ein gesunder.
Andererseits wird sie mit Hilfe eines Gerätes, des Ophthalmotonometers, ausgeführt und vermag nunmehr nachzuweisen, daß der
Binnendruck des untersuchten Auges um so und so viele Millimeter Hg. größer oder kleiner ist, als bei einem gesunden.

Die vorstehend aufgezählten Untersuchungsarten nennt man die
objektiven. Ihnen gegenüber steht eine andere Gruppe von Untersuchungsarten, welche subjektiver Natur sind und als Funktions-
prüfungen bezeichnet werden. Bei diesen handelt es sich nämlich
darum, festzustellen, was der Kranke mit seinen Augen zu leisten vermag.

Die wichtigste Leistung des Auges ist das Erkennen der Formen
äußerer Gegenstände. Je vollkommener ein Auge diese Aufgabe
erfüllt, desto größer ist seine Sehschärfe. Da man aber die volle
Sehschärfe eines Auges nur messen kann, wenn man den Brechzustand berücksichtigt, so wird die Lehre von den „Refraktionen"
oder Brechzuständen zuerst behandelt werden.

Außer dem Raumsinne besitzt das Auge noch zwei weitere
Fähigkeiten, den Lichtsinn und den Farbensinn; unter Lichtsinn
schlechtweg versteht man die Fähigkeit hell von dunkel, bezw. hell
von weniger hell zu unterscheiden; unter Farbensinn die Fähigkeit, auf Lichter verschiedener Wellenlänge mit eigenartigen
Empfindungen zu antworten, die wir rot, gelb, grün, blau u. s. w.
nennen. Störungen des Lichtsinnes werden mit Hilfe der Masson'schen
Scheibe und des Photometers untersucht. Störungen des Farbensinnes
mit einer Reihe von Untersuchungsarten, die darauf hinauslaufen,
dem Kranken Gegenstände vorzulegen, die sich nur durch ihre Farbe,
nicht aber durch ihre Form oder Helligkeit unterscheiden. Ist der
Kranke farbenblind, so werden solche Gegenstände für ihn natürlich
einer wie der andere aussehen.

Die drei Fähigkeiten des Auges, Sehschärfe, Lichtsinn und
Farbensinn sind dann noch für das seitliche oder indirekte
Sehen zu prüfen. Besondere Wichtigkeit hat die Untersuchung des
Umfanges und etwaiger Lücken des Gesichtsfeldes; das hierfür
verwandte Verfahren ist die Perimetrie.

Endlich muß das Zusammenwirken der beiden Augen eines
Paares, das Zweiäugig- oder Binocularsehen und dessen Störungen geprüft werden.

A. Die Funktionsprüfungen.

I. Sehschärfe, Brechzustände und Accommodation.

I. Grundbedingungen des Sehens.

Jeder leuchtende Punkt sendet nach allen Richtungen des Raumes Lichtstrahlen aus. Wenn ein Bündel dieser Lichtstrahlen auf eine gleichmäßige Fläche fällt, welche durch Licht reizbar ist und ihren Reizzustand durch einen Nerven dem Gehirne, dem Sitze des Bewußtseins, mitteilen kann, so wird eine Lichtempfindung zu stande kommen, aber noch keineswegs jener leuchtende Punkt gesehen werden. Ein zweiter leuchtender Punkt, der ebenfalls ein Strahlenbündel auf die lichtempfindliche Fläche sendet, würde die Empfindung der Helligkeit steigern, aber von dem ersteren nicht unterschieden werden. Damit dies möglich werde und somit ein Sehen stattfinde, müssen vor allem zwei Bedingungen erfüllt sein. Es muß

1. vor der lichtempfindlichen Fläche ein dioptrischer Apparat liegen, der das auseinanderfahrende Strahlenbündel sammelt und zu einem Bildpunkte in der lichtempfindlichen Fläche vereinigt. Und es muß

2. die lichtempfindliche Fläche ein Mosaik sein, dessen einzelne Teilchen durch Lichtstrahlen reizbar sind und ihren Reizzustand in das Gehirn fortpflanzen, ohne ihn auf die übrigen Teilchen der Fläche zu übertragen.[1]

Diese beiden Grundbedingungen werden von dem Auge des Menschen (und der Wirbeltiere überhaupt) thatsächlich erfüllt. Die Hornhaut, das Kammerwasser, die Linse und der Glaskörper bilden zusammen einen dioptrischen Apparat, der die Eigenschaft hat, unter gewissen Bedingungen ein homocentrisch eintretendes Strahlenbündel zu einem Bildpunkte auf der lichtempfindlichen Haut des Auges, auf der Netzhaut zu vereinigen.

Jeder leuchtende Gegenstand darf als aus zahllosen leuchtenden

---

[1] Damit soll nicht gesagt sein, daß eine Netzhautstelle von der anderen vollkommen unabhängig wäre, vgl. S. 24, 25, 50.

1*

P u n k t e n bestehend angesehen werden. Jeder der leuchtenden
Punkte erzeugt also in der Netzhaut seinen eigenen Bildpunkt, und
aus den zahllosen Bildpunkten setzt sich ein dem leuchtenden Gegenstande geometrisch ähnliches Netzhautbild zusammen.

Diese grundlegende Thatsache kann man sich auf folgende
Weise zu unmittelbarer Anschauung bringen. Man verschaffe sich
ein frisches Auge eines weißen Kaninchens. Nachdem man den Augapfel von den daran hängenden Muskelfetzen und von Bindegewebe
sorgfältig befreit hat, hält man das Auge mit der Hornhaut gegen
einen hellen, leicht kenntlichen Gegenstand, etwa gegen ein Fenster
oder noch besser im Dunkelzimmer gegen eine recht große Gasflamme. Betrachtet man nun die Rückseite des Augapfels, so kann
man hier, weil die Augenhäute kein Pigment enthalten und ziemlich durchsichtig sind, das umgekehrte, stark verkleinerte Netzhautbild der Gasflamme sehen.

Sollte die Form der Gasflamme wegen der starken Verkleinerung des
Bildes nicht wieder zu erkennen sein, so nehme man zwei in etwa 1 m Abstand
von einander aufgestellte Gasflammen und halte vor die eine ein rotes, vor die
andere ein grünes Glas. Man sieht dann auf der Rückwand des Kaninchen-
auges ein rotes und ein grünes Lichtpünktchen, und zwar steht das rote rechts,
wenn die rote Gasflamme links steht und umgekehrt. Damit ist, wie eine einfache Überlegung zeigt, bewiesen, daß auch die Lichtpünktchen u m g e k e h r t e
Bilder der Gasflamme sein müssen.

Auch die zweite Bedingung, der musivische Bau der lichtempfindlichen Platte, der Netzhaut, ist im Auge des Menschen und
der Wirbeltiere erfüllt. Die Thatsache läßt sich aber freilich nicht
so leicht zur Anschauung bringen wie die erste. Man bedarf dazu
guter Mikroskope. Im Kapitel „Krankheiten der Netzhaut" ist ein
Durchschnitt durch die menschliche Netzhaut bei etwa 350facher
Vergrößerung dargestellt. Man erkennt an der Abbildung, daß sogar
z w e i Schichten der Netzhaut, nämlich die beiden äußersten (1 und 2)
musivisch gebaut sind. Die innere dieser beiden, die Schicht der
Stäbchen und Zapfen, ist ohne Zweifel als die Angriffsstelle des
Lichtreizes anzusehen.

Ein zusammengesetztes dioptrisches System, das Bilder erzeugen
soll, die umgekehrt, verkleinert und den äußeren Gegenständen geometrisch ähnlich sind, muß folgende Eigenschaften besitzen:

1. jedes brechende Mittel muß durchsichtig und gleichartig,
   d. h. vom nämlichen Brechungsexponenten in allen seinen
   Teilen sein;
2. die Trennungsfläche je zweier brechender Mittel muß kugelig
   sein;

3. die Mittelpunkte aller Trennungsflächen müssen auf einer Geraden liegen, mit anderen Worten: das System muß centriert sein.

Selbst wenn diese drei Bedingungen erfüllt sind, werden genaue Bildpunkte nur von solchen Objektpunkten entstehen, die ihre Strahlen nahezu lotrecht auf die erste Trennungsfläche, auf die Hornhautoberfläche senden. In der Sprache der Physiker lautet dieser Satz: „ein homocentrisches Strahlenbündel wird beim Durchtritte durch ein centriertes System kugeliger Trennungsflächen nur dann punktförmig vereinigt, wenn die Einfallswinkel klein sind", wobei unter Einfallswinkel eines Strahles der Winkel verstanden ist, den er mit einer im Einfallspunkte auf der Trennungsfläche errichteten Senkrechten macht.

Da die menschliche Hornhaut einerseits stark gewölbt und andererseits ein ansehnlicher Abschnitt der ganzen Kugel ist, so wird selbst ein auf der Achse und in unendlicher Ferne gelegener Lichtpunkt ein Strahlenbündel auf die Hornhaut senden, dessen Randstrahlen große Einfallswinkel haben und folglich nicht denselben Bildpunkt wie die mittleren Teile des Bündels erzeugen werden. Es würde also selbst ein möglichst günstig gelegener Objektpunkt einen genauen Bildpunkt nicht erzeugen. Indessen ist durch die hinter der Hornhaut ausgespannte Regenbogenhaut dafür gesorgt, daß die seitlichen Strahlen des eben erwähnten Bündels abgefangen werden und also überhaupt nicht in das Innere des Auges eintreten.

Handelt es sich um einen Lichtpunkt, der nicht auf oder wenigstens nicht nahe bei der Achse des dioptrischen Systemes gelegen ist, so treffen seine Lichtstrahlen selbst auf dem kleinen mittleren, gerade vor der Pupille liegenden Teile der Hornhaut unter großen Einfallswinkeln auf, könnten also eigentlich nicht zu einem genauen Bildpunkte vereinigt werden. Doch werden wir weiter unten sehen, daß selbst diese schief auffallenden Bündel vermöge eines besonderen Baues der Krystalllinse ziemlich genaue Bildpunkte liefern.

Das menschliche Auge besitzt die vorstehend aufgezählten drei Eigenschaften nur annähernd.

Zu 1. Schon die Durchsichtigkeit ist keine ganz vollkommene.

Man kann das an der Hornhaut in folgender Weise zeigen. Man stellt im Dunkelzimmer eine Lampe auf, setzt einen Menschen der Lampe gegenüber und vereinigt mit Hilfe einer Sammellinse eine große Menge von Lichtstrahlen auf einen Punkt der Hornhaut; dann erscheint diese stark beleuchtete Stelle zart grau, weil jetzt das von den Zellgrenzen zerstreut zurückgeworfene Licht reichlich genug ist, um von dem Beobachter wahrgenommen zu werden (vgl. S. 87).

Bezüglich der Linse ist der Nachweis unvollkommener Durchsichtigkeit auf dem gleichen Wege und zwar noch leichter möglich. Doch kann man ihn auch ohne alle optischen Hilfsmittel an der Leiche führen. Man öffne den Augapfel eines über 40 Jahre alten Menschen und lege die Linse in ein Uhrgläschen mit Wasser; dann sieht man den mittleren Teil, den sog. Linsenkern in gelblicher Farbe; diese gelbliche Farbe ist um so deutlicher, je älter der betreffende Mensch. Die Thatsache der Gelbfärbung beweist, daß die Durchlässigkeit der Linse für Lichtstrahlen keine vollkommene sein kann.

Die Durchsichtigkeit des Glaskörpers ist eine vollständigere, doch kommen hier kleinste Gebilde vor, welche für Licht nicht völlig durchlässig sind. Man überzeugt sich davon am besten am eigenen Auge auf entoptischem Wege. Mancher bemerkt diese kleinen physiologischen Glaskörpertrübungen zum erstenmal beim Mikroskopieren als Perlschnüre oder als vereinzelte, in der Mitte helle Kreise. Ich sehe die meinigen am deutlichsten bei Nebelwetter. Auch durch die geschlossenen Augenlider kann man sie sehen, wenn man das Gesicht gegen eine sehr helle Fläche wendet. Offenbar ist ein helles, möglichst gleichmäßig ausgefülltes Gesichtsfeld der geeignetste Hintergrund zur Wahrnehmung der feinen Trübungen. Dieselben sind beweglich im Glaskörper und haben davon den Namen „fliegende Mücken" erhalten (Mouches volantes).

Zu 2. Auch die kugelige Krümmung der Trennungsflächen ist beim Auge nicht mathematisch genau. Bei der Hornhautoberfläche, der weitaus wichtigsten Trennungsfläche, ist die Abweichung von der Kugelgestalt eine so bedeutende, daß man dieselbe sogar ohne feinere Hilfsmittel nachweisen kann.

Bekanntlich findet bei dem Übertritt von Lichtstrahlen aus einem durchsichtigen Mittel in ein anderes Spiegelung statt. Wenn die Trennungsfläche der beiden Mittel kugelig ist und die gewölbte Seite dem schwächer brechenden Mittel (der Luft) zukehrt, so entstehen von fernen Gegenständen aufrechte Spiegelbilder (vgl. S. 84), die um so kleiner sind, je kürzer der Krümmungshalbmesser der Trennungsfläche ist. Man kann also aus der Größe der Spiegelbilder auf den Krümmungshalbmesser der spiegelnden Fläche schließen. Ein durch die Hornhaut geliefertes Spiegelbild verschafft man sich folgendermaßen: Man schneide sich ein quadratisches Blatt steifen Papieres von etwa 20 cm Seite. In die Mitte dieses Blattes bringe man ein Loch von etwa 6 bis 8 mm Durchmesser an. Nun stelle man einen Menschen mit dem Rücken gegen das Fenster und halte ihm das vom Fenster beleuchtete Papierblatt in etwa 30 cm Abstand gerade vor eines der Augen. Blickt man jetzt selber durch das Loch auf die Hornhaut des Untersuchten und blickt gleichzeitig der Untersuchte nach dem Loche des Blattes, so sieht man gerade auf der Mitte seiner Hornhaut das stark verkleinerte Spiegelbild des weißen Blattes. Nun fordere man den Untersuchten auf, den oberen oder unteren Rand des Blattes zu fixieren, dann werden die vom weißen Blatte ausgehenden Lichtstrahlen nicht mehr von der Hornhautmitte, sondern von den Randteilen der Hornhaut in das Auge des Beobachters gespiegelt. Das Spiegelbild sieht jetzt ganz anders aus, es ist größer geworden und etwas in die Länge gezogen, wodurch bewiesen wird, daß die Randteile der Hornhaut flacher sind als der mittlere Teil.

Genaue Messungen haben ergeben, daß die Hornhäute verschiedener Menschen ziemlich verschieden gebaut sind. Manche Hornhäute haben ungefähr die Krümmung eines Rotationsellipsoides, andere gleichen mehr einem dreiachsigen Ellipsoide; alle aber unterscheiden sich von diesen mathematischen

Flächen durch recht ansehnliche Unregelmäßigkeiten, deren Einfluß auf das Sehen später besprochen wird.

Auch die vordere und hintere Linsenfläche sind ohne Zweifel nicht Kugelflächen von mathematischer Genauigkeit. Da indessen die Messung der Linsenspiegelbilder mit sehr viel größeren Schwierigkeiten verknüpft ist, als die der Hornhautbilder, so sind Abweichungen der Linsenflächen von der Kugelgestalt nicht bekannt. Auf jeden Fall darf man die k l e i n e n S t ü c k - c h e n der vorderen und der hinteren Linsenfläche, die überhaupt beim gewöhnlichen Sehen eine Rolle spielen, als kugelförmig in Rechnung stellen.

Zu 3. Faßt man die unmittelbare Umgebung des Hornhautscheitels, des vorderen und des hinteren Linsenpoles als kugelig auf, so sollten die d r e i K r ü m m u n g s m i t t e l p u n k t e a u f e i n e r G e r a d e n l i e g e n. Das ist indessen nach Messungen, die HELMHOLTZ angestellt, nicht der Fall. Das menschliche Auge ist also „decentriert". Indessen ist die Decentrierung eine so geringe, daß sie praktisch gar nicht in Betracht kommt. Die Messungen HELMHOLTZ' sind in neuester Zeit von TSCHERNING wieder aufgenommen und bestätigt worden.

Wir wollen nun den Gang der Lichtstrahlen durch das dioptrische System des Auges verfolgen, um t h e o r e t i s c h den Vorgang zu durchschauen, dessen Endergebnis jener Versuch mit dem Auge eines weißen Kaninchens veranschaulicht. Setzen wir zunächst den einfachsten Fall, daß es sich um ein l i n s e n l o s e s Auge handele. In einem solchen hat man es nur mit e i n e r Trennungsfläche, der Hornhaut zu thun; und man hat nur z w e i brechende Mittel, Luft und Wasser zu berücksichtigen. Die Brechungsexponenten der Hornhaut, des Kammerwassers und des Glaskörpers dürfen nämlich sämmtlich gleich dem des Wassers[1] angenommen werden.

Blickt ein solches Auge nach einem unendlich fernen auf der A c h s e gelegenen Lichtpunkte, so wird das auf die Hornhaut fallende Strahlenbündel zu einem Bildpunkte vereinigt, der etwa 31 mm hinter dem Hornhautscheitel liegt, also j e n s e i t s der Netzhaut. Diesen Punkt nennt man den h i n t e r e n B r e n n p u n k t des Systemes (h. Br. der Fig. 1). Nähert sich jetzt der Objektpunkt auf der Achse dem Auge, so wird die Konvergenz der Lichtstrahlen im Innern des Auges immer geringer oder was dasselbe sagt, der Bildpunkt wandert zuerst langsam, dann immer schneller nach rechts, gleichmäßig schnelle Näherung des Objektpunktes vorausgesetzt. Endlich wird der leuchtende Objektpunkt dem Auge so nahe gekommen sein, daß die Brechung der Lichtstrahlen beim Eintritt in die Hornhaut gerade

---

[1] Nach KRAUSE ist der Brechungsexponent

des Wassers	= 1,3342	
der Hornhaut	= 1,3507	
des Kammerwassers	= 1,3420	
des Glaskörpers	= 1,3485,	falls der
der Luft	= 1	gesetzt wird.

genügt, um die divergierenden Lichtstrahlen unter sich parallel zu
machen (rote Linien der Fig. 1 *A*), mit anderen Worten: der Bildpunkt liegt jetzt rechts in unendlicher Ferne. Der Punkt der Achse,
von dem aus
divergierende
Lichtstrahlen
im Innern des
Auges parallel
weiter ziehen,
heißt vorde-
rer Brenn-
punkt (*v. Br.*
der Fig. 1).
Wenn die
Lage des vor-

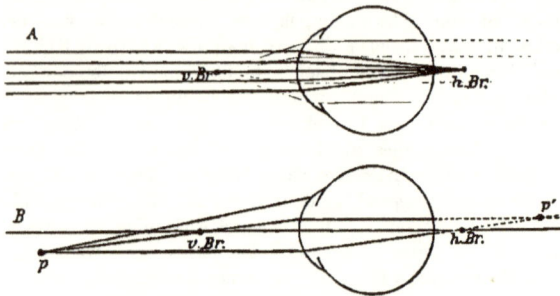

Fig. 1.   Gang der Lichtstrahlen durch das linsenlose Auge.

deren und hinteren Brennpunktes bekannt ist, so kann man
durch Zeichnung zu einem beliebigen Objektpunkte den zugehörigen Bildpunkt leicht ermitteln. Es sei *p* (Fig. 1 *B*) der
gegebene Objektpunkt. Aus den von ihm ausgehenden Strahlen
greifen wir zwei heraus und suchen ihren Durchschnittspunkt;
da alle übrigen Strahlen des homocentrischen Bündels gleichfalls
durch diesen Durchschnittspunkt gehen müssen — vorausgesetzt, daß
der Punkt *p* nicht allzuweit seitlich von der Achse liegt —, so ist
dieser Durchschnittspunkt offenbar der gesuchte Bildpunkt. Als
Konstruktionsstrahlen wählen wir aber diejenigen, über deren Verlauf
wir bereits unterrichtet sind, nämlich:

1. den Strahl, der parallel zur Achse ankommt; derselbe muß
   im zweiten Mittel auf den hinteren Brennpunkt zielen; und
2. denjenigen Strahl, der durch den vorderen Brennpunkt geht;
   derselbe muß im zweiten Mittel parallel zur Achse weiter
   gehen. In dem Durchschnittspunkte dieser beiden Strahlen
   liegt *p'*, der Bildpunkt von *p*.

Bei einem gesunden, mit einer Krystalllinse ausgestatteten Auge
liegen nun die Dinge bei weitem nicht so einfach. Zunächst ist ohne
weiteres aus der Form der Linse und aus der Thatsache, daß ihr
Brechungsexponent größer[1] ist als der des Wassers, zu entnehmen,
daß sie die sammelnde Kraft des ganzen dioptrischen Systemes vermehren muß. Demgemäß rückt sowohl der vordere als auch der
hintere Brennpunkt näher an den Hornhautscheitel.

---

[1] Der Brechungsexponent der Linse wird, falls man sie als homogen
betrachtet, mit 1,4545 oder 1,4541 in Rechnung gesetzt.

Physiologisch normal pflegt man nun ein Auge zu nennen, dessen vorderer Brennpunkt etwa 13 mm vor, dessen hinterer Brennpunkt etwa 22 mm hinter dem Hornhautscheitel liegt. Da 22 mm auch der Abstand des Centralgrübchens der Netzhaut (Fovea centralis retinae) vom Hornhautscheitel ist, so können wir das physiologische Auge als ein solches kennzeichen, bei dem der hintere Brennpunkt in der Netzhaut liegt. Die Augenärzte pflegen das physiologische Auge emmetropisch[1] zu nennen, im Gegensatz zu den ametropischen[2] Augen, bei denen der hintere Brennpunkt vor oder hinter der Netzhaut liegt.

Es fragt sich jetzt, ob es möglich ist, lediglich mit Hilfe des vorderen und hinteren Brennpunktes den Bildpunkt zu finden, der von den Strahlen eines bestimmten Objektpunktes in diesem zusammmengesetzten Systeme erzeugt wird. Auch hier können wir ja aus dem Strahlenbündel des Objektpunktes zwei Konstruktionsstrahlen herausgreifen, als den einen denjenigen, welcher durch den vorderen Brennpunkt geht und also im Glaskörper parallel zur Achse weiter ziehen muß, als den anderen denjenigen, welcher parallel zur Achse auf die Hornhaut trifft und folglich im Glaskörper auf den hinteren Brennpunkt zielt. Allein es ergiebt sich sofort, daß die beiden „ausfahrenden" Strahlen auf diese Art keineswegs genügend bestimmt sind. Zur Festlegung einer Geraden sind ja zwei Punkte erforderlich. Hier haben wir vorläufig für jeden der beiden „ausfahrenden Strahlen" nur einen Punkt. Bei dem linsenlosen Auge (Fig. 1) war das etwas anderes. Da war der Schnittpunkt des „einfallenden Strahles" mit der Hornhautoberfläche jedesfalls auch ein Punkt des „ausfahrenden Strahles". Bei einem zusammengesetzten dioptrischen Systeme ist das aber keineswegs selbstverständlich und, wie die mathematische Zergliederung der Frage zeigt, auch thatsächlich nicht der Fall. Es ist also klar, dass die ersten beiden „Kardinalpunkte", der vordere und hintere Brennpunkt eines zusammengesetzten Systemes nicht genügen, um den Bildpunkt eines beliebigen Objektpunktes durch Zeichnung zu finden. Es bedarf daher eines zweiten Paares von Kardinalpunkten, der beiden „Hauptpunkte" (*h'* und *h"* der Fig. 2) und der durch sie senkrecht zur Achse gelegten Ebenen, der beiden „Hauptebenen" *H'* und *H"*. Diese beiden Hauptebenen liegen im physiologischen Auge 2 bezw. 2, 5 mm[3] hinter dem Hornhautscheitel. Mit ihrer

[1] ἐν = in, τὸ μέτρον das Maß, ἡ ὤψ das Auge.
[2] ἀ privativum, μέτρον, ὤψ.
[3] Genau liegt der erste Hauptpunkt 1,94 mm, der zweite 2,36 mm hinter dem Hornhautscheitel; ihr Abstand von einander ist also nicht einmal 0,5 mm.

Hilfe findet man nun den zu p gehörigen Bildpunkt p' folgendermaßen: Man verlängere den einfallenden Strahl pf' bis zum Durchschnitte mit der ersten Hauptebene; den Durchschnittspunkt verschiebe man parallel zur Achse bis in die zweite Hauptebene, dann
ist er in seiner nunmehrigen Lage ein Punkt des ausfahrenden
Strahles; der zweite Punkt dieses ausfahrenden Strahles ist durch den
Umstand gegeben, daß der Strahl im Glaskörper parallel zur Achse
verlaufen muß. Man verlängere zweitens den aus p kommenden
Parallelstrahl bis in die erste Hauptebene; verschiebe den gefundenen

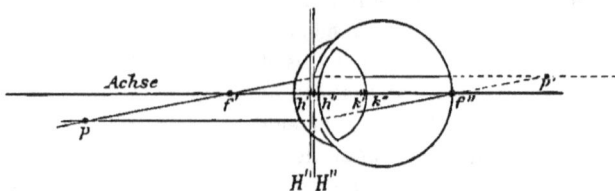

Fig. 2.   Konstruktion des Bildpunktes mittels der Brennpunkte und Hauptebenen.

Durchschnittspunkt parallel der Achse bis in die zweite Hauptebene,
dann hat man einen Punkt für den ausfahrenden Strahl; der andere
ist der hintere Brennpunkt des Systemes. Wo sich die so bestimmten
beiden ausfahrenden Strahlen schneiden, liegt der gesuchte Bildpunkt p'.

Bei dem ungemein geringen Abstande der beiden Hauptebenen
voneinander ist es erlaubt, sich dieselben als zu einer einzigen
Hauptebene verschmolzen zu denken. Die Konstruktion des Bildpunktes vereinfacht sich dadurch wesentlich, ja sie unterscheidet
sich von der Konstruktion beim linsenlosen Auge (Fig. 1) nur dadurch,
daß die Hauptebene nunmehr diejenige Rolle spielt, welche beim
linsenlosen Auge der Hornhautoberfläche selber zukam, nämlich
einen Durchschnittspunkt mit dem einfallenden Strahle zu liefern,
der auch dem ausfahrenden Strahle angehört.

Für die praktischen Zwecke des Augenarztes, insbesondere für
die Betrachtungen über Augenspiegel, Projektionslehre u. s. w. steht
uns noch ein drittes Paar von Kardinalpunkten zur Verfügung, der
vordere und der hintere Knotenpunkt (k' und k'' der Fig. 2).
Diese Punkte liegen 6,95 bezw. 7,37 mm hinter dem Hornhautscheitel, also ebenfalls in weniger als 0,5 mm Abstand voneinander.
Sie haben folgende Eigenschaft: Lichtstrahlen, welche im ersten
Mittel (Luft) so gerichtet sind, daß ihre geradlinige Verlängerung in den ersten Knotenpunkt führt, gehen im letzten Mittel
(Glaskörper) parallel der ursprünglichen Richtung so weiter, als ob
sie aus dem zweiten Knotenpunkte herkämen. Da nun die beiden

Knotenpunkte wegen ihres geringen gegenseitigen Abstandes praktisch zu einem einzigen verschmelzen, so nimmt der eben erwähnte
Satz folgende Gestalt an: einfallende Strahlen, die auf den Knotenpunkt zielen, gehen scheinbar völlig ungebrochen durch das ganze
System. Mit Rücksicht auf diese Eigenschaft hat man dem Knotenpunkte den sehr bezeichnenden Namen Kreuzungspunkt der Richtungsstrahlen gegeben. Derselbe fällt im gesunden Auge ungefähr mit dem hinteren Linsenpole zusammen. Die Kenntnis des
„Kreuzungspunktes der Richtungsstrahlen“ genügt zur Ermittelung
des Bildpunktes für den Fall, daß man über den Abstand des
Bildpunktes vom Hornhautscheitel bereits unterrichtet ist. Das ist
z. B. für das emmetropische Auge der Fall, wenn der Objektpunkt
in einer Entfernung liegt, die man ohne merklichen Fehler als unendlich ansehen darf. Bei der Kürze der Brennweiten[1] des Auges
ist das schon der Fall, wenn der Objektpunkt wenigstens 5 m entfernt ist. In diesem Falle liegt der Bildpunkt nur verschwindend
wenig hinter der Netzhautfläche, also praktisch in derselben, und der
Ort des Bildpunktes kann also einfach dadurch bestimmt werden,
daß man den Objektpunkt mit dem Kreuzungspunkte der Richtungsstrahlen durch eine Gerade verbindet und diese bis zur Netzhaut verlängert. Der Durchschnittspunkt mit der Netzhaut ist dann
der Bildpunkt, weil hier alle auf die Hornhaut gefallenen Strahlen
des Bündels sich mit dem „Richtungsstrahle“ schneiden müssen.
Führt man nach dieser Vorschrift eine Zeichnung aus, die für einige
Objektpunkte einer fernen in der Papierfläche gelegenen Linie die
zugehörigen Bildpunkte bestimmt, so zeigt sich die Thatsache, daß
das Bild jener Linie ein umgekehrtes und verkleinertes
ist. Was aber über die in der Ebene der Zeichnung (Fig. 2)
gelegenen Lichtstrahlen ausgeführt wurde, gilt selbstverständlich
auch für die Strahlen, welche außerhalb der Ebene der Zeichnung
auf die Hornhaut treffen. Eine einfache Betrachtung zeigt dann,
daß auch flächenhaft ausgedehnte ferne Gegenstände auf der Netzhaut des emmetropischen Auges umgekehrte, verkleinerte und
dem Objekte geometrisch ähnliche Bilder entwerfen
müssen.

Man denke sich z. B., daß ein emmetropisches Auge nach einem sehr fernen
Hause blickt. Von den Eckpunkten dieses Hauses denke man sich gerade
Linien nach dem Kreuzungspunkte der Richtungsstrahlen gezogen und jeden
Richtungsstrahl bis zum Durchschnitte mit der Netzhaut verlängert. Je zwei

[1] Vordere und hintere Brennweite nennt man den Abstand des vorderen
Brennpunktes von der vorderen, den des hinteren Brennpunktes von der hinteren
Hauptebene.

solcher Richtungsstrahlen bestimmen eine Ebene. In einer solchen Ebene haben wir zwei ähnliche Dreiecke, deren Grundlinien sich zu einander verhalten wie die Abstände des Kreuzungspunktes von Objektlinien und Bildlinien. Da diese Abstände für alle in Betracht kommenden Objekt- und Bildlinien die gleichen sind, so muß das Bildhaus dem Objekthause geometrisch ähnlich sein.

2. Einstellung (Accommodation).

In dem vorigen Abschnitte ist ausgeführt worden, daß und wie die erste Bedingung des Sehens, die Erzeugung von optischen, den Objekten ähnlichen Bildern für das emmetropische Auge erfüllt ist, vorausgesetzt, daß die äußeren Gegenstände weit entfernt sind. Nun weiß jeder aus täglicher Erfahrung, daß man mit normalen Augen nahe Gegenstände ebenso scharf sehen kann wie ferne. Diese Thatsache läßt sich mit dem Vorstehenden nur durch die Annahme in Einklang bringen, daß beim Sehen in die Nähe mit dem emmetropischen Auge eine Veränderung vor sich geht. Ehe wir erörtern, worin diese Veränderung besteht und wie sie zu stande kommt, soll gezeigt werden, daß eine Veränderung im Auge unerläßlich ist, weil wir durchaus nicht im stande sind, einen nahen und einen fernen Gegenstand gleichzeitig deutlich zu sehen. Entweder der nahe ist deutlich, dann sieht der ferne verschwommen aus oder umgekehrt.

Die Physiologen pflegen diesen Satz mit Hilfe des Scheiner'schen Versuches[1] zu veranschaulichen. Müheloser als der Scheiner'sche ist folgender Versuch. Man nimmt zwei Täfelchen, deren eines mit großer, deren anderes mit feiner Schrift bedruckt ist; aus dem letzteren sind eine Anzahl von Worten herausgeschnitten; dasselbe wird so aufgestellt, daß in den Lücken Worte des großbedruckten und weiter entfernten Täfelchens erscheinen. Nun setzt sich der Beobachter in eine geeignete Entfernung vor die Täfelchen und versucht zu lesen. Da bemerkt er dann, daß beim Lesen des nahen Druckes der fernere „wie mit Seidenpapier überklebt“ und unleserlich wird, und andererseits daß die nahen Worte undeutlich werden, wenn das Auge durch eine der Lücken ein Wort des ferneren Täfelchens betrachtet.

Die Veränderung des Auges bei der Einstellung für einen näheren Punkt könnte auf zwei verschiedenen Wegen herbeigeführt werden, entweder durch Verschiebung der Netzhaut nach hinten (in Fig. 1 u. 2 nach rechts) oder aber durch eine Veränderung des

---

[1] In jedem Lehrbuch der Physiologie beschrieben. Augenärztlich spielt er zuweilen bei Staroperierten eine Rolle.

dioptrischen Apparates; die letztere müßte natürlich in einer Vermehrung der Brechkraft. m. a. W. in einer Verkürzung der
Brennweiten bestehen.

Daß Einstellung für Nähe durch Verlängerung des Augapfels,
also Verschiebung der Netzhaut nach rückwärts unter gewissen Verhältnissen vorkomme. ist von verschiedenen Augenärzten, in neuester
Zeit wieder von SCHNELLER behauptet worden. Angesichts der
Weichheit der meisten Augäpfel und des Umstandes, daß bereits
die Verschiebung der Netzhaut um 0,6 mm nach rückwärts genügen
würde, ein emmetropisches Auge von unendlich fern auf 0,5 m einzustellen, kann man dieser Beobachtung eine gewisse Wahrscheinlichkeit nicht absprechen. Indessen findet, nach den Angaben ihrer
Verteidiger selbst, eine Verschiebung der Netzhaut nach hinten nur
dann statt, wenn die stärksten Anstrengungen für Accommodation
und Konvergenz gemacht werden, was ja normaler Weise kaum vorkommt. Man kann also mit voller Sicherheit sagen, daß Verlängerung der Augenachse bei dem gewöhnlichen Einstellungsvorgange
keine Rolle spielt.

Wenn die Einstellung für die Nähe durch Veränderungen am
dioptrischen Apparate hervorgebracht wird, so kommen folgende
Möglichkeiten in Betracht:

1. Zunahme der Brechungsexponenten;
2. Verschiebung der Krystalllinse nach vorne, also Annäherung
   derselben an die Hornhaut;
3. stärkere Krümmung der Trennungsflächen.

Die erste Möglichkeit brauchen wir gar nicht zu erörtern, da
in der kurzen Zeit, die zur Einstellung für die Nähe ausreicht, eine
Veränderung in der Dichtigkeit der brechenden Mittel kaum denkbar ist. Dagegen ist die zweite Möglichkeit, Einstellung durch Vorrücken der Krystallinse nicht ohne weiteres abzuweisen, und hat
auch thatsächlich zahlreiche Verteidiger gefunden, unter ihnen
Männer ersten Ranges. Indessen ergaben genauere Untersuchungen,
daß allerdings bei der Einstellung für Nähe die vordere Linsenfläche ein wenig nach vorne rückt, daß dies aber bei weitem nicht
genügt, die wirklich eingetretene Verkürzung der Brennweiten zu
erklären. Hierzu wäre eine so beträchtliche Verschiebung der Linse
erforderlich, daß man die Verschiebung ohne weiteres sehen könnte,
was thatsächlich nicht der Fall ist.

Es bleibt also nur eine Möglichkeit übrig. Einstellung für Nähe
durch stärkere Wölbung der Trennungsflächen. also der Hornhaut oder der Linsenoberflächen. Daß die Hornhautoberfläche bei der
Einstellung keine Veränderung erfährt, ist durch verschiedene Ver-

suche über jeden Zweifel erhoben worden. Einmal durch genaueste
Messung der von der Hornhautoberfläche gelieferten Spiegelbilder.
Wenn die Einstellung durch stärkere Krümmung der Hornhaut
hervorgebracht würde, so müßte ein Hornhautspiegelbild im Augenblicke der Einstellung für die Nähe kleiner werden. Das ist aber
nicht der Fall. Außerdem kann man die Hornhaut dioptrisch ganz
ausschalten, indem man sie mit Wasser bedeckt, und gleichwohl ist
die Fähigkeit zur Einstellung im früheren Umfange noch vorhanden.

Während also in Bezug auf die Hornhaut die genauesten und
überzeugendsten Versuche verneinend ausfielen, war das Umgekehrte bezüglich der Linse der Fall. Messung der Linsenspiegelbilder ergab in der That bei Einstellung für Nähe ein Kleinerwerden des von der vorderen Linsenfläche herrührenden Bildchens,
womit bewiesen ist, daß bei der Einstellung die vordere Linsenfläche eine stärkere Wölbung annimmt.

Die von der Hornhautoberfläche, der vorderen und der hinteren
Linsenfläche gelieferten Spiegelbilder heißen die Purkinje-Sanson'-
schen Bildchen. Die Fig. 3 zeigt dieselben so, wie sie dem Leser
erscheinen müßten, wenn er von vorne und links[1] in ein Auge

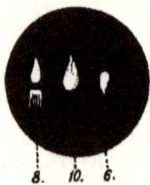

Fig. 3. Purkinje-
Sanson'sche
Bildchen, nach
Helmholtz.

blickte, in dem sich von vorne und rechts[1] her eine
Kerzenflamme spiegelt. Das mit 8 bezeichnete
Spiegelbild ist aufrecht, denn es rührt von der con-
vexen Hornhautoberfläche (mit einem Krümmungshalbmesser von 8 mm) her; und es ist sehr hell, da
der Brechungsexponent der Hornhaut von dem der
Luft sehr verschieden ist.[2] Das mit 10 bezeichnete
Spiegelbildchen ist gleichfalls aufrecht, größer als
das erstere und sehr viel lichtschwächer, ja so
lichtschwach, daß seine Vorweisung, besonders an
ungeübte Beobachter seine Schwierigkeiten hat. Es
rührt von der vorderen Linsenfläche her, die einen
Halbmesser von 10 mm, also einen größeren wie die Hornhaut hat.
Seine geringe Lichtstärke ist dem Umstande zuzuschreiben, daß der
Unterschied der Brechungsexponenten der vorderen Linsenfläche
und des Kammerwassers gering ist. Endlich das mit 6 bezeichnete
Spiegelbildchen ist umgekehrt, am kleinsten und etwas heller, als
das mit 10 bezeichnete. Die Umkehrung verdankt es dem Umstande, daß es von der hinteren Linsenfläche, also von einem Hohl-

---

[1] Links und rechts bezieht sich auf den Untersuchten.
[2] Je grösser der Unterschied der Brechungsexponenten zweier durchsichtigen Mittel ist, desto mehr Spiegelung an der Trennungsfläche.

spiegel[1] herrührt; die geringe Größe verdankt es der starken Krümmung dieses Hohlspiegels, dessen Durchmesser nur 6 mm ist; und endlich die etwas größere Helligkeit als Bild 10 verdankt es seiner geringen Größe, d. i. der stärkeren Verdichtung des Lichtes. Die Vorweisung der Linsenbildchen ist wie gesagt nicht ganz leicht. Doch werde ich später (s. S. 89) ein Verfahren angeben, mittels dessen die PURKINJE-SAXSON'schen Bildchen auch dem Ungeübtesten gezeigt werden können.

Noch größeren Schwierigkeiten begegnet der Versuch, die Linsenbildchen zu messen. Diese Aufgabe ist erst HELMHOLTZ mit Hilfe seines Ophthalmometers gelungen. Durch seine Messungen verhalf er der bereits von KRAMER bewiesenen Ansicht zum endgültigen Siege, daß die stärkere Krümmung der vorderen Linsenfläche es sei, welche das Auge für die Nähe einstellt (vgl. Fig. 4 S. 16); die mögliche Verkürzung des Krümmungshalbmessers beträgt etwa 4 mm. Auch die hintere Linsenfläche krümmt sich bei der Einstellung für die Nähe etwas stärker; der Krümmungshalbmesser nimmt etwa um 0,5 mm ab. Doch ist diese Veränderung so gering und ihre Messung so unsicher, daß man auf sie keine Rücksicht zu nehmen pflegt.

Endlich wäre auseinanderzusetzen, auf welche Weise die Vermehrung der Linsenkrümmung zu stande kommt. Da die Einstellung, wie die Selbstbeobachtung lehrt, willkürlich hervorgebracht werden kann, und da alle willkürlichen Bewegungen unseres Körpers durch Muskeln vermittelt werden, so wird offenbar ein durch Nervenfäden mit dem Gehirne verknüpfter Muskel die Gestaltveränderung der Linse bewerkstelligen. Ein solcher Muskel ist auch im Innern des Auges und zwar in unmittelbarer Nachbarschaft der Linse vorhanden. Allerdings ist es kein quergestreifter, sondern ein glatter Muskel, was wohl schuld daran sein mag, daß die Muskelnatur dieses Gebildes erst in verhältnismäßig neuer Zeit. durch BRÜCKE und BOWMAN, aufgedeckt worden ist. Dieser Musculus ciliaris (Fig. 4 S. 16) umgiebt den Äquator der Linse wie ein Ring. Wenn der Muskel sich zusammenzieht und infolgedessen der Ring enger wird, dann muß — so könnte man meinen — der Ring auf den Linsenäquator drücken und die Linse muß nach dem vorderen Pole zu, in die Pupille hinein ausweichen. Diese Ansicht ist auch wirklich von einem namhaften Gelehrten (HEINRICH MÜLLER) vertreten worden. Indessen vermochte sie einer strengen Prüfung nicht Stand zu halten. Denn HELMHOLTZ zeigte, daß die Wirkung

---

[1] Im Sinne des Ganges der Lichtstrahlen.

des Ciliarmuskels auf einem Umwege zu stande kommt, und zwar
durch Vermittelung des Strahlenplättchens (Zonula Zinii, siehe
Fig. 4). Es haben nämlich zahlreiche Messungen ergeben, daß die
aus dem Auge genommene Linse von vorne nach hinten gemessen
dicker ist, als sie vor der Herausnahme war. Es befindet sich also
die Linse nicht in ihrem physikalischen Gleichgewichtszustande, so
lange sie an Ort und Stelle sitzt. Sie ist vielmehr abgeflacht vermöge des Zuges, den die Fädchen des Strahlenplättchens an der
Linsenkapsel
ausüben. Das
Strahlenplätt-
chen ist nun
aber an den
Ciliarfort-
sätzen befestigt
(Fig. 4). Eine
Zusammen-
ziehung des Ci-
liarmuskels

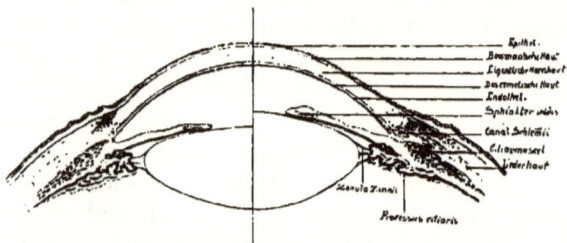

Fig. 4. Die linke Hälfte stellt das Auge bei Accommodationsruhe,
die rechte bei Anspannung der Accommodation dar.

muß also dem Anheftungsringe des Strahlenplättchens einen kleineren
Durchmesser geben, das Strahlenplättchen entspannen und damit
der Linse die Möglichkeit verschaffen, sich ihrer Gleichgewichtslage,
d. h. einer mehr kugelförmigen Gestalt zu nähern.

Auch diese Vorstellung ist vielleicht noch zu grob schematisch,
um die Wirkung eines verwickelt gebauten Muskels richtig zu
deuten.

Unter der Voraussetzung, daß jede seiner drei Faserarten ihrem eigenartigen
Verlaufe gemäß auch eine eigenartige Rolle bei dem Einstellungsvorgange besitzen müsse, hat Schön eine sozusagen spezifizierte Lehre von dem Einstellungsvorgange entwickelt, die indes von vielen Augenärzten nicht anerkannt wird.

3. Kurzsichtigkeit und Sehschärfe. M und S.

In dem vorigen Abschnitte ist ausgeführt worden, daß das
emmetropische Auge die Fähigkeit besitzt, sich selbstthätig für
nahe Gegenstände dioptrisch einzustellen. Es giebt nun zahlreiche
Augen, welche im ruhenden Zustande für einen in bestimmter
und zwar endlicher Entfernung gelegenen Punkt dioptrisch eingestellt sind. Solche Augen nennt man kurzsichtig, ihren Zustand
Kurzsichtigkeit oder Myopie.[1]

Das Wort Myopie heißt auf Deutsch „Blinzelaugigkeit", und knüpft an

---

[1] μύω ich blinzele; ἡ ὤψ das Auge.

die Thatsache an, daß Kurzsichtige vielfach die Augenlider zusammenkneifen, wenn sie ferne Gegenstände deutlich sehen möchten. Der Name „Kurzsichtigkeit" ist also schon deshalb vorzuziehen, weil er nicht wie Myopie an eine nebensächliche Krankheitserscheinung anknüpft, sondern das Wesen der Sache trifft.

Wenn ein kurzsichtiges Auge im Ruhezustand aut einen r cm entfernten Punkt eingestellt ist, also von diesem einen Bildpunkt in der Netzhaut erzeugt, dann muß der Bildpunkt jedes noch weiter entfernten Objektpunktes vor der Netzhaut liegen. Umsomehr wird auch ein Lichtpunkt in ∞ Entfernung seinen Bildpunkt vor der Netzhaut erzeugen. Liegt ein Objektpunkt auf der Achse des dioptrischen Systemes und gleichzeitig in ∞ Entfernung, so ist sein Bildpunkt gleichbedeutend mit dem hinteren Brennpunkte des Systemes. Wir dürfen demnach Kurzsichtigkeit als denjenigen Brechzustand eines ruhenden Auges bezeichnen, bei dem der hintere Brennpunkt vor der Netzhaut liegt (Fig. 5, c).

Worauf beruht dies Getrenntliegen von hinterem Brennpunkte und Netzhaut? Der Möglichkeiten sind es mehrere.

In erster Linie wird man an das dioptrische System denken. Dasselbe könnte durch verschiedene Abweichungen vom normalen Zustande eine Verkürzung der hinteren Brennweite verursachen, z. B. durch zu hohen Brechungsexponenten. Kurzsichtigkeit von dieser Art kommt thatsächlich vor. Wenigstens wird die Myopie, die als Vorläufer des grauen Stares hier und da be-

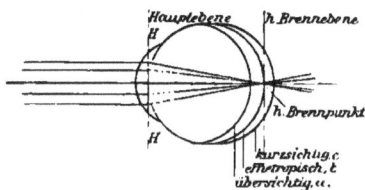

Fig. 5. Lage der Netzhaut vor, in und hinter dem ·Brennpunkt.

obachtet wird, von manchen Augenärzten auf Verdichtung des Linsenkernes und dadurch gesteigerte Sammelkraft des Linsensystemes bezogen.

Ferner könnte eine ungewöhnliche Lage der Krystalllinse, ein Verschobensein derselben nach vorne Kurzsichtigkeit hervorbringen. Auch hierfür giebt es Beispiele. So tritt z. B. öfters kurz vor der Entwickelung des Altersstares eine Kurzsichtigkeit auf, die (wenigstens von manchen Beobachtern) auf Dickenzunahme der Linse und hierdurch bewirktes Vorrücken der vorderen Linsenfläche bezogen wird. Auch bei Glaucom und bei einer gewissen Form von Chorioiditis soll nach den Beobachtungen amerikanischer Augenärzte durch Ausscheidung von Flüssigkeit hinter die Linse diese nach vorne gedrängt und dadurch eine Kurzsichtigkeit erzeugt werden, die verschwinde, sobald die verursachende Krankheit geheilt sei.

Endlich könnte sich das dioptrische System durch zu starke

FICK, Augenheilkunde. 2

Krümmung der Trennungsflächen vom gesunden unterscheiden. Auch solche Fälle sind beschrieben worden. So erwähnt z. B. v. Reuss eines Kurzsichtigen, dessen Hornhautdurchmesser nur 6,5 mm betrug (gegen etwa 7,7 bis 8,0 mm des normalen Auges). War auch die ganze Kurzsichtigkeit dieses Kranken damit nicht zu erklären, so hing sie zweifellos wenigstens teilweise von dieser ungewöhnlich starken Krümmung der Hornhaut ab.

Auch die, nicht ganz unbeträchtlichen, Schwankungen des Hornhautdurchmessers innerhalb der physiologischen Grenzen haben natürlich Einfluß auf die Lage der Brennpunkte. Ein Sinken unter den Durchschnittsbetrag von 7,7 mm muß eine, anderweitig verursachte, Kurzsichtigkeit steigern. Doch haben zahlreiche Messungen ergeben, daß bei Kurzsichtigen der Hornhautdurchmesser durchschnittlich nicht kleiner, eher sogar eine Spur größer ist als bei anderen Brechzuständen.

Weitaus häufiger entsteht Kurzsichtigkeit durch zu starke Krümmung der vorderen Linsenfläche. Aber diese Kurzsichtigkeit ist nur eine scheinbare, da sie durch eine vom Kranken nicht beabsichtigte Zusammenziehung, durch einen Krampf des Einstellemuskels vorgetäuscht wird. Sobald man den Muskel durch Atropin lähmt, ist auch jene scheinbare Kurzsichtigkeit verschwunden.

Gegenüber diesen wenigen Fällen, bei denen Kurzsichtigkeit auf einer ungewöhnlichen Beschaffenheit des dioptrischen Apparates beruht, stehen tausende und abertausende, bei denen wir trotz Kurzsichtigkeit jeden Grades den dioptrischen Apparat für unverändert halten. Bei diesen Fällen müßte also die Kurzsichtigkeit auf einer Verschiebung der Netzhaut nach hinten beruhen (siehe Fig. 5, c).

Dies ist auch wirklich der Fall. Bei höheren Graden der Kurzsichtigkeit ist die Verlängerung des Augapfels eine so bedeutende, daß sie bereits am Lebenden durch bloße Betrachtung zu erkennen ist. Selbstverständlich ist aber die Thatsache der Verlängerung des Augapfels auch durch anatomische und genau messende Untersuchungen an Leichenaugen festgestellt worden. Diese Form der Kurzsichtigkeit wird „Achsenmyopie" genannt, im Gegensatz zu der weit selteneren „Krümmungsmyopie".

In neuester Zeit ist von Fukala die Ansicht aufgestellt und durch gewichtige Gründe gestützt worden, daß die stärksten Kurzsichtigkeiten auf **zwei** Umständen, auf Verlängerung der Augenachse und auf gesteigerter Brechkraft der Linse beruhen. Ja Fukala vermutet, daß sogar die gewöhnliche Kurzsichtigkeit geringen und mittleren Grades nicht bloß auf Achsenverlängerung, sondern gleichzeitig auf einer Veränderung der Linse beruht. Jedenfalls ist so viel sicher, daß kurzsichtige Augen beobachtet worden sind, welche die wohl unmögliche Achsenlänge von 42 mm (!) hätten haben müssen, falls sie Fälle reiner Achsenmyopie gewesen wären.

Die nächste Aufgabe ist, ein Maß der Kurzsichtigkeit festzustellen und daraus ein Verfahren abzuleiten, mittels dessen man jenes Maß an den gegebenen Fall anlegen kann.

Eine Kurzsichtigkeit ist offenbar um so größer, je weiter vor der Netzhaut der hintere Brennpunkt des optischen Systemes liegt. Den Sinn dieses Satzes kann man auch in folgender Form aussprechen: eine Kurzsichtigkeit ist offenbar um so größer, je näher dem Auge derjenige Punkt R liegt, dessen auseinanderfahrende Lichtstrahlen beim Durchtritte durch das optische System zu einem Bildpunkte in der Netzhaut vereinigt werden. Diesen Punkt R nennt man den Fernpunkt (Punctum remotum) des betreffenden Auges. Die Kurzsichtigkeit ist also gering, wenn der Fernpunkt weit, sie ist groß, wenn der Fernpunkt nahe liegt, sie ist umgekehrt proportional dem Fernpunktsabstande. In augenärztlicher Formelsprache drückt man dies so aus: $M = \frac{1}{r}$. In dieser Formel bedeutet M die Myopie oder Kurzsichtigkeit, r den Abstand des Punktes R von dem vorderen Hauptpunkt. Es ist Sache der Verabredung, in welchem Maße r gemessen werden soll. Diese Verabredung ist getroffen worden und hat das Meter als Einheit festgesetzt. Demnach ist Kurzsichtigkeit = 1 diejenige eines Auges, dessen Fernpunkt in 1 Meter liegt. $\left(M = \frac{1}{1} = 1\right)$.

Da die Lage des Fernpunktes für das wieviel der Kurzsichtigkeit kennzeichnend ist, so könnte man sie durch Aufsuchen des Fernpunktes messen. Man würde irgend einen Gegenstand, der nur bei scharfer dioptrischer Einstellung erkennbar ist, etwa feinen Druck, dem Kurzsichtigen aus großer Entfernung nähern und von ihm den Augenblick bezeichnen lassen, wann ihm der Druck leserlich wird; der Ort, wo sich in diesem Augenblicke die Leseprobe befände, wäre der gesuchte Fernpunkt. Dieses Verfahren wird auch wirklich häufig angewendet. Allein seiner allgemeinen Anwendung steht folgender Umstand hindernd im Wege. Eine Druckschrift, die nur bei völlig richtiger oder wenigstens bei nahezu richtiger dioptrischer Einstellung in mäßiger Entfernung leserlich ist, muß sehr klein sein; sehr kleiner Druck ist aber wiederum trotz völlig richtiger Einstellung nicht leserlich, wenn er sich in großer Entfernung vom Auge befindet. Man müßte also zur Bestimmung des Fernpunktes für jede Entfernung eine Drucksorte anderer Größe benutzen. Da dies unbequem wäre, so wendet man in der Regel eine andere Art der Messung an, die auf dem Gedanken beruht, den aus unendlicher Ferne kommenden, also unter sich parallelen Lichtstrahlen

2*

durch Einschaltung eines Hohlglases gerade diejenige Divergenz zu geben, die erforderlich ist, um die Vereinigung der Lichtstrahlen zu einem Bildpunkte in der Netzhaut zu stande zu bringen.

Die Figur 6 soll diesen Gedanken anschaulich machen. In der oberen Hälfte ist ein kurzsichtiges Auge im Durchschnitt dargestellt, auf dessen Hornhaut von links her ein Bündel unter sich und zur Achse (*A A*) paralleler Strahlen trifft; das Bündel rührt also von einem Lichtpunkt her, der in unendlicher Ferne auf der Achse liegt. Die Strahlen denkt man sich bis zur Hauptebene *H H* verlängert

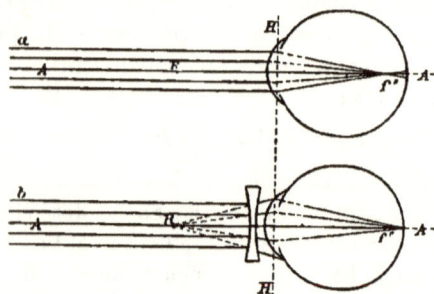

und von den Durchschnittspunkten mit der Hauptebene gerade Linien nach *f'''*, dem hinteren Brennpunkte gezogen; die ersten Stücke dieser Geraden sind gestrichelt, um anzudeuten, daß im vorderen Abschnitte des Auges der Weg der Strahlen in Wirklichkeit ein anderer ist, als die Linien zeigen. Von *f'''*, dem hinteren Brenn-

Fig. 6.   Messung der Kurzsichtigkeit durch ein ausgleichendes Konkavglas.

punkte aus, fahren die Strahlen wieder auseinander und erzeugen also auf der Rückwand des Auginnern, auf der Netzhaut, statt eines Bildpunktes einen hellen Fleck, der bei runder Pupille rund ist. Sorgt man nun durch Aufstellen eines Hohlglases vor dem Auge dafür, daß die Lichtstrahlen divergent auf die Hornhaut treffen, und zwar so divergent, als ob sie vom Fernpunkte *R* herkämen, so werden sie sich nicht mehr im Brennpunkte *f'''*, sondern in der Netzhaut zu einem Bildpunkte vereinigen. Es ist ohne weiteres klar, daß sich dies mit Hohlgläsern verschiedener Brennweite erreichen läßt, z. B. mit einem stärkeren Hohlglase, als in Fig. 6, *b* angedeutet ist, falls man dasselbe dem Punkte *R* um einen geeigneten Betrag nähert. Wenn man nun das Hohlglas so dicht vor das kurzsichtige Auge hält, daß der Abstand zwischen Hohlglas und Hauptebene des Auges unberücksichtigt bleiben darf, so wird die Brennweite des gewählten Hohlglases gerade gleich sein dem Fernpunktsabstande des kurzsichtigen Auges. Der reciproke Wert der Brennweite des ausgleichenden Hohlglases ist also der Kurzsichtigkeit gleich. Wir können demnach als Regel für die Messung der Myopie durch Hohlgläser folgendes feststellen: Man zeige dem zu Untersuchenden unendlich ferne Gegenstände und halte ihm Hohlgläser zuerst von großer, dann von kürzerer Brennweite (also größerer Brechkraft) dicht vor das Auge; das schwächste Glas, mit dem der Kurzsichtige jene Gegenstände deutlich sieht, ist das Maß seines Fernpunktsabstandes, also seiner Kurzsichtigkeit.

In dieser Regel sind zwei Umstände enthalten, die bisher noch nicht besprochen wurden, einmal die jetzt übliche Bezeichnung der Gläser hinsichtlich ihrer Brennweite und zweitens die naheliegende Frage, woran man denn erkennt, daß einem Untersuchten ein ferner Gegenstand scharf erscheint: denn die bloße Angabe, dass dies der Fall sei, ist doch, mindestens bei allen nicht an Selbstbeobachtung gewöhnten Personen, ein sehr unsicherer Anhaltspunkt.

Die Gläser, welche der Augenarzt zur Bestimmung der Brechzustände braucht, finden sich, nebst verschiedenen anderen Geräten, im „Brillenkasten" zusammengestellt. Dieselben sind mit Zahlen bezeichnet und zwar bedeuten die Zahlen nicht, wie man vielleicht erwartet und wie es früher auch üblich war, die Brennweiten, sondern die reciproken Werte derselben, also den Betrag ihrer zerstreuenden (Hohl-) bezw. sammelnden Kraft (Convexgläser). Auf NAGEL's Vorschlag ist man übereingekommen, als Einheit die Meterlinse zu wählen, d. h. eine Sammellinse von ein Meter Brennweite; die sammelnde Kraft dieser Linse wird eine Dioptrie[1] genannt und mit + 1,0 D bezeichnet. Da die sammelnde Kraft eines Glases umgekehrt proportional seiner Brennweite ist, so wird eine Linse von + 2,0 D Brechkraft eine Brennweite von $\frac{1}{2}$ m oder 50 cm haben, eine Linse von 0,5 Dioptrien Brechkraft wird eine Brennweite von $\frac{1}{0,5} = 2$ m haben und so fort.

Als man die Linsen noch nach ihrer Brennweite benannte, wurde diese bald in Pariser, bald in englischen Zollen angegeben. 36 Pariser Zoll = 40 englische Zoll = 1 Meter: oder 0,36 Pariser Zoll = 0,40 englische Zoll = 1 cm. Will man eine nach Dioptrien benannte Linse in die alte Bezeichnungsweise umrechnen, so stellt man zunächst aus der Dioptrienzahl die Brennweite in Centimetern fest, dann verwandelt man die Centimeter in Zolle. Es hat z. B. eine Linse von 2,0 Dioptrien die Brennweite $\frac{1}{2}$ m = $\frac{100}{2}$ cm = 50 cm; 50 cm sind aber = 50·0,36 Pariser Zoll = 50·0,40 englische Zoll, d. h. die Linse von 2 Dioptrien ist nach alter Benennung $\frac{1}{18}$ in Pariser, $\frac{1}{20}$ in englischen Zollen. Die Umrechnung aus Zollen in Dioptrien geht den gleichen Weg in umgekehrter Richtung.

Die zerstreuende Kraft der Hohlgläser wird gleichfalls nach Dioptrien gemessen; ein Hohlglas von 1 Meter (negativer) Brenn-

---

[1] διά durch: ὄψομαι ich sehe.

weite hat 1 Dioptrie Zerstreuungskraft, oder wie man es kurz aus-
drückt — 1,0 D. Wenn wir also in einem bestimmten Falle gefunden hätten, daß mit einem Hohlglas in die Ferne scharf und
deutlich gesehen wurde, das — 3,0 gezeichnet ist, so ist $\frac{1}{r} = 3$, d. h.
die Kurzsichtigkeit des betreffenden Auges ist gleich drei Dioptrien.
Man schreibt dies: M = 3 D.

Bezüglich des anderen noch nicht erörterten Umstandes, dem Kennzeichen für richtige dioptrische Einstellung muß die „Sehschärfe",
S berücksichtigt werden. Offenbar ist die Sehschärfe eines Auges
um so größer, je näher die Netzhautbilder (π_1 und π_2 Fig. 7) zweier
Punkte (p_1 und p_2) einander liegen dürfen, ohne daß sie aufhören,
unterscheidbar zu sein. Die Größe des Abstandes der beiden Punkte
π_1 π_2 läßt sich nun mit Hilfe einer einfachen Proportion, durch
den Abstand der Punkte p_1 und p_2 voneinander, durch den Abstand der Linie $p_1 p_2$ von k, und den Abstand des Knotenpunktes k
von der Netzhaut ausdrücken; ja man kann, da diese letztere
Größe constant (= 15 mm) ist, ohne weiteres sagen, die Größe $\pi_1 \pi_2$
ist direkt proportional der Größe von $p_1 p_2$ und verkehrt proportional
dem Abstande der Linie $p_1 p_2$ von k, mit anderen Worten, die
Größe von $\pi_1 \pi_2$ ist proportional dem „Gesichtswinkel", unter
dem $p_1 p_2$ erscheint; in Zeichensprache: $\pi_1 \pi_2 = \frac{L}{d}$, wenn L die
Länge der Linie $p_1 p_2$ und d („Distanz") ihr Abstand von k ist.

Da aber die Sehschärfe um so größer ist, je kleiner $\pi_1 \pi_2$ sein
darf, also umgekehrt proportional $\pi_1 \pi_2$, so entsteht die Sehschärfenformel S $= \frac{d}{L}$.

Demgemäß wird die praktische Ausführung der Sehschärfebestimmung darin bestehen, daß man Figuren, z. B. Buchstaben
verschiedener Länge in einer gewissen Entfernung aufstellt und den
kleinsten Buchstaben ermittelt, der in diesem Abstande noch erkannt
wird. Derartige Versuche haben nun ergeben, daß ein normales
Auge durchschnittlich Buchstaben, die den fünften Teil so dick als
lang sind, in einem Abstand erkennt, in dem sie unter einem
Gesichtswinkel von 5 Minuten erscheinen. Die Sehschärfe
eines solchen Auges setzt man verabredetermaßen = 1. Um nun
die Sehschärfe eines beliebigen anderen Auges bequem mit der des
Normalauges vergleichen zu können, verwendet man Buchstaben,
von denen bereits bekannt ist, in welchem Abstande sie von Augen
mit S = 1 eben noch erkannt werden, mit anderen Worten von
denen bekannt ist, in welchem Abstand ihre Länge unter einem
Winkel von 5 Minuten, ihre Liniendicke unter einem Winkel von

1 Minute erscheint. Dieser in Metern ausgedrückte Abstand wird 𝔇 („Distanz") genannt.

Da er selbstverständlich der Größe des Buchstabens direkt proportional ist, so darf man die Größe des Buchstabens durch ihn ausdrücken. Die Sehschärfenformel nimmt dann folgende, allgemein übliche Form an: $S = \frac{d}{\mathfrak{D}}$, in Worten: die Sehschärfe eines Auges ist gleich der Entfernung d des kleinsten erkannten Buchstabens, dividiert durch diejenige Entfernung 𝔇, in der ein normales Auge (mit $S=1$) denselben Buchstaben noch erkennen würde. Es lese z. B. ein Kranker mit dem einen Auge aus 6 m Abstand als kleinsten Buchstaben ein E, dessen $\mathfrak{D} = 30$ m, so ist die Sehschärfe dieses Auges $= \frac{6}{30} = \frac{1}{6}$. Mit dem anderen Auge lese er aus 6 m Abstand Buchstaben, deren $\mathfrak{D} = 4$ ist, so hat dies Auge $S = \frac{6}{4} = \frac{3}{2}$, also übernormale Sehschärfe.

Zur Sehschärfebestimmung bedient man sich, wie bereits erwähnt, der Buchstaben; denn indem sie der Kranke richtig nennt, beweist er, daß er ihre Form richtig erkannt hat. Nur falls der Kranke des Lesens unkundig ist, verwendet man Haken ⊏ ⊓ ⊔ und Gabeln Ш ⋒ E und läßt den Kranken angeben, ob der Haken bezw. die Gabel

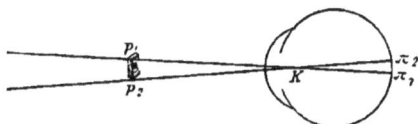

Fig. 7. Die Sehschärfe wird durch den kleinsten Gesichtswinkel gemessen, unter dem ein Ding noch erkennbar ist.

nach rechts, nach links, nach oben oder unten offen ist. Auf einer Probetafel stehen Reihen von Buchstaben bezw. Haken verschiedener Größe; neben jeder Reihe eine Zahl, die in Metern das 𝔇 der betreffenden Buchstabengröße angiebt. Meist beginnt die Tafel oben mit einem Buchstaben, dessen $\mathfrak{D} = 60$, und endet unten mit einer Reihe von Buchstaben, deren $\mathfrak{D} = 6$ oder 5 ist. Auf einem zweiten Täfelchen hat man dann Buchstabenreihen, deren $\mathfrak{D} = 5, 4, 3, 2$ und 1 ist.

Wenn hier vorausgesetzt wurde, daß ein gesundes Auge $S=1$ besitzt, so bedarf dies einer Einschränkung bezw. Erläuterung. Denn es ist ja wohl selbstverständlich, daß nicht alle gesunden Augen die gleiche Sehschärfe besitzen werden. Da es sich bei der Sehschärfe nicht bloß um Eigenschaften des dioptrischen Apparates, sondern auch der Netzhaut, des Sehnerven und des Gehirnes handelt, so kann es an persönlichen Unterschieden nicht fehlen, die durchaus in den Grenzen des physiologischen liegen. Die physiologischen Schwankungen der Sehschärfe um den Mittelwert 1 sind beträchtlich. In jugendlichem Alter ist die Sehschärfe in der Regel größer als eins; Werte von $S = \frac{9}{6}$, selbst bis zu $^{12}/_6$ sind keine Seltenheit; und Werte von $\frac{42}{6,5}$, also dem 6, 5fachen der normalen Sehschärfe sind wenigstens auf dem Papiere der Fachschriften, allerdings nur bei Kalmücken vorhanden. Mit zunehmendem Alter sinkt die Sehschärfe in mässigem Grade, im höchsten Alter bis auf $^6/_{12}$, nach einer neueren Untersuchung nur bis auf $^6/_9$, ohne daß das Auge darum krank zu sein braucht. Im allgemeinen mag man als Regel festhalten, daß bei jugendlichen Augen S = 1 das mindeste ist, das man unter physiologischen Verhältnissen zu erwarten hat, und daß vom 30. Jahre ab ein Sinken der Sehschärfe bemerklich wird.

Für die Bestimmung der Sehschärfe in der Nähe bedient man sich der Leseproben, die vom Prüflinge nicht buchstabiert, sondern zusammenhängend gelesen werden. Auch diese Leseproben sind in verschiedenen Größen hergestellt, und die Größen sind durch Zahlen bezeichnet, welche angeben, in welchem Abstande ein Auge mit S = 1 die betreffenden Sätze noch lesen kann. Allerdings ist dies nur bei den von SNELLEN und von SCHWEIGGER herausgegebenen, nicht bei den sehr verbreiteten JÄGER'schen der Fall.

Wenn ein Kranker eine zu kleine Sehschärfe hat, um Buchstaben zu erkennen, so läßt man ihn Finger zählen, indem man Finger vor einem dunkeln Hintergrunde (etwa dem dunkeln Rocke des Arztes) ausspreizt. Den Fingern schreibt man $\mathfrak{D}$ = 60 zu, so daß also ein Kranker, der Finger auf 2 m zählt, S = $^2/_{60}$ hat. Gelingt auch Fingerzählen nicht, so prüft man, ob der Kranke Handbewegungen erkennt. Der niedrigste Grad der Sehschärfe besteht im Unterscheiden von Hell und Dunkel.

Es ist von verschiedenen Forschern, neuerdings wieder von GUILLERY, darauf hingewiesen worden, daß die vorstehend beschriebene SNELLEN'sche Sehschärfebestimmung sowohl praktisch als theoretisch nicht einwandsfrei sei. Man kann nämlich tagtäglich die Erfahrung machen, daß nicht alle Buchstaben einer Reihe aus der nämlichen Entfernung erkannt werden; es verlangen z. B. die Buchstaben E, R und B eine stärkere Annäherung des Untersuchten als die ebenso großen, aber einfacher gebauten F, T, A, V. Andererseits hat man theoretisch eingewendet, daß die Sehschärfe eines Auges nicht dem Gesichtswinkel, sondern der Flächengröße des Netzhautbildes eines eben noch erkennbaren Gegenstandes umgekehrt proportional sei.

Der erste Einwand ist ohne Zweifel berechtigt und daher auch bei Herausgabe neuer Leseproben, z. B. bei den SCHWEIGGER'schen Tafeln berücksichtigt worden; auch wird man ihm entgehen, wenn man die Haken (Seite 23) statt der Buchstaben verwendet, was nebenbei bemerkt auch aus anderen Gründen von manchen Augenärzten empfohlen wird. Den zweiten Einwand dagegen halte ich für falsch. Der Satz, daß ein Buchstabe um so leichter erkannt werde, je größer die Fläche seines Netzhautbildchens, ist von seinen Vertretern nicht bewiesen worden; selbstverständlich ist er aber auch nicht. Ja man kann sagen, das Gegenteil ist selbstverständlich. Denn die Begriffsbestimmung der Sehschärfe geht ja logisch notwendig von der Entfernung zweier leuchtender Punkte aus; es kommt also nur eine Dimension in Betracht. Dem Satze, daß die Flächengröße des Netzhautbildchens maßgebend sei, liegt die unausgesprochene Vorstellung zu Grunde, daß auch räumlich getrennte Netzhautstellen beim Sehen sich gegenseitig unterstützen können. Diese Vorstellung ist nach meinen Untersuchungen richtig, falls es sich um Licht- und um Farbeempfindungen handelt: beim Erkennen von Gegenständen dagegen, oder anders gesagt, bezüglich des Raumsinnes ist eine gegenseitige Unterstützung getrennter Netzhautstellen nicht oder wenigstens nicht in nennenswertem Grade vorhanden.

Nach dieser Abschweifung kehren wir zu der Aufgabe zurück, die Kurzsichtigkeit eines Kranken mittels der Brillenprobe zu messen. Man stellt den Kranken mit dem Rücken gegen das Fenster. Auf der gegenüberliegenden gut beleuchteten Zimmerwand, also je nach der Zimmergröße, in 4 bis 6 m Abstand hängt eine Probetafel. Der Abstand des Prüflings von den Buchstaben ist dann freilich nicht, wie oben aus dioptrischen Gründen verlangt wurde, unendlich. Aber eine einfache Überlegung lehrt, daß ein Strahlenbündel von einem 6 m, ja selbst von einem nur 4 m entfernten Lichtpunkte mit so geringer Divergenz in eine Pupille von wenigen Millimetern Durchmesser eintritt, daß wir dieselbe ohne merklichen Fehler vernachlässigen, die Strahlen als unter sich parallel betrachten dürfen.

Hat eine Pupille einen Durchmesser von 4 mm, so sendet ein 4000 mm entfernter Lichtpunkt Strahlen in dieselbe, die etwa unter einem Winkel von 3 Minuten auseinander fahren. Dieser Winkel ist etwa den hundertsten Teil so groß, wie der in Fig. 7 auf S. 23 gezeichnete Gesichtswinkel. Man suche sich einen solchen Winkel vorzustellen und man wird zugeben, daß er unberücksichtigt bleiben darf. Auch eine andere Überlegung führt zu dem gleichen Ergebnis. Ein unendlich ferner Lichtpunkt erzeugt seinen Bildpunkt in der hinteren Brennfläche; ein 4000 mm entfernter Lichtpunkt dagegen 0,07 mm hinter der Brennfläche, was im Vergleiche zu der Dicke der Netzhaut offenbar sehr wenig ist. Übrigens können wir den Fehler, der aus dem nicht ∞ Abstand der Probetafel erwächst, leicht in Rechnung stellen. Ist der Kranke für eine Probetafel von 5 m Entfernung dioptrisch eingestellt, so hat er einen Fehler von $\frac{1}{5} = 0,2$ Dioptrie, ein Betrag, der so gering ist, daß er noch innerhalb der kleinsten Intervalle des Brillenkastens liegt. Ist die Entfernung der Probetafel 4 m, so wird der Fehler = 0,25 D.

Wir fordern zunächst den Prüfling auf, ohne Hohlgläser zu lesen. Falls er kurzsichtig ist, wird ihm das nur bei den größten Buchstaben gelingen; wir finden etwa, daß ohne Gläser die 30 (𝕯 = 30) oder gar nur die 60 (𝕯 = 60) auf 4 m Entfernung erkannt wird. Nun halten wir dem Kranken Hohlgläser vor; man beginnt mit den schwächsten und steigert so lange, als das Sehen dadurch gebessert wird. Die schwächste Hohllinse. mit der am besten gesehen wird, ist die ausgleichende, ist das Maß der vorhandenen Kurzsichtigkeit. Würde man stärkere Hohlgläser als das eben ausgleichende vorhalten, so könnte durch eine Accommodationsanstrengung das Zuviel des Hohlglases ausgeglichen werden. Das gewählte Hohlglas wäre also in diesem Falle gleich der vorhandenen Kurzsichtigkeit plus einem gewissen nicht gekannten Accommodationsbetrage. Dieser Schwierigkeit kann man durch Lähmung des Einstellemuskels mittels Atropin entgehen. Von einem atropinisierten Auge wird sofort schlechter gesehen, wenn ein Hohlglas vorgehalten wird, das stärker ist als die vorhandene Kurzsichtigkeit.

4. Übersichtigkeit, H.

Dieser Brechzustand wird auch Hypermetropie[1] genannt. Eine Begriffsbestimmung ist aus diesem Namen nicht ohne weiteres abzuleiten. Wir geben daher die Begriffsbestimmung mittels der dioptrisch üblichen Ausdrücke. Übersichtig nennt man ein Auge, das bei ruhender Accommodation nicht im stande ist, von einem unendlich fernen oder gar von einem endlich fernen, d. h. nahen Lichtpunkte einen Bildpunkt in seiner Netzhaut zu erzeugen, das vielmehr nur dann einen Bildpunkt in der Netzhaut zu stande bringt, falls das homocentrische Strahlenbündel schon konvergent auf die Hornhaut trifft. Da nun alle Gegenstände der Außenwelt ihr Licht entweder in parallelstrahligen oder sogar in divergierenden Strahlenbündeln auf die Hornhaut senden, so muß ein übersichtiges Auge bei ruhender Accommodation unfähig sein, irgend einen Gegenstand, ob nah, ob fern, deutlich zu sehen. Wenn gleichwohl der Übersichtige im stande ist, zu lesen und zu schreiben und alle anderen Arbeiten zu verrichten, so verdankt er dies dem Eingreifen der Accommodation oder aber der Fähigkeit, wenigstens die größeren Gegenstände auch dann zu erkennen, wenn sie undeutliche Netzhautbilder liefern.

Wenn beim Übersichtigen nur Lichtstrahlen von einer bestimmten Konvergenz ihren Durchschnittspunkt in der Netzhaut haben, so muß ein parallelstrahlig auf die Hornhaut treffendes Bündel seinen Bildpunkt hinter der Netzhaut erzeugen. Übersichtig ist also ein Auge, dessen zweiter Brennpunkt **hinter** der Netzhaut gelegen ist (Fig. 5 a, S. 17).

Das Getrenntliegen von hinterer Brennfläche und Netzhaut bei Übersichtigen kann verschiedene Gründe haben. In erster Linie werden wir an den dioptrischen Apparat denken. Ist es möglich, daß ein zu geringer Brechungsexponent der durchsichtigen Teile des Auges eine Verlängerung der Brennweiten bewirkt? Undenkbar wäre das gerade nicht. So könnte z. B. die Übersichtigkeit der Neugeborenen und Kinder, wenigstens teilweise, auf einer zu geringen Dichtigkeit des Linsenkernes beruhen. Indessen ist Bestimmtes hierüber nicht bekannt. Auch steht die Thatsache, daß die Kinder übersichtig geboren werden und sich im Laufe der Jugend zu Emmetropen, zu Kurzsichtigen, oder wenigstens zu Übersichtigen geringeren Grades entwickeln, noch nicht

---

[1] Von ὑπέρ über, τὸ μέτρον das Maß und ἡ ὤψ das Auge.

unbestritten da. Dagegen kommt die scheinbar widersinnige Thatsache, Übersichtigkeit infolge von zu hohem Brechungsexponenten sicher und gar nicht selten vor. Um dies zu verstehen, muß man sich einer Thatsache der Linsenanatomie erinnern. Die menschliche Krystalllinse hat einen geschichteten Bau. Der mittlere Teil, der sogenannte Linsenkern, wird zwiebelschalenartig von Schichten umgeben, deren jede eine geringere Dichtigkeit hat, als die nächste nach einwärts gelegene, eine größere Dichtigkeit als die nächste nach außen gelegene Schicht. Der Linsenkern ist also umgeben zu denken von einem Gefüge gewölbt-hohler Schalen, deren Brechungsexponenten von innen nach außen zu abnehmen. Wie Fig. 8 zeigt, hat die hohle Seite jeder Schale einen kleineren Krümmungshalbmesser als die gewölbte. Folglich wirken die Schalen nicht sammelnd, sondern im Gegenteile zerstreuend auf durchtretende Lichtstrahlen, um so stärker zerstreuend, je höher ihr Brechungsexponent ist. Es ist also klar, daß die sammelnde Kraft der Gesamtlinse um so größer sein wird, je geringer der Brechungsexponent der Linsenrinde ist. Nun erfährt die Linse während des Lebens Veränderungen, welche mit der Anlagerung neugebildeter Linsenzellen in der Gegend des „Linsenäquators" und mit der sogenannten „Kernsclerose" zusammenhängen. Der Linsenkern wird nämlich dichter und wasserärmer, mit zunehmendem Alter aber auch größer, indem die Rindenschichten mehr und mehr dem Kerne ähnlich werden, bezw. geradezu mit ihm verschmelzen. Ein Dichterwerden der Linsenrinde oder, was dasselbe ist, eine Verschmelzung von Linsenschalen mit dem Kerne, wird die sammelnde Kraft herabsetzen. Man sieht also, daß die physiologischen Altersveränderungen der Linsenrinde im stande sein werden, die Brennweite eines Auges zu verlängern, also z. B. ein emmetropisches Auge übersichtig zu machen.

Ferner kann Hypermetropie durch zu hohen Brechungsexponenten des Glaskörpers hervorgerufen werden; denn die Lichtstrahlen werden ja beim Übergang aus der Linse in den Glaskörper um so stärker gesammelt, je größer der Unterschied der Brechungsexponenten der beiden Mittel ist: wenn also der Brechungsexponent des Glaskörpers zunimmt, und dadurch dem der Linsenrinde näher kommt, so muß die sammelnde Kraft des Systems abnehmen. Ein derartiger Fall ist von LANDOLT beschrieben worden. Bei einer Dame entstand Zuckerharnruhr und gleichzeitig eine geringe Hypermetropie, die bei Heilung der Zuckerkrankheit verschwand, bei einem Rückfalle derselben wiederkehrte. LANDOLT erklärt sich die Thatsache durch die Annahme, daß während der Zuckerkrankheit auch der Glaskörper zuckerhaltig und deshalb stärker brechend gewesen sei.

Übersichtigkeit kann zweitens bedingt sein durch zu flache Krümmung der Trennungsflächen, also der Hornhaut und der Linsenflächen. Eine Abflachung der Hornhaut kann durch Narben, namentlich auch durch Operationsnarben an der Hornhautgrenze bewirkt werden. Freilich ist dann meistens die Hornhaut nicht bloß abgeflacht, sondern hat auch die kugelige Wölbung eingebüßt. Es ist dadurch ein Zustand herbeigeführt, den wir später als Astigmatismus kennen lernen werden, und durch das Sehen so sehr beeinträchtigt, daß die von der Abflachung der Hornhaut abhängige Übersichtigkeit kaum noch Bedeutung hat.

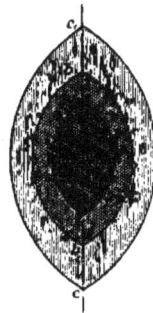

Fig. 8. Die von den Geraden $a'b'$ und ab, und von den Kreisbögen aa' und bb' begrenzten Menisken haben einen kleineren Brechungsexponenten als der Kern, einen grösseren als die beiden äusseren Menisken $c'cbb'$.

Dagegen kommt durch Abflachung der Linse eine reine Übersichtigkeit ziemlich häufig zu stande. Es wurde bereits erwähnt, daß die Linse während des Lebens Veränderungen ihrer Dichtigkeit, also ihrer Brechungsexponenten erfährt. Aber auch bezüglich der Form, also bezüglich der Krümmung der Linsenoberfläche ist ein gleiches der Fall. Die Linse des Neugeborenen hat 4 bis 4,5 mm Durchmesser von vorn nach hinten und 6 mm Durchmesser in der Breite; die Linse des Erwachsenen hat ebenfalls 4 bis 4,5 mm von vorn nach hinten, aber 9 bis 10 mm in der Breite. Aus diesen Maßen ergiebt sich ohne weiteres, daß die junge Linse gewölbter, die alte Linse flacher geformt ist. Man darf also annehmen, daß der in vorgeschrittenem Alter so häufige Übergang eines emmetropischen Auges in ein übersichtiges nicht bloß auf der Verdichtung der Linsenrinde, sondern gleichzeitig auf Abflachung der Linse beruht.

Sehr stark wird selbstverständlich die Übersichtigkeit, wenn die sammelnde Kraft der Linse gänzlich fehlt. Das ist bei linsenlosen, „aphakischen"[1] Augen der Fall, die hier und da durch Verletzungen, außerordentlich häufig aber durch die Operation des grauen Stares geschaffen werden. Beim linsenlosen, sonst aber normalen Auge liegt, wie auf S. 7 erwähnt ist, der zweite Brennpunkt fast 1 cm hinter der Netzhaut.

So häufig auch Fälle von Übersichtigkeit durch Linsenmangel vorkommen, so sind sie doch selten im Vergleiche mit einer anderen Art von Übersichtigkeit, bei der das dioptrische System des Auges in jeder Hinsicht normal ist und das Getrenntliegen von Netzhaut und hinterer Brennfläche auf einer fehlerhaften Lage der Netzhaut beruht. In den meisten Fällen beruht die Hypermetropie auf zu geringer Länge der Augenachse. Die Thatsache ist durch anatomische Messungen sicher gestellt und kann in ausgesprochenen Fällen sogar am Lebenden erkannt werden. Wenn man nämlich einen Übersichtigen auffordert, ein Auge möglichst stark einwärts zu wenden, so wird der Augapfel bis über den Äquator hinaus sichtbar und der steile Abfall der Krümmung hinter dem Äquator bemerklich. Besonders auffallend wird der Anblick, wenn man in gleicher Weise ein kurzsichtiges Auge daneben betrachtet: bei diesem letzteren erkennt man die eirunde Form an der flachen Krümmung in der Gegend des Äquators.

Der Grad der Übersichtigkeit bemißt sich offenbar nach der Konvergenz, mit welcher die Lichtstrahlen auf die Hornhaut auftreffen müssen, um einen Bildpunkt in der Netzhaut zu erzeugen. Der Punkt, auf welchen die Strahlen zielen müssen, um beim Durchtritte durch die brechenden Medien des Auges zu einem Bildpunkte in der Netzhaut vereinigt zu werden, ist der Fernpunkt des betreffenden Auges (R in Fig. 9). Da die Konvergenz der Strahlen durch die Lage des Fernpunktes bestimmt ist, so darf man sagen: die Übersichtigkeit ist umgekehrt proportional dem Fernpunktsabstande, in

---

[1] Von ἀ privatum und ὁ φακός die Linse.

Zeichen: H = $\frac{1}{r}$, wobei aber nicht zu vergessen ist, daß der Fernpunkt ein virtueller oder negativer, hinter dem Auge gelegener ist. Nach den Erörterungen des vorigen Abschnittes ist es selbstverständlich, daß *r* in Metern gemessen wird, daß also H = + 1 die Übersichtigkeit eines Auges ist, dessen Fernpunkt 1 m hinter dem Auge, streng genommen hinter der Hauptebene des Auges liegt.

Gemessen wird der Grad der Hypermetropie durch Aufsuchen des Sammelglases, das einem parallelstrahlig ankommenden Strahlenbündel die nötige Konvergenz giebt, d. h. das Strahlenbündel auf den Fernpunkt des Auges konvergieren macht. Nun können natürlich Sammelgläser von sehr verschiedener Brechkraft dies bewirken, so lange nur dafür gesorgt ist, daß der Brennpunkt des gewählten Glases mit dem Fernpunkte des übersichtigen Auges zusammenfällt. In der Fig. 9 z. B. ist mit *SS* eine Sammellinse angedeutet, deren

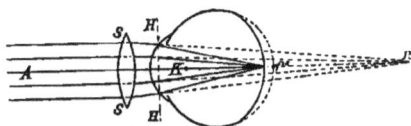

Fig. 9. Messung der Übersichtigkeit durch die ausgleichende Sammellinse.

Brennpunkt in *R* liegt, die also den von links her kommenden Parallelstrahlen die verlangte Konvergenz auf *R* verschafft. Würden wir eine Linse weiter von dem Auge etwa bei *A* aufstellen, so müßte ihre Brennweite = *A R*, also bedeutend länger, ihre Brechkraft schwächer sein als die der Linse *SS*.[1] Es muß also noch eine Bestimmung getroffen werden über den Ort, wo die ausgleichende Linse aufgestellt werden soll. Der theoretisch richtige Ort wäre die Hauptebene des untersuchten Auges. Da man hier natürlich eine Linse nicht aufstellen kann, so gilt die Regel, die Linse möglichst dicht vor die Hornhaut zu halten. Man darf dann den Abstand der Glaslinse vom Hauptpunkte des Auges vernachlässigen und die Entfernung von *SS* bis *R* gleich dem Fernpunktsabstande des übersichtigen Auges setzen, der ja streng genommen von *R* nur bis zum Hauptpunkte reicht. Die Linse also, die dicht vor das zu prüfende Auge gehalten ein parallelstrahlig ankommendes Strahlenbündel auf *R* konvergieren macht, mit anderen Worten jenes Auge befähigt, ferne Gegenstände scharf zu sehen, diese Linse ist das Maß der vorhandenen Übersichtigkeit, vorausgesetzt, daß der Prüfling seine Accommodation vollständig ruhen ließ. Diese Voraussetzung ist nun freilich in der Regel so ohne weiteres nicht erfüllt.

Der Übersichtige, der ja sogar unendlich ferne Gegenstände

---

[1] Eine Ergänzung dieser Betrachtung folgt bei Aphakie.

nur dann deutlich sieht, wenn er mit Hilfe der Accommodation seine
Brennweiten verkürzt, hat sich und seinen Accommodationsapparat
dermaßen an diese Leistung gewöhnt, daß sie eintritt, auch wenn
sie wegen eines vom Arzte vorgehaltenen Sammelglases überflüssig
ist. So kommt es, daß Übersichtige schwache Sammelgläser annehmen, stärkere aber verwerfen, obwohl sich später herausstellt,
daß das stärkere das richtige, nämlich das der Übersichtigkeit entsprechende ist. Die Übersichtigkeit ist eben in der Regel nur zum
Teile frei (manifest), zum Teile gebunden (latent). Um die Übersichtigkeit möglichst vollständig nachzuweisen, verfahre man folgendermaßen: der Prüfling blickt nach der Probetafel und buchstabiert
zunächst soweit als möglich ohne Sammelgläser; nachdem die Grenze
erreicht ist, läßt man das zu prüfende Auge[1] schließen; während
beide Augen geschlossen sind, wird der Einstellmuskel schlaff. Dann
bringt man ein Sammelglas vor das Auge und fordert den Prüfling
auf, das Auge zu öffnen. Durch diese Vorkehrung ist die Versuchung
zu einer Accommodationsanstrengung, der Stärke des Glases entsprechend, vermindert. Fährt man fort, bei jedem Wechseln des Glases
das Auge wieder schließen zu lassen, so wird man in der Regel wenigstens den weitaus größten Teil der Übersichtigkeit frei finden. Trägt
nun der Kranke dauernd diejenigen Sammelgläser, die seiner freien
Übersichtigkeit entsprechen, so wird man nach einigen Wochen bei
einer zweiten Untersuchung die früher gebundene Übersichtigkeit ebenfalls frei finden: durch die verminderten Ansprüche an die Leistungen
des Accommodationsapparates hat sich nämlich der Drang zu unwill-
kürlichem Accommodieren, der „Accommodationskrampf" gelöst.

Übrigens kann man auch gleich bei der ersten Untersuchung zum
Ziele, d. h. zur Bestimmung der ganzen Übersichtigkeit kommen,
wenn man den Einstellmuskel durch Atropin, oder wenigstens durch
Homatropin, zeitweilig lähmt. Doch ist dies im allgemeinen nicht
zu empfehlen, da durch jene Mittel nicht bloß der Einstellmuskel
(Musculus ciliaris), sondern auch der Ringmuskel der Iris (Sphinkter
iridis) gelähmt wird. Die Folge ist eine mehr oder weniger starke
Erweiterung der Pupille, wodurch unangenehme Blendung entsteht.
Außerdem sind die Kranken natürlich zu jeder Naharbeit unfähig.
Diese Nachteile sind besonders lästig beim Gebrauche von Atropin,
weil die Atropinwirkung erst im Laufe von 8 Tagen abklingt, die
Wirkungen einer mäßigen Gabe von Homatropin dagegen sind meist
schon am folgenden Tage verschwunden. Ferner ist zu beachten,

---

[1] Das andere ist selbstverständlich während der ganzen Untersuchung geschlossen.

daß starke Atropingaben auch den natürlichen Tonus des Einstellemuskels aufheben und somit eine stärkere Übersichtigkeit schaffen
können, als thatsächlich vorhanden ist.

5. Accommodationsbreite und Alterssichtigkeit, Presbyopie.

Aus dem bisherigen geht hervor, daß der Fernpunkt eines emmetropischen Auges in unendlicher Entfernung, der eines kurzsichtigen (F,
Fig. 10) in endlicher Entfernung vor, der eines übersichtigen in endlicher
Entfernung hinter dem Auge liegt. Alle Augen, gleichgültig was
ihr Brechzustand ist, können sich mit Hilfe ihrer Accommodation auf
nähere Punkte
als ihren Fern-
punkt einstellen.
Der nächste
Punkt, auf den ein
Auge sich mit Auf-
bietung seiner
ganzen Accommo-
dationsfähigkeit
einzustellen ver-
mag, heißt Nahe-
punkt(N, Fig.10).

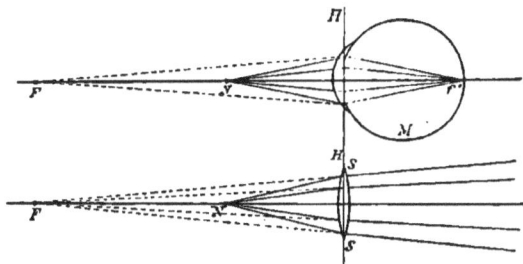

Fig. 10. Messung der Accommodationsbreite durch eine
Sammellinse.

Den dioptrischen Wert der Veränderung, welchen ein Auge
bei Einstellung von seinem Fernpunkt auf seinen Nahepunkt
erfährt, nennt man die Accommodationsbreite und bezeichnet
ihn mit A.

Es wäre nun zunächst festzusetzen, wie die Veränderung eines
Auges, das sich von einem beliebigen Punkte a auf einen näheren Punkt b
einstellt, gemessen werden soll. A. FICK[1] und etwas später DONDERS[2]
haben vorgeschlagen, den dioptrischen Wert einer Sammellinse als Maß
zu betrachten, welche das Auge ohne eigenes Zuthun auf den näheren
Punkt einstellen würde. Der Vorschlag wird seither allgemein befolgt. Denkt man sich jene Sammellinse in dem Hauptpunkte des
Auges aufgestellt, so würde ihre Brechkraft und somit auch die
Accommodationsbreite durch die Formel $A = \frac{1}{N} - \frac{1}{F}$ gegeben sein.[3]

Die Formel $A = \frac{1}{N} - \frac{1}{F}$, stellt eine Anwendung der aus der Physik be-

---

[1] Die medizinische Physik. Braunschweig S. 306. 1856.
[2] Arch. f. Ophth. IV. 1. S. 305. 1858.
[3] N und F haben in dieser Formel die Bedeutung Nahepunkts- und Fern-
punktsabstand.

kannten Linsenformel $\frac{1}{f} = \frac{1}{a} + \frac{1}{b}$ vor, welche in Worten lautet: der reciproke Wert der Brennweite einer Linse, also ihre Brechkraft, ist gleich dem reciproken Werte des Objektabstandes plus dem reciproken Werte des Bildabstandes.
Man kann das leicht an Hand der Fig. 10, S. 31 einsehen. In derselben bedeutet M ein kurzsichtiges Auge, dessen Hauptebene mit HH, dessen Fernpunkt
mit F, dessen Nahepunkt mit N bezeichnet ist. Wir denken uns nun in der
Hauptebene eine Sammellinse SS aufgestellt, deren Brechkraft gerade genügend
ist, die von N divergierenden Strahlen soweit zu sammeln, daß sie von F herzukommen scheinen. Dann wird N der Objektabstand a in der obigen Linsenformel
und F der Bildabstand b; da aber F nicht in der Richtung der Lichtstrahlen,
sondern auf ihrer Verlängerung nach rückwärts liegt, so ist der Bildpunkt hier
ein virtueller und es muß also $- F$ für b eingesetzt werden. Die Formel lautet also:

$$\frac{1}{f} = A = \frac{1}{N} + \frac{1}{-F} = \frac{1}{N} - \frac{1}{F}.$$

Wir wollen nun die allgemeine Formel der Accommodationsbreite
auf die besonderen Brechzustände anwenden. Der Fernpunkt des
Emmetropen liegt im ∞, es wird also $\frac{1}{F} = 0$. Der Fernpunkt des
Übersichtigen liegt hinter dem Auge, ist ein negativer; es wird also
$\frac{1}{F}$ in $\frac{1}{-F}$ übergehen. Setzt man das Minuszeichen vor den Bruch, so
zeigt sich, daß die Accommodationsbreite des Übersichtigen $= \frac{1}{N} + \frac{1}{F}$
ist. Berücksichtigt man außerdem noch, daß die Übersichtigkeit eines
Auges gleich dem reciproken Werte seines Fernpunktabstandes $= \frac{1}{F}$
ist, ebenso die Kurzsichtigkeit eines anderen Auges $= \frac{1}{F}$, so lassen
sich die drei Sonderfälle der allgemeinen Formel für A folgendermaßen ausdrücken:

$$A_{(e)} = \frac{1}{N}$$

$$A_{(m)} = \frac{1}{N} - M$$

$$A_{(h)} = \frac{1}{N} + H,$$

in Worten: die Accommodationsbreite eines emmetropischen Auges
ist gleich eins geteilt durch den Nahepunktsabstand; die Accommodationsbreite des kurzsichtigen Auges ist gleich eins geteilt durch den
Nahepunktsabstand minus der Kurzsichtigkeit; die Accommodationsbreite des übersichtigen Auges ist gleich eins geteilt durch den Nahepunktsabstand plus der Übersichtigkeit.
    Wie ermittelt man den Nahepunkt eines Auges? Das einfachste
Verfahren ist offenbar die Annäherung einer Druckprobe, bis sie
unleserlich wird; der kürzeste Abstand vom Hauptpunkte des
Auges, in dem sie noch gelesen werden kann, ist der Nahepunktsabstand. Da größere Druckproben auch gelesen werden können,

wenn das Auge nicht genau für sie eingestellt ist, so muß man die Buchstabengröße nach der ungefähren Lage des Nahepunktes und gemäß der vorhandenen Sehschärfe wählen. Hat man z. B. gefunden, daß ein Auge die Snellen 0,5 (d. h. die SNELLEN'sche Schrift, welche ein normales Auge noch in 0,5 m liest) noch in 15 cm zu lesen vermag, so muß man den Versuch mit einer kleineren Schrift wiederholen, etwa mit der JÄGER'schen Nr. 1 oder mit „Diamantschrift", wie sie auf den Zifferblättern vieler Taschenuhren angebracht ist. Man wird dann finden, daß die feinere Schrift in 15 cm Abstand bereits unleserlich ist, daß also der Nahepunkt etwas weiter als 15 cm entfernt liegt.

Der Hauptpunkt liegt dicht vor einer Ebene, die man sich durch die Hornhaut-Lederhautgrenze gelegt denkt. Man kann also bei gerade nach vorne gerichtetem Blicke den Abstand des Nahepunktes vom Skleralborde messen und als „Nahepunktsabstand" in Rechnung stellen.

In den Lehrbüchern der Augenheilkunde und der Physiologie, die ich nachgeschlagen habe, findet sich die Angabe, daß der Nahepunktsabstand gleich dem Abstande des Nahepunktes „von dem Auge" sei. Das ist ungenau. Von DONDERS[1] wird der Nahepunktsabstand vom (vorderen) Knotenpunkte zum Nahepunkte gemessen. Ich halte das für falsch. Aus den auf S. 9 und ff. gegebenen Auseinandersetzungen geht deutlich hervor, daß hier allein der (vordere) Hauptpunkt in Betracht kommt.

Zur Bestimmung des Nahepunktes hat v. GRÄFE ein besonderes Gerät angegeben, das Stäbchenoptometer. Dasselbe besteht aus einem Rähmchen, in welchem mehrere unter sich parallele schwarze Drähte ausgespannt sind. An dem Rähmchen ist ein Bandmaß befestigt, das durch die Feder einer Spule in dieser aufgerollt gehalten wird. Die Spule hält man an die Schläfenseite des zu prüfenden Auges und nähert das Rähmchen so lange dem Auge, bis dieses nicht mehr im Stande ist, die Drähte völlig scharf zu sehen. Man geht nun mit dem Rähmchen eine Spur zurück, bis die Drähte wieder völlig scharf sind und liest auf dem Bandmaß die Entfernung des Rähmchens von der Hornhautgrenze ab.

Verbreiteter als das Stäbchenoptometer ist eine andere Art von Optometern, die dazu dienen, den Brechzustand nebst Sehschärfe eines oder auch beider Augen auf einem abgekürzten Wege auszumitteln. Die meisten dieser Optometer bestehen der Hauptsache nach aus einer Sammellinse

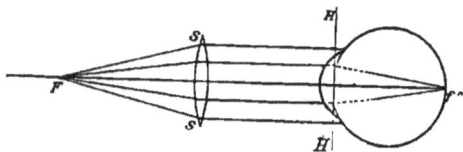

Fig. 11. Prinzip des Optometers.

von bekannter Brechkraft und einer Stufenfolge photographisch verkleinerter Leseproben. Man kann sich den Grundgedanken leicht an der Fig. 11 klar machen.

[1] Anomalien der Refraktion und Accommodation. II. Auflage. S. 26 u. 32.

Es sei SS eine Sammellinse von 10 Dioptrien Brechkraft; die Brennweite einer solchen Linse ist $\frac{1}{10}$, d. h. 0,1 m oder 10 cm. Nehmen wir an, daß der Punkt F 10 cm von der Linse entfernt und hier die kleine Leseprobe aufgestellt ist, dann wird ein emmetropisches accommodationsloses, hinter SS befindliches Auge den Druck scharf sehen und also lesen können. Liest dagegen das Auge den Druck nicht, wohl aber, falls wir ihn von F aus der Linse SS nähern, so ist das Auge kurzsichtig, und um so stärker kurzsichtig, je mehr der Druck genähert werden muß, um leserlich zu sein. Endlich, kann der Druck gelesen werden, obgleich er von F aus nach links entfernt wird, so handelt es sich um ein übersichtiges Auge. Es sei z. B. einem Auge möglich, den seiner Sehschärfe entsprechenden Druck noch 4 cm links von F, also in 14 cm Abstand von SS zu lesen, dann liegt das von SS erzeugte Bild der Buchstaben 35 cm nach rechts von der Linse; denn wenn f die Brennweite einer Linse, a der Objectabstand und b der Bildabstand ist, so muß

(1)
$$\frac{1}{f} = \frac{1}{a} + \frac{1}{b}$$ sein, also im vorliegenden Falle

$$\frac{1}{10} = \frac{1}{14} + \frac{1}{x}$$

$$\frac{1}{10} - \frac{1}{14} = \frac{1}{x} = \frac{14-10}{140} = \frac{4}{140} = \frac{1}{35}$$

Für die weitere Berechnung kommt der Abstand der Hauptebene HH des Untersuchten von der Linse SS in Betracht. Wählt man diesen Abstand gerade 10 cm gross, so gestaltet sich die Berechnung äußerst einfach. Es bedeutet nämlich unter diesen Bedingungen jeder Centimeter Abstand der Leseprobe von F nach r e c h t s eine Dioptrie K u r z s i c h t i g k e i t, jeder Centimeter Abstand der Leseprobe von F nach l i n k s eine Dioptrie Ü b e r -s i c h t i g k e i t. In dem oben angenommenen Falle z. B. liegt das Bild der Leseprobe 35 cm nach rechts von SS, d. h. 25 cm hinter der Hauptebene HH des Auges; mithin ist der Brechzustand des Untersuchten $= \frac{100}{25}$ d. h. 4 D H; also: Leseprobe 4 cm l i n k s von F, Brechzustand 4 D H.

Daß die eben erwähnte Regel allgemein gültig ist, läßt sich folgendermaßen zeigen. Nach (1) ist b, d. h. der Abstand des von SS entworfenen Bildes

(2)
$$b = \frac{a \cdot 10}{a - 10} .$$

Ferner ist der Brechzustand des Untersuchten in Dioptrien ausgedrückt (y)

(3)
$$y = \frac{100}{\mp b \pm 10} ,$$

also

$$\mp b = \mp 10 + \frac{100}{y} .$$

Folglich

(4)′
$$\frac{a \cdot 10}{a - 10} = + 10 + \frac{100}{y}$$

(4)″
$$- \frac{a \cdot 10}{a - 10} = - 10 + \frac{100}{y}$$

(5)
$$y = a - 10 \quad \text{bezw.} \quad 10 - a .$$

Für die praktische Bedeutung der Accommodationsbreite ist nun

vor allem die Thatsache von Wichtigkeit, daß die Accommodationsbreite von dem Brechzustande des Auges unabhängig[1], von dem
Alter dagegen abhängig ist, und zwar in der Weise, daß mit zunehmendem Alter die Accommodationsbreite stetig abnimmt. Die
Abnahme der Accommodationsbreite mit zunehmendem Alter beruht
auf Veränderungen der Linse, deren bereits auf Seite 27 Erwähnung geschah. Diese Veränderungen vollziehen sich keineswegs erst
im höheren Alter, sondern beginnen schon in der Kindheit. Sie
bestehen in einem Dichter- und Starrerwerden des Inhaltes der
Linsenkapsel. Die Folge hiervon ist, daß die Linse im gleichen Maße
träger wird und weniger Neigung zeigt, eine kugelförmige Gestalt
anzunehmen, wenn durch Zusammenziehung des Einstellemuskels
das Aufhängeband der Linse entspannt wird. Demgemäß sehen
wir eine Abnahme der Accommodationsbreite bereits zu einer Zeit
eintreten, in welcher der ganze Körper, also zweifellos auch der
Einstellemuskel seine Vollkraft noch nicht einmal erreicht, geschweige
denn überschritten hat. Die folgende Liste zeigt die Abhängigkeit
der Accommodationsbreite vom Alter.

Alter in Jahren	A in Dioptrien	Alter in Jahren	A in Dioptrien
10	 14	45	 3,5
15	 12	50	 2,5
20	. . . 10	55	. . . 1,75
25	. . . 8,5	60	 1
30	. . 7	65	. . . 0,75
35	. . 5.5	70	 0,25
40	. 4,5	75	. . 0

Wenn man aus dem Alter eines Menschen seine Accommodationsbreite
voraussagen kann, so muß man auch umgekehrt aus der gefundenen Accommodationsbreite das Alter bestimmen können. Das ist in der That möglich; indes
von standesamtlicher Zuverlässigkeit sind solche Bestimmungen nicht. Denn die
vorstehenden Zahlen sind Durchschnittsgrößen und Abweichungen nach oben
und nach unten im einzelnen Falle nicht ausgeschlossen. Es ergiebt sich dies
auch aus der gar nicht so seltenen Thatsache ungleicher Accommodations-
breiten[2] der beiden Augen eines Paares.

Die Abnahme der Accommodationsbreite bei vorschreitendem
Alter hat ein Abrücken des Nahepunktes zur Folge (auch der Fernpunkt rückt, freilich erst im höheren Alter und in bedeutend geringerem Maße, von dem Auge weg). Sobald der Nahepunkt einen Abstand
von 25 cm erreicht hat, fängt die Leistungsfähigkeit des Auges an

---

[1] Nur bei sehr hohen Graden von Ametropie findet man eine geringere
A. als nach dem Alter des Kranken zu erwarten wäre.

[2] Schmidt-Rimpler, Arch. f. Ophth. XIV. I. S. 119.

zu leiden; man vermeidet es, feineren Druck zu lesen; man rückt Gegenstände, die man recht scharf sehen will, weiter ab; man sucht Bücher, die man liest, Gegenstände, die man betrachtet, in recht grelle Beleuchtung zu setzen, da hierdurch die Pupillen enger werden und also bei falscher dioptrischer Einstellung kleinere Zerstreuungskreise liefern. Kurz, ein Mensch, dessen Nahepunkt bis auf 25 cm vom Auge abgerückt ist, leidet an einem Zustande, der Alterssichtigkeit oder Presbyopie[1] genannt wird.

Es ist klar, daß die Alterssichtigkeit bei verschiedenen Brechzuständen ganz verschiedene Anfangszeiten haben muß. So wird ein Emmetrop mit etwa 42 Jahren alterssichtig, ein Übersichtiger mit H = 2,0 D bereits mit 34, und ein Kurzsichtiger mit M = 2,0 D erst mit 54 Jahren. Ja, ein Kurzsichtiger mit M = 4,0 D kann überhaupt niemals alterssichtig werden, da selbst nach Verlust seiner ganzen Accommodationsbreite, also beim Zusammenfallen von Nahepunkt und Fernpunkt, in 25 cm Abstand dauernd deutlich gesehen werden kann.

Die Beschwerden des Alterssichtigen lassen sich durch Verlegung seines „Accommodationsbereiches" heben.

Nehmen wir als Beispiel einen Emmetropen von 42—43 Jahren. Sein Accommodationsbereich erstreckt sich von ∞ bis 25 cm. In einem Abstande von 33 cm würde er also mit einer Accommodationsleistung von 100/33 = 3,0 D deutlich sehen. Das ist aber $^3/_4$ seiner ganzen Accommodationsbreite. Nun kann man dauernd und ohne Beschwerde nur in der Entfernung lesen, für die man sich mit $^2/_3$ der ganzen Accommodationsbreite oder weniger einstellt. Wir geben daher jenem Alterssichtigen Sammelgläser von 1,0 D. Durch sie wird der Fernpunkt nach 100/1 = 100 cm, der Nahepunkt nach $\dfrac{100}{4+1}$ = 20 cm verlegt: in 33 cm Abstand liest der Kranke mit 3,0 D Einstellung, deren 1,0 D von der Brille geleistet wird, also mit 2,0 Accommodationsleistung, d. h. $^1/_2$ seiner Accommodationsbreite.

Die vorstehenden Erörterungen lassen deutlich erkennen, daß ein und dieselbe Accommodationsbreite eine sehr verschiedene Bedeutung hat, je nachdem sie einem emmetropischen, einem kurzsichtigen oder einem übersichtigen Auge angehört. Ein Emmetrop z. B. beherrscht mit einer A = 5 D den ganzen Raum, von unendlicher Entfernung bis $^1/_5$, d. i. bis auf 0,2 m oder 20 cm vor seinem Auge; sein Accommodationsbereich ist also unendlich groß. Ein Kurzsichtiger von M = 4 D beherrscht mit einer A = 5 D nur eine sehr kurze Strecke, nämlich von dem Fernpunkte $^1/_4$ bis zu dem Nahepunkte $\dfrac{1}{4+5}$, d. i. von 0,25 bis 0,11 m oder von 25 bis 11 cm; sein Accom-

---

[1] ὁ πρέσβυς der Greis, ἡ ὤψ das Auge.

modationsbereich ist nur = 14 cm. Endlich ein Übersichtiger mit
$H = 4\,D$ beherrscht mit $A = 5\,D$ das Gebiet von seinem Fernpunkte $\frac{1}{-4}$ bis zum Nahepunkte $\frac{1}{5-4}$, d. i. von 25 cm hinter dem
Auge über unendlich bis zu 100 cm vor dem Auge. Jener Über-
sichtige vermag sich also für alle Gegenstände zwischen unendlich
und 100 cm Abstand einzustellen; sein Accommodationsbereich ist wie
der des Emmetropen unendlich groß, reicht aber weniger nah an das
Auge heran, fehlt also gerade für diejenigen Entfernungen, für die
eine genaue dioptrische Einstellung von besonderer Wichtigkeit ist.
Ja, wenn jener Übersichtige 50 Jahre alt wird, also nur noch über eine
$A = 2,5\,D$ verfügt, so genügt auch die ganze Accommodationsbreite
nicht, ihn auch nur für ∞, geschweige denn für näher als ∞ einzustellen. Einen solchen Zustand nennt man absolute Übersichtigkeit.

6. Astigmatismus [1], As.

Mit diesem Namen belegt man einen Brechzustand, bei dem
homocentrisch auf das Auge auftreffende Strahlenbündel überhaupt
nicht zu Bildpunkten, weder vor, in, noch — verlängert — hinter
der Netzhaut vereinigt werden. Dieser Zustand kann durch verschiedene Umstände bedingt sein. Eine kleine Trübung oder sonstige
Unregelmäßigkeit in der Hornhaut oder Linse genügt, um einen Teil
der auftreffenden Lichtstrahlen von dem sozusagen vorgeschriebenen
Wege abzulenken. Solchen Astigmatismus nennt man den unregelmäßigen. Von ihm wird später die Rede sein. Hier
soll nur der regelmäßige Astigmatismus behandelt werden, der auf
einer ganz bestimmten Abweichung der brechenden Flächen oder
einer brechenden Fläche von der Kugelform beruht. Will man
sich von dieser Abweichung eine Anschauung bilden, so nehme man
ein Ei, am besten ein symmetrisch gebautes, z. B. ein Straußenei; man
denke sich das Ei der Länge nach und der Quere nach halbiert;
dann erzeugt die längs halbierende Ebene mit der Eioberfläche eine
elliptische (eirunde) Schnittlinie, die querhalbierende Ebene dagegen
eine kreisförmige. Die eirunde und die kreisförmige Schnittlinie
schneiden sich in zwei Punkten. Man setze in einem derselben den
Zirkel ein und beschreibe auf der Eioberfläche einen Kreis. Wenn
das von dem neuen Kreise umschriebene Stückchen Eierschale nur ein
kleiner Teil der ganzen Eierschale ist, so darf man von zwei
Hauptlängenkreisen jenes Stückes reden, obgleich ja streng genommen der eine davon Ellipse ist; dagegen muß man beachten,

---

[1] Von ἀ privativum und τὸ στίγμα der Punkt.

daß die Durchmesser dieser beiden Hauptlängenkreise verschieden groß sind. Man nennt daher ein solches Flächenstück „meridian-asymmetrisch". Stellen wir uns vor, daß dies meridian-asymmetrische Stück Eierschale die Trennungsfläche zwischen Luft und Kammerwasser, die Hornhaut eines Auges sei, so wäre das Auge ein regel-mäßig astigmatisches.

Wir wollen ferner die Annahme machen, daß diese meridian-asymmetrisch gekrümmte Hornhaut mit ihrem stärker gekrümmten Hauptlängenkreise *ss*, Fig. 12, senkrecht und mit dem flacheren Hauptlängenkreise *ww* wagerecht stehe und nunmehr erörtern, welche Brechung ein homocentrisches Strahlenbündel beim Durch-tritte durch diese Hornhaut erfährt. Der Objektpunkt liege links in unendlicher Ferne auf der optischen Achse des Auges; dann

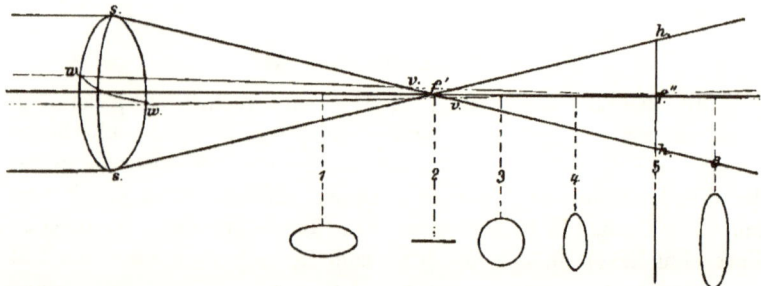

Fig. 12. Gang der Lichtstrahlen durch ein astigmatisches System. Die Bildlinien und -Ellipsen sind der Deutlichkeit halber unterhalb ihres wahren Ortes gezeichnet.

trifft ein zur Achse paralleles Strahlenbündel von links her auf die Hornhaut *sw sw*. Das Strahlenbüschel, welches auf den wagerechten Längenkreis *ww* trifft, ist rot gezeichnet; dasselbe habe seinen Ver-einigungspunkt in *f'''*. Das Strahlenbüschel, welches auf den stärker gekrümmten senkrechten Hauptlängenkreis *ss* trifft, muß seinen Bild-punkt natürlich in kürzerem Abstande erzeugen, etwa in *f''*. Es fragt sich jetzt, was für eine Bildfigur wird erscheinen, wenn wir sämtliche durch die Hornhaut eingetretenen Strahlen mittels eines Schirmes, z. B. mit dem Augenhintergrunde bei *f'*, bei *f'''* oder an einem anderen Punkte der Augenachse, auffangen. Die Antwort auf diese Frage muß durch mathematische Betrachtungen gefunden werden. Da diese aber ziemlich verwickelt sind, so muß uns hier die Ant-wort selber genügen, von deren Richtigkeit sich jeder durch ein-fache Versuche mit kugelig-cylindrischen Glaslinsen überzeugen kann. Sie lautet: Das von links kommende Strahlenbündel wird beim Durchtritte durch die meridian-asymmetrische Hornhaut so gebrochen, dass auf einem bei *f'* befindlichen Schirme eine wagerechte Lichtlinie, „die vordere Brennlinie", auf einem bei f'' aufgestellten eine senkrechte Lichtlinie, „die hintere Brennlinie", entsteht. Befindet sich der Schirm zwischen den beiden Brennlinien, d. h. auf der „Brennstrecke" $f''\,f'$, so entsteht eine kreisförmige (bei 3) oder eine eirunde Lichtfigur (bei 4), nirgends aber ein Bildpunkt, natürlich erst recht nicht, falls der Schirm vor (bei 1) oder hinter der Brennstrecke (bei 6) steht.

Nähert sich der Objektpunkt mit gleichmäßiger Geschwindigkeit aus unendlicher Ferne, so wandern die Bildlinien vv und hh anfangs äußerst langsam, später immer schneller nach rechts und entfernen sich dabei immer weiter voneinander. Das hierbei unvermeidliche Abrücken der Brennlinien von der Netzhaut kann aber durch Accommodation, d. h. durch Verkürzung der Brennweiten ausgeglichen werden, so daß auch nahe Objektpunkte ihre Bildlinien auf der Netzhaut oder wenigstens in ihrer Nähe entwerfen. Dies ist auch noch der Fall, wenn die Objektpunkte nicht auf, sondern nahe bei der optischen Achse des Auges liegen.

Das Entstehen der Brennlinien kann man folgendermaßen. wenn nicht beweisen. doch wenigstens einleuchtend machen. Man denke sich die Hornhaut $ws\,ws$, Fig. 12. durch senkrechte Ebenen, die sämtlich den Mittelpunkt des Kreises ww enthalten, in Streifchen geschnitten; diese Streifchen stehen dann sämtlich senkrecht. haben sämtlich denselben Durchmesser wie ss und sind um so schräger gegen die optische Achse gestellt. je weiter sie von ss seitab liegen. Das Strahlenbüschel. das auf den Hauptlängenkreis ss selber fällt, wird einen Bildpunkt in f' erzeugen. Ein zweites Strahlenbüschel. das auf ein rechts von ss gelegenes Streifchen der Hornhaut fällt, wird gleichfalls einen Bildpunkt in der Entfernung von f' erzeugen. aber nicht in der Ebene des einfallenden Büschels, sondern etwas einwärts davon, um so stärker einwärts. je stärker gekrümmt ww ist. je schräger also das senkrechte Hornhautstreifchen gegen die Einfallsebene des Büschels gestellt ist. Es muß demnach neben f' eine Kette von Bildpunkten entstehen, die um so dichter aneinander gedrängt liegen, je geringer der Krümmungsunterschied zwischen ss und ww ist; wird der Unterschied Null, d. h. die Trennungsfläche kugelig, dann fallen alle die Bildpunkte der einzelnen Büschel mit f' zusammen. d. h. das Bündel erzeugt einen Bildpunkt! Ein ähnlicher Gedankengang macht begreiflich. daß bei f'' eine senkrechte Bildlinie entsteht: nur liegen hier die Bildpunkte der oberhalb ww auftreffenden Büschel nach unten von f''. und die Bildpunkte der unteren Büschel nach oben von f''.

Wenn wir uns daran erinnern (S. 3). daß deutliches Sehen nur möglich ist, falls von jedem Objektpunkte ein Bildpunkt. von jedem Objekt ein geometrisch ähnliches Bild erzeugt wird, so ist klar, daß ein astigmatisches Auge unscharf sehen wird, gleichgültig, wo sich die Netzhaut als bildauffangender Schirm befindet Doch ist die Verzerrung der Netzhautbilder je nach der Form des Objektes und nach der Lage der Netzhaut zur Brennstrecke sehr verschieden. Es sei

das leuchtende Objekt eine unendlich ferne wagerechte Linie und
die Netzhaut befinde sich am Orte der vorderen Brennlinie; dann wird
offenbar die wagerechte Linie fast ebenso deutlich gesehen werden,
wie von einem normalen Auge. Denn jeder Punkt der Objektlinie
wird eine Bildlinie vv erzeugen; die Bildlinien werden sich gegenseitig decken und eine Gesamtbildlinie hervorbringen, die, abgesehen
von etwas Verlängerung, gerade so beschaffen ist, wie in einem normalen Auge. Ist dagegen das Objekt eine senkrechte Lichtlinie, so
wird dieselbe zwar von normaler Länge, aber um den Betrag von vv
in die Breite verzerrt erscheinen. Demgemäß erscheint ein Quadrat
zu einem Oblong, ein Kreis zu einer Ellipse verzerrt.

Die Lage der Netzhaut zu der Brennstrecke des meridian-
asymmetrischen Systemes ist für die Art des As und seine Benennung entscheidend. Wenn die Netzhaut rechts von f'' (Fig. 12)
liegt, so haben wir es offenbar mit einem im ganzen kurzsichtig
gebauten Auge zu thun, und zwar ist in beiden Hauptlängenkreisen
Kurzsichtigkeit, nur verschiedenen Grades, vorhanden; man nennt
einen solchen Zustand „zusammengesetzten kurzsichtigen Astigmatismus" (As. myopicus compositus). Befindet sich die Netzhaut in f''',
so ist im wagerechten Längenkreise Emmetropie, im senkrechten
Kurzsichtigkeit vorhanden, „einfacher kurzsichtiger Astigmatismus"
(As. myop. simplex). Befindet sich die Netzhaut vor oder in f', so hat
man „zusammengesetzten übersichtigen Astigmatismus" im ersten Falle,
und „einfachen übersichtigen" im zweiten (As. hyperopicus compositus und As. hyperop. simplex). Endlich, befindet sich die Netzhaut
zwischen f' und f'', so ist in einem (hier dem senkrechten) Hauptlängenkreise M, im anderen (hier dem wagerechten) H vorhanden,
ein Zustand, den man gemischten Astigmatismus (As. mixtus) nennt.

Ob As vorhanden ist, läßt sich auf folgende Weise feststellen.
Den SNELLEN'schen Leseproben ist eine Tafel beigegeben, auf der
Gruppen von je drei unter sich parallelen Streifen zu sehen sind.
Die Dicke eines Streifens und die Breite der Zwischenräume zwischen
ihm und seinen beiden Nachbarn sind gleich. Bei jeder Streifengruppe
steht eine Zahl, die aussagt, in welcher Entfernung die Dicke des
Streifens unter einem Gesichtswinkel von 5′ erscheint. So ist z. B. die
Gruppe der dünnsten Streifen mit 6,5 bezeichnet, was so viel heißt, als
daß ein normales Auge noch auf 6,5 m die drei Streifen gesondert
sehen kann, und zwar gleichgültig, ob sie senkrecht, wagerecht oder
schräg gehalten werden. Anders bei einem Astigmatiker! Es blicke
ein Auge, das an As. m. simpl. leidet, dessen Netzhaut also in f'''
(Fig. 12) steht, nach der Tafel; dann wird es auf 6,5 m die dünnsten
Streifen zählen können bei senkrechter Stellung derselben.

Sobald aber die Tafel um 90° gedreht wird, so daß jetzt die drei Streifen wagerecht liegen, scheinen sie zu einem undeutlichen Streifen zusammenzufließen.

Hat man sich auf diese Art überzeugt, daß As vorhanden ist, so gilt es, die Lage der Hauptlängenkreise zu finden. Auch dazu dient eine den SNELLEN'schen Leseproben beigegebene Tafel, die Tafel mit der Strahlenfigur (Fig. 13). Nähert man dieses Täfelchen einem Auge, das an As.
myop. compos. leidet, aus großer
Entfernung, so wird bei einem
gewissen Abstande des Täfelchens
die hintere Brennlinie ($h\,h$ der
Fig. 12), die anfangs vor der Netzhaut lag, in die Netzhaut rücken.
In diesem Augenblicke wird der
senkrechte Strahl schwarz (weil

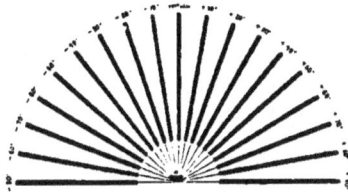

Fig. 13. SNELLEN'sche Strahlenfigur.

scharf), alle übrigen werden grau (weil verwaschen) erscheinen, und zwar um so grauer, verwaschener, je mehr ihre Lage sich der wagerechten nähert. Der zuerst scharf erscheinende Strahl giebt also die Lage des Hauptlängenkreises stärkster Brechung an. Wenn nicht der senkrechte, sondern z. B. einer der schrägen Strahlen zuerst scharf wird, so wissen wir, daß es sich um einen der selteneren Fälle von Schrägstellung der Hauptlängenkreise handelt.

Der Versuch mit der Strahlenfigur ist natürlich nicht bloß bei As. myop. comp. anwendbar, sondern bei jedem Falle von As, da man jeden Astigmatiker durch Vorhalten einer gewöhnlichen sphärischen Sammellinse kurzsichtig machen, also seinen As zu einem As. myop. comp. machen kann.

Endlich wäre der As zu messen. Aus dem bisher Gesagten geht deutlich hervor, daß das Maß des As der Unterschied zwischen den Brechzuständen der beiden Hauptlängenkreise sein muß. Wenn z. B. in einem Hauptlängenkreise $M = 1$ D, im anderen $H = 1,5$ D vorhanden ist, so ist der As $= 2,5$ D. Das nächstliegende Verfahren, den As zu messen, wäre also die gesonderte Messung in den beiden Hauptlängenkreisen. Hierzu haben wir in der That ein Mittel in der stenopäischen[1] Spalte. Dies kleine Gerät besteht aus einem Stückchen Blech von der Form eines Brillenglases mit einem schmalen Schlitz. Hält man den Schlitz vor ein Auge, so werden alle Strahlen abgeblendet mit Ausnahme des dünnen Bündels, das durch den Schlitz und durch ein ihm

---

[1] στενός eng: ὀπή Durchsicht.

entsprechendes Streifchen der Hornhaut in das Auge gelangt.
Nun bestimmt man mit Hilfe der gewöhnlichen sphärischen Brillen-
gläser den Brechzustand des einen Längenkreises, dreht dann den
Spalt um 90° und wiederholt für den nun ausgesonderten zweiten
Hauptlängenkreis die Messung auf dem gleichen Wege.

Es liegt auf der Hand, daß man bei der Wahl der Spaltbreite
zwischen Scylla und Charybdis schwankt. Nimmt man den Spalt
sehr eng, etwa 1 mm breit und weniger, so wird zu viel Licht weg-
genommen und außerdem entstehen sehr störende Diffraktions-
erscheinungen. Nimmt man den Spalt etwas breiter, etwa 2 mm breit,
so ist eben nicht mehr ein Längenkreis, sondern ein Streif ausge-
sondert, bei dem die Meridianasymmetrie schon wieder wirksam wird.

Es hängt wohl hiermit zusammen, daß ein anderes Verfahren
mehr im Gebrauche ist, nämlich Messung des As durch die
ausgleichende Cylinderlinse. Die Fig. 14 stellt eine Cylindersammellinse, die Fig. 15 eine Cylinderzerstreulinse vor. Es befinde
sich die Netzhaut in der ersten
Brennlinie des dioptrischen Systemes (f' der Fig. 12) und es
soll bewirkt werden, daß die
roten Strahlen gleichfalls in
f' ihren Bildpunkt erzeugen.

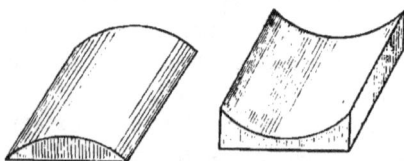

Fig.14. Konvexcylinder. Fig.15. Konkavcylinder.
Offenbar läßt sich das er-
reichen durch eine vor die Hornhaut gesetzte Cylindersammellinse,
deren Achse senkrecht steht. Denn die Lichtstrahlen werden beim
Durchtritte durch diese Linse von rechts und links her auf die Achse
zu gebrochen, von oben und unten her dagegen nicht; und falls die
Linse eine Brennweite x $\left(\text{wo } \dfrac{1}{x} = \dfrac{1}{f'} - \dfrac{1}{f''} \text{ ist}\right)$ besitzt, so wird die Vereinigung aller Strahlen des Bündels in f' zu stande kommen. Dem-
gemäß lautet die Regel zur Messung des As mittels ausgleichender
Cylindergläser folgendermaßen: Nachdem das Vorhandensein von As
und die Lage der Hauptlängenkreise, wie oben gelehrt, festgestellt ist,
und nachdem man sich durch eine vorläufige Leseprobe [1] überzeugt hat,
ob das Auge im ganzen kurzsichtig oder übersichtig gebaut ist, hält
man Hohlcylinder vor das kurzsichtige Auge, mit der Achse senkrecht
auf den Längenkreis stärkster Brechung; der Cylinder, mit dem
am besten gesehen wird, ist das Maß des vorhandenen As. myop.;
handelt es sich um ein übersichtiges Auge, so nimmt man Sammel-

---

[1] Meistens dienen übrigens zur vorläufigen Belehrung über die Natur
des Falles objektive Untersuchungsarten, z. B. die auf S. 85 beschriebene.

cylinder, die Achse senkrecht auf den Längenkreis schwächster Brechung; derjenige, mit dem am besten gesehen wird, ist das Maß der vorhandenen As. hyperop. Ist endlich As. mixtus vorhanden, so wird am besten bei einer Verbindung eines Sammelcylinders mit einem Hohlcylinder gesehen, Achsen wie eben angeführt.

Derartige Untersuchungen fordern viel Geduld und vor allem auch theoretisches Verständnis von Seiten des Arztes. Selbst wo beides vorhanden ist, kommt man in Fällen von As. hyperop. meist ohne Atropin oder Homatropin nicht aus, da jede Anspannung der Accommodation zwar den As selbst nicht ändert, wohl aber die Brennstrecke gegen die Netzhaut verschieben muß, und demgemäß mit einer ganzen Reihe von verschiedenen Gläsern gleich gut, bezw. gleich mangelhaft gesehen wird.

II. Lichtsinn.

Unter Lichtsinn versteht man die Fähigkeit, Helligkeitsunterschiede wahrzunehmen, also die Grundbedingung jeglichen Sehens. Denn die Buchstaben und Zeichen einer Snellen'schen Tafel erkennt man ja offenbar durch den Unterschied zwischen dem Schwarz des Buchstabens und dem Weiß des Grundes. Man kann demnach die Sehschärfe eines Auges gar nicht bestimmen, ohne den Lichtsinn mit in Anspruch zu nehmen. Wohl aber ist das umgekehrte bis zu einem gewissen Grade wenigstens möglich, Messung des Lichtsinnes ohne Beanspruchung der Sehschärfe. Seit Fechner spricht man bezüglich des Lichtsinnes von einer Reizschwelle und einer Unterschiedsschwelle. Die letztere ist durch den geringsten Helligkeitsunterschied bezeichnet, der einen hellen Gegenstand von einem anderen helleren oder weniger hellen unterscheidbar macht. Und die Reizschwelle ist durch die kleinste Helligkeit gegeben, welche bei Ausschluß alles anderen Lichtes eine Lichtempfindung auslöst. Es ist behauptet worden, daß dies eine überflüssige Trennung sei, insofern die Reizschwelle nur einen Grenzfall der Unterschiedsschwelle darstelle. Indessen ist zu bedenken, daß nachgewiesenermaßen eine Beeinflussung eines belichteten Netzhautstückchens durch ein anderes stattfindet, daß es demnach doch etwas anderes ist, ob ich die Helligkeit zweier Gegenstände vergleiche oder aber in völlig dunklem Raume eine einzige helle Stelle auftauchen sehe.

Zudem ist auch (freilich nicht ohne Widerspruch von anderer

Seite) behauptet worden, daß bei gewissen Erkrankungen Reizschwelle und Unterschiedsschwelle sich unabhängig voneinander
verändern. Am deutlichsten spricht wohl gegen die Wesensgleichheit von Reizschwelle und Unterschiedsschwelle, daß die letztere
mit Abnahme der Beleuchtung größer wird.

Die Reizschwelle kann man mit Hilfe des FÖRSTER'schen Licht-
sinnmessers oder Photometers [1] (Fig. 16) bestimmen. Derselbe besteht aus einem innen
schwarzen Kasten
von $\frac{1}{3}$ m Länge, $\frac{1}{4}$ m
Breite und $\frac{1}{6}$ m Höhe.
In der einen Stirn-
wand des Kästchens
befinden sich einer-
seits 2 Gucklöcher a
für das zu untersu-
chende Augenpaar,
mit Vorrichtung b, um
jedes Loch für sich al-
lein zu schließen oder
zu öffnen und ande-
rerseits ein Beleuch-
tungsfenster c. Das-
selbe besteht aus
einem Blatte geölten
Papieres, vor dem

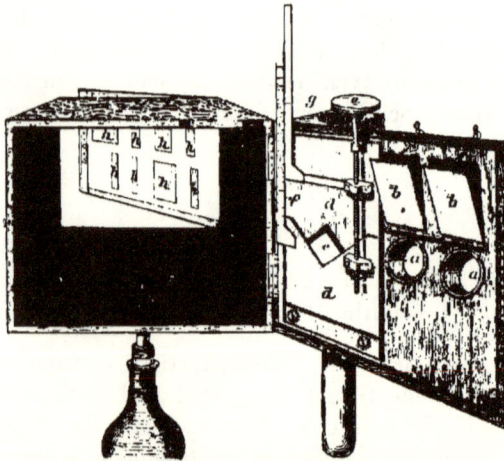

Fig. 16. Der FÖRSTER'sche Lichtsinnmesser ist bei geöffneten
Thüren abgebildet. Zum Gebrauch werden beide Thüren
geschlossen.

zwei rechtwinklig ausgeschnittene Metallplatten d mittels Trieb e
so gegen einander verschoben werden können, daß stets eine quadratische Öffnung vorhanden ist, deren Größe mit der Stellung der
Platten wechselt. Die Größe der jeweiligen quadratischen Fensteröffnung liest man an einem Maßstabe f ab, der mit der oberen
der beiden Platten fest verbunden ist und an einer feststehenden
Marke hingleitet. Das Papierfensterchen wird von einer Kerze beleuchtet, die in einem besonderen Gehäuse g versteckt ist, um
nicht auf unmittelbarem Wege Licht in das zu untersuchende Auge
zu senden.

Auf der Innenseite der zweiten Stirnwand sind schwarze Streifen h
auf weißem Grunde angebracht, auf die der Untersuchte durch die
Gucklöcher zu blicken hat. Es gilt nun, diejenige Fensteröffnung
zu ermitteln, bei der die schwarz-weiße Streifung des Hintergrundes

---

[1] τὸ φῶς das Licht und τὸ μέτρον das Maß.

eben merklich wird. Die Fensteröffnung ist das Maß für die Lichtmenge, welche in den Kasten dringt; die Lichtmenge, bei der die Streifen merklich werden, ist das Maß für die Reizschwelle; wenn z. B. ein Auge die Streifen bemerkt bei 2 qmm Öffnung, ein anderes erst bei 20 qmm, so ist die Reizschwelle des letzteren 10 mal größer, sein Lichtsinn 10 mal kleiner als der des ersten.

Wer mit diesem Geräte Messungen anstellt, wird alsbald bemerken, daß die Reizschwelle für ein und dasselbe Auge eine ganz und gar verschiedene ist, je nach den Beleuchtungsverhältnissen, unter denen es sich unmittelbar vor Beginn des Versuches befunden hat. Führt man einen Menschen aus dem Tageslichte ins Dunkelzimmer, wo der Lichtsinnmesser aufgestellt ist und beginnt den Versuch sofort, so wird man eine sehr große Fensteröffnung nötig haben, um die Streifen wahrnehmbar zu machen. Bei jeder Wiederholung des Versuches wird die notwendige Fensteröffnung kleiner, bis endlich, vielleicht nach ¹/₂ Stunde die Versuche annähernd übereinstimmende Ergebnisse liefern. Hieraus folgt, daß bei Abschluß alles äußeren Lichtes eine Veränderung mit dem Auge vor sich geht, die in einer Steigerung der Lichtempfindlichkeit (gemessen durch die Reizschwelle) besteht. Diese Veränderung des Auges ist die Anpassung oder Adaptation an die äußere Beleuchtung bezw. an das Fehlen einer solchen. Tritt man aus dem Hellen ins Dunkle, so geht die Anpassung anfangs sehr schnell, später immer langsamer vor sich. Ein eigentlicher Ruhe- oder Gleichgewichtszustand wird wohl überhaupt nicht, auch bei langem Dunkelaufenthalte nicht erreicht; man darf das aus dem Umstande schließen, daß man im völlig dunklem Raume fortwährend wechselnde subjektive Lichterscheinungen wahrnimmt.

Die Thatsache der Anpassung (Adaptation) hat wohl sicher jeder gelegentlich an sich selber beobachtet. Wenn man an einem Sommertage aus dem Sonnenglanz in ein Zimmer tritt, das durch Schaltern und Vorhänge gegen Licht und Hitze geschützt ist, so wird man anfangs sozusagen gar nichts sehen. Bald aber werden die im Zimmer befindlichen Gegenstände sichtbar und nach ¹/₄ Stunde sieht man fast ebenso gut in dem Halbdunkel des Zimmers wie vorher im hellen Tageslichte. Worauf diese Anpassung beruht, darüber giebt es einstweilen nur Vermuthungen. Ein Umstand, aber freilich der unwesentlichste, ist das Pupillenspiel. Im Dunkeln werden die Pupillen weiter und demgemäß die von dem einzelnen Objektpunkte in das Auge gelangende Lichtmenge größer. Das wesentliche des Anpassungsvorganges spielt sich aber höchst wahrscheinlich in der Netzhaut ab.

Die Unterschiedsschwelle eines Auges läßt sich mit Hilfe der MASSON'schen Scheibe messen. Dies Gerät ist folgendermaßen zusammengesetzt. Eine schwarze und eine gleich große weiße Scheibe tragen in der Mitte ein Loch, um auf eine Achse gesteckt und befestigt zu werden. Beide Scheiben sind von dem Loche aus geschlitzt. Mittels der beiden Schlitze kann man die Scheiben so in-einander schieben, daß die unbedeckten Teile eine schwarz-weiße Scheibe bilden und zwar kann man durch Verschieben der Scheiben gegeneinander dem Weiß und dem Schwarz jedes beliebige Mengen-verhältnis geben. Wenn eine solche Scheibe auf einer Achse be-festigt und die Achse in schnelle Drehung versetzt wird, so erscheint die sich drehende Scheibe nicht mehr schwarz und weiß, sondern grau, um so heller grau, je mehr der weiße Ausschnitt über den schwarzen überwiegt und umgekehrt. Befestigt man nun noch eine dritte kleinere schwarze Scheibe auf der schwarz und weißen, so wird man beim Drehen eine mittlere schwarze Scheibe von einem grauen Kranze umgeben sehen. Je kleiner der weiße Ausschnitt der schwarz-weißen Scheibe sein darf, ohne daß der Kranz aufhört, sich von der mittleren dunkleren Scheibe zu unterscheiden, um so kleiner ist die Unterschiedsschwelle, um so größer die Unterschieds-empfindlichkeit des untersuchten Auges.

Außer der MASSON'schen Scheibe und dem FÖRSTER'schen Licht-sinnmesser giebt es noch weitere Mittel, den Lichtsinn zu prüfen, bei denen die Sehschärfe mitgeprüft wird. Es genüge hier die Erwähnung des Grundgedankens.

Bei den gewöhnlichen SNELLEN'schen Probetafeln sind die schwarzen Buchstaben etwa 60 mal[1] weniger hell als der weiße Grund. Nun kann man dieses Verhältnis der beiden Helligkeiten dadurch ändern, daß man statt der schwarzen Buchstaben graue, in verschiedenen Abstufungen des Grau, auf weißem oder schwarzem Grunde anbringt; oder man wählt statt des weißen Grundes einen grauen Grund, gleichfalls in verschiedenen Abstufungen der Hellig-keit und nimmt die Buchstaben schwarz oder weiß. Je kleiner nun der Unterschied zwischen der Helligkeit des Buchstabens und der des Grundes zu sein braucht, um den Buchstaben einem Auge sichtbar zu machen, desto größer ist die Unterschiedsempfindlichkeit dieses Auges.

Endlich kann man die SNELLEN'schen Buchstaben bei herab-gesetzter Beleuchtung lesen lassen, entweder durch allmähliches Verfinstern des Zimmers oder durch Vorsetzen von rauchgrauen Gläsern vor das zu prüfende Auge.

Bei diesen Versuchen werden 1. Sehschärfe, 2. Lichtsinn und endlich 3. die Anpassung eine Rolle spielen. Auf den ersten Blick

---

[1] Nach einer von AUBERT angestellten photometrischen Vergleichung schwarzen und weißen Papieres.

mag das unzweckmäßig erscheinen. Indessen gestatten diese verschiedenen Lichtsinntafeln sehr schnell einen Zustand festzustellen,
bezw. dem Grade nach zu ermitteln, der augenärztlich eine große Rolle
spielt, den Zustand der Hemeralopie[1] oder Nachtblindheit.

Dieser Zustand äußert sich dadurch, daß bei herabgesetzter
Beleuchtung das Sehvermögen unverhältnismäßig viel schlechter ist,
als bei einem Gesunden bei gleicher Beleuchtung der Fall sein
würde. Nachtblinde sind also abends in der Dämmerung oder bei
dem schwachen Lichte der Straßenlaternen hilflos wie Blinde,
während sie bei guter Tagesbeleuchtung vielleicht volle Sehschärfe
haben. Worauf dieser Zustand beruht, ist einstweilen eine bestrittene
Frage. Früher bezeichnete man die Nachtblindheit als eine Herabsetzung des Lichtsinnes mit verlangsamter Anpassung. In
neuerer Zeit dagegen ist von Kuschbert und besonders eindringlich
von Treitel behauptet worden, daß die Nachtblindheit geradezu auf
verlangsamter oder ganz aufgehobener Anpassungsfähigkeit (Adaptation) beruhe. Vorausgesetzt, daß diese Ansicht richtig ist, muß
der Nachtblinde bei guter Tagesbeleuchtung die gleiche Unterschiedsschwelle haben wie der Gesunde, d. h. im stande sein, zwei
Gegenstände als verschieden hell zu erkennen, die nur um $\frac{1}{186}$ ihrer
objektiven Helligkeit verschieden sind. Das scheint nun keineswegs
immer der Fall zu sein.

Die Feststellung der Nachtblindheit wird oft dadurch überflüssig
gemacht, daß der Kranke eben mit der Klage über Nachtblindheit
zu dem Arzte kommt.

III. Farbensinn.

Unter Farbensinn versteht man die Fähigkeit des Sehorganes,
auf Reizung durch Lichtarten von verschiedener Wellenlänge mit spezifisch verschiedenen Empfindungen zu antworten. Lichtstrahlen
z. B., deren Wellenlänge gleich 0,000 69 mm ist, erzeugen uns die
Empfindung „rot", Licht von 0,000 39 mm Wellenlänge erregt die
Empfindung „violett"; dazwischen liegende Lichter bringen die
Empfindungen „gelb", „grün" und „blau" und alle die Übergänge
dieser Empfindungen hervor. Von dieser Fähigkeit unseres Seh-

---

[1] ἡ ἡμέρα der Tag; ἀλαός blind, ἡ ὤψ das Auge. Bei Hemeralopie hat
man sich das α als ein eingeschaltetes ἀ privativum zu denken; das Wort bedeutet also „Nichtblindsein am Tage" = Nachtblindheit.

organes machen wir den ausgedehntesten Gebrauch. Nicht bloß
der Kunstfreund, der in der Farbenpracht eines guten Gemäldes
schwelgt oder der Naturfreund, der sich an dem Anblicke eines
frischgrünen Waldes, eines bunten Blumenflores freut, bedienen sich
des Farbensinnes, mit einem Worte nicht bloß zum Genießen wird
die Farbenempfindung benutzt, sondern auch zu sehr nüchternen
beruflichen Zwecken. So würden Mosaikarbeiter, Buntweber, Blumen-
und Putzmacherinnen, Eisenbahnbeamte, Seeleute und andere mehr
ihren Beruf gar nicht ausfüllen können, wenn sie nicht fähig wären,
Farbenunterschiede wahrzunehmen. Es ist daher begreiflich, daß
gar nicht selten an den Augenarzt die Frage gerichtet wird, ob
eine Person normalen Farbensinn besitzt oder nicht.

Man könnte meinen, zur Beantwortung dieser Frage brauche
es keinen Augenarzt, es genüge, der betreffenden Person irgend
welche farbige Gegenstände vorzulegen, etwa farbige Papierschnitzel und sich die Farben derselben nennen zu lassen. Das
wäre aber ein großer Irrtum. Denn es ist oft recht schwierig,
das Fehlen des Farbensinnes, die Farbenblindheit oder gar eine
bloße Herabsetzung des Farbensinnes, die Farbenstumpfheit,
Farbenamblyopie[1] nachzuweisen. Die Farbenblinden nämlich haben
es, oft sogar ohne es selber zu wissen, gelernt, ihr Gebrechen
zu verbergen und durch gesteigerte Aufmerksamkeit mit Hilfe des
Lichtsinnes allen Ansprüchen des Lebens bezüglich der Erkennung
und Benennung von farbigen Gegenständen zu genügen. So wird
z. B. ein Mensch, welcher der Rotempfindung unfähig ist, ein „Rot-
blinder" das ihm vorgelegte Rotbuchenblatt zwar nicht in richtiger
Farbe sehen, aber gleichwohl auf die Frage nach der Farbe des
Blattes richtig antworten: rotbraun. Er weiß eben, daß es Rot-
buchen giebt und erkennt nun das Blatt an der geringeren Hellig-
keit ebenso sicher, wie der Farbentüchtige an der eigenartigen
Färbung. Ganz besonders schwierig wird die Entlarvung eines
Farbenblinden oder Farbenstumpfen sein, wenn er aus Furcht, eine
Bahnwärterstelle oder einen ähnlichen Posten zu verlieren, seinen
ganzen Witz aufbietet, um die ihm auferlegten Proben zu bestehen.
Andererseits ist zu berücksichtigen, daß Ungebildete sehr leicht aus
Unbeholfenheit (vielleicht bloß sprachlicher Natur) die vorgelegten
Farben falsch benennen könnten. Die meisten Untersuchungsarten
auf Farbenblindheit verlangen deshalb nicht die Benennung einer
bestimmten Farbe, sondern die Unterscheidung derselben von
einer anderen.

---

[1] ἀμβλύς stumpf, ἡ ὤψ das Auge.

Eine recht einfache und handliche, aber keineswegs sehr
empfindliche Untersuchungsart ist die SEEBECK'sche Wollen-
probe.[1] Sie wird folgendermaßen vorgenommen. In einer Schachtel befinden sich etwa 10 cm lange und fingerdicke Bündel farbiger Wollfäden. Nicht nur die sechs Spektralfarben rot, orange,
gelb, grün, blau und violett, sondern auch purpur, rosa und grau
sind vertreten und zwar ist jede Farbe in 4 bis 5 verschiedenen Abstufungen der Helligkeit vorhanden. Man legt nun bei guter
Tagesbeleuchtung ein Wollbündel, etwa ein hellgrünes, vor den
zu Untersuchenden auf schwarzen oder weißen, jedenfalls auf farb-
losen Grund, ohne die Farbe zu nennen oder nach ihrem Namen
zu fragen und fordert den Prüfling auf, alle Wollbündel gleicher
Farbe aus der Schachtel zu nehmen und neben das Muster-
bündel zu legen und zwar ohne Rücksicht auf die Helligkeit
der Farbe. Ein Farbentüchtiger erledigt sich dieser Aufgabe in
wenigen Minuten. Mit sicherem Griffe, ohne zu zögern und zu
stocken, hat er bald alle grünen Bündel herausgefunden. Ganz
anders der Farbenblinde. Die grünen Bündel des Haufens, die
ebenso hell sind wie das Muster, legt er unbedenklich zu dem
letzteren. Aber schon bei den Dunkelgrünen stutzt er, legt sie
wohl gar wieder zum Haufen zurück; dann nimmt er ein graues,
schließlich wohl gar ein rotes und legt es halb zögernd zu dem
grünen Muster. Damit ist die Sache klar! Wer rot und grün und
grau als gleichfarbig zusammenlegt, ist rotgrünblind. Sollte der
Prüfling die erste Probe richtig bestanden haben, so stellt man ihm
eine etwas schwierigere Aufgabe, nämlich das Zulegen aller gleich-
farbigen hellen und dunkeln Wollen zu einem rosa Bündel. Rosa
ist wie Purpur eine Mischfarbe aus rot und blau. Wer rotblind ist,
wird das Rot in der Mischung nicht bemerken und daher blaue
Wollen zulegen, wer blaublind ist, rote. Ebenso legt der Rotblinde
zu einer violetten Vorlage blaue Bündel, der Blaublinde rote.

Ein zweites ebenfalls auf Verwechselungen hinauslaufendes
Verfahren besteht darin, den Prüfling Buchstaben lesen zu lassen,
die farbig sind und gleiche Helligkeit haben wie der graue oder
„gegenfarbige" Grund, die sich also nur durch die spezifische Farbe,
nicht durch geringere oder größere Helligkeit von dem Grunde abheben. Die Herstellung solcher Buchstaben ist eine außerordentliche schwierige Aufgabe. Dieselbe ist STILLING so vollkommen
gelungen, daß es selbst einem Farbentüchtigen nicht ganz leicht

---

[1] Sie wird vielfach HOLMGREN'sche genannt, weil erst HOLMGREN ihr rechte
Verbreitung verschafft hat.

ist, die Buchstaben seiner „pseudo-isochromatischen[1] Tafeln" zu
entziffern. Ihre ganze Fläche ist in kleine Quadrate, oder in quadratische Feldchen mit abgerundeten Ecken eingetheilt (Fig. 17). Die

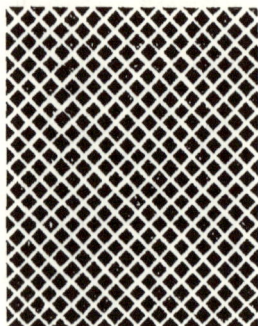

Farbe der meisten Feldchen ist z. B. ein
mattes Grün. Dagegen sind andere, welche
zusammen ein *E* bilden, matt rot. Es erscheint also ein rotes *E* auf grünem Grunde,
das selbstverständlich für einen Rotgrün-
blinden unsichtbar ist.

Ein drittes Verfahren beruht auf der
Thatsache, daß ein grauer Gegenstand auf
rotem Grunde grünlich, auf grünem rötlich, auf blauem gelblich und auf gelbem
bläulich, also durch Kontrastwirkung stets
in der Gegenfarbe erscheint.

Fig. 17. Beispiel für die
STILLING'schen Tafeln.

Die Thatsache kann man sehr schön
mittels des H. MEYER'schen Versuches vorweisen, nämlich durch Bedecken eines grauen Papierschnitzels auf farbigem Grunde mit dün-
nem Papiere, dem sogenannten Florpapiere. Die „induzierte" Farbe
des Schnitzels erscheint dann durch das Florpapier hindurch oft
lebhafter als die des Grundes, selbstverständlich nur für den
Farbentüchtigen.

Dieser Versuch ist von A. WEBER, v. BEZOLD und PFLÜGER
als Probe auf Farbenblindheit verwendet worden. Die PFLÜGER'-
schen Tafeln zur Prüfung des Farbensinnes enthalten graue Zahlen,

Buchstaben und Zeichen auf farbigem, gleich
hellem Grunde (Fig. 18), die der Prüfling durch
ein oder zwei Blätter Seidenpapier zu entziffern hat. Der Farbentüchtige sieht die grauen
Zeichen durch Kontrastwirkung in der Gegenfarbe und erkennt sie ohne Schwierigkeit. Der
Farbenblinde dagegen sieht von den Buchstaben
durch das Florpapier überhaupt gar nichts.

Fig. 18. Beispiel für die
PFLÜGER'schen Tafeln.

H. COHN, der große Übung und Erfahrung im Untersuchen von
Farbenblinden hat, erklärt die PFLÜGER'schen Tafeln als das
sicherste und schnellste Mittel zur Feststellung von Farbenblindheit,
selbst von bloßer Farbenstumpfheit.

Die drei geschilderten Verfahren haben den Zweck und im
besten Falle den Erfolg, das Vorhandensein von Farbenblindheit

---

[1] ψευδής falsch, ἴσος gleich, τὸ χρῶμα die Farbe.

bezw. -Stumpfheit nachzuweisen. Der Augenarzt bedarf aber zuweilen auch eines Mittels, den Farbensinn seiner Kranken zu messen.
DONDERS hat ein Verfahren hierfür angegeben. Dasselbe geht von
der Thatsache aus, daß die Farbe eines Gegenstandes nur dann
von einem normalen Auge erkannt wird, wenn der farbige Gegenstand unter einem nicht zu kleinen Gesichtswinkel erscheint. Das
Mindestmaß des Gesichtswinkels ist für die verschiedenen Farben verschieden: vorausgesetzt, daß die farbigen Feldchen auf schwarzem
Grunde angebracht sind, wächst der notwendige Gesichtswinkel in
der Richtung, wie man die Spektralfarben aufzählt, er ist z. B. für
rot am kleinsten, für violett am größten. Wenn man nun auf einer
schwarzen Tafel farbige Quadrate oder runde Scheibchen von gleicher
Größe anbringt, so wird das normale Auge die Farbe jedes Feldchens
von einer ganz bestimmten Entfernung ab erkennen; und ein farben-
stumpfes Auge wird diejenigen Scheibchen, für deren Farbe es eben
nicht normale Empfindlichkeit hat, erst aus kürzerer Entfernung,
also unter größerem Gesichtswinkel erkennen und richtig benennen.
Offenbar ist dann der Farbensinn um so stumpfer, je kleiner die
Entfernung, in der eine Farbe erkannt wird.

DONDERS drückt dies aus durch die Formel $k = \dfrac{1}{m^2} \cdot \dfrac{d^2}{\mathfrak{D}^2}$. In dieser
Formel bedeutet k das (zu suchende) Farbenunterscheidungsvermögen: m den
Durchmesser des Probegegenstandes: d wie in der Maßformel für die Sehschärfe den Abstand des Untersuchten vom Probegegenstande; dagegen hat
$\mathfrak{D}$ eine etwas andere Bedeutung wie in der Sehschärfenformel $S = \dfrac{d}{\mathfrak{D}}$; unter $\mathfrak{D}$
versteht nämlich hier DONDERS den Abstand, in dem ein normales Auge mit
$k = 1$ die Farbe eines Gegenstandes von 1 qmm Fläche erkennen würde.
Dieser veränderten Bedeutung von $\mathfrak{D}$ ist es zuzuschreiben, daß in der Farben-
und in der Sehschärfenformel ungleich viele Faktoren erscheinen.

Der andere Unterschied zwischen der Farben- und Sehschärfenformel,
das Quadriertsein von m, d und $\mathfrak{D}$ in der ersteren beruht auf dem Umstande,
daß das eigentliche Maß für den Farbensinn in der farbigen Lichtmenge zu
sehen ist, die eben genügt, um eine Farbenempfindung auszulösen; die farbige
Lichtmenge wächst aber mit dem Flächeninhalte des Gegenstandes, also
quadratisch mit dem Durchmesser.

Das DONDERS'sche Verfahren ist in neuester Zeit von WOLFF-
BERG aufgenommen, entwickelt und warm empfohlen worden.
WOLFFBERG benutzt rote, gelbe, grüne und blaue Tuchscheiben
auf schwarzem Grunde. Die kleinsten roten und gelben Kreisflächen haben 2 mm, die kleinsten dunkelgrünen und blauen
haben 7 mm Durchmesser. Dann folgen Scheibchen von 18 mm
Durchmesser und endlich Quadrate von 100 mm Seite. In ab-
gekürzter Bezeichnung heißen die eben aufgezählten der Reihe.

4 *

nach r^2, gl^2, gr^7, bl^7 u. s. w. Mit Hilfe dieser Farbenscheibchen und
einer von WOLFFBERG aufgestellten Zahlentafel soll es nun möglich
sein, in kürzester Zeit nicht nur den vorhandenen Farbensinn zu
messen, sondern auch festzustellen, ob eine gefundene Verminderung des Farbensinnes auf Brechfehler, auf Trübung der brechenden
Medien oder endlich auf Erkrankung des nervösen Apparates beruhe. Ein Auge z. B., das $S = {}^5/_{12}$ hat, soll r^2 in 3,25 m und bl^7
in 3,5 m erkennen, falls die Herabsetzung der Sehschärfe auf Kurzsichtigkeit beruht; ein Auge mit $S = {}^5/_{12}$ erkenne r^2 und bl^7 erst
in 2 m, falls die Herabsetzung der Sehschärfe von Trübung der
brechenden Medien herrührt; wenn endlich ein Auge mit $S = {}^5/_{12}$
r^2 und bl^7 erst in noch kürzerer Entfernung als 2 m erkenne, so
sei mit Sicherheit auf eine Störung des Farbensinnes zu
schließen.

Es liegt auf der Hand, daß diese Untersuchungsart äußerst
wertvoll sein müßte in Fällen, bei denen zu entscheiden ist, ob
außer einer Linsentrübung noch eine andere Erkrankung vorhanden,
oder aber der jenseits der getrübten Linse gelegene Teil des Auges
gesund ist. Indessen ist die Zuverlässigkeit des ganzen Verfahrens
von HERZOG sehr entschieden bestritten worden. Die persönlichen
Unterschiede des Farbensinnes sind eben, wie H. COHN schon vor
12 Jahren bewiesen hat, außerordentlich groß, jedenfalls weit größer
als die der Sehschärfe. Wenn nun der Augenarzt nicht einmal aus
dem Befunde von $S = {}^5/_5$ den Schluß ziehen darf, daß das untersuchte
Auge in jeder Hinsicht normal ist (es könnte ja mit schwachen
Hohl- oder Cylindergläsern $S = {}^5/_3$ haben), so wird es noch weniger
zulässig sein, aus dem Befunde „r^2 und bl^7 in 5,5 m erkannt" auf eine
in jeder Hinsicht normale Beschaffenheit des Auges zu schließen.
Dazu kommt, daß nach WOLFFBERG's eigenen Angaben zu dieser
Farbenprobe eine gute Tagesbeleuchtung unerläßlich ist. Da dieselbe nicht immer und nicht überall zu haben ist, so wird dadurch
die Verwendbarkeit der WOLFFBERG'schen Farbenprobe wesentlich
eingeengt.

Immerhin wende ich sie bei Starkranken und bei Erkrankungen des
Augenhintergrundes an, freilich ohne aus dem jeweiligen Befunde so zuversicht-
liche Schlüsse zu ziehen wie WOLFFBERG.

IV. Seitliches Sehen und Gesichtsfeld.

In den bisherigen Abschnitten sind die Dioptrik des Auges und die Fähigkeiten der Netzhaut nur für das direkte Sehen behandelt worden. Direkt gesehen wird ein Gegenstand, der mit dem Knotenpunkte des Auges und dem Centralgrübchen des gelben Fleckes auf einer geraden Linie liegt. In diesem vierten Abschnitte sollen nun Sehschärfe, Lichtsinn und Farbensinn für das indirekte oder seitliche Sehen erörtert werden.

Den Unterschied von direktem und seitlichem Sehen kann man sich auf folgende Weise zur Anschauung bringen. Man lege auf eine bedruckte Seite ein unbedrucktes, mit einem Punkte versehenes Blatt, fixiere den Punkt und ziehe für einen Augenblick das unbedruckte Blatt fort. Wird die Hin- und Herbewegung des Blattes schnell genug ausgeführt, so hat man keine Zeit mit Hilfe von Augenbewegungen an einem Worte oder gar an einer Zeile hinzugleiten; folglich wird man nur so viel Buchstaben erkennen, als auf der Stelle des deutlichsten Sehens sich abbilden. Das sind nun für mittleren Druck und einen Leseabstand von 30 cm nur 4 bis 6 Buchstaben. Man kann deshalb, falls der Blick auf das Ende eines längeren Wortes gerichtet war, dies Wort nicht erkennen.

Es giebt einen zweiten, aus dem Stegreif ausführbaren Versuch, welcher den Nutzen des seitlichen Sehens anschaulich macht. Man halte ein Stethoskop mit dem für das Ohr des Arztes bestimmten Ende vor ein Auge, blicke durch die Lichtung des Rohres und halte das andere Auge zu: dann hat man zwar seine volle Sehschärfe, ist aber gleichwohl fast so übel daran wie ein Blinder, da ein Zurechtfinden im Zimmer wegen des gänzlichen Mangels an seitlichem Sehen geradezu unmöglich ist. Das seitliche Sehen dient also offenbar dazu, uns über unsere Umgebung im allgemeinen zu unterrichten und uns auf besonders wichtige Dinge aufmerksam zu machen, die wir dann anblicken und so mittels des direkten Sehens genauer kennen lernen.

Die Erörterung über die Sehschärfe der seitlichen Netzhautteile muß jedenfalls mit einer Betrachtung über den Brechzustand des Auges bezüglich der Seitenteile der Netzhaut beginnen. Auf S. 5 ist auseinandergesetzt worden, daß ein centriertes System kugeliger Trennungsflächen im allgemeinen nur von solchen Gegenständen scharfe Bilder erzeugt, die nicht weit von der Achse des Systemes entfernt sind. Wie werden die Bilder ausfallen von Gegenständen, welche dieser Bedingung nicht genügen, welche im Gegenteile weit von der Achse abstehen? Verhältnismäßig leicht zu beantworten ist diese Frage für den Fall, daß es sich um ein linsen-

loses Auge, also um eine Trennungsfläche handelt. Die Antwort
lautet: ein homocentrisch von der Seite auf die Hornhaut auf-
treffendes Strahlenbündel wird astigmatisch gebrochen. Falls der
Objektpunkt in unendlicher Ferne liegt und die Hornhaut hinlänglich stark gekrümmt wäre, um das linsenlose Auge emmetropisch zu machen, würde die hintere Brennlinie des gedachten
Strahlenbündels vor die Netzhaut fallen, also nur ein äußerst un-
deutliches Sehen möglich sein. Verwickeltere Berechnungen haben
nun aber ergeben, daß unter den Verhältnissen des wirklichen
(emmetropischen) Auges, d. h. bei Brechung an Hornhaut, vorderer
und hinterer Linsenfläche die hintere Brennlinie genau in die Netzhaut fällt. Ja, wenn der geschichtete Bau der Linse noch
mit in Rechnung gezogen wird, so ergiebt sich, daß die beiden
Brennlinien ziemlich genau zu einem Brennpunkte und mit der
Netzhaut zusammenfallen, mit anderen Worten, daß das Auge dank
der zahlreichen Trennungsflächen periskopisch ist, d. h. auch von
seitlich gelegenen Gegenständen scharfe Netzhautbilder erzeugt.
Diesem theoretischen Ergebnisse entspricht die Thatsache, daß man
(mit Hilfe des Augenspiegels) die seitlichen Teile des Augenhintergrundes völlig scharf und unverzerrt sehen kann. Freilich sieht
man auch im linsenlosen Auge die seitlichen Teile ganz gut, was
nach der Theorie eigentlich nicht der Fall sein sollte.

Das Auge des Emmetropen ist für die Seitenteile der Netzhaut leicht
übersichtig und, wie PARENT gefunden hat, auch etwas stärker astigmatisch als
für die Netzhautmitte. Auch bei achsenmyopischen Augen kann für die
Seitenteile der Netzhaut Übersichtigkeit vorhanden sein, was ja mit Rücksicht
auf die kleineren Durchmesser selbst eines langgebauten Augapfels in den
schrägen Richtungen ohne weiteres verständlich ist. Beim übersichtigen
Auge ist der Brechzustand in den seitlichen Teilen nicht wesentlich; anders
wie in der Mitte.

Die erste Bedingung zu einem guten Sehen (S. 3) ist also
für die seitlichen Netzhautteile erfüllt, und gleichwohl ist hier
die Sehschärfe nur eine geringe, eine um so kleinere, je weiter
seitlich das betreffende Netzhautstückchen gelegen ist.

Nach BECKER deckt das Netzhautbild einer Fläche, die unter einem Gesichtswinkel von 1^0 gesehen wird, gerade den Teil der Netzhaut, der $S = 1$ hat.
Von hier aus nach dem Rande zu nimmt die Sehschärfe der Netzhaut in folgender Weise ab:

$1,5^0$ seitlich ist noch $S = {}^3/_4$ vorhanden,
2^0 „   „   „ $S = {}^3/_5$ „
$2,5^0$ „   „   „ $S = {}^1/_2$ „

Diese Angaben sind gültig für Winkelabstände von der Netzhautmitte nach
oben, unten, rechts und links. Noch weiter seitlich sinkt die Sehschärfe

schneller nach oben und unten, als nach rechts und links. An einer 45°
seitlich gelegenen Netzhautstelle ist die Sehschärfe nur noch $^1/_{100}$.
Frühere Untersucher, z. B. FÖRSTER und AUBERT, haben gleichfalls eine
schnelle Abnahme der Sehschärfe in den Seitenteilen der Netzhaut gefunden.

Die Gründe der geringen seitlichen Sehschärfe liegen offenbar
in den Einrichtungen der Netzhaut, die dem Umstande Rechnung
tragen, daß ein sehr deutliches Sehen seitlich gelegener Gegenstände
für uns ohne Nutzen ist. Demgemäß spielt auch die Bestimmung
der seitlichen Sehschärfe augenärztlich keine Rolle.

Bezüglich des Lichtsinnes verhalten sich merkwürdigerweise
die seitlichen Teile der Netzhaut gerade umgekehrt wie hinsichtlich der Sehschärfe. Der Lichtsinn, gemessen durch die Reizschwelle, wird nämlich vom Centralgrübchen nach dem Rande zu
nicht nur nicht kleiner, sondern im Gegenteile größer. Man kann
sich davon leicht überzeugen, wenn man aus dem Tageslicht in das
Dunkelzimmer tritt und einen sehr schwach leuchtenden Gegenstand, etwa einen Tropfen zuvor belichteter Leuchtfarbe anblickt;
bei direkter Betrachtung ist er unsichtbar, sobald man daneben
blickt, taucht er auf! Die Thatsache ist den Astronomen seit lange
bekannt und z. B. schon von ARAGO erwähnt worden. Man hatte eben
beobachtet, daß gewisse lichtschwache Sterne, z. B. die Monde des
Uranus, im Fernrohre erst sichtbar werden, wenn man neben sie
blickt, daß sie verschwinden, wenn man darauf blickt.

Man hat den verhältnismäßig schwachen Lichtsinn (hohe Reizschwelle) des Centralgrübchens auf eine langsamere Anpassung beziehen wollen. Indessen haben Versuche gelehrt, daß auch nach
$^1/_2$ Stunde, ja nach mehrstündigem Aufenthalt im Dunkelzimmer
der geringere Lichtsinn der Netzhautmitte, der grössere der seitlichen
Teile bestehen bleibt. In neuester Zeit hat sogar ein Forscher
(MÜLLER-LYER) die Selbstverleugnung gehabt, 8 Stunden lang seinen
Kopf in einen dunklen Kasten zu stecken. Der Lohn seiner Ausdauer
war die Überzeugung, daß auch nach achtstündiger Anpassungszeit
die seitliche Netzhaut lichtempfindlicher ist als die Netzhautmitte.

Ganz anders freilich verhält sich, wie TREITEL meint, der Lichtsinn, wenn
man ihn bei Tagesbeleuchtung, durch die Unterschiedsschwelle mißt.
Jetzt ergebe sich, ganz wie bei der seitlichen Sehschärfe, eine stetige Abnahme des Lichtsinnes von der Mitte gegen den Rand der Netzhaut. Es liegt
nahe zu vermuten, daß bei Messung des Lichtsinnes durch die Unterschiedsschwelle die Sehschärfe immerhin etwas in Anspruch genommen wird. Der
Lichtsinn erscheint daher in einer gewissen Abhängigkeit von der Sehschärfe,
steigt und fällt mit ihr. Durch die Reizschwelle dagegen kann man den Lichtsinn wirklich vollkommen unabhängig von der Sehschärfe bestimmen.

Der Farbensinn der seitlichen Netzhautteile nimmt wie
die Sehschärfe von der Mitte der Netzhaut nach dem Rande zu

ab. Die Abnahme ist eine so schnelle, daß die Farbe eines grünen
Geviertes von 1 cm Seite in 35 cm Entfernung nicht mehr als grün
erkannt wird, wenn es sein Bild 30⁰ schläfenwärts von der Netzhautmitte erzeugt. Man kann daher vielfach die Behauptung hören
und lesen, die seitlichen Teile der Netzhaut seien farbenblind; und
zwar reiche ein grünblinder Gürtel am weitesten mittenwärts, bis
zu 30⁰ oder gar 20⁰ vom Centralgrübchen; etwas weniger weit der
rotblinde Gürtel; und endlich am schmalsten und randständigsten
seien der gelb- und der blaublinde Gürtel. All das ist aber nur
richtig unter der stillschweigenden Voraussetzung eines Probegegenstandes von bestimmter Größe, bestimmtem Abstande und bestimmter
Licht- und Farbenstärke. Wächst der Gesichtswinkel, unter dem
der Probegegenstand erscheint, oder nimmt seine Licht- und Farbenstärke zu oder ist beides der Fall, so schrumpft die farbenblinde
Zone immer mehr zusammen. Ja selbst die seitlichsten Teile der
Netzhaut sind nach dem Urteile vieler und guter Beobachter der
Farbenempfindung fähig, wenn der Reiz sehr stark und das belichtete Flächenstück der Netzhaut groß ist.

Die für ärztliche Zwecke wichtigste Frage bezüglich des seitlichen Sehens dreht sich um Größe, Begrenzung und etwaige Lücken
des Gesichtsfeldes. Unter Gesichtsfeld eines Auges versteht man
denjenigen Raum, aus dem ein unbewegtes Auge Lichteindrücke
aufnehmen kann, den Raum bezogen auf eine um den Knotenpunkt
des Auges beschriebene Kugelfläche von beliebigem Halbmesser.

Für die Ausdehnung des Gesichtsfeldes kommen einerseits die
anatomischen Verhältnisse des Augapfels, andererseits die Umgebung
des Auges in Betracht.

Hinsichtlich des ersten Punktes ist vor allem an die Pupille
zu denken. Versuche haben gelehrt, daß bei weiter Pupille das
Gesichtsfeld etwas (um 2⁰) größer ist als unter sonst gleichen Bedingungen bei enger Pupille. Es ist das ohne weiteres verständlich.
Weniger leicht zu verstehen ist es, daß durch Vorrücken der Irisebene, z. B. bei der Einstellung für die Nähe, das Gesichtsfeld größer
wird, obgleich das äußerst geringe Vorrücken der Irisfläche hier
mit einem Engerwerden der Pupille, also mit einem Umstande verknüpft ist, der das Gesichtsfeld einengt.

In zweiter Linie ist an die Ausdehnung der Netzhaut nach
vorne zu denken. Es soll bei Kurzsichtigen vorkommen, daß sehr
schräg eintretende Lichtstrahlen zwar auf den Augenhintergrund
gelangen, aber gleichwohl nicht empfunden werden. Hier wäre also
die Gesichtsfeldgrenze gar nicht durch den schrägsten Lichtstrahl,

der ins Auge dringt, gegeben, sondern hinge von der Ausdehnung der Netzhaut nach vorne ab.

Endlich ist daran zu denken, daß das Centralgrübchen nicht genau in der Mitte der Netzhaut, sondern etwas nach außen, schläfenwärts davon liegt. Vom Centralgrübchen aus gerechnet ist also die Nasenseite der Netzhaut größer als die Schläfenseite. Folglich muß sich das Gesichtsfeld vom fixierten Punkte aus schläfenwärts weiter erstrecken als nasenwärts. Denn es bildet sich, wie später noch genauer erläutert wird, auf der Nasenseite der Netzhaut ab, was im Gesichtsfelde schläfenwärts liegt und umgekehrt.

Die Umgebung des Auges kann das Gesichtsfeld teilweise ausfüllen, so vor allem eine stark vorspringende Nase. Ein vorspringendes Augenhöhlendach (margo supraorbitalis), kann von oben in das Gesichtsfeld hineinragen; ja, bei sehr tief liegenden Augen sogar der untere Augenhöhlenrand von unten her. Diese Teile werden also bei der Gesichtsfeldmessung eine Einschränkung des Gesichtsfeldes vortäuschen, es sei denn, daß man dem Auge eine passende Stellung anweist; so ragt z. B. beim Blicke nach außen die Nase nicht mehr in das Gesichtsfeld. Auch an das obere Lid hat man zu denken. Ein hängendes oberes Lid kann eine beträchtliche Verkleinerung des Gesichtsfeldes nach oben bewirken.

Die Gesichtsfeldmessung wird jetzt allgemein mit dem FÖRSTER'-schen Perimeter[1] oder einer der zahlreichen Spielarten dieses Gerätes vorgenommen. Dasselbe hatte ursprünglich folgende Einrichtung (Fig. 19). Auf einem Fußbrette ist eine Säule a befestigt, an deren oberes Ende der untere Augenhöhlenrand angelehnt wird. Soll das rechte Auge untersucht werden, so stützt sich das Kinn auf einen von der Säule aus nach links gehenden Querarm b, bei Untersuchung des linken Auges findet das Kinn seinen Stützpunkt auf einem Querarme rechts; die Kinnstütze ist auf- und abwärts verschieblich, da der Abstand vom Kinn zum unteren Augenhöhlenrande bei verschiedenen Menschen ungleich groß ist. Um während der Untersuchung ruhige Haltung des Auges zu sichern, wird der Kranke angewiesen, einen Punkt zu fixieren, der in gleicher Höhe wie das Auge und in etwa 35 cm Entfernung an einer zweiten Säule c angebracht ist. Dieser Fixierpunkt ist zugleich die Achse,

---

[1] AUBERT hat sich zuerst zu seinen Gesichtsfelduntersuchungen eines Gerätes bedient, das später von FÖRSTER vervollkommnet, Perimeter benannt und in die augenärztliche Praxis eingeführt wurde. Der FÖRSTER'sche Gesichtsfeldmesser ist dann in ungezählten Spielarten neu verlegt worden; die neuesten sind die sogenannten „selbstregistrierenden", d. h. Geräte, die den jeweiligen Befund gleich selber aufschreiben.

um welche ein in Grade geteilter Kreisbogen *dd* gedreht werden
kann. Der Kreisbogen hat einen Durchmesser von 35 cm; sein
Mittelpunkt liegt über der Säule *a*, in dem Knotenpunkte des
untersuchten Auges. Dreht man den Kreisbogen um die wagerechte
mit der Blicklinie des Untersuchten zusammenfallende Achse, so
beschreibt der Kreisbogen eine Kugeloberfläche um den Knotenpunkt des Auges. Längs des Kreisbogens wird nun eine Marke,

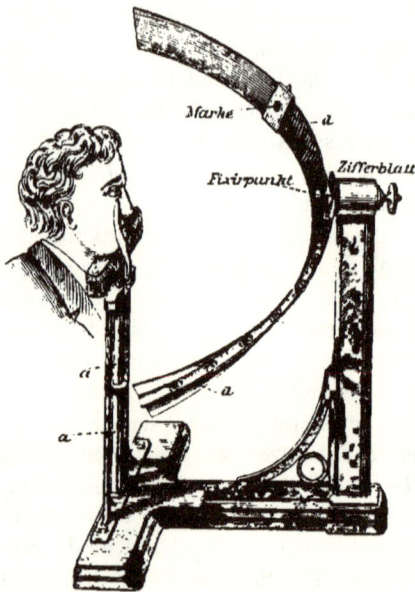

etwa ein weißes oder auch farbiges Geviert verschoben und der
Kranke hat bei unverwandtem
Fixieren anzugeben, wann ihm
das Geviert erscheint oder verschwindet. Wiederholt man
diese Prüfung bei verschiedenen
Stellungen des Kreisbogens, die
an einem um die Drehachse
angebrachten Zifferblatte abzu-
lesen sind, so kann man das
Geviert nach und nach an jedem
Punkte des Gesichtsfeldes erscheinen lassen. Selbstverständlich begnügt man sich aber mit
einigen wenigen Stellungen des
Kreisbogens, etwa der wagerechten, der senkrechten und
vier bis höchstens sechs schrägen. Den jedesmaligen Be-
fund, d. h. den Winkelgrad des
Kreisbogens, in welchem der

Fig. 19.   Förster'sches Perimeter.

Probegegenstand sichtbar bezw. unsichtbar wird, zeichnet man in
ein Gesichtsfeldschema ein, dessen Einrichtung aus Fig. 20
ersichtlich ist.

Das Schema des Gesichtsfeldes stellt die Kugelfläche vor, welche
der Perimeterbogen um den Knotenpunkt des untersuchten Auges
beschreibt. Der Punkt *F* des Schemas entspricht der Achse, um
die der Perimeterbogen gedreht wird, und also gleichzeitig dem
Fixierpunkte. Um den Punkt *F* sind neun Kreise beschrieben und
mit 10, 20, 30 bis 90 bezeichnet; diese Kreise entsprechen den
Parallel- oder Breitekreisen der Kugelfläche. In dem Mittelpunkte *F*
des Gesichtsfeldschemas kreuzen sich Linien, welche mit 0, 20, 40,
60, 80 u. s. w. bis 360 bezeichnet sind. Diese geraden Linien entsprechen den Längenkreisen der Kugelfläche. Mit Hilfe dieses Systems

von Kreisen einerseits, von Durchmessern der Kreise andererseits
ist es nun leicht möglich, irgend einen Punkt des irgendwie gestellten Perimeterbogens in das Schema richtig zu übertragen.

In der Fig. 20 sind die Grenzen des normalen, durch Nase und
Lider nicht eingeengten Gesichtsfeldes eines rechten Auges eingetragen.
Wie man sieht, reicht das Gesichtsfeld schläfenwärts bis 90°, nasenwärts nur bis 60°; nach oben bis 55°, nach unten bis 70°. Denkt
man sich dieses rechtsseitige Gesichtsfeld mit einem entsprechenden
linken zusammenge-
legt, so entsteht die
Fig. 21, die das Ge-
samtgesichtsfeld
des Augenpaares
darstellt. Die rote
Linie bezeichnet das
Gesichtsfeld des
rechten, die blaue
das des linken
Auges. Die von der
roten und der blauen
Linie umschriebenen
Flächen fallen mit
ihrem größten An-
teile, dem gemein-
samen Gesichtsfelde,

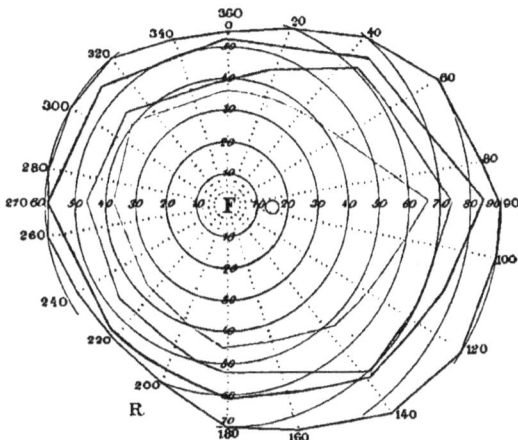

Fig. 20. Normales Gesichtsfeld des rechten Auges für
Weiß und drei Farben.

zusammen. Daneben bleiben zwei schmale Flächen übrig, deren linke
dem linken Auge, deren rechte dem rechten Auge allein zugehört.

Schläfenwärts von dem Fixierpunkte (Fig. 20), zwischen 10° und
20°, befindet sich in dem Schema ein Kreis eingezeichnet. Derselbe entspricht der Eintrittsstelle des Sehnerven. Da sie
keine Netzhautelemente besitzt und die Nervenfäden selber durch
Licht nicht reizbar sind, so erscheint im Gesichtsfelde ein physiologischer Dunkelfleck (Skotom[1]), der dem MARIOTTE'schen oder
„blinden Flecke" des Augenhintergrundes entspricht. Es giebt noch
andere, kleinere Lücken im Gesichtsfelde eines normalen Auges, die wahrscheinlich den Teilungsstellen größerer Netzhautgefäße entsprechen.

Bei der Ausführung einer Gesichtsfeldmessung hat man bei
ungeschulten Kranken meist etwas mit der Schwierigkeit zu kämpfen,
daß die Kranken unwillkürlich den Blick nach dem Probegegenstande hinlenken, sobald derselbe ihre Aufmerksamkeit erregt. Da

---

[1] σκοτός dunkel.

dies selbstverständlich die Gesichtsfeldmessung vereiteln würde, so
ist es notwendig, das Auge des Kranken unaufhörlich zu überwachen. Man setzt sich zu dem Zwecke dem Kranken gegenüber
und beobachtet dessen Auge, um eine Messung sofort zu wiederholen, falls das Auge eine Blickbewegung gemacht hat.

Eine andere Schwierigkeit ist es, den Probegegenstand in seinen
verschiedenen Stellungen gleich gut zu beleuchten. Sitzt der Kranke
mit dem Rücken gegen ein Fenster, so wird das Geviert in manchen
Stellungen von dem Kopfe des Untersuchten beschattet, in anderen
von dem Lichte des Fensters nicht voll, sondern schräg getroffen.

Es ist ferner zu beachten, daß die Grenzen des Gesichtsfeldes
etwas weiter gefunden werden, wenn man den Probegegenstand aus
der Mitte gegen den Rand
führt, bis er verschwindet,
als wenn man umgekehrt
vom Rande aus auf die
Mitte zugeht, bis der Gegenstand auftaucht.

Daß das andere Auge
geschlossen sein muß, während das Gesichtsfeld des
einen aufgenommen wird,
versteht sich wohl von
selbst.

Mit Hilfe dieser Unter-
suchungsart bekommt man
Zeichnungen von Gesichts-
feldern, die für gewisse Krankheiten kennzeichnend sind. So ist das
concentrisch eingeengte Gesichtsfeld für die eine, ein Ringskotom
für die andere, ein Ausschnitt für die dritte Krankheit ein wert-
volles Erkennungszeichen. Beispiele hierfür später.

Am häufigsten wird das Gesichtsfeld für weiß aufgenommen.
Doch ist es öfters auch von Interesse, eine etwaige Einschränkung
des Gesichtsfeldes für Farben nachzuweisen. Zu dem Ende nähert
man ein farbiges, ein rotes, grünes, gelbes oder blaues Geviert vom
Rande her dem Fixierpunkte und läßt den Kranken angeben, wann
er die Farbe erkennt. Die normalen Grenzen der drei wichtig-
sten Farben sind aus Fig. 20 zu ersehen. Die Figur zeigt die
Farbengrenzen von AUBERT's rechtem Auge für den Fall, daß matte
Farbenpapiere von 64 Geviertmillimeter Fläche auf schwarzem
Grunde bei Tagesbeleuchtung in 20 cm Abstand vom Auge als
Probegegenstände dienen. Größere Probegegenstände, z. B. ein rotes

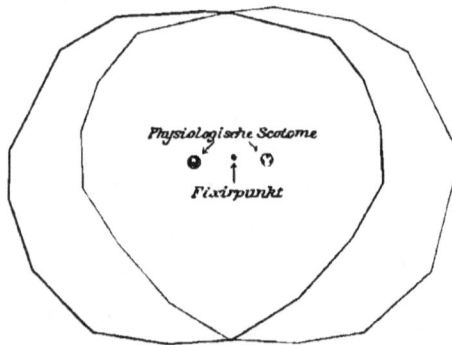

Fig. 21. Gesamt-Gesichtsfeld des Augenpaares
(blau das Gesichtsfeld des linken, rot das des rechten Auges).

Geviert von 32 mm Seite, also 1024 Geviertmillimeter Fläche, ein blaues von 16 mm Seite, also 256 Geviertmillimeter Fläche, wurden bis an die Grenze des Gesichtsfeldes farbig gesehen.

Es ist möglich, die Nüance und Helligkeit eines roten und eines grünen Feldchens so zu wählen, daß beim Perimetrieren die Grenzen des Gesichtsfeldes für rot und grün zusammenfallen. Das gleiche gilt für passend gewählte blaue und gelbe Feldchen.

V. Sehen mit zwei Augen und Schielen.

1. Verlegung der Netzhautbilder nach außen.

Ein Gegenstand der Außenwelt, der von einem gesunden Augenpaare betrachtet wird, erzeugt im Centralgrübchen jedes der beiden Augen ein dioptrisches Bild. Diese Bildchen werden empfunden. Die Ursache der Empfindung verlegt man nicht an die Orte der beiden Reize, d. i. in die Netzhäute, sondern nach außen, und zwar beide Reizursachen an denselben Ort; die beiden Empfindungen werden zur Wahrnehmung eines einzigen Gegenstandes der Außenwelt verschmolzen. Diese Thatsache ist ebenso leicht oder wenn man will, ebenso schwer zu erklären, als die, daß man einen von zwei Fingern betasteten Gegenstand nicht doppelt fühlt. Man darf eben nie vergessen, daß unsere Sinnesempfindungen gleichsam nur die Rohmaterialien sind, aus denen mit Hilfe der persönlichen und der angeborenen Erfahrungen Vorstellungen von Gegenständen der Außenwelt abgeleitet werden.

Es bildet sich aber nicht bloß der fixierte Gegenstand auf den Netzhäuten ab, sondern gleichzeitig jeder andere Gegenstand, der sich im gemeinsamen Gesichtsfelde der beiden Augen befindet. Werden auch die Netzhautbilder eines nicht fixierten Gegenstandes zu einem Sammelbilde verschmolzen?

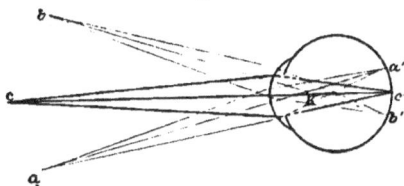

Fig. 22. Projektion des einzelnen Auges.

Betrachten wir zunächst den Fall, daß einäugig gesehen werde. Der fixierte Punkt c (Fig. 22) erzeugt sein Netzhautbild in c', die Punkte a und b ihre Bilder in a' und b'. Die Verlegung nach außen geschieht genau auf dem Wege des Richtungsstrahles. Demnach wird c' nach c, a' nach a und b' nach b verlegt, oder all-

gemein: Ein alleinsehendes Auge verlegt seine Netzhautbilder auf der Verbindungslinie von Bild und Knotenpunkt nach außen. Dieser Satz läßt sich mittels folgenden
Versuches anschaulich machen: man schließe das eine Auge und
bewaffne das andere mit einem Prisma; versucht man jetzt einen
vorgehaltenen Finger oder sonstigen Gegenstand zu greifen, so wird
man regelmäßig daneben greifen und zwar links daneben, wenn die
Grundfläche des Prismas nach rechts schaut; man wird zu hoch
greifen, wenn die Grundfläche nach unten schaut und so fort.

Die Fig. 23 soll den Sachverhalt erläutern. Der Punkt c würde sich ohne
Dazwischenkunft des Prismas (Pr) wie in Fig. 22 im Centralgrübchen f abbilden. Beim Durchgang durch das Prisma werden aber die Lichtstrahlen abgelenkt, so daß das Netzhautbild c' nach unten rückt. Verbindet man c' mit

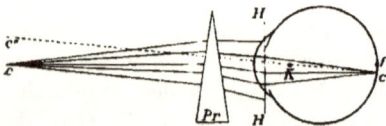

dem Knotenpunkt k und verlängert
diese Linie nach außen, so ergiebt
sich c'' als scheinbarer Ort des Punktes c. Auch wenn jetzt das Auge sich
hinter dem Prisma dreht, so daß
das Netzhautbild c' auf das Central-

Fig. 23. Falsche Projektion wegen eines Prismas. grübchen f fällt, so wird bei der Verlegung nach außen wieder ganz der
gleiche Fehler gemacht: denn nach der Drehung, die den Punkt f des Auges nach c',
an den Ort des Bildes von c rückt, wird ja die Verbindungslinie des Centralgrübchens mit k genau so liegen, wie jetzt in der Zeichnung die Linie $c'\,k\,c''$.

Für die Verlegung der Netzhautbilder nach außen kommt aber
ferner die Vorstellung in Betracht, die man von der Lage seines
Augapfels hat, gleichgültig ob diese Vorstellung richtig oder falsch
ist. Es zeigt sich dies bei gewissen Erkrankungen der Augenmuskeln sehr deutlich. Wenn z. B. der Muskel, welcher das rechte
Auge schläfenwärts dreht, gelähmt ist, und der Kranke bei ge-
schlossenem linken Auge einen nach rechts gelegenen Gegenstand
greifen will, so greift er regelmäßig daneben und zwar zu weit
rechts. Infolge der Lähmung des Rechtswenders macht nämlich
der Kranke eine unverhältnismäßige Anstrengung, um durch
Rechtsdrehung des Auges den Gegenstand zu fixieren und nach
dieser Anstrengung schätzt er ihn rechts seitwärts neben der Verbindungslinie von Netzhautbild und Knotenpunkt. Dies gilt natürlich
nicht bloß für den fixierten Punkt, sondern für alle im Gesichtsfelde befindlichen Dinge; man spricht daher von falscher „Verlegung
des Gesichtsfeldes".

Die Netzhautbilder eines Auges werden nicht bloß in bestimmten
Richtungen, sondern auch in ganz bestimmte Entfernungen nach
außen verlegt. Für die Entfernung des Verlegbildes scheint nun
die jeweilige Anstrengung maßgebend zu sein, die man behufs ge-

nauer Einstellung machen muß, also die Accommodation (bezw. die mit Accommodation auch eines Auges verknüpfte Konvergenz). Indessen kann man sich jederzeit sehr leicht an sich selber überzeugen, daß man auch Gegenstände, die jenseits des Fernpunktes liegen, bei einäugigem Sehen in richtige Entfernung bringt. Freilich gelingt uns dies ziemlich gut nur mit bekannten Gegenständen. Der heimatliche Kirchturm z. B. erzeugt ein um so größeres Bild auf der Netzhaut eines Betrachters, je näher der Betrachter dem Kirchturme ist. Aus der Größe dieses Netzhautbildes kann also der Betrachter ganz gut die Entfernung des Kirchturmes abschätzen. Wenn dagegen ein ganz unbekannter Probegegenstand gewählt und außerdem dafür gesorgt wird, daß nicht andere bekannte Gegenstände im Gesichtsfelde stehen und als Anhaltspunkte dienen, so fallen die Schätzungen des Abstandes ohne Mitwirkung richtiger Einstellung sehr ungenau und selbst mit derselben nicht ganz genau aus.

Wir dürfen also zusammenfassend sagen, die Verlegung der Netzhautbilder eines Auges nach außen ist ein höchst verwickelter seelischer Vorgang, bei dem die Lage der optischen Bildchen auf der Netzhaut, die subjektive Vorstellung von der Stellung und Accommodation des Auges und endlich die Bekanntschaft mit den gesehenen Gegenständen mitwirken.

Noch verwickelter gestaltet sich die Sache beim zweiäugigen Sehen. Man betrachte einen fernen Gegenstand, etwa einen Probebuchstaben, an der gegenüberliegenden Zimmerwand und schiebe einen Bleistift in die Blickrichtung, dann erscheint der Bleistift doppelt, und zwar werden beide Trugbilder am falschen Orte gesehen. Deckt man jetzt eines der Augen zu, so verschwindet das eine Trugbild und das andere macht eine Scheinbewegung an den richtigen Ort. Die obige Regel über das Verlegen bei einäugigem Sehen ist also für das zweiäugige nicht mehr ohne weiteres anwendbar; denn das linke Auge macht sozusagen das rechte irre und umgekehrt.

Die Untersuchung der Bedingungen, unter denen bei zweiäugigem Sehen einfach gesehen wird, hat nun folgende Thatsachen ergeben. Einmal werden, wie bereits oben erwähnt, zu einer Gesichtswahrnehmung verschmolzen die Bildchen, welche ein bestimmter Gegenstand auf den beiden Centralgrübchen erzeugt. Es sind also die Centralgrübchen „Deckpunkte" oder „identische Netzhautstellen". Es werden ferner einfach gesehen Gegenstände, die ihre Bildchen um gleich viele Winkelgrade nach oben oder unten, nach rechts oder links von den Centralgrübchen erzeugen. Es ist also z. B. „identisch" ein Punkt des rechten Auges, der im wagerechten Hauptlängenkreise, vom Centralgrübchen 10° nach rechts d. h. schläfenwärts

liegt, mit einem Netzhautpunkte des linken, der vom Centralgrübchen
10° wagerecht nach rechts d. h. nach der Nase zu liegt. Am leichtesten
bekommt man eine Vorstellung von der Lage der zusammengehörigen
Netzhautstellen, wenn man die beiden Augäpfel so zu einem Doppelauge ineinander geschoben denkt, daß die Centralgrübchen und die
durch sie gehenden senkrechten Hauptlängenkreise zusammenfallen,
dann fallen alle „Deckpunkte" der beiden Kugelschalen zusammen.[1]

Für einige Augenstellungen ist es leicht, die Punkte des Raumes
zu bestimmen, die sich auf „Deckpunkten" der beiden Netzhäute
abbilden. Für den geradeaus in unendliche Ferne gerichteten
Blick sind es offenbar alle unendlich fernen Punkte des Raumes;
denn ihre Richtungsstrahlen für rechtes und linkes Auge sind einander parallel und führen in beiden Augen auf gleich weit und in
gleicher Richtung vom Centralgrübchen abstehende Punkte. Ja bei
dem geringen Abstande der Augen von einander wird man schon als
unendlich fern betrachten dürfen, was mehr als 50 m entfernt ist.

Auch für den Fall, daß das Augenpaar einen Punkt fixiert, der in
Augenhöhe und in endlicher Entfernung liegt, ist die Bestimmung
des „Horopter"[2] noch leicht; Horopter nennt man nämlich den
geometrischen Ort aller Punkte, die sich auf Deckpunkten abbilden.
In der wagerechten[3] Ebene bildet der Horopter einen Kreis, der durch
den fixierten Punkt F und die Knotenpunkte der beiden Augen k_l
und k_r bestimmt ist, „MÜLLER'scher Horopterkreis", Fig. 24. Denn
jeder auf diesem Kreise gelegene Punkt, z. B. a, wird Bildpunkte
a_l und a_r erzeugen, die um gleichviel Winkelgrade von den Centralgrübchen f_l bezw. f_r abstehen.

$$< a\,k_l\,F = \; < a\,k_r\,F$$

als Peripheriewinkel des nämlichen Bogens $a\,F$.

$$< a\,k_l\,F = \; < f_l\,k_l\,a_l$$
und $< a\,k_l\,F = \; < f_r\,k_r\,a_r,$
also $< f_l\,k_l\,a_l = f_r\,k_r\,a_r.$

Für alle anderen Stellungen des Augenpaares wird die Sache
sehr verwickelt und hat auch für diese Auseinandersetzung keine
unmittelbare Bedeutung.

Aus dem bis jetzt Gesagten geht hervor, daß bei zweiäugigem
Sehen manche Gegenstände einfach, andere doppelt gesehen werden.
Es ist aber noch keine allgemeine Regel des zweiäugigen Verlegens

---

[1] Die geometrischen Deckpunkte entsprechen freilich nicht ganz genau
den physiologischen; doch ist die Abweichung so gering, daß sie hier vernachlässigt werden darf.

[2] ὁ ὅρος die Grenze; ὁ ὀπτήρ der Späher.

[3] Auch in der senkrecht stehenden „Medianebene" giebt es eine Horopter-
linie, von der wir hier absehen wollen.

nach außen aufgestellt worden. Das wichtigste in dieser Hinsicht
ist die Thatsache, daß das Verlegen von dem bereits erwähnten
Doppelauge ausgeht, in das man sich die beiden wirklichen Augen
Fig. 25, S. 66) zusammengeschoben denkt. Fallen die beiden Netzhaut-
bildchen eines Gegenstandes im Doppelauge auf ein und dieselbe
Stelle, so wird der Gegenstand einfach gesehen: liegen die beiden
Bildchen im Doppelauge auf getrennten, „disparaten" Stellen, so wird
doppelt gesehen.

Die Fig. 25, S. 66 soll das eben Gesagte anschaulich machen. Das rot gezeichnete rechte Auge und das blau gezeichnete linke Auge fixieren den Punkt a, also bildet
er sich im Centralgrübchen f_l des
linken und f_r des rechten Auges
ab. Bei dem Zusammenschieben
der Augen zu dem rotblau gezeichneten Doppelauge fallen f_l
und f_r in f_d zusammen, also wird
a einfach gesehen und über k_d
hinaus an dem richtigen Ort
verlegt.

Während dessen bildet sich
ein innerhalb des Horopterkreises
$a\,k_l\,k_r$ gelegener Punkt b im linken Auge in b_l, im rechten in
b_r, also weiter vom Centralgrübchen entfernt ab. Wenn ich jetzt
den Bogen $f_l\,b_l$ in den Zirkel
nehme und im Doppelauge von f_d
nach rechts abtrage, das gleiche
mit dem Bogen $f_r\,b_r$ thue, so be-
komme ich im Doppelauge zwei
getrennte Bildchen des Punktes b.
Über den Knotenpunkt k_d nach
außen verlegt liefern sie uns die

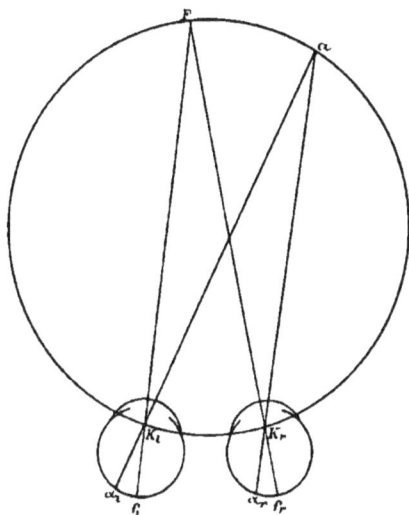

Fig. 24.   Der MÜLLER'sche Horopterkreis.

Trugbilder β_r und β_l, die links und rechts neben dem wirklichen Orte des
Punktes b und zwar gekreuzt liegen, d. h. das dem rechten (roten) Auge zugehörige Trugbild liegt links und das dem linken (blauen) zugehörige liegt rechts.

Führt man die gleiche Konstruktion für einen Punkt c aus, der außerhalb des Horopterkreises gelegen ist, so findet man die im Doppelauge getrennt
liegenden Netzhautbilder c_r und c_l, die über den Knotenpunkt k_d hinaus nach
γ_r und γ_l verlegt werden. Das dem rechten Auge zugehörige Trugbild liegt
rechts, das des linken links; man nennt demgemäß die Trugbilder gleichnamige.

Wenden wir diese Konstruktion (Fig. 25) auf die augenärztliche Untersuchung an, so ergiebt sich die Regel, daß Gegenstände zwischen dem fixierten Punkte und dem Beobachter in gekreuzten, Gegenstände jenseits des fixierten Punktes in gleichnamigen Doppelbildern erscheinen; oder mit anderen Worten,

wenn ein Augenpaar stärker konvergiert, als zum doppeläugigen
Fixieren eines Gegenstandes nötig wäre, so erscheint dieser in
gleichnamigen Doppelbildern, und wenn das Augenpaar zu schwach
konvergiert oder geradezu divergent steht, so erscheint der Gegenstand in gekreuzten Doppelbildern.

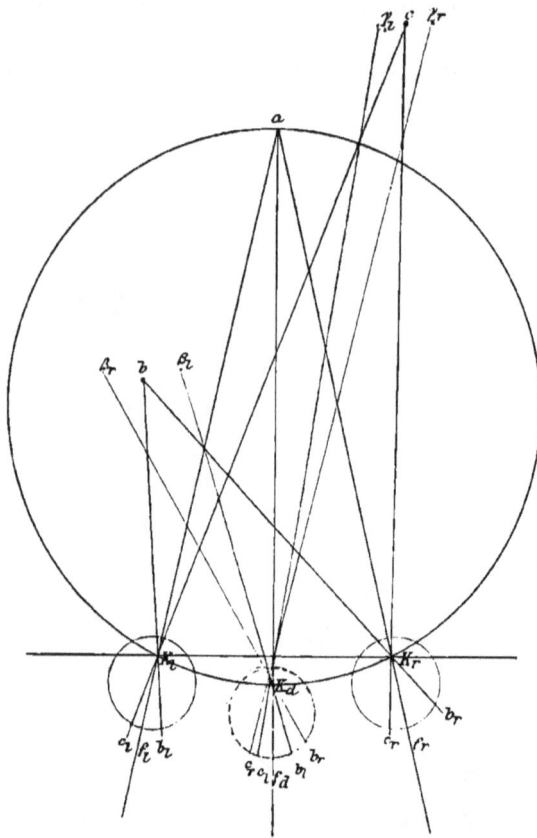

Dieser Satz ist die Grundlage für die Untersuchung der Schielenden und muß daher dem Augenarzte geläufig sein, wie dem Rechner das Einmaleins.

Noch eine Bemerkung darüber, daß man nicht fortwährend, wie nach dem Gesagten eigentlich zu schließen wäre, von Doppelbildern der seitlich gesehenen Gegenstände belästigt ist! Der Mensch

Fig. 25. Verlegung der Netzhautbilder; nach Martini.

hat eine große Abneigung gegen das Doppeltsehen. Er sucht es
daher zu vermeiden, wenn es sein muß, selbst durch unbequeme
Augenstellungen. Dies Mittel ist aber auf das vorstehend erwähnte
Doppeltsehen nicht anwendbar. Man vermeidet es daher einfach
durch „Exklusion", d. h. durch Nichtbeachten des einen oder auch
beider Trugbilder. Dies Nichtbeachten ist ein Vorgang im Gehirn,
der einstweilen nicht erklärt werden kann. Von der Macht desselben
mag die Thatsache eine Vorstellung geben, daß es vielen Personen
unmöglich ist, die physiologischen Doppelbilder überhaupt wahrzunehmen.

2. Augenbewegung.

Im Vorstehenden ist ausgeführt worden, daß beide Gesichtslinien sich im fixierten Punkte schneiden müssen, wenn er direkt und einfach gesehen werden soll. Um diese Bedingung bei verschiedenen Lagen und Abständen des fixierten Punktes erfüllen zu können, müssen die Augen beweglich sein. Da das Auge, von der aufgesetzten Hornhaut abgesehen, eine Kugel ist und merkliche Verschiebungen der Kugel ausgeschlossen sind, so kommen nur Drehungen der Kugel um ihren Mittelpunkt[1] in Betracht. Die geometrisch möglichen Drehungen um jede durch den Mittelpunkt gehende gerade Linie als Drehachse kommen nun bloß zum Teile vor. Sie werden von den vier geraden und zwei schiefen Augenmuskeln ausgeführt, rectus externus, internus, superior und inferior, obliquus superior und inferior. Die Wirkung, welche jeder dieser Muskeln hervorbringen würde, falls er sich allein zusammenzöge, läßt sich folgendermaßen darstellen.

Ein Auge fixiere einen ihm gerade gegenüberliegenden Punkt einer senkrechten Wand. Wenn jetzt einer der Augenmuskeln sich zusammenzieht, so wird das Auge sich drehen und einen anderen Punkt der Wand fixieren; es wird die Gesichtslinie gleichsam auf der Wand eine Spur beschreiben, welche die Wirkung des betreffenden Muskels veranschaulicht. Die Fig. 26 giebt das Bild dieser Spurlinien für den Fall, daß der Drehpunkt des Auges um die Länge der Linie dd von der Papierfläche entfernt ist. Die längs der Linien verteilten Zahlen geben an, um wieviel Winkelgrade sich das Auge gedreht hat, wenn es den mit der Zahl bezeichneten Punkt fixiert.

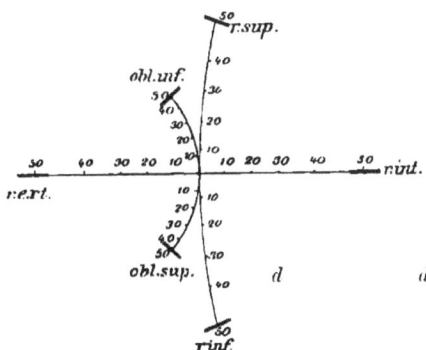

Fig. 26. Wirkung der Augenmuskeln; nach HERING.

Sehr einfach zu beschreiben ist die Wirkung des inneren und äußeren Rectus. Beide Muskeln führen die Ge-

---

[1] In Wirklichkeit ist nicht der Mittelpunkt des Auges Drehpunkt, sondern ein um 1.29 mm rückwärts davon gelegener Punkt. Dies gilt für das emmetropische Auge. Beim ametropischen wird der Sachverhalt etwas anders. Für praktische Zwecke jedoch darf man das Auge als Kugel und seinen Mittelpunkt als Drehpunkt betrachten.

sichtslinie einfach wagerecht nach innen bezw. nach außen. Verwickelter ist die Sache bei den übrigen vier Muskeln. Die dem
oberen Rectus zugehörige Linie führt nach oben und in leichtem
Bogen nach innen; der am Ende der Spurlinie angebrachte
schräge Streif soll andeuten, daß gleichzeitig eine Drehung des
Augapfels um die Blicklinie als Achse, eine sogenannte Rollung oder
Raddrehung erfolgt ist. Der schräge Streif zeigt die Lage, die
der vorher wagerechte Hauptlängenkreis jetzt, infolge der Raddrehung
einnimmt. Entsprechend ist die Wirkungsweise des unteren Rectus:
er dreht das Auge stark abwärts, wenig einwärts und bewirkt eine Raddrehung im umgekehrten Sinne wie der obere gerade. Endlich
die schiefen! Der untere schiefe dreht das Auge mäßig stark nach
oben, kräftig nach außen und rollt in stärkerem Maße und in entgegengesetzter Richtung wie der obere Rectus. Der obere schiefe
dreht nach unten-außen mit Rollung, entgegengesetzt der des unteren
Rectus.

Aus Fig. 26 kann man ferner entnehmen, daß eine reine Hebung der Gesichtslinie nicht durch den oberen Rectus allein bewerkstelligt wird. Dieser muß sich mit dem unteren schiefen vereinigen; dann werden die ein- und die auswärts drehenden Momente,
sowie die in entgegengesetztem Sinne gerichteten Raddrehungen sich
aufheben und bloß Aufwärtsdrehung des Auges übrig bleiben.
Ebenso müssen zu einer reinen Senkung des Blickes der untere
Rectus und der obere Obliquus zusammenwirken.

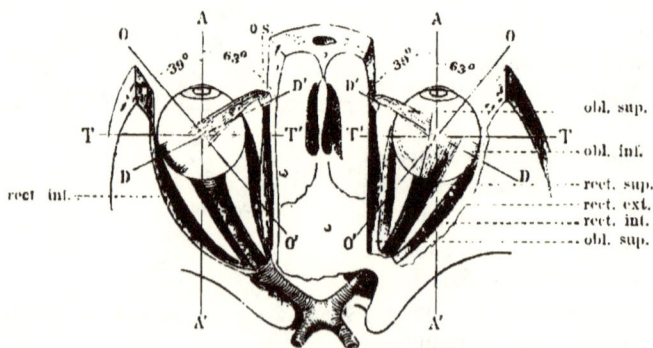

Fig. 27. Die Augenmuskeln von oben; nach LANDOLT (von L. SCHRÖTER gezeichnet).
A A', Blicklinie.   D D', Drehungsachse des oberen und unteren Rectus.
O O', Drehungsachse der schiefen.   T T', Achse für Hebung und Senkung.
Der Durchschnittspunkt der Achsen ist der Drehpunkt des Auges.

Die Wirkungsweise der Muskeln ändert sich ganz wesentlich mit
der Stellung des Auges. In Fig. 27 sind die beiden Augen in
„Primärstellung" dargestellt, d. h. die Gesichtslinien sind parallel, wagerecht und

geradeaus nach vorne gerichtet.[1] Stellen wir uns vor, das rechte Auge drehe
sich um 39° nach außen (rechts), dann wird der obere Rectus in dieser neuen
Stellung zum reinen Heber, sein raddrehendes Moment wird Null und bei einer
Hebung aus dieser neuen Stellung wird das umgekehrt raddrehende Moment
des unteren schiefen nicht ausgeglichen, es wird demnach die Hebung nicht
rein ausfallen, sondern mit einer Raddrehung nach rechts, einer „positiven"
verbunden sein. Das entgegengesetzte tritt ein, wenn das rechte Auge nach
innen (links) gewendet wird; jetzt wird das raddrehende Moment des oberen
Rectus größer, sein hebendes Moment geringer; da gleichzeitig das raddrehende
Moment des anderen Hebers, des unteren schiefen für die neue Stellung ab-
genommen hat, so ist eine Hebung des rechten Auges aus der neuen Stellung
mit einer ansehnlichen Rollung nach innen (links), einer „negativen" verbunden.

Diese Änderungen der Wirkung infolge veränderter Augenstellung sind bei
den schiefen Augenmuskeln und bei den oberen und unteren Rectis von großer
praktischer Wichtigkeit, da die Unterscheidung der einzelnen Muskellähmungen von einander oft nur durch Verwertung dieses Umstandes möglich ist.

In dem vorigen Abschnitte wurde gezeigt, daß die beiden Augen
für das Verlegen der Netzhautbilder nach außen ein einheitliches
Organ sind. Für die Augenbewegungen ist ganz dasselbe der Fall.
Sendet ein Mensch den Willensanstoß zur Hebung des Blickes in
das linke Auge, so geht ganz von selbst der gleiche Anstoß zum
oberen Rectus und unteren Obliquus des rechten Auges, oder, geht
ein Anstoß behufs Rechtswendung des Blickes zum Internus des
linken Auges, so geht ein gleich starker zum Externus des rechten; denn für Rechtswendung des Blickes sind diese beiden Muskeln
nervös verknüpft. Endlich muß auch das Augenpaar zu Konvergenz-
und Divergenzbewegungen befähigt sein, um z. B. eine Stellung wie
in Fig. 25 einnehmen zu können. Hierzu sind die beiden Interni
einerseits, die beiden Externi andererseits zu einem gemeinsam
arbeitenden Paare verbunden. Vermöge der verschiedenartigen nervösen Verknüpfung der 12 Augenmuskeln ist das Augenpaar zu
drei Arten von Bewegungen und deren Mischung fähig:

1. zu Verschiebungen des Blickes in einer wagerechten Ebene,
    a) nach rechts, durch rect. internus des linken und rect. ext.
       des rechten Auges,
    b) nach links, durch rect. ext. des linken und rect. int. des
       rechten Auges;
2. zu Hebungen und Senkungen des Blickes,
    a) Hebungen, durch gemeinsame Thätigkeit beider rect. sup.
       und obliqui inf.,
    b) Senkungen, durch gemeinsame Thätigkeit beider rect. inf.
       und obliqui sup.:

---

[1] Die strenge Begriffsbestimmung „Primärstellung" lautet anders: doch
ist das angeführte sehr annähernd richtig und für unsere Betrachtung ausreichend.

3. zu Konvergenz- und Divergenzbewegungen.

   a) Konvergenz durch beide rect. int.,

   b) Divergenz durch beide rect. ext.

Von diesen Augenbewegungen machen wir den ausgiebigsten Gebrauch. Irgend etwas seitlich Geschenes erregt unsere Aufmerksamkeit. Sofort erfolgt ohne Zuthun unseres Willens, ja oft sogar gegen ihn, eine Augenbewegung, welche gerade die Centralgrübchen den fraglichen Gegenständen gegenüber bringt. Die Schnelligkeit und Genauigkeit dieser einrichtenden Augenbewegungen ist erstaunlich. In der Regel sind sie mit Kopfbewegungen verbunden, so daß nach Ritzmann's Messungen z. B. ein 50° seitlich auftauchender Gegenstand mit etwa 30° Augendrehung und 20° Kopfdrehung „erblickt" wird. Die Aufgabe, einen vorgehaltenen Gegenstand mittels Augendrehung allein zu erreichen, wird von Manchem erst nach verschiedenen mißlungenen Versuchen gelöst.

Einer besonderen Besprechung bedürfen noch die Konvergenz- und Divergenzbewegungen. Sie sind mit den Accommodationsbewegungen zwangsweise verknüpft. Wenn z. B. ein normales Augenpaar einen ¼ m entfernten Punkt fixiert, so macht es einerseits in beiden Augen eine Accommodationsanstrengung, welche eine Änderung des Brechzustandes von 4 Dioptrien herbeiführt, und andererseits erfolgt eine Konvergenzbewegung der Augen, welche die beiden Gesichtslinien in dem fixierten Punkt sich schneiden läßt, selbst wenn ein Interesse an dieser Stellung der Augen, etwa wegen Verdecktsein des einen, nicht vorhanden ist.

Wenn ein Augenpaar wagerecht geradeaus blickt und nunmehr zur Fixierung eines Punktes übergeht, der 1 m entfernt, in der Blickebene und gleichzeitig in der Medianebene des Körpers gelegen ist, so beschreibt jede der beiden Gesichtslinien einen Winkel, den Nagel Meterwinkel (Mw) genannt und als Maß der jeweiligen Konvergenz der Gesichtslinien gewählt hat. In Winkelgraden ausgedrückt, zeigt der Meterwinkel verschiedene Werte, je nach dem größeren oder kleineren Abstande der Augen von einander. Den Abstand der beiden Drehpunkte eines Augenpaares von einander nennt man Basallinie. Für eine Basal- oder Grundlinie von 64 mm z. B. ist der Mw = 1" 50′, für eine Grundlinie von 54 mm ist der Mw = 1° 32′ 45″. Die Konvergenzleistung jedes Auges bei Fixieren eines Punktes ist dem Abstande dieses Punktes umgekehrt proportional. Liegt z. B. der fixierte Punkt in ½ m, so ist die Konvergenzleistung jedes Auges = 2 Mw; bei ⅓ m Abstand ist die Konvergenzleistung = 3 Mw und so fort.

Die Verknüpfung zwischen Accommodation und Konvergenz ist aber, im Interesse zweiäugigen Einfachsehens, in beträchtlichem Umfange dehnbar. Wenn man einen Emmetropen in ¼ m Entfernung feinen Druck lesen läßt, so verbindet jedes Auge eine Accommodationsleistung von 4.0 Dioptrien mit einer Konvergenzleistung von 4 Meterwinkeln. Das Augenpaar ist aber auch fähig, sowohl mit Sammel- als mit Hohlgläsern in $^1/_4$ m Abstand deutlich zu sehen, d. h. es ist imstande, bei unveränderter Konvergenz der Gesichtslinien (von je 4 Meterwinkeln) die Accommodation zu erschlaffen (Sammelglas) und anzuspannen (Hohlglas). Der Umfang, in dem dies möglich ist, heißt relative Accommodationsbreite, d. h. Accommodationsbreite, welche bei einer bestimmten Augenstellung verfügbar ist.

Ihre praktische Wichtigkeit verdankt die relative Accommodationsbreite der Thatsache, daß man ohne Unbehagen nur für solche Entfernungen längere Zeit sich einstellen kann, für die der positive Teil der relativen Accommodationsbreite im Vergleiche zum negativen groß ist. Die erreichbare Zunahme an Brechkraft bei unveränderter Konvergenz (gemessen durch das Hohlglas) nennt man nämlich den positiven Theil der relativen Accommodationsbreite; den durch das Sammelglas gemessenen Betrag nennt man negativen Teil.

Falls das Augenpaar auf den Fernpunkt gerichtet ist, kann logischerweise ein negativer, falls es für den Nahepunkt konvergiert, ein positiver Teil nicht vorhanden sein.

Diesseits des zweiäugigen Nahepunktes kann nur wenig accommodiert, aber noch beträchtlich konvergiert werden; der Einklang zwischen Accommodation und Konvergenz hört dann eben auf; man kann sich wohl noch dioptrisch einstellen, aber nur unter Zuhilfenahme von Konvergenz auf einen näheren Punkt, als der eingestellte ist. Die Fig. 28 stellt dies bildlich dar, gleichzeitig auch das Verhalten der relativen Accommodationsbreite bei einem Normalsichtigen. Die Abscissen bedeuten Konvergenzgrade, ausgedrückt in Meterwinkeln. Die Ordinaten bedeuten Accommodationsleistungen, ausgedrückt in Dioptrien. Die Punkte der Diagonale DD stellen die Accommodationsleistungen dar, die normalerweise zu den, in den zugehörigen Ab-

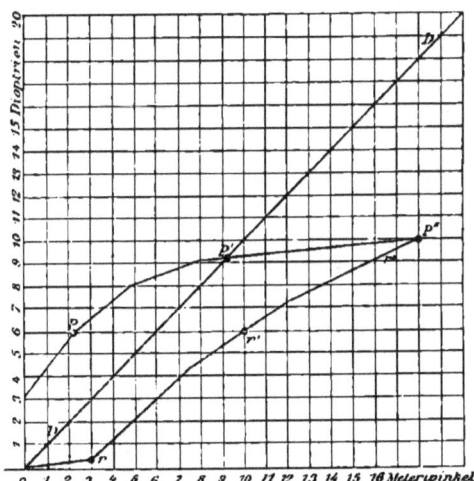

Fig. 28. Zusammenhang zwischen Accommodation und Konvergenz, nach DONDERS.

scissen angegebenen Konvergenzen gehören. Die Linie $p\,p'\,p''$ stellt die relativen Nahepunkte, die Linie $r\,r'\,r''$ die relativen Fernpunkte dar. Der Abstand zweier senkrecht untereinander gelegenen Punkte der Curven $p\,p'p''$ und $r\,r'r''$ ist die

relative Accommodationsbreite für den durch die Abscisse bestimmten Konvergenz-
grad; p' ist der zweiäugige Nahepunkt, p'' der „absolute" Nahepunkt.
Er wird erst mit einer Konvergenz von 18 Meterwinkeln erreicht, obgleich die Accommodationsleistung nur 10,0 Dioptrien beträgt. Die relative Accommodationsbreite
ist im absoluten Nahepunkte $= 0$.

Selbstverständlich schwankt das Maß der relativen Accommodationsbreite bei verschiedenen Personen erheblich; die größere
oder geringere Übung dürfte dabei die Hauptrolle spielen.

Wenn die Accommodation bis zu einem gewissen Grade spielen
kann bei unveränderter Konvergenz, so muß logischerweise auch die
Konvergenz spielen können bei unverändertem Accommodationszustand. Der Umfang, in welchem die Konvergenz vermehrt oder vermindert werden kann bei unveränderter Accommodation, heißt relative Fusionsbreite. Der Name knüpft an den Umstand an,
daß diese Konvergenz- und Divergenzbewegungen im Interesse der
Fusion d. i. der Verschmelzung zweier Netzhautbildchen zu einer
Gesichtswahrnehmung ausgeführt werden.

Dieselbe Fig. 28, welche die relative Accommodationsbreite veranschaulicht, kann auch zur Darstellung der Fusionsbreite dienen. Fassen wir z. B.
den mit 6 Dioptrien bezeichneten Ordinatenpunkt ins Auge und die durch ihn
gelegte Parallele zur Abscissenachse, so bemerken wir, daß diese Parallele die
Nahepunktskurve $p\,p'\,p''$ in p, die Fernpunktskurve $r\,r'\,r''$ in r' schneidet. Es
heißt dies in Worten: die zu der Strecke $p\,r'$ gehörigen Abscissen drücken in
Meterwinkeln alle diejenigen Konvergenzgrade aus, die mit einer Accommodationsleistung von 6 Dioptrien verbunden werden können. Die Abscisse des
Punktes p ist $= 2,2$ Mw, die des Punktes $r' = 10$ Mw, also ist die Fusionsbreite
für eine Accommodation von 6 Dioptrieen $= 10-2,2 = 7,8$ Mw, und zwar ist die
negative Strecke $= 6-2,2 = 3,8$ Mw und die positive Strecke $= 10-6 = 4$ Mw.

Die Richtigkeit des Gesagten läßt sich durch Versuche erweisen. Es kann nämlich ein Normalsichtiger auch dann noch zweiäugig scharf und einfach sehen, wenn er durch ein Prisma blickt.
Wegen der Ablenkung der Lichtstrahlen bei ihrem Durchtritte durch
das Prisma, muß das Auge sich hinter dem Prisma drehen, damit der
vom anderen Auge fixierte Gegenstand auch bei ihm im Centralgrübchen sich abbildet. Diese Drehung hinter dem Prisma ist eine
Vermehrung der Konvergenz, falls das Prisma mit seiner Grundfläche
schläfenwärts, „in Adduktionslage" steht, eine Verminderung der Konvergenz, falls es mit der Grundfläche nasenwärts, „in Abduktionslage" steht. Auch der innige Zusammenhang von relativer Accommodationsbreite und relativer Fusionsbreite findet praktisch seinen
Ausdruck und zwar in der Thatsache, daß man dauernd und ohne
Gefühl von Unbehagen seine Augen nur für solche Entfernungen
brauchen kann, für die eine ansehnliche positive Strecke der relativen Fusionsbreite zur Verfügung bleibt.

Man kann auch von einer absoluten Fusionsbreite reden. Es wäre das der absolute Spielraum der Konvergenz ohne Rücksicht auf den jeweiligen Accommodationszustand. Auch er hat eine negative und eine positive Strecke. Die negative Strecke, d. h. die mögliche Divergenz wird durch das stärkste Prisma in Abduktionslage gemessen, durch das ein Normalsichtiger in die Ferne noch zweiäugig einfach sehen kann. Es ist das durchschnittlich ein Prisma von 5°, was einer wirklichen Divergenz der Gesichtslinien von 2.5° entspricht. Der positive Teil der absoluten Fusionsbreite ist bedeutend größer: in dem durch Fig. 28 dargestellten Fall z. B. war er = 18 Mw. oder = 33° Adduktion für jedes der beiden Augen (1 Meterwinkel zu 1° 50′ angenommen). Die absolute Fusionsbreite unterscheidet sich von der absoluten Accommodationsbreite dadurch, daß sie vom Alter nicht beeinflußt wird.

Der Drang zu zweiäugigem Einfachsehen ist ein so mächtiger, daß sogar Prismen mit der Grundfläche nach oben oder unten durch ausgleichende Augendrehung nach unten bezw. oben überwunden werden können. Doch ist der Spielraum nach dieser Richtung ein äußerst beschränkter und ohne praktische Bedeutung.

Das Gebiet, welches wir bei unbewegtem Kopfe lediglich durch die Blickbewegungen direkt ansehen können, nennt man Blickfeld. Nach HELMHOLTZ hat das Blickfeld eines Auges nach oben und unten eine Ausdehnung von je 45°, nach rechts und links je 50°. AUBERT und FÖRSTER fanden etwas andere Zahlen, nämlich nach oben 30°, unten 57°, innen 44°, außen 38°. Die persönlichen Unterschiede im Rahmen des Physiologischen sind offenbar beträchtlich und zum guten Teile wohl von Übung abhängig.

Von der Ausdehnung des zweiäugigen Blickfeldes giebt

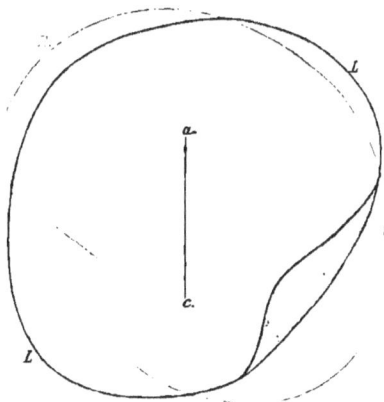

Fig. 29. Blickfeld (nach HELMHOLTZ)
(blau des linken, rot des rechten Auges).

die Fig. 29 eine Vorstellung. Das Augenpaar, dessen Blickfeld die Zeichnung wiedergeben soll, hat man sich im Abstande ac der Papierfläche gegenüber zu denken; Zeichnung und Abstand sind also verkleinert und natürlich im gleichen Maßstabe verkleinert. Die von der blauen Linie LL umgrenzte Fläche enthält alle die

Punkte, welche das linke, die rot umgrenzte Fläche *RR* alle Punkte, welche das rechte Auge fixieren kann. Soweit sich die Flächen *LL* und *RR* decken, sind sie das Blickfeld des zweiäugigen Einfachsehens. Die beiden gefärbten Flächen zeigen den Ausfall an, der durch das Vorspringen der Nase bewirkt wird.

3. Schielen (Strabismus)[1].

Bei normalem zweiäugigem Sehen schneiden sich die Gesichts-linien im fixierten Punkte. Nun kommt es aber vor, daß bloß ein Auge fixiert, die Gesichtslinie des anderen dagegen am Fixierpunkte **vorbeigeht. Diesen Zustand** nennt man Schielen. Der Winkel, den die Gesichtslinie des abgelenkten oder schielenden Auges mit derjenigen Richtung macht, die sie unter normalen Verhältnissen haben würde, wird Schielwinkel genannt.

Gewöhnlich wird der „Schielwinkel" ausgelegt als der Winkel zwischen der thatsächlichen und der im gerade vorliegenden Falle normalen Lage der **Blicklinie.** Unter Blicklinie ist die Verbindungslinie des Drehpunktes *D* und des fixierten Punktes *F* (Fig. 30, *F* ist im ∞ zu denken) verstanden. Blick-linie und Gesichtslinie dürfen übrigens ohne merklichen Fehler als zusammen-fallend angesehen werden. Wir wollen daher im Folgenden auf Verwendung der Blicklinie ganz verzichten, zu deren Bestimmung es eines Punktes der Außenwelt bedarf, während die Gesichtslinie durch zwei Punkte im Auge, Knotenpunkt *k* und Centralgrübchen *f* eindeutig bestimmt ist.

Die Gesichtslinie geht nicht, wie man meinen sollte, durch die Mitte der Hornhautoberfläche, sondern merklich nasenwärts davon. Der Winkel zwischen Gesichtslinie (streng genommen Blicklinie) und der durch die Hornhautmitte gehenden Achse wird Winkel γ genannt (Fig. 30) und beträgt etwa 5°: er kann

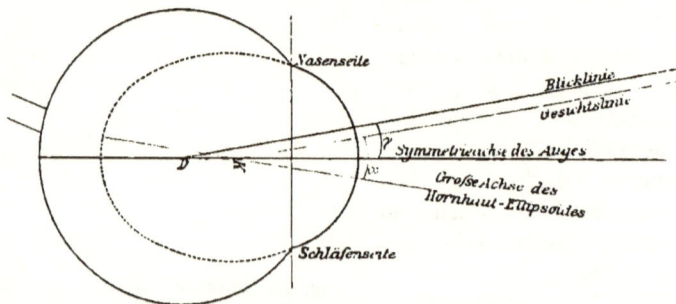

Fig. 30. Im Interesse der Anschaulichkeit sind die Winkel *α* und γ bedeutend größer gezeichnet, als der Wirklichkeit entspricht.

aber auch größer oder kleiner als 5° sein, ja sogar negativ werden, d. h. die Ge-sichtslinie (Blicklinie) kann die Hornhaut auf der Schläfenseite durchschneiden. Bei großem Winkel γ scheinen die Augen divergent, bei negativem konvergent

---

[1] στραβισμός Schielen.

zu stehen: daß der Schein trügt. sieht man, sowie man die Fixierprobe (diese
Seite, weiter unten) anstellt.

Der Winkel γ beträgt bei Emmetropie durchschnittlich 5", bei Hypermetropie 6,5°, bei Myopie 2—2,75°. In augenärztlichen Schriften war bisher viel von dem „Winkel α" die
Rede, d. h. dem Winkel zwischen Gesichtslinie und der „großen Achse" des
Hornhautellipsoides", die von der Symmetrie-Achse des Auges ein wenig nach der
Schläfenseite hin abweicht (Fig. 30). Die Abweichung ist aber so gering, daß für
die praktische Augenheilkunde eine Unterscheidung zwischen Winkel γ und
Winkel α überflüssig ist. Da man nach STLZERS Hornhautmessungen annehmen
muß, daß die Hornhaut keineswegs immer „ellipsoidisch" gekrümmt ist, so wird
voraussichtlich der Begriff „große Achse des Hornhautellipsoides" und also auch
der Winkel α etwas außer Mode kommen.

Die Aufgabe des untersuchenden Arztes ist nun eine dreifache:
1) nachzuweisen, daß Schielen vorhanden ist;
2) festzustellen, worauf die Schielstellung beruht, also welcher
Muskel erkrankt ist und worin seine Erkankung besteht;.
3) zu messen, welchen Umfang das Schielen hat (Schielwinkel).

Der erste Teil der Aufgabe wird in Fällen von starkem
Schielen vom Kranken bezw. seinen Angehörigen selber erfüllt.
Der Kranke kommt zum Arzt, weil ihm oder seiner Umgebung
das Schielen als entstellend aufgefallen ist. Auch zwei Arten des
Schielens, den Strabismus convergens und den divergens weiß der
Laie als Einwärts- und Auswärtsschielen wohl zu unterscheiden.
Indessen giebt es doch auch zahlreiche Fälle, bei denen das Schielen
nicht ohne besondere Untersuchung nachzuweisen ist, entweder weil
der Schielwinkel sehr klein, oder weil im Interesse zweiäugigen Einfachsehens das Schielen für gewöhnlich ganz unterdrückt wird; diese
letztere Art des Schielens nennt man verstecktes, larviertes oder
latentes Schielen, im Gegensatz zum offenen oder manifesten.

Will der Arzt wissen, ob er es mit einem Schielenden zu thun
hat, so verfährt er folgendermaßen. Er setzt sich dem Prüflinge
gegenüber, hält ihm einen Finger vor und fordert ihn auf, die
Kuppe des Fingers zu fixieren. Schielt der Prüfling nicht, so werden
die Gesichtslinien beider Augen sich in dem vorgehaltenen Finger
schneiden, selbst wenn eines der Augen zugedeckt wird; die
nervöse Verknüpfung von Accommodation und Konvergenz (S. 70)
sorgt ja dafür. Wenn man abwechselnd das eine und das andere
Auge zudeckt, wird keinerlei Bewegung sichtbar werden, da das
aufgedeckte Auge stets schon richtig eingestellt ist. Ganz anders
beim Schielenden. Auf die Aufforderung den vorgehaltenen Finger
zu fixieren, wird er dies nur mit einem Auge thun. Deckt man
plötzlich das fixierende Auge zu, so wird das andere bisher abgewichene eine Bewegung machen, um das Bild des Fingers auf

sein Centralgrübchen zu bringen. Diese einstellende Bewegung weist
die vorhandene Schielstellung nach. Der Prüfling habe z. B. den
Finger fixiert, während beide Augen offen waren; der Arzt deckte
nun das linke Auge zu und bemerkt, daß das rechte seine Stellung
nicht verändert; folglich war das rechte richtig eingestellt. Nunmehr deckt der Arzt das rechte zu und gleichzeitig das linke auf und
bemerkt, daß das linke eine einstellende Bewegung nach unten
macht. Dies beweist, daß das linke Auge nach oben abgelenkt
war, dass also Aufwärtsschielen (Strabismus sursum vergens) des
linken Auges vorhanden ist. Eine einstellende Bewegung nach oben,
würde Tiefstand des linken Auges, also Abwärtsschielen (Strabismus deorsum vergens) bewiesen haben.

Die einstellende Bewegung nach unten ist nun aber nicht möglich, ohne daß gleichzeitig die Senker des anderen (rechten) Auges
eine gleich starke Zusammenziehung machen. Es dreht sich also
auch das rechte unter der deckenden Hand nach abwärts und gerät dadurch nun seinerseits bezüglich des vorgehaltenen Fingers in
Schielstellung, in die sogenannte Sekundärablenkung. Deckt
man jetzt das linke Auge zu, das rechte wieder auf, so muß dies
letztere seine Sekundärablenkung durch eine einstellende Bewegung
nach oben wieder rückgängig machen.

Diese Untersuchungsart setzt voraus, daß das schielende Auge
eine genügende Sehschärfe hat, um den vorgehaltenen Finger sehen
und fixieren zu können. Ist das nicht der Fall, so hat eine kleine
Abweichung der Gesichtslinie keinerlei ärztliches Interesse und eine
große Abweichung ist auch ohne den beschriebenen Kunstgriff
sichtbar.

Die zweite Aufgabe, die Ermittelung des regelwidrig wirkenden
Muskels, hat mit der Thatsache zu rechnen, daß Schielen einerseits
durch zu schwache oder ganz fehlende, andererseits durch zu starke
Wirkung eines Muskels bewirkt sein kann.

a. Lähmungsschielen. Fassen wir zunächst den ersteren
Fall ins Auge. Ein Muskel z. B. der Internus des linken Auges
sei gelähmt; dann wird bei geradeaus in die Ferne gerichtetem
Blicke möglicherweise richtige Stellung beider Augen vorhanden
sein. Sobald aber der Kranke nach rechts blickt, oder aber konvergieren will, um einen nahen Gegenstand zu fixieren, bleibt das
linke Auge stehen und das rechte folgt allein dem vom Gehirne
ausgegangenen Befehl. Es wird also eine Divergenz bezw. eine
relative Divergenz der Gesichtslinien eintreten. Schielen, welches
auf Ausfall eines Muskels bezw. einer Muskelgruppe beruht,
nennt man Strabismus paralyticus oder Lähmungsschielen.

Aus dem Gesagten ergiebt sich sofort, daß bei Verdacht auf Lähmungsschielen der Bewegungsumfang der beiden Augen und zwar zunächst eines jeden für sich zu prüfen ist. Die Prüfung ist eine Fortsetzung der eben geschilderten mit dem vorgehaltenen Finger. Der Arzt sagt dem Prüflinge, er solle dem Finger mit dem Blicke folgen und führt nun den Finger wagerecht nach rechts und nach links. Unter normalen Verhältnissen muß der Blick schläfenwärts dem Finger so weit folgen können, daß der äußere Hornhantrand den äußeren Lidspaltenwinkel erreicht; nasenwärts muß der innere Hornhautrand unter die Thränenkarunkel untertauchen. Wenn dies nicht geleistet wird, so darf man ein Lähmungsschielen annehmen, besonders wenn die Untersuchung des anderen Auges einen Bewegungsausfall nicht ergiebt, man also sicher ist, daß der Bewegungsausfall des ersten nicht ein scheinbarer, etwa durch ungewöhnliche Grösse der Lidspalte vorgetäuscht ist.

Handelt es sich um Lähmung eines Internus oder Externus, so ist hiermit die Untersuchung beendigt; denn den Schielwinkel zu messen, ist bei Lähmungsschielen deshalb ohne Interesse, weil er nicht ständig ist. Er ist ja Null in dem ganzen Gebiete des Blickfeldes, für das der gelähmte Muskel nicht in Anspruch genommen wird und wächst in dem Maße, in dem der Blick nach der Seite des gelähmten Muskels strebt. Das Gleiche gilt von der Sekundärablenkung des gesunden Auges. Sie ist um so größer, je stärker das kranke Auge sich abmüht, einen in der Bewegungsbahn des gelähmten Muskels liegenden Fixierpunkt zu erreichen; sie fehlt völlig, wenn das kranke Auge ohne Anspruch an den gelähmten Muskel fixiert.

Die Einfachheit des Nachweises einer Lähmung des Internus und Externus beruht auf dem Umstande, daß sie die Rechts- und Linkswendung des Blickes wesentlich allein ausführen. Bei Hebung und Senkung des Blickes liegen bekanntlich die Verhältnisse anders. Da die Hebung der Gesichtslinie durch den oberen Rectus und den unteren Obliquus gemeinsam ausgeführt wird, so macht der Ausfall eines dieser beiden Muskeln nur die reine Hebung unmöglich. Beim Blicke nach oben wird also, falls der obere Rectus des linken Auges gelähmt ist, dies Auge im Vergleich zum anderen etwas zurückbleiben und gleichzeitig eine merkliche Raddrehung erfahren. Aus der Art dieser Raddrehung sollte man nun, theoretisch wenigstens, erkennen können, welcher der beiden Muskeln der noch thätige ist. Da indessen die Raddrehung nur wenig Ausschlag zeigt und demnach am bewegten Auge nicht ganz leicht zu beobachten ist, so bedarf man eines empfindlicheren Prüfungsmittels und dies besitzen

wir in den Doppelbildern. Wenn man die auf S. 66 aufgestellte
Regel umkehrt und verallgemeinert, so kommt man zu dem wichtigen Ergebnisse, daß man aus der Stellung der Doppelbilder
die Stellung der beiden Augen erschließen kann. Es seien
z. B. gleichnamige Doppelbilder vorhanden, dann müssen die Gesichtslinien auf einen Punkt konvergieren, der näher liegt als das doppelt
erscheinende Ding; bei gekreuzten Doppelbildern auf einen ferneren
Punkt, bezw. auf einen hinter dem Augenpaare gelegenen. Wenn
das Bild des rechten Auges tiefer steht als das des linken, so steht das
rechte Auge nach oben und so fort. Raddrehung eines Auges wird
sich durch Schrägstellung eines der beiden Doppelbilder verraten.

Es kommt also bei diesem Untersuchungsverfahren darauf an,
dem Prüflinge die Doppelbilder zu deutlicher Wahrnehmung zu
bringen, was gerade bei Lähmungsschielen gewöhnlich leicht ist. Diese
Schielform befällt nämlich meistens Erwachsene, welche die Wahrnehmung der Netzhautbilder beider Augen seit Jahrzehnten geübt
haben und nun nicht mit einem Male im stande sind, das Bild des
einen Auges zu vernachlässigen. Das Verfahren besteht darin, daß
man dem Kranken einen auffälligen Gegenstand in wenig auffälliger
Umgebung, etwa eine brennende Kerze im sonst dunkeln Zimmer,
in 2—3 m Abstand[1] zeigt. Um immer gleich zu wissen, welches
Doppelbild dem einen, welches dem anderen Auge zugehört, läßt
man den Prüfling ein rotes Glas vor das sehschärfere Auge halten.
Er sieht dann mit diesem eine dunklere rote, mit dem anderen eine
hellere gelbe Kerzenflamme, wodurch der Unterschied der Sehschärfe
ausgeglichen oder wenigstens gemindert wird.

Sind die Doppelbilder gleichnamig, so stehen die Augen, wie
bereits erwähnt, konvergent. Diese Konvergenz kann sowohl auf
Lähmung des rechten als des linken Externus beruhen. Welcher
von beiden der gelähmte ist, verrät sich sofort, wenn man die Kerze
wagerecht nach rechts und links verschiebt. Sobald nämlich Verschiebung in diejenige Gegend des Blickfeldes erfolgt, welche nur
mit Hilfe des gelähmten Muskels zu erreichen ist, weichen die
Doppelbilder auseinander; in der entgegengesetzten Richtung
rücken sie zusammen; bleibt dagegen der Abstand der Doppelbilder
für alle Richtungen des Blickes gleich, so beruht das Schielen überhaupt nicht auf Lähmung.

Wenn eines der Doppelbilder gegen das andere, senkrecht
stehende, geneigt ist, so wissen wir

---

[1] Stehen die Doppelbilder sehr weit auseinander, so ist es zweckmäßig,
die Kerze zu nähern bis auf etwa 1 m. Stehen sie sehr nahe bei einander, so
ist gerade umgekehrt eine große Entfernung der Kerze, 4 bis 6 m, vorteilhaft.

1) daß das schräge Doppelbild dem erkrankten Auge angehört.[1]
2) daß es sich nur um einen oberen oder unteren Rectus oder
einen der schiefen Augenmuskeln handeln kann;[2] denn nur
diese vier Muskeln bewirken Raddrehung.

Es giebt noch weitere Kennzeichen, durch die sich ein
krankes Auge von dem gesunden unterscheidet. Wenn man die
Kerze in der Bewegungsbahn des gelähmten Muskels verschiebt, so
scheint das eine Doppelbild von dem anderen zu fliehen; das
fliehende gehört dem kranken Auge an. Die Erklärung liegt auf
der Hand: man bedenke, daß beim Bewegen der Kerze ihr Bild
im gesunden, und wie wir annehmen fixierenden Auge stets auf
dem Centralgrübchen bleibt, dagegen im kranken Auge, das die Bewegung nicht oder wenigstens nur unvollständig mitmacht, über
die Netzhaut hingleitet. Freilich kann dieser Versuch im Stiche
lassen, einmal weil der Kranke nicht genügend beobachtet, um entscheiden zu können, welches Doppelbild die Scheinbewegung macht,
und zweitens weil manche Kranke mit dem gelähmten Auge
fixieren. Für diesen Fall kann man die Stellung der Doppelbilder zur Ermittelung des kranken Auges benutzen. Es gehört
nämlich stets dasjenige Doppelbild dem kranken Auge an, das im
Blickfelde am weitesten nach dem Rande zu steht, also am
weitesten links, wenn die linke Hälfte des Blickfeldes benutzt, am
weitesten nach oben, wenn nach oben geblickt wird und so fort. Ein
Beispiel möge dies erläutern. Es sei einer der Linkswender gelähmt, und zwar der Externus des linken Auges, dann entsteht beim
Blicke nach links Konvergenz, also gleichnamige Doppelbilder und
mithin steht das Bild des linken, kranken Auges am weitesten
links. Es sei der andere Linkswender, der Internus des rechten
Auges gelähmt, dann entsteht beim Blick nach links Divergenz und
gekreuzte Doppelbilder: folglich gehört wiederum das am weitesten
links stehende Bild dem Kranken, nämlich diesmal dem rechten
Auge an.

b. Begleitschielen. Oben wurde gesagt, daß ein Schielen
auf zu schwacher, aber auch auf zu starker Wirkung eines
Muskels beruhen kann. Bei Fällen der letzteren Art ist das Blickfeld des schielenden Auges nicht beschränkt, sondern unverändert
oder höchstens verschoben.

So kommt es z. B. bei Einwärtsschielen infolge zu starker

---

[1] Ausnahmen hiervon sind nicht selten und werden später erörtert.
[2] Auch hierfür giebt es Ausnahmen; bei schrägen Blickrichtungen,
z. B. nach rechts-oben, links-unten u. s. w., kommt auch leichter Schiefstand
eines Doppelbildes vor, obgleich nur ein Externus oder Internus gelähmt ist.

Wirkung eines Internus vor, daß das Auge nicht so weit nach
außen gewendet werden kann, wie normal; dafür ist aber die
Adduktionsfähigkeit dieses Auges um einen gewissen Betrag vermehrt, so daß der Gesamtumfang des Blickfeldes in der Wagerechten ungefähr normal erscheint. Schielen mit normalem oder
bloß verschobenem Blickfelde wird, im Gegensatze zum Lähmungsschielen, als Begleitschielen, Strabismus concomitans, auch Strab.
muscularis bezeichnet.

Wenn durch den ersten Versuch (S. 75) festgestellt ist, daß
Schielen vorhanden, durch den Doppelbilderversuch (S. 78), daß dasselbe nicht auf Lähmung beruht, so kann es sich nur um „muskuläres Schielen" handeln. Die Entscheidung, ob es manifestes oder
verstecktes Schielen ist, wird nun folgendermaßen herbeigeführt.
Man läßt den Kranken einen vorgehaltenen Finger fixieren. Hierauf
deckt man ein Auge zu. Bleibt das offene Auge ruhig stehen und
macht gleichzeitig das zugedeckte Auge eine Bewegung, die beim
Aufdecken wieder rückgängig wird, so ist offenbar verstecktes
Schielen vorhanden. Denn die wieder einrichtende Bewegung des
verdeckt gewesenen Auges bei unveränderter Stellung des
anderen kann nur den Sinn haben, daß bei Verdecktsein das Auge
seinem Muskelgleichgewicht gemäß in Schielstellung geht, beim
Aufdecken aber im Interesse zweiäugigen Einfachsehens sich wieder
einrichtet. Merkwürdig ist, daß viele Kranke dieser Art die Doppelbilder, die doch im Augenblicke vor erfolgter Einrichtung auftreten
sollten, nicht wahrnehmen.

Da das muskuläre Schielen operativ behandelt wird, so ist
es von Wichtigkeit, die dritte Aufgabe zu lösen, d. h. den
Grad des Schielens zu messen. Es sind hierzu zwei Verfahren im
Gebrauch. Das eine sucht ein lineares Maß der Ablenkung und
wird für das manifeste Schielen verwandt, das andere Verfahren
mißt durch ausgleichende Prismen und wird vorzugsweise bei
verstecktem Schielen benutzt.

Das lineare Maß wird folgendermaßen genommen. Es sei muskuläres manifestes Einwärtsschielen vorhanden; ein vorgehaltener
Finger werde mit dem rechten Auge fixiert. Während der Kranke
ruhig fixiert, macht man am unteren Lide des linken Auges genau
senkrecht unter dem äußeren Hornhautrande einen Tintenpunkt.
Hierauf deckt man das rechte Auge zu. Dann dreht sich das bisher einwärts abgelenkte linke Auge nach außen. Während das linke
den selbstverständlich unverrückten Fixierpunkt anblickt, macht
man an seinem unteren Lide wieder genau senkrecht unter dem
äußeren Hornhautrande einen zweiten Punkt. Der Abstand der zwei

Tintenpunkte voneinander ist ein lineares Maß der vorhandenen Schielstellung. Man spricht daher von einem Schielen von 3, von 6 u. s. w. Millimeter. Die nämliche Messung kann man auch an dem anderen, dem nicht schielenden Auge in gleicher Weise vornehmen. Man mißt dann die Sekundärablenkung des gesunden Auges, die beim muskulären Schielen ebenso groß ist, wie die primäre des schielenden.

Eine etwas reinlichere und auch wohl genauere Form hat diese Messung durch das LAURENCE'sche Strabometer (Fig. 31) bekommen. Man hält dasselbe unter das schielende Auge, merkt sich den Strich der Millimeter-Teilung, der senkrecht unter dem äußeren Hornhautrande steht. Nun läßt man das schielende Auge die Fixierung übernehmen; dadurch kommt der äußere Hornhautrand über einen anderen Teilstrich zu stehen; der Abstand der beiden Teilstriche läßt sich ohne weiteres ablesen und drückt den Grad des Schielens in Millimetern aus.

Eine dritte Art der Messung ist von HIRSCHBERG empfohlen worden. Man hält dem Kranken eine Kerze in etwa 35 cm Abstand gerade vor das Gesicht und beobachtet, am besten über die Flamme weg, die Spiegelbilder der Kerze auf den beiden Hornhäuten. Fixiert der Kranke die Flamme mit beiden Augen, so sieht man ein Spiegelbild der Flamme beiderseits in der Mitte der Hornhaut; ist dagegen ein Auge nach innen abgewichen, so liegt das Spiegelbild dieses Auges nach außen von der Hornhautmitte. Liegt das Spiegelbild gerade am Hornhautrande, so ist Schielen von 6 mm vorhanden, da die halbe Breite der Hornhaut = 6 mm ist.

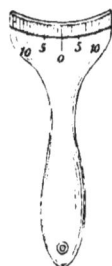

Fig. 31. Strabometer.

Es ist selbsverständlich, daß all diese linearen Messungen nur ungefähre Ergebnisse liefern können. Sie genügen indessen für die praktischen Zwecke des Augenarztes vollkommen. Verlangt man größere Genauigkeit, so muß man den Schielwinkel selber messen. Man braucht dazu ein Perimeter und das eben erwähnte Spiegelbild einer Kerze auf der Hornhaut. Das schielende Auge, z. B. das linke, befindet sich im Mittelpunkte des Perimeterbogens; das gesunde fixiert einen geradeaus in unendlicher Ferne gelegenen Punkt. Wäre kein Schielen vorhanden, so würde das linke Auge gerade durch den Nullpunkt des Perimeterbogens blicken. Denjenigen Punkt der Kreisteilung, auf den es nun vermöge seiner Schielstellung gerichtet ist, ermittelt man durch Verschieben einer Flamme längs des Perimeterbogens, bis die Flamme sich gerade in der Hornhautmitte spiegelt. Der Ort der Flamme wird am Perimeterbogen in Winkelgraden abgelesen und giebt unmittelbar den gesuchten Schielwinkel. Bei dieser Messung, und ebenso bei dem HIRSCHBERG'schen Verfahren wird vorausgesetzt, daß die Gesichtslinie gerade durch die Hornhaut-

mitte nach außen geht. Das ist aber, wie wir S. 74, Fig. 30 sahen, nicht der Fall.
Es steckt also in beiden Methoden ein grundsätzlicher Fehler, der gelegentlich
einmal eine störende Größe haben kann. Die Messung
mit dem Strabometer ist von diesem Fehler frei.

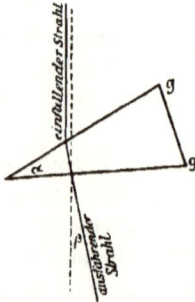

Um die andere Art der Schielmessung, die
durch ausgleichende Prismen, zu verstehen,
müssen wir an einige physikalische Thatsachen
erinnern. Bei einem Prisma heißt der Winkel
gegenüber der Grundfläche der brechende
Winkel (α in Fig. 32). Seine Größe bestimmt
den Betrag der Ablenkung beim Durchtritte der
Lichtstrahlen durch das Prisma, vorausgesetzt,
daß der Einfallswinkel des Lichtstrahles und
der Brechungsexponent des Glases von gegebener
Größe sind. Für Prismen der üblichen Glas-
sorten von kleinem brechenden Winkel (α) ist der Ablenkungswinkel gleich der Hälfte des brechenden Winkels ($\beta = \frac{1}{2} \alpha$), vorausgesetzt, daß die Lichtstrahlen ungefähr senkrecht auf die Halbie-
rungsebene des Brechungswinkels auftreffen. Stellen wir uns jetzt
vor, daß das linke Auge (L, Fig. 33) geradeaus nach vorne blickt
und einen unendlich fernen Punkt fixiert,
und daß das rechte nach innen abgelenkt ist. Der vom linken Auge
fixierte Gegenstand wird sich im rechten einwärts vom Centralgrübchen f_r
etwa in a abbilden, also vom Doppelauge
(Fig. 25, S. 66) aus nach rechts verlegt
werden. Bringt man jetzt ein passendes
Prisma, brechende Kante einwärts, vor
das rechte Auge, so werden die Lichtstrahlen nach rechts abgelenkt und im
Centralgrübchen f_r zu einem Bildpunkte
vereinigt. Mithin wird das Augenpaar
jetzt trotz seiner Schielstellung den
fernen Gegenstand zweiäugig einfach
sehen. Passend ist aber, wie man aus
der Fig. 33 sehen kann, dasjenige Prisma
dessen Ablenkungswinkel gleich dem
Winkel $a\,k_r f_r$ ist. Dieser ist aber offenbar gleich dem Schielwinkel.
Wir kommen also zu dem Ergebnisse, daß — innerhalb gewisser Grenzen
— die Schielstellung ausgeglichen werden kann, durch ein Prisma mit
einem brechenden Winkel, der doppelt so groß ist als der Schielwinkel.

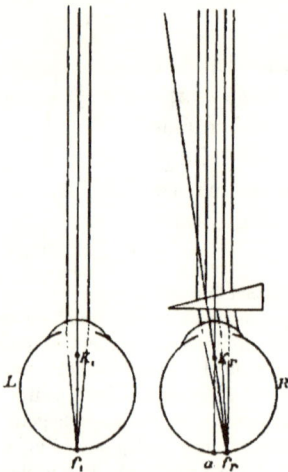

Fig. 32. Ablenkung der
Lichtstrahlen durch
Prisma.

Fig. 33. Ausgleichung der Schielstellung durch Prisma.

Die Messung wird demnach folgendermaßen vorgenommen:
Nachdem festgestellt, daß ein verstecktes muskuläres Schielen einwärts, auswärts, nach oben oder nach unten vorhanden ist, wird
eines der Augen mit Prismen von steigender Stärke bewaffnet, die
brechende Kante des Prismas in der Richtung der Ablenkung
(Fig. 33). Dasjenige Prisma, mit dem sich das Augenpaar wie ein
normales verhält, d. h. bei Bedecken eines Auges keine Abweichung, beim Aufdecken keine Wiedereinrichtung erkennen läßt, ist das ausgleichende Prisma und als solches ein
Maß des Schielens. Diese Art der Messung wird als A. Gräfe'scher
Gleichgewichtsversuch bezeichnet.

Es giebt auch noch einen vom älteren Gräfe herrührenden, den v. Gräfe'-
schen Gleichgewichtsversuch. Derselbe besteht in Folgendem. Durch ein starkes
Prisma, brechende Kante nach oben oder unten, wird das zweiäugige Einfachsehen aufgehoben. Der Prüfling, der ein so starkes Prisma in dieser Lage
nicht zu überwinden vermag, sieht doppelt, und zwar sicht er senkrecht über-
einander stehende Doppelbilder, falls Muskelgleichgewicht vorhanden ist. Wenn
dagegen das Muskelgleichgewicht gestört ist, so werden die Augen jetzt, wo
ein Interesse an richtiger Konvergenz auf den fixierten Gegenstand doch nicht
vorhanden ist, eine konvergente oder divergente Stellung annehmen. Demgemäß erscheinen die Doppelbilder nicht bloß mit Höhenabweichung, sondern
auch mit seitlicher. Den Umfang der seitlichen Abweichung kann man nun
durch ein zweites Prisma messen. Zu dem Ende hält man jetzt Prismen in wachsender Stärke vor das eine Auge, mit der Kante schläfenwärts, falls die Doppelbilder gekreuzt stehen, mit der Kante nasenwärts, wenn die Doppelbilder gleichnamig, bis der Kranke angiebt, daß die Doppelbilder genau senkrecht über-
einander stehen. Das Prisma, mit dem dieser Erfolg erzielt wurde, ist das Maß
der seitlichen Abweichung.

Dieser Versuch giebt nicht immer zuverlässige Ergebnisse, weil bei
manchen Personen die Verlegung der Trugbilder des abgelenkten Auges eine
sehr unbestimmte ist.

B. Objektive Untersuchungsarten.

I. Spiegelung an der Hornhautoberfläche. Keratoskopie.[1]

Die Oberfläche der Hornhaut ist als Trennungsfläche zweier durchsichtiger Mittel, Luft und Hornhaut, ein Spiegel und vermöge ihrer Wölbung ein Konvexspiegel, der von lichtaussendenden Gegenständen virtuelle Bilder entwirft; die Bilder sind aufrecht, verkleinert und liegen scheinbar hinter der Hornhaut; sie werden vielfach als Reflexe schlechtweg bezeichnet. Die Größe eines solchen Reflexes oder Spiegelbildes hängt von der Größe des Gegenstandes, von der Krümmung der Hornhautoberfläche und von der Entfernung des Gegenstandes ab; je ferner der Gegenstand und je kürzer der Krümmungshalbmesser der Hornhaut, desto kleiner das Spiegelbild. Die Form des Bildes hängt davon ab, ob die Hornhautoberfläche kugelig gekrümmt ist. Ist dies der Fall, so ist das Bild dem Gegenstande geometrisch ähnlich. Ist die Hornhaut astigmatisch, d. h. meridian-asymmetrisch gekrümmt, so ist das Bild ein regelmäßig verzogenes. Endlich die Schärfe und Deutlichkeit des Bildes hängt davon ab, ob die Hornhaut vollkommen glatt ist und keine, auch nur mikroskopisch kleine, Erhöhungen oder Vertiefungen hat; ist dies der Fall, oder sind gar gröbere Lücken, Risse, Bläschen und dergleichen vorhanden, so ist das Spiegelbild unregelmäßig verzerrt und undeutlich. Man kann also an den Spiegelbildern einerseits jede kleine Rauhigkeit, Lücke oder Vorragung der Hornhautoberfläche erkennen, andererseits aus der Größe eines Spiegelbildes nach Länge und Breite die — etwa verschiedenen — Krümmungshalbmesser der Hornhautoberfläche berechnen.

Zur Untersuchung der Hornhautoberfläche auf etwaige Rauhigkeiten oder Unebenheiten setzt sich der Arzt mit dem Rücken gegen das Fenster, den Kranken gerade vor sich hin; er sieht dann das

---

[1] τὸ κέρας das Horn. σκοπεῖν besichtigen.

verkleinerte Spiegelbild des Fensters und des Fensterkreuzes auf
der Hornhaut des Prüflings. Jetzt hält der Arzt dem Kranken
einen Finger vor, mit der Aufforderung, dem Finger nachzublicken.
Durch Hin- und Herführen des Fingers in verschiedenen Richtungen
wird das untersuchte Auge zu solchen Stellungen veranlaßt, daß nach
und nach jede Stelle der Hornhaut einmal dem Arzte ein Spiegelbild
des Fensters geliefert hat. Auf diese Art tastet man gleichsam die
ganze Hornhaut ab: und wie eine Rauhigkeit sich dem tastenden
Finger verraten würde, so verrät sich hier jede Rauhigkeit der
Hornhautoberfläche durch eine unregelmäßige Stelle in dem Spiegelbilde. Auf diese Art kann man — selbst sehr kleine — Epithelverluste und Aufhebungen des Epitheles ohne Schwierigkeit erkennen.

Das zweite Verfahren, die Ermittelung der Hornhautkrümmung,
wird mittels verschiedener Geräte und zu verschiedenen Zwecken ausgeführt. Für die Praxis
hat es meist kein Interesse, die wirkliche Größe
des Krümmungshalbmessers auszumitteln. Dagegen ist es um so wichtiger zu wissen, ob und
in welchem Maße die Hornhaut meridian-asymmetrisch gebaut ist. Zu diesem Zwecke sind die
Keratoskope ersonnen worden. Das WECKER-
MASSELON'sche ist vielleicht das am meisten
gebrauchte (Fig. 34). Es besteht aus einem
schwarzen Quadrat von 18 cm Seite, das von
einem 15 mm breiten weißen Streifen einge-
rahmt ist. Seine Mitte ist mit einem Loche
zum Durchblicken versehen. Gehalten wird
das Quadrat an einem Griffe, an dem es um

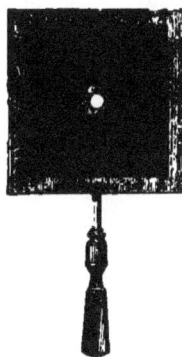

Fig. 34.   Das WECKER-
MASSELON'sche
Keratoskop.

seine eigene Mitte und in seiner eigenen Ebene drehbar ist; die
erfolgte Drehung kann an einem auf der Rückseite des Quadrates
befestigten Zifferblatt abgelesen werden. Das Gerät wird dem zu
untersuchenden Auge in 20 cm Abstand gegenüber gehalten; ist
die Hornhaut normal, so ist das Spiegelbild des weißen Rahmens
ein Quadrat von einer Seitenlänge, die nicht ganz $^1/_3$ des Hornhautdurchmessers beträgt. Ist die Hornhaut meridian-asymmetrisch, so
verliert das Spiegelbild des Rahmens die quadratische Form. Stehen
die Seiten des quadratischen Rahmens den Hauptlängenkreisen der
Hornhaut nicht parallel, so wird das Spiegelbild rhombisch. Durch
Drehen des Quadrates an dem Griffe kann man dem weißen Rahmen
eine solche Stellung geben, daß das Spiegelbild rechteckig wird.
Die gefundene Stellung des Quadrates zeigt dann die Stellung
der Hauptlängenkreise an.

Das Gerät wird folgendermaßen gehandhabt. Der Arzt sitzt dem Kranken gegenüber und hält das Keratoskop so gegen ihn, daß das weiße, von einem Fenster oder einer Lampe hell beleuchtete Quadrat sich in der Hornhaut spiegelt. Mit einem Auge blickt der Arzt durch das Loch des Keratoskopes nach dem Auge des Kranken.

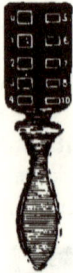

Der Kranke wird angewiesen, in das nämliche Loch hineinzublicken. Findet man das Spiegelbild rechteckig, so vergleicht man dasselbe mit einer Stufenfolge von zehn Rechtecken, die auf einem Täfelchen angebracht sind (Fig. 35) und die Hornhautspiegelbilder für Astigmatismus von 0 bis 10,0 Dioptrien darstellen. Dasjenige der neun Rechtecke (das erste ist ein Quadrat), welches dem Spiegelbilde des vorliegenden Falles am ähnlichsten ist, gilt als Maß des vorhandenen Hornhautastigmatismus.

Fig. 35.
Skala für
Hornhaut-
astigmatis-
mus.

Das WECKER-MASSELON'sche Keratoskop ist noch in einer vollkommeneren Spielart zu haben. Wenn ein Quadrat sich auf einer bestimmten astigmatischen Hornhaut rechteckig spiegelt, so muß es ein Rechteck geben, das sich auf dieser Hornhaut als Quadrat spiegelt. Das Quadrat des weißen Rahmens kann nun mit Hilfe eines Schraubentriebes in ein Rechteck verwandelt werden. Man dreht so lange an dem Triebe, bis das anfangs rechteckige Spiegelbildchen genau quadratisch aussieht. Die dabei hervorgebrachte Änderung an dem Rahmen ist das Maß des vorhandenen Astigmatismus. Damit man den gefundenen Astigmatismus ohne weiteres in Dioptrien ablesen kann, ist das Quadrat mit einem empirisch hergestellten Maßstabe, der Schraubentrieb mit einem Zeiger verbunden.

Für viele wissenschaftliche Fragen ist es von Interesse, die wirkliche Größe des bezw. der Krümmungshalbmesser der Hornhaut festzustellen. Es ist dies auf Grund folgender Erwägung möglich. Wenn der Abstand eines Gegenstandes von einem Konvexspiegel unendlich groß ist, so liegt sein Spiegelbild im (virtuellen) Brennpunkte, d. h. um den halben Durchmesser ($^{1}/_{2}$ r) hinter der spiegelnden Fläche. Bei der starken Krümmung der Hornhaut erzeugen nun schon Gegenstände von wenigen Metern Entfernung ihr Spiegelbild nahezu im Brennpunkte. Man kann also den Hornhauthalbmesser durch eine einfache Proportion berechnen, wenn man

a) die Größe des Gegenstandes,
b) seinen Abstand von der Hornhaut,
c) die Größe des Spiegelbildes gemessen hat. Es gilt dann nämlich die Proportion:

$$ a) : c) = b) : \frac{r}{2} ; \qquad \text{folglich } r = 2 \cdot \frac{c)}{a)} \cdot b). $$

Die Messung von a) und b) ist ohne besondere Hilfsmittel möglich. Die Messung von c) geschieht mit dem HELMHOLTZ'schen, in neuerer Zeit mit dem JAVAL-SCHIÖTZ'schen Ophthalmometer. Die Einrichtung und Handhabung dieser Geräte ist in Lehrbüchern der Physiologie oder größeren ophthalmologischen Werken nachzuschlagen.

II. Seitliche oder fokale Beleuchtung.

Wenn zwei vollkommen durchsichtige Medien aneinander grenzen, so wird eine Reflexion von Lichtstrahlen nur an ihrer Trennungsfläche stattfinden. Falls aber eines der Medien nicht vollkommen durchsichtig ist, so wird ein Teil der Lichtstrahlen in dem Medium selbst zurückgeworfen und die zurückwerfende Stelle dadurch sichtbar werden. So erscheinen z. B. Narben der Hornhaut, wegen ihrer Undurchlässigkeit für Licht, als graue Flecke. In vielen Fällen freilich ist es des zurückgeworfenen Lichtes so wenig, daß man ohne besondere Hilfsmittel den Fleck nicht sehen kann. Das für diese Fälle geeignete Hilfsmittel ist starke seitliche Beleuchtung. Mittels einer Lampe und einer Sammellinse wird eine sehr kräftige Belichtung der verdächtigen Stellen bewirkt. Der diffus zurückgeworfenen Lichtstrahlen sind es dann genug, um dem Beobachter einen grauen Fleck zu zeigen, der bei einer schwächeren Beleuchtung unsichtbar ist. Da man die Untersuchung im Dunkelzimmer vornimmt, so fällt außer dem durch das Sammelglas gegangenen Lampenlichte kein anderes auf die Hornhaut. Es grenzt also eine starke belichtete Stelle der Hornhaut an völlig unbelichtete, was gleichfalls das Erkennen etwaiger schwach reflektierender Stellen sehr begünstigt. Endlich kann man den eigenen Augen durch Vergrößerungsgläser, sogenannte Lupen, zu Hilfe kommen. Jedes Sammelglas von kurzer Brennweite kann als Lupe dienen. Doch leisten das wünschenswerte, nämlich starke Vergrößerung bei weitem Gesichtsfelde, nur die eigens dazu gebauten Lupen. Einer besonderen Empfehlung scheint mir die HARTNACK'sche Kugellupe wert zu sein. Dieselbe ist klein, handlich, billig, hat etwa 35 Dioptrien Brechkraft und vermag die Gegenstände drei bis viermal linear zu vergrößern.

Vollkommeneres leistet die, freilich auch teurere und schwerer zu handhabende ZEHENDER-WESTIEN'sche Binokularlupe, mit der man Gegenstände zehnfach vergrößert und gleichzeitig körperlich sehen kann. Auch die AUBERT'sche Binokularlupe leistet ähnliches.

Um die Untersuchung mittels seitlicher Beleuchtung auszuführen, bedarf man eines, wenigstens einigermaßen verdunkelten Zimmers und einer Lichtquelle, die gewöhnlich in einer Steinöllampe oder einer beweglichen Gaslampe besteht. Der Kranke setzt sich in $^1/_2$ m Abstand der Lampe gegenüber, die vor ihm und etwas links seitlich steht. Der Arzt sitzt oder steht rechts seitlich vor dem Kranken. Mit dem Ringfinger der linken Hand hebt er das obere Lid des zu

untersuchenden Auges leicht in die Höhe, mit Zeigefinger und
Daumen hält er die Lupe, mit der rechten Hand hält er eine
Sammellinse von etwa 20 Dioptrien so, daß dieselbe ein umgekehrtes
verkleinertes Flammenbild gerade auf der Hornhautoberfläche entwirft; diese steht also in dem „Fokus" der Linse, daher „fokale
Beleuchtung"[1]. Durch Verschieben der Linse nach oben, unten,
rechts und links kann man nun jede beliebige Stelle der Hornhautoberfläche „fokal" beleuchten; durch Nähern der Sammellinse an
das Auge bringt man die Spitze des Strahlenkegels in verschieden
tiefe Schichten der Hornhaut. Hat man sich über den Zustand der
Hornhaut in allen ihren Schichten unterrichtet, so nähert man die
Sammellinse dem Auge noch mehr, um in das Kammerwasser, auf
die Regenbogenhaut, in die Linse, ja bei weitem Schloche sogar
bis in den Glaskörper hineinzuleuchten.

Manche krankhafte Veränderungen der Hornhaut erscheinen
deutlicher bei mittelbarer Beleuchtung. So sind z. B. Blutgefäße
der Hornhaut, die in leicht getrübter Hornhautmasse liegen, am
besten zu sehen, wenn die hinter der betreffenden Hornhautstelle
gelegene Regenbogenhaut beleuchtet wird. Die Lichtstrahlen prallen
dann von der Regenbogenhaut ab und durchsetzen die Hornhaut
von hinten nach vorn. Ebenso verhält es sich mit kleinen Zellanhäufungen auf der Rückfläche der Hornhaut, den sogenannten
Beschlägen der Descemetischen Haut. Beleuchtet man dieselben unmittelbar, so wird ihr Anblick durch das von der Hornhautoberfläche und der vielleicht etwas getrübten Hornhautmasse zurückgeworfene Licht verschleiert; sie erscheinen dagegen ungemein deutlich bei der eben geschilderten Beleuchtung von rückwärts.

Bei Anwendung der seitlichen Beleuchtung nimmt man auch unter physiologischen Verhältnissen gewisse Lichterscheinungen wahr. Es sind dies zum
Teil Spiegelbilder von den drei Trennungsflächen des Auges. Hornhaut,
vorderer und hinterer Linsenfläche, zum Teil diffus reflektiertes Licht von
Hornhaut und Linse. Ein Unterschied zwischen beiden Arten besteht darin,
daß eine diffus reflektierende Stelle nach allen Richtungen Lichtstrahlen aussendet und daher dem Beobachter sichtbar ist, gleichgültig von wo er in das
untersuchte Auge blickt. Das Spiegelbild dagegen sendet einen ganz bestimmten Strahlenkegel aus und ist daher nur dem Beobachter sichtbar, dessen Auge
sich in diesem Kegel befindet. Ein anderer Unterschied ist dieser: ein diffus
reflektierender Hornhaut- oder Linsenteil sieht zart grau und bei krankhaften
Zuständen allenfalls weiß aus; das Spiegelbild dagegen ist leuchtend hell, besonders das der Hornhaut; es erscheint als goldig glänzendes Flammenbild.
Ob dem Beobachter die Spiegelbilder oder die diffus reflektierenden Stellen
mehr auffallen, hängt unter anderem von dem Abstande der Sammellinse vom

---

[1] Ganz streng ist diese Bezeichnung nicht, da Fokus eigentlich nur der
Bildpunkt eines unendlich fernen, auf der Achse gelegenen Objektpunktes ist.

untersuchten Auge ab. Hält man z. B. die Sammellinse so, daß das von ihr erzeugte Flammenbild ziemlich nahe vor der Hornhaut in der Luft schwebt, so sieht man gar keine diffuse Reflexion; die Spiegelbilder der drei Trennungsflächen dagegen, die sogenannten Purkinje-Sanson'schen Bildchen in einer Deutlichkeit, wie sie keine der bei physiologischen Demonstrationen üblichen Anordnungen zu bieten vermag. Die seitliche Beleuchtung ist daher zweifellos das beste Verfahren zur Vorweisung der drei Spiegelbilder. Rückt man die Sammellinse näher ans Auge, so verwandelt sich das winzige scharfe Spiegelbildchen der hinteren Linsenfläche in einen unscharf begrenzten gelben Reflex, der besonders bei alten Augen sehr deutlich zu sehen ist und von manchen Lehrbüchern, wie ich glaube irrtümlich, als „Kernreflex" bezeichnet wird. Denn die Reflexion findet ja nicht am Linsenkerne, sondern an der hinteren Linsenfläche statt und nur die gelbe Farbe wird durch das bernsteinartige Aussehen des alternden Linsenkernes bedingt sein.

Hält man die Sammellinse so nahe an das Auge, daß das Flammenbildchen in oder hinter die Kristalllinse zu stehen kommt, dann fällt ein grauer fluoreszierender Lichtstreif in der Tiefe der Pupille auf, der eine Folge des geschichteten Baues der Kristalllinse ist. Dieser Lichtstreif dient, ebenso wie die Purkinje-Sanson'schen Linsenbildchen, als Beweis dafür, daß die Linse vorhanden ist.

III. Der Augenspiegel.

I. Die Theorie.

Die Hornhaut und das Kammerwasser sind durchsichtig, daher kann man die dahinter liegende Regenbogenhaut ohne weiteres sehen. Die Linse und der Glaskörper sind gleichfalls durchsichtig, und doch erscheint uns das Sehloch schwarz, der Hintergrund des Auges unsichtbar. Worin hat das seinen Grund? Die Antwort lautete bis zur Erfindung des Augenspiegels folgendermaßen: Die Lichtstrahlen, welche durch die Pupille ins Auge eindringen, werden zu optischen Bildchen auf der Netzhaut vereinigt und vom Auge vollständig zurückbehalten, teilweise indem sie zur Erzeugung von Lichtempfindungen verbraucht werden, zum größeren Teile aber durch Aufsaugung von seiten der Pigmentzellen der Netz- und der Aderhaut. Als Beweis für diese Lehre führte man die Thatsache ins Feld, daß die Pupille von sogenannten Albinos, z. B. von weißen Kaninchen, nicht schwarz, sondern rot, also leuchtend erscheine.

Es läßt sich leicht zeigen, daß diese Lehre falsch ist, daß die Pupille der Albinos rot erscheint durch Lichtstrahlen, welche die durchscheinenden Häute des Augapfels, Lederhaut, Ader- und Regenbogenhaut, durchsetzt haben, nicht aber von Licht, das durch die Pupille in das Auge eingedrungen ist.

Zum Beweise setze man einem Albinokaninchen ein halbkugeliges Glasschälchen aufs Auge und fülle den Zwischenraum zwischen Glas und Hornhaut mit Wasser. Das Glasschälchen sei bis auf eine runde, der Pupille entsprechende Stelle geschwärzt, also undurchsichtig. Wäre die alte Lehre richtig, so müßte jetzt die Pupille ebenso hell sein wie zuvor. Das ist indessen nicht der Fall: sie sieht vielmehr jetzt schwarz aus, wenn auch nicht ebenso tiefschwarz wie bei einem gewöhnlichen Kaninchen. An dem Rande des Glasschälchens sei eine halbkreisförmige Lücke von etwa 4 mm Durchmesser ausgesprengt. Hinter dieser Lücke liegt die Lederhaut offen zu Tage. Auf diese Lederhautstelle werfen wir jetzt mit Hilfe einer Lampe und Sammellinse (im Dunkelzimmer) verdichtetes Licht: sofort leuchtet die Pupille prachtvoll rot auf.

Andererseits läßt sich auch jedes Nichtalbinoauge zum Leuchten bringen. Man setzt zu dem Ende ein Kaninchen, dessen Pupille durch Atropin erweitert ist, in einen kleinen Blechkasten, der den Leib des Tierchens eng umschließt und nur den Kopf aus einer Art Kragen frei vorragen läßt. Gegenüber dem Kopfe des Tieres wird eine Lampe aufgestellt, die in einen undurchsichtigen Schornstein eingeschlossen ist. Der Schornstein hat in der Höhe der Lampenflamme ein Fenster, so daß also nur in einer Richtung Lichtstrahlen von der Flamme in das sonst völlig dunkle Zimmer austreten können. Die Flamme und das Fenster des Schornsteines werden so gestellt, daß die Verbindungslinien von der Flamme zu dem Kaninchenauge etwas von unten nach oben führt. Nun bringt der Beobachter seinen Kopf hart an den Schornstein und blickt möglichst genau in der Richtung jener Verbindungslinie in die Pupille des Kaninchens; dann wird er sie nicht nur schön rot leuchten, sondern in demselben sogar Blutgefäße sehen.

Die Thatsache, daß jedes beliebige Auge leuchtet für einen Beobachter, der in gleicher Richtung hineinblickt, wie die Lichtstrahlen einer Flamme hineinfallen, ist 1846 von CUMMING und 1847 selbständig von BRÜCKE gefunden worden. Ferner haben v. ERLACH und sein Freund BRUNNER im Winter 1846/47 die Beobachtung gemacht, daß sie sich mit Hilfe ihrer Konkavbrillen die Pupillen leuchtend machen konnten; Bedingung des Leuchtens war, daß der Untersuchte in der Brille des Beobachters die im sonst dunklen Zimmer befindliche Lampe gespiegelt sah. Diese Thatsachen wurden im Jahre 1851 durch HELMHOLTZ erklärt und damit der Augenspiegel erfunden.

Es ist ein allgemeingültiges Gesetz, daß zwischen dem Objekte und dem Bilde eines dioptrischen Systemes Reciprocität besteht, d. h. daß das Bild als Objekt betrachtet, sein Bild im Orte des ursprünglichen Objektes erzeugen würde, und daß die Lichtstrahlen dabei denselben Weg rückwärts durchlaufen, den sie ursprünglich vom Objekte zum Bilde gemacht haben. Im Auge entwirft das dioptrische System Hornhaut — Kammerwasser — Linse — Glaskörper von einem hellen Gegenstande ein Bild auf der Netzhaut, falls das Auge für den Gegenstand eingestellt ist. Da nun die Lichtstrahlen von den Pigmentzellen der Netz- und Aderhaut keineswegs vollständig verschluckt werden, so wird jetzt die vom Bilde des

hellen Gegenstandes bedeckte Hintergrundstelle selber zum leuchtenden
Gegenstande. Derselbe strahlt Licht aus, das teilweise durch die
Pupille nach außen gelangt und am Orte des ursprünglichen Gegenstandes ein, natürlich sehr lichtschwaches, umgekehrtes vergrößertes
Bild des hellen Stückchens Augenhintergrund erzeugt. Wenn wir
bei gewöhnlichem Tageslichte in die Pupille eines Auges blicken,
so würde unserer eigenen Pupille die Rolle des eben erwähnten
hellen Gegenstandes zufallen. Aber da unsere eigene Pupille kein
heller Gegenstand ist, so wird gerade diejenige Stelle des Augenhintergrundes, die ihr Bild in unserer Pupille entwerfen muß,
dunkel sein, demgemäß die Pupille des Untersuchten auch nicht
hell erscheinen können.

Offenbar kann man nun auf zwei Wegen die Pupille des Untersuchten zum Leuchten bringen. Der eine Weg ist der des oben
beschriebenen Kaninchenversuches. Das atropinisierte Kaninchenauge
ist übersichtig, also für die Flamme *Fl* (Fig. 36) nicht eingestellt.

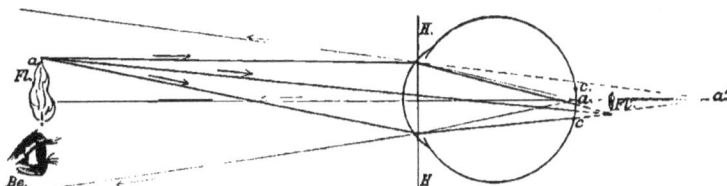

Fig. 36. **Das Augenleuchten.** Schwarz sind die Lichtstrahlen, die ins untersuchte
Auge eintreten, rot die, welche daraus zurückkehren.

Der Ort des Flammenbildes ist hinter der Netzhaut, etwa in *Fl'*
Auf der Netzhaut entsteht durch Zerstreuungskreise ein Beleuchtungsfeld *cc*. Dieses Beleuchtungsfeld als Objekt sendet Lichtstrahlen nach außen, mit einer Divergenz, als ob sie vom Fernpunkte
des übersichtigen Auges herkämen. So sendet z. B. der Punkt *a*
(rot gezeichnete) Strahlen nach außen, die von *a'* herzukommen
scheinen. Demgemäß kehren sie nicht alle zu ihrem Ausgangspunkte
in der Flamme zurück, sondern fallen zum Teile in das neben der
Flamme aufgestellte Auge (*Be*) des Beobachters.[1] Ja, die Fig. 36
lehrt ferner, daß der Beobachter, falls er für *a'* accommodiert, ein
Stückchen Hintergrund völlig scharf sehen muß.

Der erste Weg, eine Pupille leuchten zu machen, besteht
also in Beleuchtung des Augenhintergrundes mittels einer Licht-

---

[1] Zeichnet man das von dem oberen Ende des Beleuchtungsfeldes (von
dem oberen *c*) ausgehende Strahlenbündel, so darf *Be* beträchtlich von der
Flamme *Fl* abrücken, ohne aus dem Bereiche des austretenden Strahlenkegels
herauszukommen.

quelle, für die das untersuchte Auge nicht eingestellt ist. Der zweite Weg besteht darin, durch irgend einen Kunstgriff die eigene Pupille scheinbar leuchtend, also zur Lichtquelle für das untersuchte Auge zu machen. Wir können das mit Hilfe

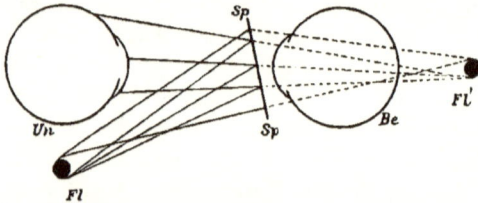

Fig. 37. Erleuchtung des Auges mit einer Glasplatte.
Die Figur ist als Horizontalschnitt zu denken.

einer spiegelnden Glasscheibe und Lampenflamme erreichen. Der Beobachter (Be, Fig. 37) und der Untersuchte (Un) sitzen sich gegenüber. In gleicher Höhe mit ihren Augen steht die Flamme (Fl). Der Beobachter hält eine Glasplatte so vor sein Auge, daß eine Senkrechte auf die Glasfläche mitten zwischen Un und Fl durchführt. Die Lichtstrahlen, die von Fl aus auf die Glasplatte fallen, werden zum Teil zurückgeworfen und zwar nach bekannten Gesetzen so, als ob sie von Fl' herkämen. Es dringen also Lichtstrahlen in die Pupille des Un, die aus der Pupille des Be zu kommen scheinen. Folglich müssen die aus Un zurückkehrenden Lichtstrahlen zum Teil in die Pupille des Be dringen; und es erscheint mithin dem Be die Pupille des Un hell. Da aber nur ein Teil der von Fl ausgehenden Lichtstrahlen von der Platte (Sp) zurückgeworfen wird (ein anderer Teil geht durch die Platte hindurch und für den Versuch verloren), da ferner von den in das Auge des Un gelangten Strahlen ein Teil von den Pigmentzellen zurückbehalten, da endlich bei der Rückkehr der Lichtstrahlen aus Un abermals eine Teilung stattfindet durch abermaliges Abprallen am Spiegel, so ist es klar, daß nur wenig Licht bis zum Beobachter gelangen, die Pupille des Un also nur schwach leuchtend erscheinen wird. Immerhin gelingt der Versuch mit heller Flamme bei gut atropinisierten Kaninchenaugen leicht. Auch hier gelingt es wieder durch Einstellung des Be auf den Ort, von dem die Lichtstrahlen her zu kommen scheinen, den Augenhintergrund deutlich zu sehen. Man darf daher sagen, der Augenhintergrund eines Untersuchten wird deutlich sichtbar, wenn die erleuchtenden Lichtstrahlen aus der Pupille des Beobachters her zu kommen scheinen und gleichzeitig der Beobachter für den scheinbaren Ort des Augenhintergrundes von Un eingestellt ist.

Die Mittel, den untersuchten Hintergrund hell zu erleuchten, werden auf S. 103, bei „Beschreibung der gebräuchlichsten Augenspiegel" zur Sprache kommen. Für die folgenden theoretischen Auseinander-

setzungen nehmen wir die Beleuchtung des Hintergrundes als bereits
vorhanden an. Es soll nun erörtert werden, unter welchen Bedingungen man allgemein den Hintergrund eines Auges im aufrechten Bilde sehen kann.

Aufrechtes Bild. Der dioptrische Apparat des Auges wirkt
wie eine Lupe von kurzer Brennweite (19,87 mm). Liegt der Augenhintergrund innerhalb der Brennweite (Fig. 38, erstes Bild), so ist das
Auge übersichtig, die vom Hintergrunde ausgehenden Strahlen verlassen die Hornhaut divergent, das Bild des Hintergrundes $a'b'$ ist

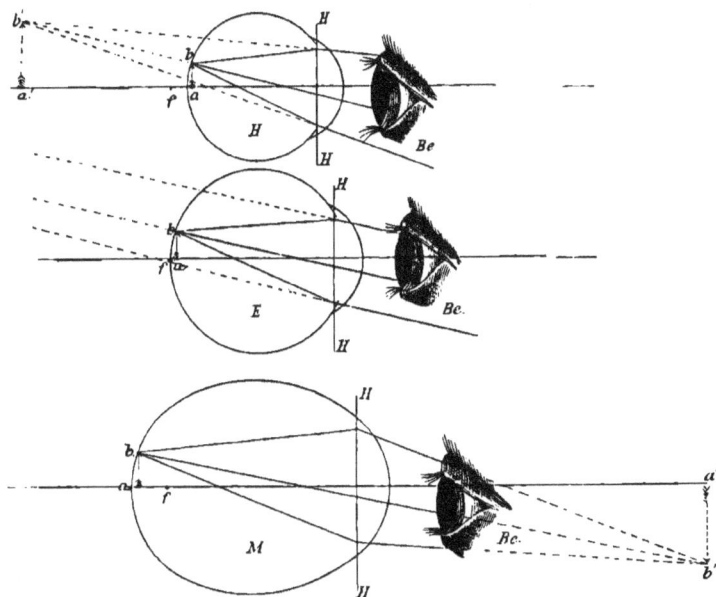

Fig. 38. Untersuchung im aufrechten Bilde, bei Übersichtigkeit, Emmetropie und Kurzsichtigkeit des Untersuchten. f ist der hintere Brennpunkt, die rote Linie ist die Achse.

also ein virtuelles, aufrechtes und vergrößertes. Der Beobachter
sieht es, wenn er für den Ort des Bildes accommodiert.

Fällt der hintere Brennpunkt f des Auges gerade mit der Netzhaut zusammen (Fig. 38, zweites Bild), so ist das Auge emmetropisch,
die Strahlen jedes Bündels treten unter sich parallel aus der Hornhaut; ein Bild kommt erst im unendlichen, d. h. gar nicht zustande.
Gleichwohl vermag ein Beobachter den Hintergrund zu sehen, falls
er selber emmetropisch und accommodationslos ist. Denn in diesem
Falle wird jedes der Bündel beim Durchtritt durch die brechenden
Mittel des beobachtenden Auges zu einem Bildpunkte in der
Netzhaut dieses letzteren vereinigt werden.

Endlich drittens, liegt der Augenhintergrund jenseits des hinteren Brennpunktes (Fig. 38, drittes Bild), so ist das Auge kurzsichtig. Die Lichtstrahlen jedes einzelnen Bündels konvergieren nach ihrem Austritte aus der Hornhaut auf einen Punkt im Fernpunktsabstande des untersuchten Auges. Der Beobachter, den wir uns dicht vor der Hornhaut des Untersuchten denken, kann diese Strahlenbündel auf seiner eigenen Netzhaut nur dann zu Bildpunkten vereinigen, wenn er übersichtig ist, und zwar falls der (virtuelle) Fernpunkt des übersichtigen Beobachters zusammenfällt mit a', dem wirklichen Fernpunkte des Untersuchten.

Um also den Hintergrund jedes beliebigen Auges im aufrechten Bilde untersuchen zu können, muß der Beobachter imstande sein, sich je nach Bedarf emmetropisch, übersichtig und kurzsichtig zu machen. Das letzte ist am leichtesten. Mit Hilfe der Accommodation vermag selbst der übersichtige und der emmetropische und natürlich erst recht der kurzsichtige Beobachter sich auf nahe Gegenstände und zwar ganz genau einzustellen, indem der Accommodationsapparat gleichsam durch Tasten diejenige Einstellung ermittelt, bei der am deutlichsten gesehen wird. Emmetropisch kann sich ein kurzsichtiger Beobachter durch das ausgleichende Hohlglas, der übersichtige durch das ausgleichende Sammelglas oder aber durch eine passende Accommodationsleistung machen. Endlich, wenn der Untersuchte kurzsichtig ist, so braucht ein emmetropischer Beobachter ein Hohlglas, das ihn in geeignetem Maße übersichtig macht. Ein kurzsichtiger Beobachter braucht zum gleichen Zwecke ein um den Betrag seiner eigenen Kurzsichtigkeit stärkeres Hohlglas. Ein übersichtiger Beobachter muß seine Übersichtigkeit durch ein Hohlglas so weit vermehren, bezw. durch ein Sammelglas so weit vermindern, daß sein (negativer) Fernpunkt nunmehr mit dem Fernpunkte des Untersuchten zusammenfällt.

Die Fig. 38 läßt erkennen, daß der Brechzustand des Untersuchten auf die Vergrößerung Einfluß hat, unter der vom Beobachter der Hintergrund des Untersuchten gesehen wird. Je stärker die Übersichtigkeit, desto näher liegt das virtuelle vom Beobachter betrachtete Hintergrundsbild dem wirklichen Hintergrunde und desto weniger ist es von ihm an Größe verschieden. Für den Fall, daß der Untersuchte kurzsichtig ist, liegt der Sachverhalt nicht ganz so anschaulich zu Tage; es kann aber durch eine einfache Konstruktion leicht gezeigt werden, daß in diesem Falle die Vergrößerung noch beträchtlicher ist, als bei Emmetropie des Untersuchten.

In Fig. 39 stelle Un das Auge des Untersuchten vor. Der Untersuchte sei erstens Emmetrop: der rote, abwärts gerichtete Pfeil stelle ein Stück seines

Hintergrundes vor. Von den Strahlen der Pfeilspitze geht einer scheinbar ungebrochen durch den Knotenpunkt k_u; alle übrigen verlassen die Hornhaut des *Un* parallel zu dem ersterwähnten. Diese Strahlen müssen, sofern sie in die Pupille des für ∞ eingestellten Beobachters eintreten, sich in einem Punkte der Netzhaut des *Be* schneiden, der gefunden wird, wenn man durch k_c eine Parallele (rot gestrichelt) zu den einfallenden (rot ausgezogen) Strahlen zieht.

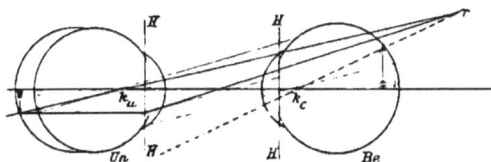

Fig. 39.   Vergleich der Vergrößerung bei Emmetropie und bei Kurzsichtigkeit des Untersuchten.

Der Untersuchte sei zweitens kurzsichtig: der schwarze, abwärts gerichtete Pfeil stelle ein Stück seines Hintergrundes vor. Die von der Pfeilspitze ausgehenden Strahlen würden in dem Fernpunktsabstande einen Bildpunkt *r* erzeugen, wenn der Beobachter die Lichtstrahlen nicht auffinge. Beim Durchtritte durch die brechenden Mittel des *Be*, den wir uns jetzt in passendem Maße übersichtig denken, werden sie zu einem Bildpunkte auf der Netzhaut des *Be* vereinigt, der auf der Verbindungslinie von k_c und *r* liegen muß. Man sieht nun, daß der schwarze aufrechte Pfeil in *Be* bedeutend größer ist als der rote, daß er den roten um so mehr an Größe übertrifft, je näher *r* liegt, d. h. je stärker die Kurzsichtigkeit des *Un* ist.

Umgekehrtes Bild. Die Fig. 38 (drittes Bild) läßt erkennen, daß man den Hintergrund eines kurzsichtigen Auges auch ohne Hohlgläser deutlich sehen kann. Der Beobachter braucht sich nur so weit von dem Untersuchten nach rechts zu entfernen, bis er jenseits des in der Luft schwebenden, umgekehrten, wirklichen, vergrößerten Bildes $a'b'$ ist und sich mit Hilfe seiner Accommodation für den Ort dieses Bildes einzustellen vermag. Er sieht dann den Augenhintergrund verkehrt, weshalb dies Verfahren die „Untersuchung im umgekehrten Bilde" genannt wird. Es ist selbstverständlich, daß diese Untersuchung ohne weitere Hilfsmittel nur bei starker Kurzsichtigkeit möglich ist. Denn je geringer die Kurzsichtigkeit, desto größer und folglich lichtschwächer ist das Luftbild $a'b'$ und desto kleiner ist gleichzeitig das Stückchen Augenhintergrund, dessen Bild in dem nämlichen Augenblicke vom Beobachter gesehen werden kann. Nun giebt es aber ein sehr einfaches Hilfsmittel, jedes untersuchte Auge in dem gewünschten Grade kurzsichtig zu machen, nämlich das Vorsetzen einer Sammellinse. Diesen Kunstgriff hat RUTE in die Augenheilkunde eingeführt und damit die „Untersuchung im umgekehrten Bilde" zu einem allgemein anwendbaren Verfahren gemacht. In Fig. 40 ist sie dargestellt für die drei Fälle der Übersichtigkeit (H), der Emmetropie (E) und der Kurzsichtigkeit (M) des untersuchten Auges. Die Zeichnung läßt erkennen, daß der Brechzustand des unter-

suchten Auges auf die Größe des entstehenden umgekehrten Bildes
Einfluß hat.   Die bereits **konvergent** auf die Sammellinse treffenden Lichtstrahlen des kurzsichtigen Auges *M* werden am frühesten
zu einem Bildpunkte vereinigt und liefern demgemäß das kleinste

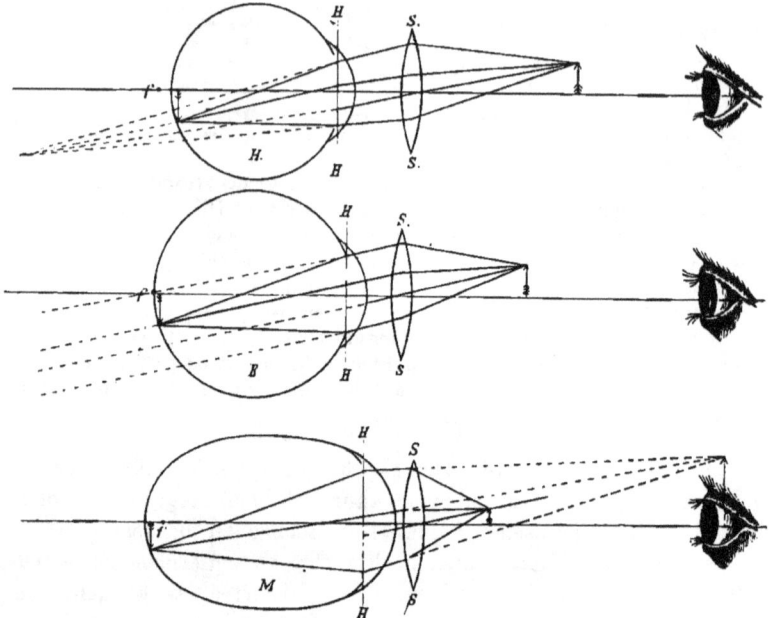

Fig. 40. Untersuchung im umgekehrten Bilde, bei Übersichtigkeit, Emmetropie und Kurzsichtigkeit des Untersuchten. *f* ist der hintere Brennpunkt, die rote Linie ist die Achse.

Bild.   Die **divergent** auf die Sammellinse fallenden Strahlen des
übersichtigen Auges *H* werden am spätesten vereinigt und liefern
das größte Bild.   Die parallel auf die Sammellinse fallenden Strahlen des emmetropischen Auges liefern ein Bild, das zwischen den
ersterwähnten die Mitte hält.

Betrag der Vergrößerung im aufrechten Bilde. Die vergrößernde
Kraft einer Lupe kann auf folgende Weise gemessen werden. Man betrachtet
einen Gegenstand mit bloßem Auge und bestimmt den Gesichtswinkel, unter dem
er erscheint; hierauf betrachtet man denselben Gegenstand durch die Lupe und
bestimmt den Gesichtswinkel, unter dem er jetzt erscheint: der Quotient der
beiden Gesichtswinkel ist die von der Lupe bewirkte Vergrößerung.

Für den Fall, daß der Untersuchte (*Un* Fig. 41) und der Beobachter *Be*
emmetropisch und accommodationslos sind, ergiebt sich das Maß der Vergrößerung durch folgende Überlegung. Es sei *ab* = 1,5 mm, also von derselben
Größe wie der Durchmesser der Papille. Der größte Gesichtswinkel, unter dem
die Linie *ab* bezw. ein gleich langes Hintergrundsstück, z. B. die Papille, ohne
Dazwischenkunft des dioptrischen Apparates des untersuchten

Auges deutlich zu sehen ist, hängt von dem Nahepunkte des Beobachters ab. Da man aber kleine Gegenstände, die man genau sehen will, nicht

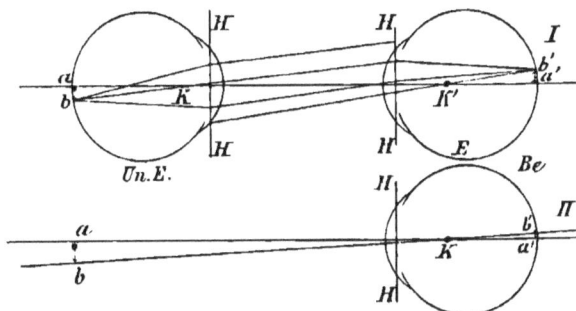

Fig. 41. Vergrößerung im aufrechten Bilde bei Emmetropie des Untersuchten.

gerade in den Nahepunkt bringt, so wollen wir den Gesichtswinkel für 25 cm Abstand des Gegenstandes vom Hauptpunkte des Beobachters berechnen.

Es sei a (Fig. 41 II) von der Hauptebene HH 250 mm entfernt; die Größe des Gegenstandes ab sei gleich 1,5 mm. Dann erscheint derselbe unter dem Gesichtswinkel $\dfrac{1,5}{250+5}$, da wir einerseits den Abstand des Knotenpunktes von der Hauptebene mit 5 mm veranschlagen, andererseits bei den kleinen hier in Betracht kommenden Winkeln die trigonometrische Tangente statt des Winkels selber setzen dürfen.

Wird dagegen ab durch den als Lupe wirkenden dioptrischen Apparat des Untersuchten (Fig. 41 I) betrachtet, so ist, wie die Zeichnung lehrt, der Gesichtswinkel gleich $\dfrac{b'a'}{k'a'}$. Wegen der Ähnlichkeit der Dreiecke $b'a'k'$ und bak ist aber $\dfrac{b'a'}{k'a'} = \dfrac{ba}{ka} = \dfrac{1,5}{15}$. Dieser letztere Bruch ist 17 mal größer als $\dfrac{1,5}{255}$, also ist die Vergrößerung unter den gemachten Voraussetzungen eine 17 fache.

Betrachten wir zweitens den Fall, daß der Untersuchte kurzsichtig, achsen-

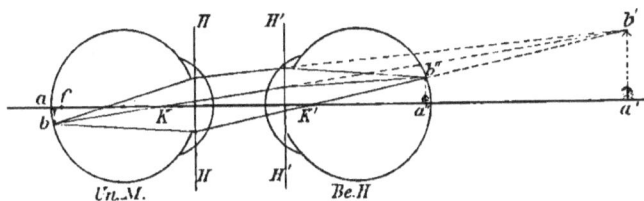

Fig. 42. Vergrößerung im aufrechten Bilde bei Kurzsichtigkeit des Untersuchten.

myopisch und zwar im Betrage von 5,0 Dioptrien sei. Dann liegt seine Papille 1,6 mm hinter dem hinteren Hauptbrennpunkte f und der Fernpunkt a' 200 mm vor der Hauptebene HH, Fig. 42. Es sei ferner der Beobachter (Be) vom Untersuchten (Un) 40 mm entfernt. Unter diesen Voraussetzungen sieht der übersichtige Be mit einem virtuellen Fernpunkte in a' die Linie ab unter

FICK, Augenheilkunde.   7

98   Die Theorie des Augenspiegels.

dem Gesichtswinkel $\dfrac{a''b''}{k'a''} = \dfrac{a'b'}{k'a'}$. Der Nenner $k'a'$ ist nach den Voraussetzungen

$= 200 - 40 - 5 = 155$ mm, wenn wir den Abstand des Knotenpunktes k' von der Hauptebene $H'H'$ zu 5 mm ansetzen. Der Zähler berechnet sich mittels eines aus der Figur ersichtlichen Paares ähnlicher Dreiecke ($abk \sim a'b'k$) zu $\dfrac{1,5}{16,6}$. 205 mm. Der gesuchte Bruch ist also $\dfrac{1,5}{16,6} \cdot \dfrac{205}{155} = \dfrac{1}{8,3}$. Da ab in 250 mm Entfernung dem Be ohne die Lupenwirkung des untersuchten Auges unter einem Gesichtswinkel von $\dfrac{1,5}{255} = \dfrac{1}{170}$ erscheint, dieser letztere Bruch aber 20,5 mal kleiner ist als 1:8,3, so ist die gesuchte Vergrößerung eine 20,5 fache.

Durch eine entsprechende Betrachtung findet man die Vergrößerung für den Fall, daß der Untersuchte 5,0 Dioptrien Übersichtigkeit hat und das (kurzsichtige) Auge des Be vom Un 40 mm entfernt ist, als eine 15 fache.

Betrag der Vergrößerung im umgekehrten Bilde. Der Untersuchte sei emmetropisch. Zur Erzeugung des umgekehrten Luftbildes werde eine Sammellinse von 20,0 Dioptrien, also von $^1/_{20}$ m $= 50$ mm Brennweite benutzt. Da die aus dem emmetropischen Auge austretenden Bündel parallelstrahlig sind, so kommt das Luftbild $a'b'$, Fig. 43, im Brennpunktsabstande $k'a'$ der Sammellinse

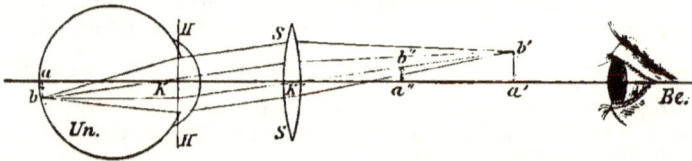

Fig. 43. Vergrößerung im umgekehrten Bilde.

zu stande. Da ferner unter den gemachten Voraussetzungen der Richtungsstrahl bk im Auge des emmetropischen Un parallel zu $k'b'$, dem Richtungsstrahle der Sammellinse SS, also das $\triangle abk$ ähnlich dem Dreiecke $a'b'k'$ ist, so ist

$$\frac{ab}{ak} = \frac{a'b'}{a'k'}.$$

Da $ab = 1,5$ mm,
            $ak = 15$ mm,
            $a'k' = 50$ mm

ist, so ist $a'b' = {}^{1,5}/_{15} \cdot 50 = 5$ mm, in Worten, das Luftbild von ab ist 5 mm groß, also 3,3 mal größer als das Objekt, die Papille. Da es sich hier um wirkliche und unmittelbar vergleichbare Gebilde handelt, so bedarf es keiner Betrachtung über den Gesichtswinkel und man kann ohne weiteres sagen, unter den gemachten Voraussetzungen ist die Vergrößerung eine 3,3 fache.

Aus der Fig. 43 kann man ferner entnehmen, daß der Abstand der Sammellinse vom emmetropischen Un gleichgültig ist, und daß die Vergrößerung wächst bei Verwendung einer schwächeren Sammellinse, abnimmt bei einer stärkeren. In der That, man denke sich um den Knotenpunkt k' herum eine Linse von der doppelten Brechkraft, dann kommt das Bild $b''a''$ in einem Abstand $k'a''$ zu stande, der gerade halb so groß ist als $k'a'$. Demnach ist das Bild $b''a''$ halb so groß als $b'a'$, die Vergrößerung also nur eine anderthalbfache. Eine entsprechende Betrachtung ergiebt für den Fall, daß der Un eine Kurzsichtigkeit von 5,0 Dioptrien hat und daß die Sammellinse (von 20,0 Dioptrien) 40 mm vor der Hauptebene des Un aufgestellt ist, ein Luftbild der Papille von 4,4 mm Durchmesser, also ziemlich genau dreifacher Linearvergrößerung. Endlich bei Übersichtigkeit von 5,0 Dioptrien und 40 mm Abstand der Sammellinse hat das Luftbild der Papille eine Länge von 5,6 mm, die Vergrößerung ist also eine 3,7 fache.

Rückt man die Linse SS so weit von Un ab, daß der Brennpunkt derselben mit dem vorderen Brennpunkte des Un zusammenfällt, dann hat der Brechzustand des Un keinen Einfluß auf die Vergrößerung; sie ist bei Emmetropie, Kurzsichtigkeit und Übersichtigkeit die nämliche. Rückt man die Linse noch weiter ab, so daß ihr Brennpunkt jenseits des vorderen Brennpunktes von Un zu liegen kommt, dann kehrt sich der Sachverhalt um: dann ist die Vergrößerung bei Übersichtigkeit am schwächsten und bei Kurzsichtigkeit am größten. Eine genauere Zergliederung dieser Fälle unterlasse ich, da sie beim Gebrauche des Augenspiegels in der Regel nicht vorkommen.

Ophthalmoskopisches Gesichtsfeld. a) Beim aufrechten, b) beim umgekehrten Bilde.

Zu a. Denjenigen Teil des Augenhintergrundes des Untersuchten, den der Beobachter mit einemmale übersehen kann, nennt man ophthalmoskopisches Gesichtsfeld. Die Frage nach seiner Größe kann man am leichtesten durch Benutzung des Reciprocitätsgesetzes beantworten. Es wird nämlich jeder Punkt des untersuchten Hintergrundes Lichtstrahlen in die Pupille des Beobachters senden, der von der Pupille des Beobachters Strahlen empfinge, falls diese ein leuchtender Gegenstand wäre; oder kürzer, das ophthalmoskopische Gesichtsfeld deckt sich mit dem Zerstreuungsbilde der Pupille des Beobachters auf dem Hintergrunde des untersuchten Auges. Zur Konstruktion des Bildes der Pupille Pp (Fig. 44) auf dem Hintergrunde des Untersuchten ziehe man von P und p gerade Linien durch den Knotenpunkt k des Un bis zur Netzhaut. Dann würde

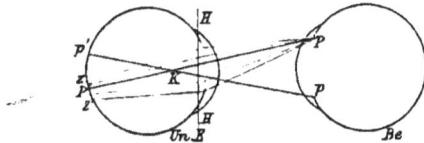

Fig. 44. Das ophthalmoskopische Gesichtsfeld im aufrechten Bilde.

$p'P'$ das Bild von Pp sein, falls Un auf Pp eingestellt wäre. Natürlich ist das aber im allgemeinen nicht der Fall. Folglich wird jeder Punkt von Pp im Hintergrunde des Untersuchten statt eines Bildpunktes einen Zerstreuungskreis erzeugen. Das rote Strahlenbündel zeigt den Zerstreuungskreis zz' des Punktes P unter der Annahme, daß der Untersuchte emmetropisch und accommodationslos ist. Dies vorausgeschickt, ist es eine leichte Aufgabe, die vier Umstände festzustellen, die für die Größe des ophthalmoskopischen Gesichtsfeldes von Bedeutung sind.

In erster Linie (1) sollte die Größe von Pp in Betracht kommen, denn je größer Pp, desto größer sein Bild $p'P'$ im Hintergrunde des

7*

Untersuchten. Indessen wird die Pupillenweite des Beobachters thatsächlich wohl stets durch den Umstand bedeutungslos gemacht, daß
vor dem Beobachter der Augenspiegel mit einem engen Loche
aufgestellt ist. Das Spiegelloch spielt also in Wirklichkeit die Rolle,
die in Fig. 44 der Pupille des Beobachters angewiesen ist. Wichtig dagegen ist (2) der Abstand des Beobachters vom Untersuchten, weil ja bei Annäherung an den Untersuchten auch das
Spiegelloch näher rückt und folglich ein größeres Bild auf dem
Hintergrunde erzeugen würde. Die praktische Regel über Untersuchen im aufrechten Bilde sagt denn auch nichts über die Pupillenweite des Beobachters, ermahnt dagegen zu möglichst starker Annäherung an den Kranken. Sie rät ferner, die Pupille des Untersuchten möglichst zu erweitern (3), sei es durch Schluß des
anderen Auges, durch Ausschließen unnötigen Lichtes (Dunkelzimmer), durch Nichtbeleuchten der empfindlichsten Hintergrundsstelle
(macula lutea) und schlimmstenfalls durch Anwendung eines Mydriaticums. Daß Erweiterung der Pupille des Untersuchten das ophthalmoskopische Gesichtsfeld größer macht und damit die Augenspiegeluntersuchung erleichtert, ergiebt sich aus Fig. 44 unmittelbar.
Man sieht ja, daß Verengerung der Pupille des Untersuchten das rot
gezeichnete Strahlenbündel schmaler, den Zerstreuungskreis $z\,z'$ kleiner
machen würde. Endlich hat (4) die Lage des Einstellepunktes
des Untersuchten auf die Größe des Zerstreuungsbildes von $l'p$ und
somit auf die Größe des Gesichtsfeldes den unmittelbarsten Einfluß.
Offenbar wird das Zerstreuungsbild in dem gleichen Maße wachsen,
in dem sich der Einstellepunkt des Untersuchten nach rechts entfernt. Hat der Einstellepunkt ∞ Ferne erreicht, d. h. ist der Untersuchte emmetrop, so ist das Gesichtsfeld größer als bei irgend einem
Grade von Kurzsichtigkeit. Am größten wird das Gesichtsfeld, wenn
der Einstellepunkt über ∞ hinausgeht, d. h. wenn der Untersuchte
übersichtig ist. Wir schließen daraus: Bei der Untersuchung im
aufrechten Bilde wächst das Gesichtsfeld mit wachsender Übersichtigkeit, es nimmt ab mit wachsender Kurzsichtigkeit des Untersuchten.

Bei dieser Betrachtung über die Größe des ophthalmoskopischen
Gesichtsfeldes ist immer stillschweigend vorausgesetzt worden, daß
der ganze Hintergrund des Untersuchten Licht aussende. Das ist
nun durchaus nicht der Fall. Bei der Ausführung des Augenspiegelns wird man oft genug finden, daß nur ein kleiner Teil des
ophthalmoskopischen Gesichtsfeldes beleuchtet und demgemäß leuchtend und sichtbar ist. Die Natur des Spiegels, die Größe und der
Abstand der Lampenflamme sind hier die wichtigsten Umstände.

Das Wachsen des Gesichtsfeldes mit der gleichzeitigen Abnahme der Bildvergrößerung infolge von Übersichtigkeit kann man bei Kaninchen folgendermaßen zeigen. Man stülpt auf das atropinisierte Auge des Kaninchens einen kleinen Glascylinder, dessen Grundfläche aus einem ebenen Glimmerplättchen besteht. Der Raum zwischen Glimmerplättchen und Hornhaut wird mit Wasser gefüllt. Dann ist die Hornhaut optisch ausgeschaltet und das Auge infolgedessen stark übersichtig. Man sieht nun einen großen Abschnitt des Hintergrundes, aber äußerst schwach vergrößert. Da das virtuelle Bild des Hintergrundes verhältnismäßig dicht hinter dem wirklichen Hintergrunde liegt, so gelingt auch dem ungeübtesten Beobachter die Einstellung auf dieses Bild leicht. Der Versuch empfiehlt sich daher als erste Einführung in die Kunst des Augenspiegelns.

Bei Staroperierten liegen die Verhältnisse ähnlich; doch ist die sammelnde Kraft der Krystalllinse nur etwa den vierten Teil so groß wie die der Hornhaut; demgemäß ist die Übersichtigkeit des linsenlosen Auges eine geringere als bei Ausschaltung der Hornhaut.

Zu b. Auch bei der Untersuchung im umgekehrten Bilde ist natürlich das ophthalmoskopische Gesichtsfeld gleich dem (Zerstreuungs-)Bilde der Pupille des Beobachters auf dem Hintergrunde des Untersuchten. Es ist wegen der eingeschalteten Sammellinse ungleich viel größer, als bei der Untersuchung im aufrechten Bilde. Bei richtiger Haltung der Sammellinse hat jetzt die Pupillenweite des Untersuchten gar keinen, die des Beobachters nur wenig Einfluß, so daß es nicht lohnt, diesen Umstand weiter zu verfolgen. Ausschlaggebend ist die Flächengröße und Brennweite der Sammellinse und der Brechzustand des Untersuchten. Man kann all das Gesagte aus Fig. 45 leicht entnehmen[1]. In ihr ist die Pupille des Beobachters als punktförmig angenommen. Ein Strahlenbündel, das von ihr ausginge, würde wegen des ziemlich

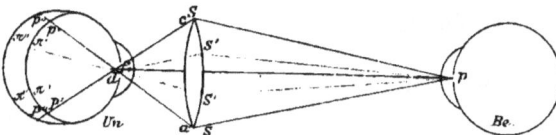

Fig. 45. Das ophthalmoskopische Gesichtsfeld im umgekehrten Bilde.

großen Abstandes zwischen Be und SS, dicht hinter f, dem Brennpunkte von SS seine Vereinigung finden. Wenn nun die Sammellinse so gehalten wird, daß ihr Brennpunkt dicht vor der Pupillenebene des Untersuchten steht, so wird der Bildpunkt von p in oder

---

[1] Im Interesse der Übersichtlichkeit ist angenommen, daß die auf den Punkt d konvergierenden Strahlen geradlinig weiterziehen. Streng genommen ist diese Annahme nur zulässig, falls d mit dem Knotenpunkt zusammenfällt. Ein grundsätzlicher Fehler entsteht aber aus dieser lehrerischen Licenz natürlich nicht.

dicht hinter der Pupillenebene des Untersuchten liegen; demgemäß wird $p'\,P'$ das Zerstreuungsbild von p sein, falls der Untersuchte übersichtig ist, und $p''\,P''$ falls der Untersuchte kurzsichtig ist.

Man sieht ohne weiteres, daß die Pupillengröße des Untersuchten völlig bedeutungslos ist, wenn der Durchschnittspunkt d in der Nähe der Pupillenebene liegt. Man sieht ferner, daß die ophthalmoskopischen Gesichtsfelder $p'\,P'$ und $p''\,P''$ etwas größer werden, falls sich die Pupille des Beobachters erweitert. Jeder Punkt der Pupille würde dann ein eben solches Feld $p'\,P'$ erzeugen und die einzelnen Felder würden sich nur teilweise decken.

Den Einfluß der Flächengröße von SS zeigt die Fig. 45 durch den Farbenunterschied. Verkleinert man die Fläche der Sammellinse etwa durch Abblenden der Randteile SS' und SS', so würden nur die Stücke $\pi'\pi'$ bezw. $\pi''\pi''$ Strahlen von p empfangen und demgemäß sichtbar sein. Den Einfluß der Brennweite erkennt man durch die Überlegung, daß bei kürzerer Brennweite die Linse SS näher an den Untersuchtn herangerückt werden muß, damit das Bild der Pupille des Beobachters in oder nahe bei der Pupille des Untersuchten entstehe. Je näher aber SS dem Untersuchten, desto größer wird der Winkel bei d, desto größer also auch $p'\,P'$.

Der Einfluß des Brechzustandes des Untersuchten ergiebt sich aus der Überlegung, daß $\pi'\pi'$ kleiner ist als $\pi''\pi''$ und $p'\,P'$ kleiner als $p''\,P''$. Das übersichtige Auge $(p'\,\pi'\,\pi'\,P')$ giebt also ceteris paribus ein kleineres, das kurzsichtige $(p''\pi''\pi''P'')$ ein größeres Gesichtsfeld; das emmetropische ein mittleres, oder allgemein: die Größe des Gesichtsfeldes wächst mit zunehmender Kurzsichtigkeit, nimmt ab mit zunehmender Übersichtigkeit.

Bei der Ausführung der Untersuchung „im umgekehrten Bilde" findet man den richtigen Abstand der Sammellinse durch Beachtung des Irisbildes des Untersuchten. Steht die Sammellinse zu weit vom Untersuchten ab, d. h. liegt ihr Brennpunkt vor dem untersuchten Auge, so sieht der Beobachter ein verkehrtes Bild der Iris. Ist die Sammellinse zu nahe gerückt, so sieht man ein virtuelles aufrechtes Irisbild. Endlich, steht die Sammellinse richtig, d. h. liegt ihr Brennpunkt nur wenig vor der Irisebene, so sieht man gar kein Irisbild. Man hat also so lange mit der Sammellinse vor und zurück zu gehen, bis gerade das Irisbild verschwunden ist; dann hat man das größte Gesichtsfeld.

Wenn gesagt wurde, daß bei richtiger Haltung der Sammellinse die Pupillenweite des Untersuchten bedeutungslos sei, so bezieht sich das nur auf das theoretische ophthalmoskopische Gesichtsfeld unter der stillschweigenden Voraussetzung, daß der ganze Augenhintergrund des Untersuchten Licht aussendet. Diese Voraussetzung wird aber praktisch nicht erfüllt. Im Gegenteil, bei Verwendung der gebräuchlichsten Hohlspiegel wird nur ein Bruchteil des ophthalmoskopischen Gesichtsfeldes beleuchtet und mithin sichtbar. Praktisch spielt daher auch bei der Untersuchung im umgekehrten Bilde die Pupillenweite des Untersuchten eine wichtige Rolle. Besonders die Anfänger finden es bei enger Pupille des Untersuchten schwer oder unmöglich, den Hintergrund des Untersuchten zu sehen. Unter den Gründen dieser Thatsache dürfte folgender der wichtigste sein. Mit dem Engerwerden der Pupille nimmt die Helligkeit des Beleuchtungsfeldes (im Augenhintergrunde des Untersuchten) ab, während die Menge des von der Hornhaut zurückgeworfenen Lichtes unverändert bleibt. Der Hornhautreflex wird daher das Hintergrundsbild sozusagen übertönen.

Aus dem Vorstehenden, namentlich auch aus den in Zahlen ausgerechneten Beispielen ergiebt sich, daß die ophthalmoskopische Vergrößerung bei Untersuchung im aufrechten Bilde bedeutend größer ist als im umgekehrten. Ferner hat sich ergeben, daß die Vergrößerung einerseits und die Ausdehnung des Gesichtsfeldes andererseits in einem gewissen Gegensatze zu einander stehen. Hieraus erklärt sich die praktische Regel, zuerst den Augenhintergrund im umgekehrten Bilde zu betrachten, um einen möglichst umfassenden Überblick über den Zustand des Auges zu bekommen und dann erst die Untersuchung im aufrechten Bilde vorzunehmen, um die Einzelheiten nun bei möglichst starker Vergrößerung zu sehen.

2. Beschreibung der gebräuchlichsten Augenspiegel.

Wenn auch der HELMHOLTZ'sche Augenspiegel in seiner ursprünglichen Form nur noch zu besonderen Zwecken gebraucht wird, so pflegt man doch zu Ehren des Erfinders den HELMHOLTZ'schen Augenspiegel (Fig. 46) zuerst zu beschreiben. Derselbe besteht aus einem Satze von drei spiegelnden Glasplatten a, die den schräg gestellten Abschluß einer messingenen Röhre b, bilden, und einer Vorrichtung am anderen, senkrecht abgeschnittenen Ende der Röhre zum Einsetzen von Hohlgläsern, c. Das Ganze wird an einem Griffe (in Fig. 46 nicht abgebildet) gehalten. Der Beobachter blickt bei d in das senkrecht abgeschnittene Ende der Röhre durch die Glasplatten hindurch nach dem zu untersuchenden Auge. Seine Blickrichtung schneidet die drei Glasplatten unter einem Winkel von 30°. Damit nun die von der Lampe kommenden Lichtstrahlen gerade in dieser Richtung von den Platten abprallen, müssen sie einen „Einfallswinkel" von 60° haben. Es ist das nur

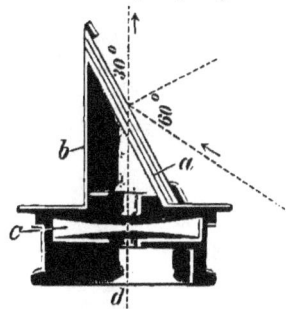

Fig. 46. HELMHOLTZ'scher Augenspiegel in wagerechtem Durchschnitt; die Pfeile deuten den Weg des einfallenden Lichtes an.

bei ziemlich weit seitlicher Stellung der Lampe zu ermöglichen.
Doch muß diese kleine Unbequemlichkeit in den Kauf genommen
werden um des Vorteiles willen: möglichst starke Beleuchtung des
Hintergrundes mit möglichst schwacher Spiegelung an der Hornhaut.

Gleichwohl ist der HELMHOLTZ'sche Augenspiegel immer noch
ein lichtschwacher. Es wurde daher von EPKENS eine belegte Glasplatte, also ein eigentlicher Spiegel, eingeführt; zum Durchblicken
für den Beobachter war eine kleine Stelle des Spiegelbelages weg-
gekratzt. Da aber die Spiegelung an der unbelegten Stelle immer
noch Licht kostete, andererseits Licht in das Auge des Beobachters
spiegelte und dadurch störte, so ging man dazu über, für den Durch-
blick des Beobachters ein Loch zu bohren. Dieses Loch bildet
wegen der Dicke des Glases einen kurzen Kanal. Die Wände des
Kanales müssen, zur Vermeidung von störender Spiegelung, gut geschwärzt sein. Ganz schützt freilich auch die Schwärzung nicht.
Besser noch wird die Absicht erreicht durch Verkürzung des Kanales
auf nahezu Null. Dies wird möglich, wenn man statt der Glasplatte
eine durchbohrte und polierte Metallplatte verwendet.

Selbst mit allen diesen Verbesserungen ist und bleibt der Planspiegel lichtschwach. Es führte daher RÜTE, dem man ja auch
„die Untersuchung im umgekehrten Bilde" verdankt, den lichtstarken Hohlspiegel ein. Dieser liefert ein umgekehrtes verkleinertes wirkliches Flammenbild vor der Spiegelfläche, also zwischen
Spiegel und Untersuchtem; der Planspiegel dagegen liefert ein aufrechtes
virtuelles gleich-
großes Flammen-
bild hinter der
Spiegelfläche, also
im allgemeinen in
größerem Abstand
vom Untersuch-
ten. Es ist dem-
nach selbstver-
ständlich, daß der
Hohlspiegel die
größere Licht-
menge in die Pu-
pille des Unter-
suchten sendet.

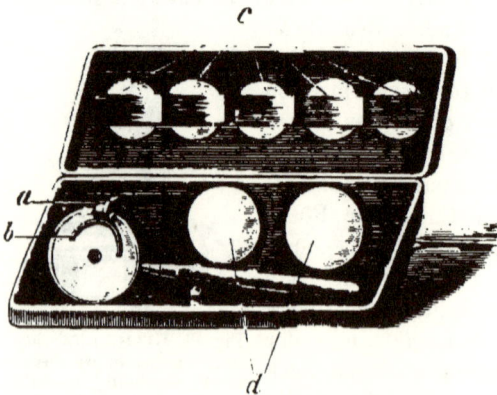

Fig. 47.   LIEBREICH'scher Augenspiegel.

Daraus folgt nun freilich noch nicht, daß das vom Hohlspiegel erzeugte Beleuchtungsfeld im Hintergrunde des Untersuchten heller
ist, als bei Benutzung des Planspiegels. Die Umstände, die hier in

Betracht kommen, sind aber zu mannigfach, um sie mit wenigen Bemerkungen erledigen zu können.

Derjenige Hohlspiegel, welcher seiner handlichen Form und seines geringen Preises wegen die größte Verbreitung gefunden hat, ist der kleine LIEBREICH'sche (Fig. 47). Die Brennweite desselben ist meist zwischen 14 und 20 cm. An der geschwärzten Hülse der Spiegelplatte ist ein kleiner, in Gelenken beweglicher Arm *a* angebracht; er trägt eine halbkreisförmige Spange *b*, in die man verschiedene Ausgleichslinsen *c* einsetzen kann; das Besteck enthält deren fünf. Außerdem sind dem Augenspiegel zwei Sammellinsen *d* von 13 bis 20 Dioptrien beigegeben, die sowohl zur „Untersuchung im umgekehrten Bilde", als zur „seitlichen Beleuchtung" benutzt werden.

Nun ist aber unter Umständen der lichtschwache Planspiegel dem lichtstarken Hohlspiegel vorzuziehen. JÄGER ersann daher einen Augenspiegel, bei dem je nach Bedarf eine plane oder eine hohle Spiegelplatte in das Gestell eingesetzt wird. Das gleiche Ziel erreichte COCCIUS durch die Verbindung eines Planspiegels mit einer Sammellinse. Die letztere steckt in einem Halter und kann je nach Bedarf durch eine andere von kürzerer oder längerer Brennweite ersetzt werden. Je nach der Wahl der Sammellinse hat man dann die Wirkung eines Hohlspiegels von kürzerer oder längerer Brennweite. Nimmt man die Sammellinse ganz fort, so bleibt nur die Wirkung des Planspiegels übrig.

Ähnliches erreicht ZEHENDER durch die Verbindung einer Sammellinse von etwa 10,0 Dioptrien mit einem Convexspiegel. Durch Veränderung des Abstandes der Sammellinse von der Spiegelfläche erreicht er das gleiche, wie COCCIUS durch Wechsel der Linse.

Ein wesentlicher Fortschritt wurde durch die Einführung der Refraktionsaugenspiegel gemacht. Die Abbildungen 48 a und b stellen diejenige Form dar, die hier in Zürich

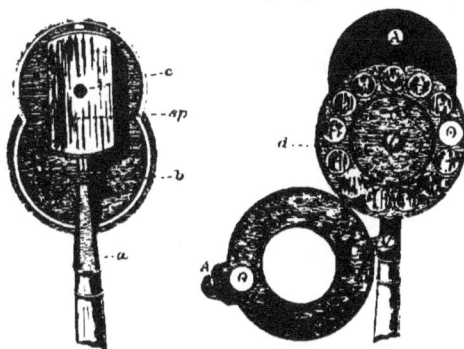

Fig. 48. Refraktionsaugenspiegel.
a) Vorder-Ansicht   b) Rück-Ansicht, Befestigungs-
½ n. Gr.   platte zur Seite gedreht. ½ n. Gr.

landesüblich ist. Auf einem Handgriffe *a* sitzt die geschwärzte Messingplatte von Biskuitform *b*. In der Mitte der oberen Scheibe ist ein Loch angebracht. Dem Loche der Platte entspricht das Loch des

Spiegels (c, von 3,5 mm Durchmesser), der auf der Vorderseite der Platte angebracht ist. Auf der Rückseite ist eine „Rekoss'sche Scheibe" d befestigt. Sie trägt in ihrem Rande 12 Linsen, 7 Hohllinsen und 5 Sammellinsen, die durch Drehung der Scheibe um ihren Mittelpunkt hinter dem Sehloche vorbeigeführt werden. Die mit 0 bezeichnete Stelle der Rekoss'schen Scheibe trägt keine Linse. Als Ergänzung dient eine zweite Rekoss'sche Scheibe, welche die seltener gebrauchten Ausgleichslinsen + 6 bis + 14 und − 8 bis − 24 trägt. Ferner enthält das Besteck eine Sammellinse von 20,0 Dioptrien Brechkraft und 40 mm Querdurchmesser, also großer Fläche (s. S. 101).

Noch ist die Einrichtung des Spiegels (sp) zu erwähnen. Er hat längliche Form und ist um eine senkrechte Achse drehbar, die etwa 4 mm vor der Fläche der Messingplatte (b) liegt. Man kann daher dem Spiegel die zur Augenbeleuchtung notwendige Schiefstellung (Drehung um jene senkrechte Achse) geben, ohne daß man gezwungen wäre, schief durch die Ausgleichslinsen zu blicken, was ja zu einer Bildverzerrung, zu einer Vortäuschung von Astigmatismus des Untersuchten Anlaß gäbe.

Die Zahl der Augenspiegel ist außerordentlich groß. Teils sind es nur Spielarten der vorstehend beschriebenen Formen, teils beruhen sie auf anderen optischen Grundgedanken, teils endlich dienen sie besonderen Zwecken, z. B. dem Sichselbstaugenspiegeln, oder der Betrachtung eines Augenhintergrundes durch beide Augen des Beobachters. Da diese Geräte aber eine praktische Bedeutung nicht besitzen, so kann ihre Beschreibung hier unterbleiben.

3. Verwendung des Augenspiegels.

Der Augenspiegel wird zu vier Zwecken benutzt,

A. zum Auffinden und zur Ortsbestimmung von Trübungen der brechenden Mittel, zur Durchleuchtung;

B. zum Betrachten des Augenhintergrundes;

C. zur Bestimmung des Brechzustandes;

D. zum Nachweise von Niveauunterschieden im Hintergrunde.

Zur Augenspiegeluntersuchung setzt sich der Beobachter dem Untersuchten im verdunkelten Zimmer in etwa 40 cm Abstand gegenüber. Neben und etwas rückwärts vom untersuchten Auge steht die Lichtquelle. Als solche kann jede Steinöl- oder Gaslampe dienen. Zweckmäßig ist es, eine Lampe zu nehmen, die eine recht große Flamme giebt. Die Lichtquelle, das untersuchte und das beobachtende Auge sollen, wenigstens annähernd, gleich hoch stehen, also in einer wagerechten Ebene liegen. Es ist daher zweckmäßig, eine Lampe und für den Kranken einen Stuhl zu wählen, die höher und tiefer gestellt werden können. Wünschenswert ist ferner, daß der Arzt im aufrechten Bilde mit seinem rechten Auge das rechte des Kranken, mit seinem linken das linke des Kranken untersucht, weil der Arzt nur so die nötige starke Annäherung an das Auge des Kranken bewerkstelligen kann, ohne mit der Nase desselben in Streit zu geraten. Freilich scheinen weitaus die meisten Augenärzte auch das linke Auge des Kranken mit ihrem rechten zu untersuchen. Es geht auch ganz gut, wenn der Kranke den Kopf nach seiner rechten Seite wendet bei geradeaus gerichtetem Blicke; denn jetzt steht die Nase des hineinblickenden Beobachters neben der Nase des Kranken.

Der Kranke wird nun aufgefordert an dem rechten Ohre des Arztes vorbei gedankenlos in die Ferne zu starren, falls das rechte, an dem linken Ohre des Arztes vorbei, falls das linke Auge untersucht werden soll. Wenn der Kranke diese Vorschrift befolgt, so bleibt seine Pupille weit, weil das gedankenlos in die Ferne starren Accommodationsruhe herbeiführt. Nun hält der Beobachter den Augenspiegel vor sein Auge und dreht ihn ein wenig hin und her, bis der helle Schein, der bei den ersten ungeschickten Versuchen oft genug gar nicht einmal die Person des Untersuchten, geschweige sein Auge trifft, in die Pupille fällt. Dann erscheint diese leuchtend rot. Natürlich wird sie durch den Lichteinfall etwas enger. Aber die Verengerung ist nicht bedeutend, weil bei der erwähnten Stellung des untersuchten Auges die Lichtstrahlen nicht auf den gelben Fleck (macula lutea), sondern auf eine Hintergrundstelle fallen, von der aus die reflektorische Pupillenverengerung weniger kräftig ausgelöst wird.

A. Durchleuchtung.

Befindet sich im Bereiche der Pupille ein Fremdkörper oder eine Trübung, so erscheint sie als dunkler Fleck auf rotem Grunde. Ist die Trübung eine wenig dichte, z. B. nur eine „nubecula corneae", ein Hornhautwölkchen, so macht sie den Eindruck eines blossen Schattens auf hellem Grunde.

Dieselben Stellen, die in durchfallendem Lichte schwarz bezw. dunkel aussehen, erscheinen bei Anwendung der seitlichen Beleuchtung, d. h. im auffallenden Lichte weiß, bezw. heller als die Umgebung. Der Grund ist leicht einzusehen. Die getrübten Stellen sind für Licht ganz oder teilweise undurchgängig. Die Lichtstrahlen, welche aus dem Augenhintergrunde kommen und auf die Trübung treffen, werden in den Hintergrund zurückgeworfen und gelangen also nicht zu dem Beobachter. Umgekehrt bei auffallendem Lichte: Die von der getrübten Stelle abgeprallten Strahlen gelangen nicht auf die Netzhaut des Untersuchten, wohl aber in das Auge des Beobachters.

Für den Ort der Trübung kommt vor allem die Thatsache in

Betracht, daß Trübungen der Hornhaut und der Linse unbeweglich,
solche des Glaskörpers dagegen meist beweglich sind. Fordert man
den Kranken auf, ruckweise Blickbewegungen nach oben, unten,
rechts oder links auszuführen, so fliegen die aufgewirbelten Glaskörpertrübungen, nachdem das Auge bereits zu Ruhe gekommen
ist, noch weiter, und schweben langsam durch das Pupillengebiet,
ihrer größeren Schwere entsprechend, nach abwärts. Ihre Form
ist mannigfach, Fäden, Wolken, Klümpchen, Schleier.

Die Trübungen der Hornhaut und Linse sind unbeweglich mit
dem Auge verbunden. Zu ihrer Unterscheidung bedient man sich
— abgesehen von der seitlichen Beleuchtung S. 87 — der „parallaktischen[1] Verschiebung“. Es sei der Punkt a, Fig. 49 eine Hornhauttrübung, der Punkt b eine Trübung in der vordersten Linsen-
schichte, also ungefähr in der Pupillenebene, der Punkt c eine Trübung
an der Rückfläche
der Linse. Dann
wird der Beobachter,
der in der Richtung
der Augenachse in
die Pupille des
Untersuchten blickt,
nur eine Trübung
sehen, wie in Fig. 49,
a dargestellt ist. Jetzt
blicke der Unter-
suchte abwärts, dann
werden alle drei
Trübungen sichtbar
und zwar die Horn-
hauttrübung unter-
halb, die hintere

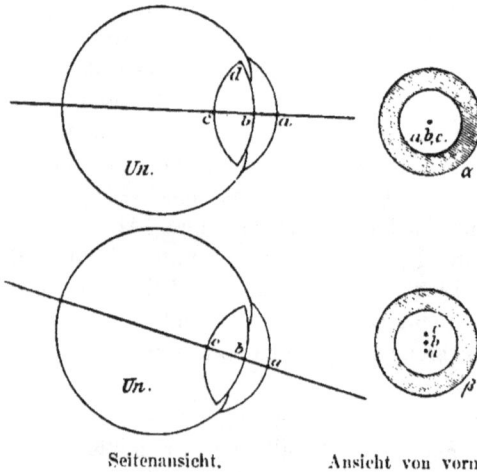

Seitenansicht.   Ansicht von vorn.
Fig. 49. Ortsbestimmung von Trübungen in Hornhaut und Linse.

Linsentrübung oberhalb der Trübung b in der Pupillenmitte. Die
letztere hat eben scheinbar ihren Platz nicht verändert; die hintere
ist scheinbar nach oben gewandert. (In Wirklichkeit sind ja alle
drei nach abwärts gerückt). Eine Scheinbewegung in umgekehrter
Richtung wie die wirkliche Bewegung des untersuchten Auges beweist also Lage der Trübung hinter der Pupillenebene; eine gleichsinnige Scheinbewegung bedeutet Lage vor der Pupillenebene; und
scheinbare Ruhe bedeutet Lage in der Pupillenebene.

Wenn das untersuchte Auge still steht und dafür der Beob-

---

[1] ἡ παράλλαξις die Nebeneinandersetzung.

achter sich bewegt, so kehrt sich der Sachverhalt um, d. h. Trübungen, die vor der Pupillenebene liegen, machen gegensinnige, Trübungen die hinter der Pupille liegen, gleichsinnige Scheinbewegungen. Die Größe der Scheinbewegung giebt einen Anhaltspunkt zur Beurteilung des Abstandes, in dem sich die Trübung vor bezw. hinter der Pupillenebene befindet.

Die Untersuchung der Hornhaut- und Linsentrübungen auf dem Wege der Durchleuchtung wird nun dadurch noch vervollkommnet, daß man hinter dem Schloche des Augenspiegels eine Lupe anbringt, welche stärkere Annäherung des Beobachters an die Trübung gestattet und diese vergrößert zeigt. Hirschberg und Magnus haben dies Verfahren ausgebildet und besonderes Handwerkszeug dafür angegeben. Der Refraktionsaugenspiegel mit seinen starken Sammellinsen leistet übrigens das Gewünschte auch.

Die Durchleuchtung leistet mehr als die seitliche Beleuchtung, wenn es gilt, ein kleines Loch in der Iris zu entdecken, das etwa ein in das Auge eingedrungener Eisensplitter geschlagen hat. Auch eine Verschiebung der Krystalllinse und das Linsenzittern werden auf dem Wege der Durchleuchtung am sichersten und leichtesten erkannt.

B. Die Betrachtung des Augenhintergrundes
beginnt der Anfänger zweckmäßigerweise mit der Untersuchung im aufrechten Bilde und zwar bei einem atropinisierten Kaninchen. Dasselbe sitzt in einem passenden Kästchen meist regungslos still, hat übersichtig gebaute Augen und klagt auch bei langen Sitzungen nicht über Sehstörung und Blendung. Außerdem besitzt es ein sehr auffallendes Hintergrundsbild, dessen kennzeichnende Linien und Farben leicht beschrieben und gezeichnet werden können. Die erste Aufgabe besteht darin, die Eintrittsstelle des Sehnerven (Papilla nervi optici) zu Gesicht zu bekommen. Zu dem Ende muß der Beobachter von unten vorne nach oben hinten in das Kaninchenauge blicken. Daß er die Richtung gefunden hat, erkennt er an dem weiß Aufleuchten der sonst rot leuchtenden Pupille. Freilich senden auch die markhaltigen Nervenfasern weißes Licht nach außen; indessen, wenn auch nur für diese die Einstellung gelingt, ist bereits viel gewonnen. Am ehesten gelingt es noch so, daß man aus einer Entfernung von etwa 20 cm mit dem Spiegel Licht in die Pupille wirft, sich etwas hin und herwiegt, bis man die Pupille weiß aufleuchten sieht und nunmehr so nahe als möglich an das untersuchte Auge herangeht. Der Ungeübte verliert dabei häufig wieder das Licht. Er fange dann genau wieder in derselben Weise von vorne an. Hat man sich genähert, ohne daß das Licht aus der Pupille verschwunden ist, so kommt die schwierigste Aufgabe, die dioptrische Einstellung für den Ort des virtuellen

Bildes des Augenhintergrundes. Da der Beobachter weiß,
daß der zu betrachtende Gegenstand selber dicht vor seinem Auge
liegt, so accommodiert er meist unwillkürlich stark und verhindert
dadurch deutliches Sehen. Er muß sich also vorzustellen suchen,
der Gegenstand seiner Aufmerksamkeit liege weit weg, oder falls dies
nicht zum Ziele führt, muß er durch Hohlgläser die unzweckmäßige
Accommodation auszugleichen suchen. Wegen dieser unwillkür-
lichen Accommodation gelingt es dem Anfänger um so leichter den
Hintergrund deutlich zu sehen, je übersichtiger das untersuchte
Auge ist, d. h. je näher dem wirklichen Hintergrunde das virtuelle
Hintergrundsbild liegt. Ist die Einstellung gelungen, so greife der
Anfänger sofort zu Bleistift und Papier und suche das Gesehene
durch eine, wenn auch noch so unvollkommene Zeichnung wieder zu
geben. Dies schärft die Aufmerksamkeit ungemein und schützt außerdem vor den Verwechselungen, denen Anfänger so oft zum Opfer fallen.

Sind die ersten Schwierigkeiten überwunden und ist der
Schüler im stande, die Papille, die markhaltigen Nervenfasern, die
Netzhautgefäße beim Kaninchen im aufrechten Bilde zu sehen, so
mache er den schwierigeren Versuch, den Augenhintergrund im umgekehrten Bilde zu sehen (Fig. 40, S. 96). Wir wollen uns vorstellen,
daß dieser Versuch an einem Menschen angestellt wird. Es gilt
zunächst die Papille zu sehen, einmal weil diese Stelle des Hintergrundes die hellste und am leichtesten zu beschreiben ist, andererseits weil sie gegen Licht unempfindlich ist, ihre Belichtung also
weder blendet, noch Pupillenverengerung bewirkt. Aus dem früheren
(S. 59) ist bekannt, daß die Papille beim Menschen 12° bis 15°, vom
Kotenpunkte aus gerechnet, nasenwärts von dem Centralgrübchen
liegt. Man muß also, nachdem man dem Untersuchten eine bestimmte
Blickrichtung angewiesen hat, unter jenem Winkel gegen die Gesichtslinie von außen (von der Schläfenseite) in das Auge hineinblicken.

Der Beobachter befindet sich in etwa 40 cm Entfernung
vom Untersuchten, beleuchtet die Pupille und wiegt sich etwas
hin und her, bis sie weiß oder wenigstens in blasserem Rot auf-
leuchtet. In diesem Augenblicke schiebt er die mit Zeigefinger
und Daumen bereit gehaltene Sammellinse in den Weg der Lichtstrahlen; damit die linke Hand nicht frei in der Luft schwebt,
stütze sich der kleine und der Ringfinger an der Stirn des
Untersuchten. Gewöhnlich sieht der Anfänger bei den ersten
Versuchen nichts als Reflexe, d. h. Spiegelbilder der Lichtquelle,
die von den beiden Flächen des Sammelglases und von der Hornhaut herrühren. Durch eine geringe Schrägstellung des Sammelglases gegen seine Blickrichtung kann der Beobachter die von dem

Sammelglas herrührenden Spiegelbildchen aus seinem Gesichtsfelde entfernen. Doch darf man nie vergessen, daß eine Schrägstellung der Linse das Hintergrundsbild astigmatisch verzerren muß; die Schrägstellung darf also das notwendige Mindestmaß nicht überschreiten. Ist nun bei diesen Drehungen das Licht nicht von der Pupille des Untersuchten abgeirrt, so kommt der letzte und schwierigste Schritt, die Einstellung des Beobachters auf das Luftbild. Da der Anfänger meist unter dem Eindrucke steht, daß der zu betrachtende Gegenstand im Auge stecke, so accommodiert er für diese Entfernung. Das Luftbild, für welches er accommodieren soll, liegt aber vor dem Auge, ja vor der Sammellinse, es kann also bei Einstellung für den Ort des Hintergrundes selber ein deutliches Sehen nicht zu stande kommen.

Um diese Schwierigkeit besiegen zu lernen, kann man sich im Lesen eines Druckes üben, der verkehrt gehalten und durch eine Sammellinse betrachtet wird. Die Sammellinse erzeugt ein verkehrtes Bild des verkehrt gehaltenen Druckes, d. h. also ein aufrechtes Bild zwischen Linse und Leser, und der Druck ist unleserlich, so lange dem Beobachter nicht die Einstellung für den diesseits der Linse gelegenen Ort des Luftbildes gelingt. Die Einstellung kann man sich noch dadurch erleichtern, daß man eine Nadel dahin hält, wo das Bild des Druckes zu erwarten ist. — Will die Einstellung auf das Luftbild nicht gelingen, so nehme man ein Sammelglas von 2 bis 3 Dioptrien zu Hilfe, wozu ja der Refraktionsspiegel die Einrichtung besitzt.

Ist die Papille sichtbar geworden und hat man sich über ihr normales oder krankhaftes Aussehen ein Urteil gebildet, so geht man zum Absuchen des Augenhintergrundes über. Die Nachbarschaft der Scheibe, darunter auch die für das Sehen wichtigste Stelle, den gelben Fleck mit Centralgrübchen kann man dadurch sichtbar machen, daß man das Sammelglas etwas verschiebt. Die vom Augenhintergrunde ausgehenden Lichtstrahlen gehen dann nämlich nur durch den Randteil der Linse; dieser wirkt prismatisch, lenkt die Lichtstrahlen nach der Grundfläche des Prismas zu ab und folglich sieht der Beobachter nicht diejenigen Teile des Hintergrundes, die ihm gerade gegenüber liegen, sondern etwas seitlich gelegene. Will man den Hintergrund in größerem Abstande von der Papille zu Gesicht bringen, so läßt man den Kranken die Blickrichtung ändern, oder man ändert die Stellung des eignen Kopfes und blickt von oben, von rechts, von links hinein; die obere Netzhauthälfte kann man nur sehen, wenn der Kranke nach oben blickt.

Während die verschiedenen krankhaften Veränderungen später bei Besprechung der einzelnen Krankheiten erwähnt werden sollen, mag hier eine kurze Beschreibung des gesunden Augenhintergrundes Platz finden. Auf rotem Grunde erscheint die hellere Papille mit

den aus ihr entspringenden Netzhautgefäßen. Zunächst einige Worte
über den Grund. Die Farbe desselben schwankt, je nachdem es
sich um eine blonde oder dunkelhaarige Person handelt, von gelbrot
bis rotbraun. Nach BOLL, dem Entdecker des Sehpurpurs, sollte
die Röte des Hintergrundes von der Anwesenheit des Netzhaut-
purpurs herrühren. Diese Ansicht hat sich nicht bestätigt. Der
Sehpurpur hat ja ein ganz anderes rot (rosa, blaurot, daher der
Name Sehpurpur) und kann ausgeblichen werden, ohne daß die
Farbe des Hintergrundes sich merklich ändert. Ohne Zweifel rührt
das Rot des Hintergrundes von dem Blute der Aderhaut her. Die
Choriocapillaris ist ja dem Beobachter nur durch die durchsichtige Netzhaut und das allerdings nicht durchsichtige, aber wenig-
stens durchscheinende Pigmentepithel verdeckt. Der Reichtum des
Pigmentepitheles an Pigment hat daher bei gleicher Beleuchtung den
größten Einfluß auf die Farbe des Hintergrundes; dieser Reichtum
steht mit der sonstigen Pigmentierung des Menschen in geradem
Verhältnis, ist z. B. beim Neger so groß, dass hier das Blutrot der
Aderhaut kaum noch durchschimmert.

Der auffallendste Punkt des Hintergrundes und gleichzeitig der
Ausgangspunkt jeder Augenspiegeluntersuchung ist die Papilla nervi

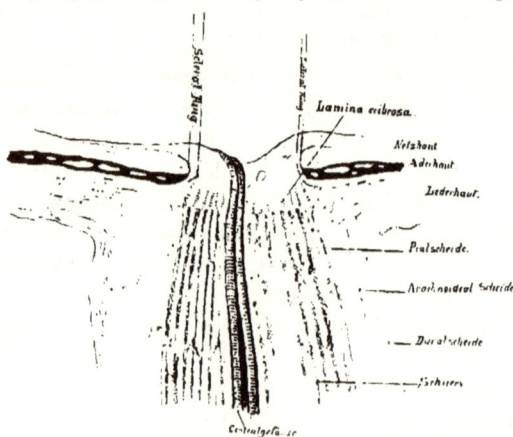

Fig. 50. Durchschnitt durch Sehnerv und Papille,
nach FLEMMING.

optici. Der Name
scheint anzudeuten,
daß etwas über die
Fläche des Hinter-
grundes hervorrage.
Das ist indessen nicht
der Fall. Der ana-
tomische Sachverhalt
ist folgender (Fig. 50).
In der Aderhaut ist
ein Loch. In der
Lederhaut desglei-
chen; doch ist das
letztere überbrückt
durch ein Gitter von
Fäden, die aus dem
Gewebe der Lederhaut stammen. Die Sehnervenfasern haben bis zu
diesem Gitter, der sogenannten Lamina cribrosa, Fig. 50), ihre
Markscheiden noch; in den Maschen des Gitters, also innerhalb der
Lederhaut, findet man sie marklos. Nachdem die nun nackten
Achsencylinder das Loch der Aderhaut durchsetzt haben, biegen sie
ziemlich genau rechtwinklig um und verbreiten sich als innerste

Netzhautschicht bis in die Randteile des Augenhintergrundes. Zur Entstehung einer merklichen Hervorragung ist also kein Anlaß. Die äußere Grenze der Sehnervenscheibe (Fig. 51) ist eine schwärzliche Kreislinie. Man nennt sie Chorioidealring, weil sie das Loch in der Chorioidea, Aderhaut, bezeichnet, durch das der Sehnerv in den Augapfel gelangt. Auf den Aderhautring folgt nach einwärts ein schmales kreisförmiges Band, der Skleralring, Fig. 50 und 51: er rührt davon her, daß das Loch der Aderhaut etwas größer ist, als das der Lederhaut, die letztere demnach hier offen zu Tage tritt. Der Aderhaut- und

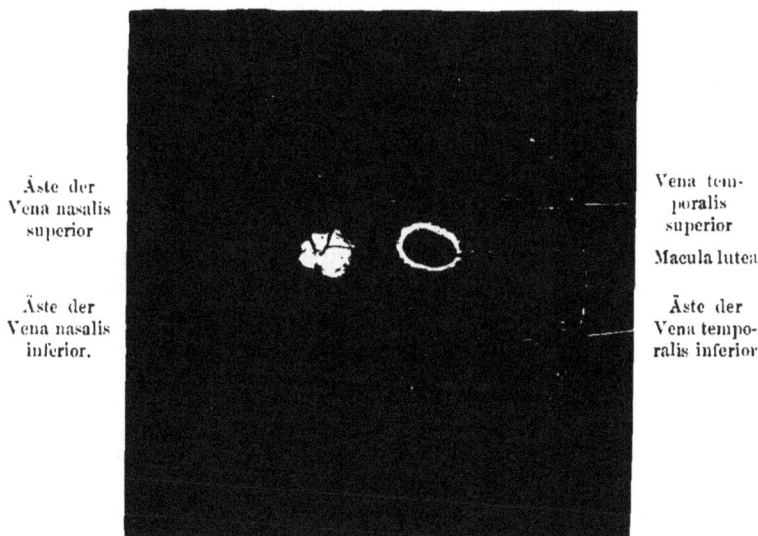

Äste der
Vena nasalis
superior

Äste der
Vena nasalis
inferior.

Vena tem-
poralis
superior

Macula lutea

Äste der
Vena tempo-
ralis inferior

Fig. 51. Der normale Hintergrund im umgekehrten Bilde, nach JAGER. Der Aderhautring ist ringsum, der Lederhautring nur rechts zu erkennen.

Lederhautring sind natürlich nicht mit dem Zirkel geschlagene Kreise. Ja häufig ist sogar die Abweichung von der Kreisform so beträchtlich, daß die Sehnervenscheibe als eirund bezeichnet werden muß. Es kann dies eine Folge von Astigmatismus (S. 118), aber auch anatomische Eigentümlichkeit der Scheibe sein. Bei vielen Augen sucht man vergebens nach ausgesprochenen Ringen. So ist z. B. der Aderhautring oft nur durch kleine Pigmentansammlungen an dieser oder jener Stelle des Papillenrandes vertreten.

Auf der, von den beiden Ringen begrenzten, eigentlichen Scheibe fällt die kleinere nasenwärts gelegene Hälfte durch dunklere Färbung und weniger scharfe Begrenzung, die schläfenwärts gelegene größere Hälfte durch blassere Farbe und schärfere Begrenzung auf. In der Mitte der Scheibe ist eine besonders helle Stelle, die trichter-

förmige Vertiefung, an deren Nasenseite die Arteria und Vena centralis retinae aus dem Sehnerven auftauchen. Diese Vertiefung
greift zuweilen in die Schläfenhälfte der Scheibe über, wofür sie dann
physiologische Excavation genannt wird, vergl. Fig. 143 u. 145.
Die Arteria und Vena centralis retinae zerfallen, meist noch im Gebiete des Gefäßtrichters, in je einen aufsteigenden und einen absteigenden Ast, Fig. 51; und jeder dieser beiden Äste wieder, sei es noch auf
der Scheibe, sei es jenseits derselben, in einen schläfenwärts und einen
nasenwärts ziehenden Ast, der sich dann seinerseits wieder baumförmig
in kleinste Zweige auflöst. Man unterscheidet demgemäß eine Arteria
nasalis superior und inferior, eine temporalis superior und
inferior, Venen desgleichen. Die Schlagadern erkennt man an der
geringeren Dicke, an dem gestreckteren Verlaufe, an der helleren Farbe
und an dem sogenannten Reflexstreifen; es ist das ein heller Lichtstreif längs der Mitte des Gefäßes. Die Venen sind durch größere
Dicke, geschlängelteren Verlauf, dunkler rote Farbe, schmaleren
und weniger hellen oder ganz fehlenden Reflexstreif von den Schlagadern zu unterscheiden. Die Reflexstreifen sind übrigens nur bei
der Untersuchung im aufrechten Bilde ordentlich zu sehen.

Über die Natur dieser Lichtstreifen ist viel gestritten worden. Der eine
ließ sie durch Spiegelung an der Gefäßwand, der andere an der Blutsäule entstehen. Nach Dimmer, der die Frage von neuem eingehend behandelt hat, entsteht der schmale Lichtstreif der Venen durch Spiegelung an der Oberfläche
der Blutsäule; der breite Lichtstreif der Schlagadern dagegen durch den
„Axenstrom", d. h. durch Abprallen der Lichtstrahlen von den in der Axe des
Gefäßrohres schnell fortbewegten Blutkörperchen.

Über den Schläfen- und den Nasenrand der Scheibe treten nur
ganz feine Gefäßreischen. Man benutzt sie bei der Untersuchung im
aufrechten Bilde als Probegegenstand auf richtige dioptrische Einstellung des Beobachters. Etwa $1\frac{1}{2}$ bis 2 Scheibenbreiten schläfenwärts liegt eine völlig gefäßlose Stelle; wenigstens giebt es hier keine
Gefäße, die bei Augenspiegelvergrößerung sichtbar wären. Es ist
dies der gelbe Fleck mit dem Centralgrübchen, der Stelle des
deutlichsten Sehens. Er sieht verschieden aus, je nachdem man ihn
im aufrechten oder umgekehrten Bilde betrachtet. Im aufrechten
erscheint er meist als ein papillengroßer Fleck, der sich durch eine
etwas dunklere Färbung vom übrigen Augenhintergrunde abhebt, und
in dessen Mitte ein sichelförmiges, fächerförmiges oder auch rundes
Lichtpünktchen zu sehen ist. Im umgekehrten Bilde, Fig. 51, erscheint der gelbe Fleck bei jugendlichen Personen von einer wagerecht-
eirunden Lichtlinie begrenzt, seine Mitte als ein dunkles Pünktchen.

Diese Lichterscheinungen sind folgendermaßen zu erklären. Das auf
einen Augenhintergrund geworfene Licht wird zum Teil zerstreut zurück-

geworfen, d. h. so, daß jeder Punkt des Hintergrundes nach allen Richtungen hin divergierende Strahlen sendet, also gleichsam selbst leuchtet; ein Teil dieser Strahlen gelangt in das Auge des Beobachters und befähigt ihn, die Gefäße, Pigmentflecke, Niveauunterschiede u. s. w. zu sehen. Nun kommen aber auf der Innenfläche der untersuchten Netzhaut kleinste regelmäßig gekrümmte Flächen vor, die je nach ihrer Krümmung als Hohlspiegel, Konvexspiegel. Cylinderspiegel wirken und folglich die vom Augenspiegel herkommenden Lichtstrahlen zu kleinen wirklichen vor oder virtuellen hinter der Netzhaut liegenden katoptrischen Bildchen vereinigen. Diese Bildchen des Augenspiegels kann der Beobachter natürlich nur dann sehen, wenn der von diesen Bildchen ausgehende, eng begrenzte Strahlenkegel in des Beobachters Auge gelangt. Der Widerspruch zwischen der anatomisch runden Gestalt des gelben Fleckes und der eiförmigen der ihn umgebenden Lichtlinie wird von Jonsson als eine Verzerrung erklärt, die durch Sammellinse und Spiegel hervorgebracht werde.

Es giebt mancherlei Abweichungen von der hier gegebenen Schilderung, die der Anfänger zuweilen für krankhaft hält, die aber nur als Spielarten des gesunden Augenhintergrundes aufzufassen sind. Eine der häufigsten ist das Sichtbarwerden der Aderhautgefäße: sie sind von den Netzhautgefäßen durch das bandartige Aussehen, die parallele und gruppenweise Anordnung und das Fehlen jeder Verästelung zu unterscheiden. Ferner ist die Verteilung des Pigmentes nicht selten eine ungleichmäßige, so daß der Hintergrund sein gleichmäßiges Aussehen verliert und gefeldert erscheint. Man sieht dann dunklere Stellen mit dazwischen liegenden hellroten Streifen; die Streifen entsprechen den Aderhautgefäßen, die dunkleren Felder den „Intervascularräumen". Endlich seien noch Reflexe längs der Gefäße erwähnt, die der Netzhaut ein eigentümliches glitzerndes Aussehen verschaffen, bei Spiegeldrehungen sich verschieben und hierdurch leicht von den unverschieblichen Netzhauttrübungen zu unterscheiden sind.

C. Bestimmung des Brechzustandes.

Schon bei der Durchleuchtung der brechenden Mittel (S. 107 ff.) verrät es sich häufig, ob der Untersuchte übersichtig oder kurzsichtig ist. Man erkennt nämlich bei manchen schon aus ansehnlicher Entfernung ganz deutlich Netzhautgefäße. Gehören dieselben einem wirklichen, umgekehrten, vor dem Untersuchten befindlichen Luftbilde an, so ist der Untersuchte offenbar kurzsichtig; gehören sie dagegen einem virtuellen, aufrechten, hinter dem Untersuchten gelegenen Bilde an, so ist er übersichtig. Welches von beiden der Fall ist, läßt sich auf folgende Weise leicht entscheiden: Man bewege den Kopf ein wenig nach rechts: macht das gesehene Gefäß eine scheinbare Bewegung nach links, so gehört es einem umgekehrten, vor der Pupille gelegenen Hintergrundsbilde an; macht es dagegen eine

gleichsinnige Scheinbewegung mit dem Kopfe des Beobachters, so gehört es einem aufrechten, hinter der Pupille gelegenen Bilde an. Bei
Emmetropie und ihr nahestehenden, geringen Graden von Übersichtigkeit und Kurzsichtigkeit des Untersuchten kann man aus
großem Abstande Gefäße nicht sehen, weil das ophthalmoskopische
Gesichtsfeld zu klein ist (S. 99).

Um sich das Wesen dieser Scheinbewegungen klar zu machen, beachte man
die Thatsache, daß die Hintergrundsbilder vom Beobachter gegen die Pupille des
Untersuchten projiciert werden. Das Auge des Untersuchten scheint demnach zu
ruhen, die Hintergrundsbilder bewegen sich. Daß die Scheinbewegung gleichsinnig ist mit der Kopfbewegung des Beobachters bei einem aufrechten, gegensinnig bei einem umgekehrten Bilde, ergiebt sich aus den Betrachtungen über
Scheinverschiebung vor der Pupillenebene gelegener Hornhauttrübungen, und
hinter der Pupillenebene gelegener Linsentrübungen S. 108. Der Punkt a Fig. 49
würde dem umgekehrten, der Punkt e dem aufrechten Bilde entsprechen.

Selbstverständlich genügt es nicht, festgestellt zu haben, ob der
Fernpunkt des Untersuchten dicht vor seinem Auge (starke Kurzsichtigkeit) oder dicht hinter seinem Auge (starke Übersichtigkeit)
oder sehr weit entfernt vom Auge (geringe M, geringe H oder
Emmetropie) liegt. Die Aufgabe ist vielmehr, den Brechzustand zu
messen. Es kann dies auf dreierlei Art ausgeführt werden, nämlich

α) im aufrechten Bilde;
β) im umgekehrten Bilde;
γ) auf der Grenze beider, d. h. durch Schattenprobe.

Zu α). Die Bestimmung des Brechzustandes im aufrech-
ten Bilde wird mit Hilfe eines Refractionsaugenspiegels, Fig. 48, vorgenommen. Der emmetropische Beobachter sucht die Papille, zunächst
ohne Ausgleichslinse sichtbar zu machen. Gelingt ihm dies nicht, so
bringt er durch Drehen der REKOSS'schen Scheibe nach und nach verschiedene Hohl- bezw. Sammelgläser hinter das Sehloch des Augenspiegels, bis er dasjenige Glas gefunden hat, mit dem ihm der Hintergrund des Untersuchten am schärfsten erscheint. Dieses Glas ist ein
Maß des vorhandenen Brechfehlers, vorausgesetzt, daß beim emmetropischen Beobachter sowohl als beim Untersuchten die Accommodation ruhte, und daß der Abstand des Glases vom untersuchten Auge vernachlässigt werden darf. Das letztere ist aber
nur bei kleinen Brechfehlern der Fall. Bei starken Brechfehlern
fällt ein Abstand der Ausgleichslinse vom untersuchten Auge von
wenigen, z. B. von 5 cm sehr ins Gewicht. Ohne Berücksichtigung
dieses Abstandes würde man die Kurzsichtigkeit viel zu groß, die
Übersichtigkeit viel zu gering finden.

Ein Beispiel möge dies erläutern. In Fig. 52 sei Un das Auge des Untersuchten. Dasselbe habe eine Kurzsichtigkeit von 10 Dioptrien. Also werden die
vom Hintergrunde des Un ausgehenden Lichtstrahlen $^1/_{10}$ m, d. h. 10 cm vor der

Hauptebene ein umgekehrtes vergrößertes Bild a' b' erzeugen. Das Auge *Be* sei 5 cm von *Un* entfernt. Dann wird der emmetropische, accommodationslose Beobachter den Hintergrund des *Un* deutlich sehen mit Hilfe eines Hohlglases, das die auf b' konvergierenden Strahlen unter sich parallel macht, m. a. W. ein Glas, dessen (negative) Brennweite gleich ist der Entfernung zwischen *LL* und a' b'. Wenn dies Hohlglas 1 cm vor der Hauptebene des *Be*, also 4 cm vor der Hauptebene des *Un* steht, so müßte die Brennweite des Glases 6 cm,

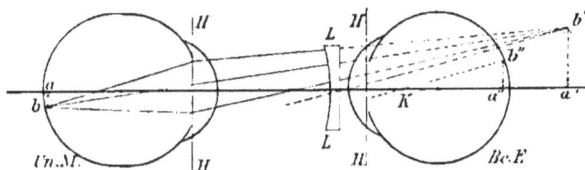

Fig. 52. Einfluß des Abstandes zwischen Untersuchtem (*Un*) und Beobachter (*Be*) auf die Refraktionsbestimmung im aufrechten Bilde.

die Brechkraft also $1/_{0,06}$ m, d. h. 16,66... Dioptrien sein. Das ausgleichende Glas ist also um 6,66... Dioptrien stärker als die Kurzsichtigkeit des *Un*.

Eine entsprechende Betrachtung zeigt, daß ein emmetropischer accommodationsloser Beobachter den Hintergrund eines Übersichtigen von 10,0 Dioptrien aus einem Abstande von 5,0 cm deutlich sieht mit einem Sammelglase von 7,1 Dioptrien, das 1 cm vor der Hauptebene des *Be*, also 4 cm vor der Hauptebene des *Un* steht. Der Fehler ist mithin in diesem Falle 2,9 Dioptrien.

So große Fehler darf man offenbar nicht in den Kauf nehmen. Man könnte sie, wo nicht vermeiden, doch beträchtlich vermindern, wenn man die Ausgleichslinse nicht dicht vor das eigene, sondern möglichst dicht vor das Auge des *Un* hielte. Es stehe z. B. bei dem eben erwähnten Kurzsichtigen von 10 Dioptrien die Ausgleichlinse 1 cm vor der Hauptebene des *Un*, dann müßte die Linse eine Brennweite von 9 cm, eine Brechkraft von 11,11... Dioptrien haben, um dem accommodationslosen emmetropischen Beobachter den Hintergrund des *Un* deutlich zu zeigen. Der Fehler wäre jetzt nur 1,11... Dioptrien. Da man hiermit aber auf die Vorteile des Refraktionsaugenspiegels wieder verzichtete, so dürfte es sich empfehlen, bei großen Ametropien eine andere Untersuchungsart, die Schattenprobe anzuwenden, die nicht im besten, sondern im schlimmsten Falle Fehler von etwa 1,0 Dioptrie macht.

Ist der Beobachter selber mit einem Brechfehler behaftet, so muß er entweder mit einer, seinen Brechfehler ausgleichenden Brille untersuchen, oder aber bei dem gefundenen ausgleichenden Brillenglase den eigenen Brechfehler in Rechnung stellen. Jedenfalls muß er den Brechzustand des eignen Auges berücksichtigen.

Der Beobachter habe eine Übersichtigkeit von 3,0 Dioptrien und sehe den Hintergrund des Untersuchten (aus einem zu vernachlässigenden Abstande) mit — 2,0 Dioptrien deutlich. Dann hat der Untersuchte eine Kurzsichtigkeit von (— 2,0 D) + (— 3,0 D) d. h. von 5 Dioptrien. Denn in diesem Falle werden ja die aus der Hornhaut des Untersuchten konvergent austretenden Lichtstrahlen nicht parallel gemacht, sondern nur soweit in ihrer Konvergenz abgeschwächt, daß sie sich im (negativen) Fernpunkte des übersichtigen Beobachters also $1/_3$ m = 33,3 cm hinter der Hauptebene von *Be* schneiden. Erst eine Hohllinse, welche

auch diese Konvergenz aufhöbe, d. h. also die gefundene Linse plus einer
zweiten von — 3,0 Dioptrien würde die Lichtstrahlen parallel machen und
folglich das Maß der vorhandenen Kurzsichtigkeit sein.

Oder, der Beobachter habe eine Kurzsichtigkeit von 3,0 Dioptrien und
sehe den Hintergrund des Untersuchten deutlich mit — 2,0 Dioptrien, dann hat
der Untersuchte offenbar $+ 3 D - 2 D = 1$ Dioptrie Übersichtigkeit. Denn ein
kurzsichtiger Beobachter von 3 Dioptrien mit Brille — 2,0 Dioptrien ist in einen
kurzsichtigen von 1,0 Dioptrie verwandelt. Ein solcher sieht accommodationslos
alles deutlich, was in 1 m Abstand liegt. Es muß also das virtuelle Bild des
Hintergrundes 1 m vor dem Beobachter gelegen haben, also (bei zu vernach-
lässigendem Abstande der beiden Augen) auch 1 m hinter dem Untersuchten.
Ein Auge mit einem negativen Fernpunkte von 1 m ist aber übersichtig im
Betrage von 1,0 Dioptrie.

Als allgemeine Regel kann der Satz gelten: Der ametropische
Beobachter zählt seinen eignen, in Dioptrien ausgedrückten Brechfehler
der gefundenen Ausgleichslinse zu, wenn sie seinem Brechfehler nicht
entspricht, also wenn z. B. der Beobachter kurzsichtig und die Ausgleichslinse eine sammelnde ist: er zieht seinen Brechfehler ab, wenn die Ausgleichslinse seinen Brechfehler mit ausgleicht, also z. B. wenn der
Beobachter kurzsichtig und die gefundene Linse eine zerstreuende ist.

Ist Astigmatismus vorhanden, so kann mit sphärischen Gläsern
niemals die richtige Einstellung für beide Hauptlängenkreise gleichzeitig herbeigeführt werden. Man sieht demnach die dem einen Hauptlängenkreise parallelen Netzhautgefäße
scharf, die darauf senkrechten verwaschen. Der Astigmatismus liesse
sich nun so messen, daß man erst das für den einen, dann das für
den anderen Hauptlängenkreis passende Glas aussuchte: der Unterschied der beiden Gläser wäre der vorhandene Astigmatismus. Aus-
gleichend für den senkrechten Hauptlängenkreis ist dasjenige Glas,
mit dem man wagerechte Netzhautgefäße scharf sieht: leider thun
nur die Netzhautgefäße dem Beobachter nicht immer den Gefallen,
gerade den Hauptlängenkreisen parallel zu verlaufen. Oder man
sucht mit Hilfe eines Cylinderglases den Astigmatismus auszugleichen. Wenn dies gelungen und sonst richtige Einstellung erzielt ist, müssen natürlich die Netzhautgefäße beider Hauptlängenkreise gleichzeitig scharf erscheinen.

Dies Verfahren wird von PARENT warm empfohlen. Indessen sind die mit
Cylinderlinsen ausgestatteten Augenspiegel sehr theuer, die Beurteilung, welches
Glas gerade das ausgleichende, ist nicht allzusicher und vor allen Dingen der
Abstand des ausgleichenden Cylinders von der Hauptebene des Untersuchten eine
Quelle noch größerer Fehler als bei der eben geschilderten Messung des Brech-
zustandes mit sphärischen Linsen. Jedenfalls haben wir in der Schattenprobe
ein Verfahren, das billiger und wohl auch besser arbeitet, als das hier erwähnte.

Sehr zweckmäßig ist es, die Untersuchung im aufrechten Bilde
mit der im umgekehrten zu verbinden (SCHWEIGGER'sches Verfahren).

Man kann so einen etwa vorhandenen Astigmatismus, wenn auch nicht messen, doch ungemein schnell und sicher nachweisen; allerdings darf der Astigmatismus nicht zu gering sein. Es hängt dies folgendermaßen zusammen. Wenn die Sehnervenscheibe des Untersuchten anatomisch rund ist, so erscheint sie durch das astigmatische dioptrische System des Untersuchten betrachtet als Ellipse und zwar als senkrecht gestellte Ellipse, wenn der senkrechte Längenkreis die stärkste Krümmung hat, als eine querliegende Ellipse, wenn (was seltener der Fall) der wagerechte Längenkreis am stärksten bricht[1]. Fügt man nun dem astigmatischen Auge eine Sammellinse hinzu[2], um im umgekehrten Bilde zu untersuchen, so muß die Länge des Papillenbildes in der senkrechten am kleinsten ausfallen, weil im senkrechten Hauptlängenkreise die Brechung am stärksten ist (S. 98). Die Papille erscheint demnach im umgekehrten Bilde querelliptisch. Es folgt daraus ganz allgemein, daß Astigmatismus vorhanden sein muß, wenn die Form der Papille im aufrechten Bilde anders erscheint als im umgekehrten. Aus der bloßen Abweichung der Papille von der Kreisform bei einer Art der Betrachtung darf man dagegen noch nicht auf Astigmatismus schließen, weil die Papille eben anatomisch nicht immer kreisrund, sondern öfters eirund ist.

Zu β). Bestimmung des Brechzustandes im umgekehrten Bilde. Dieses, besonders durch Schmidt-Rimpler ausgebildete und empfohlene Verfahren beruht auf folgender Thatsache. Ein von dem Hohlspiegel Sp (Fig. 53) entworfenes Flammenbild Fl wird sich auf dem Augenhintergrunde scharf nur dann abbilden, wenn der Ort des Flammenbildes Fl und der Hintergrund des Untersuchten konjugiert stehen, mit anderen Worten, wenn der Fernpunkt des durch die Sammellinse SS kurzsichtig gemachten Un mit Fl zusammen-

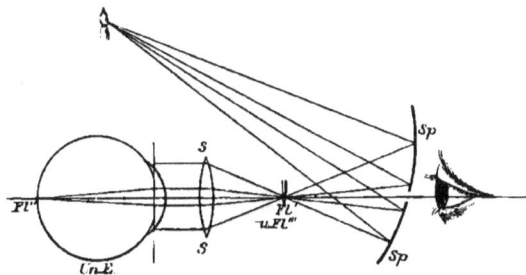

Fig. 53. Schmidt-Rimpler's Methode der Refraktionsmessung.

fällt. Wenn nun die Brechkraft der Linse SS und ihr Abstand von der Hauptebene des Untersuchten ein für allemal dieselben sind, so hängt der Ort, wo man Fl hinzubringen hat, um ein scharfes Fl'' in Un zu erzeugen, nur noch vom Brechzustande des Un ab. Wenn man den Ort des Fl kennt, kann man also aus seinem Abstande von SS den Brechzustand des Un berechnen.

---

[1] Wem dies nicht ohne weiteres verständlich ist, der lese den Abschnitt S. 96 ff. über Vergrößerung im aufrechten Bilde nach.

[2] Die Linse muß dem Auge so nahe stehen, daß die vordere Hauptebene des Auges sich innerhalb der Brennweite der Linse befindet.

Um diese Berechnung recht einfach zu gestalten, hat Schmidt-Rimpler eine Sammellinse von 10 Dioptrien gewählt und 10 cm vor der Hauptebene des Un aufgestellt. Ist der Untersuchte emmetrop, so muß Fl' im Brennpunkte der Linse, also 10 cm vor ihr stehen, um ein scharfes Bild in Un zu erzeugen. Ist Un kurzsichtig, so muß Fl' näher als der Brennpunkt, ist Un übersichtig, so muß Fl' ferner als der Brennpunkt der Linse stehen und zwar entspricht je 1 cm Verschiebung auf die Linse zu einer Dioptrie Kurzsichtigkeit des Un, jeder Centimeter Verschiebung von der Linse weg einer Dioptrie Übersichtigkeit des Un.

Bei der praktischen Ausführung dieses Verfahrens muß der Beobachter

1. beurteilen, bei welcher Stellung seines Spiegels auf dem Hintergrunde des Un ein scharfes Flammenbild Fl'' entsteht, und

2. abmessen, wo das Flammenbild Fl' in dem Augenblicke sich befunden hat, als Fl'' scharf war.

Die erste Forderung kann natürlich nur von einem Beobachter erfüllt werden, der sich für den Ort des Flammenbildes Fl' einzustellen vermag. Das Flammenbild Fl'' nämlich ist selbst wieder Objekt und erzeugt ein umgekehrtes vergrößertes Bild Fl''', das in Fl' liegt und mit diesem — von der Lichtstärke abgesehen — Punkt für Punkt übereinstimmt. Während der Beobachter das Fl'' nicht zu sehen vermag, weil ja die Lichtstrahlen von ihm weggehen, kann er das Deckbild Fl''' sehen, falls er für den Ort desselben dioptrisch eingestellt ist.

Die zweite Forderung, die Feststellung des Ortes von Fl', bezw. Fl''', wird so erfüllt, daß einerseits der Abstand des Spiegels Sp von der Linse SS an einem Bandmaße in dem Augenblicke abgelesen wird, wenn Fl'' scharf ist, und andererseits bei unverändertem Abstande der Flamme Fl das Flammenbild Fl' auf einen Schirm geworfen und abgemessen wird, wie weit der Schirm vom Spiegel entfernt sein muß, damit Fl' völlig scharf ist. Der Unterschied dieser beiden Abstände ist der gesuchte Abstand des Fl' und Fl''' von der Linse SS und giebt unmittelbar den gesuchten Brechzustand.

Wie man sieht, ist das Verfahren äußerst sinnreich, aber nicht ganz einfach. Nach Schmidt-Rimpler's Erfahrungen ist es für jeden, der Augenspiegeln kann und ein gutes Accommodationsvermögen hat, leicht zu erlernen und giebt ebenso genaue Ergebnisse wie die Untersuchung im aufrechten Bilde, nämlich Fehler bis etwa zu 1,0 Dioptrie. Zur Ausführung empfiehlt er ein handliches kleines Gerät (Refraktometer), das die Feststellung der Linse SS 10 cm vor dem Hauptpunkte des Un, sowie die Messung des Spiegelabstandes von der Linse SS leicht macht und endlich statt der gewöhnlichen Lampenflamme ein anderes leuchtendes Objekt einführt, dessen Bild Fl'' die kleinsten Einstellungsfehler erkennen läßt.

Zu γ) Die Bestimmung des Brechzustandes durch Schattenprobe, Skiaskopie[1]. Wenn ein Beobachter Be (Fig. 54 A, B und C) dem Untersuchten Un gegenübersitzt und die Pupille Pp des Un mit richtiger Einstellung fixiert, so bildet sie sich umgekehrt und verkleinert auf der Netzhaut des Beobachters als $P'p'$ ab. Alle Lichtstrahlen, die von dem Augenhintergrunde des Un durch dessen Pupille pP nach außen gehen, gelangen entweder gar nicht in das Auge des Be

---

[1] ἡ σχία der Schatten. σχοπεῖν besichtigen.

oder aber müssen zwischen P' und p' den Hintergrund treffen. So
müssen z. B. alle Lichtstrahlen, welche vom Punkte p herkommen,
gleichgültig, ob sie von einem oder von verschiedenen Punkten des
Hintergrundes Un herstammen, sämtlich in p' des Be zusammentreffen, vorausgesetzt natürlich, daß sie überhaupt zu denen gehören,
die von der Pupille des Be aufgefangen werden.

Es sei nun auf dem Hintergrunde (Fig. 54 A) des Un ein Lichtpunkt a und der Un sei kurzsichtig, dann wird im Fernpunktsabstande des Un und auf der Verbindungslinie von a und dem Knotenpunkte ein Luftbildpunkt a' entstehen. Die von a' aus divergierenden Strahlen werden zum Teil in die Pupille des jenseits von a'

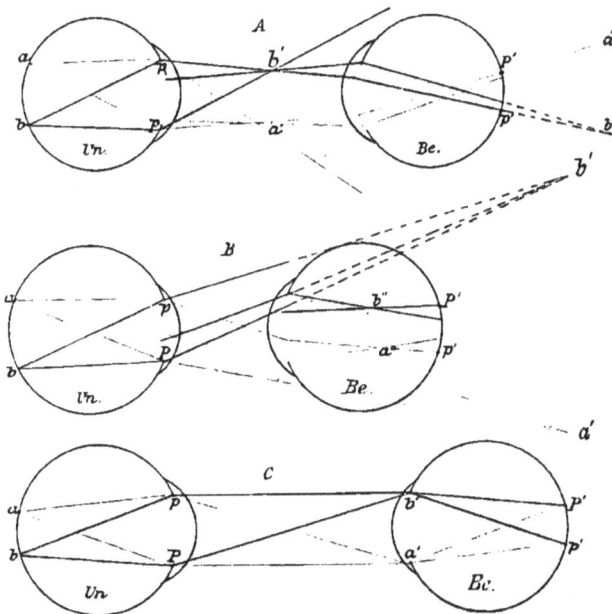

Fig. 54. Bestimmung des Brechzustandes durch Schattenprobe.

befindlichen Be gelangen und beim Durchtritte durch die brechenden
Mittel so gesammelt, daß der Bildpunkt a'' zu stande käme, wenn
nicht der Hintergrund des Be die Strahlen abfinge. Auf dem Felde
$P'p'$ entsteht also oben ein heller Zerstreuungskreis, während der
untere Teil von $P'p'$ unbelichtet bleibt. Da wir nun unsere Netzhautbilder verkehrt in die Außenwelt verlegen, so muß der Be die
Pupille des Un **unten hell und oben dunkel sehen.**
Wenn nun der Lichtpunkt a in Un nach abwärts, etwa nach b
wandert, so rückt sein Luftbild nach b', also aufwärts; es entsteht

ein heller Fleck unten in $P''p'$ des Be und folglich sieht
der Beobachter in der Pupille des Un ein helles Feld
von unten nach oben $\uparrow$ wandern, wenn der Lichtpunkt im
Hintergrunde von Un von oben nach unten $\downarrow$ geht.

Gerade umgekehrt verhält sich die Sache, wenn der Be sich
innerhalb des Fernpunktabstandes des Un befindet (Fig. 54 B). Man
sieht, daß a seinen Bildpunkt in a' erzeugen würde, aber vermöge
der brechenden Mittel des Be einen Bildpunkt in a'', also vor der
Netzhaut erzeugt, weil der Beobachter für von pP divergierende
Strahlenbündel eingestellt ist und konvergierende empfängt. Der
Objektpunkt a erzeugt also diesmal einen Zerstreuungskreis unten
auf $P'p'$, was zur Folge hat, daß Be die Pupille des Un oben hell
und unten beschattet sieht. Wandert der Objektpunkt a in Un abwärts, etwa nach b, so wandert a'' aufwärts nach b''; demgemäß
sieht der Beobachter in der Pupille ein helles Feldchen von oben nach
unten, also gleichsinnig mit dem Lichtpunkte in Un wandern.

Endlich drittens, möge sich die Pupillenebene des Be gerade im
Fernpunktsabstande des Un befinden (Fig. 54 C). Dann erzeugt der
Objektpunkt a seinen Bildpunkt a' gerade in der Pupille des
Be. Da der Strahl pa' nach p', der Strahl Pa' nach P' gebrochen
wird, so ist jetzt das ganze Feld $p'P'$ belichtet und demgemäß erscheint dem Be die ganze Pupille des Un leuchtend. Wanderung
des Objektpunktes a nach b ändert hieran gar nichts, stets bleibt
das ganze $p'P'$ belichtet und demgemäß erscheint die ganze
Pupille Pp hell. Erst wenn a noch weiter als bis b abwärts rückt,
kommt der Bildpunkt b' auf die Iris des Be zu liegen und demgemäß gelangt gar kein Lichtstrahl mehr nach $p'P'$, es erscheint
also jetzt mit einem Schlage die ganze Pupille Pp dunkel.

Wenn man das hier für einen Objektpunkt a des Untersuchten
Gesagte auf ein Lichtfeld überträgt, so ergiebt sich folgende Grund-
regel der Schattenprobe: Betrachtet ein Beobachter die Pupille des
Untersuchten aus größerem Abstande als dem Fernpunkte des Untersuchten und wandert gleichzeitig ein Lichtfeld im Hintergrunde des
Untersuchten abwärts, so sieht der Beobachter in der Pupille des
Untersuchten ein Lichtfeld nach aufwärts, also gegensinnig
wandern; befindet sich der Beobachter innerhalb des Fernpunktes
des Untersuchten, so sieht er in der Pupille ein Lichtfeld gleichsinnig wandern mit der wirklichen Verschiebung des Lichtfeldes
im Augenhintergrunde; und endlich, befindet sich die Pupillenebene des Beobachters in dem Fernpunkte des Untersuchten, so
sieht der Beobachter gar keine Bewegungsrichtung, sondern plötz-

liche Erleuchtung der Gesamtpupille des Untersuchten mit plötzlicher Verdunkelung abwechseln.

Man hat also offenbar ein Mittel, den Fernpunkt eines (accommodationslosen) Auges zu finden, indem man das eigene Auge dem Untersuchten so lange nähert bezw. so lange von ihm entfernt, bis eine dem Beleuchtungsfelde entgegengesetzte bezw. gleichsinnige Licht- und Schattenverschiebung in der Pupille des Untersuchten verschwindet und ersetzt wird durch Ganzbelichtung und Ganzverdunkelung. Um dies Verfahren allgemein, z. B. auch bei Übersichtigen anwenden zu können, müssen wir erstens im stande sein, eine mittlere Fernpunktslage von etwa 30—40 cm herbeizuführen. Es ist dies mit Hilfe der zahlreichen Gläser des augenärztlichen Brillenkastens leicht möglich. Übersichtige verwandelt man durch Vorsetzen von Sammelgläsern in Kurzsichtige; stark Kurzsichtige durch Vorsetzen von Hohlgläsern in Kurzsichtige mittleren Grades. Man muß zweitens im stande sein, ein Beleuchtungsfeld in bestimmter Richtung auf dem Hintergrunde des Untersuchten wandern zu lassen. Dies erreicht man mit Hilfe von Lampe und Planspiegel. Der Planspiegel erzeugt ein aufrechtes, virtuelles, hinter dem Beobachter gelegenes Flammenbild. Dies aufrechte Flammenbild bildet sich im Auge des Untersuchten verkehrt ab. Demgemäß wird auch eine Verschiebung des Flammenbildes nach unten eine Aufwärtsbewegung des Lichtfeldes in *Un* (Fig. 54) bewirken müssen. Nun geht bei Spiegeldrehung nach oben das virtuelle hinter dem Spiegel gelegene Flammenbild abwärts, also das Lichtfeld in *Un* aufwärts, mithin gleichsinnig wie die Spiegeldrehung.

Benutzt man statt des Planspiegels einen Hohlspiegel, so ist der Sachverhalt gerade umgekehrt, d. h. bei Drehung des Spiegels nach oben wandert das Lichtfeld auf dem Hintergrunde des Untersuchten abwärts.

Zur Ausführung der Schattenprobe setzt man sich dem Prüfling in etwa 50 cm Abstand gegenüber, läßt ihn etwas nasenwärts und accommodationslos in die Ferne blicken; dann wirft man mit dem Planspiegel Licht in sein Auge und stellt durch wenige Spiegeldrehungen fest, ob man sich diesseits oder jenseits des Fernpunktes befindet. Das ist buchstäblich das Werk eines Augenblickes. Ein teilweises Hell- und teilweises Dunkelsein der Pupille beweist, daß die Pupillenebene des Beobachters nicht in dem Fernpunkte des Untersuchten ist: gleichsinnige Verschiebung des Lichtfeldes mit den Spiegeldrehungen beweist Fernpunktslage h i n t e r dem Beobachter: gegensinnige Bewegung beweist Fernpunktslage v o r dem Beobachter. Ist das letztere der Fall, so nähert man sich langsam unter fortwährenden kleinen Spiegeldrehungen, bis eine Be-

wegungsrichtung von Licht und Schatten nicht mehr zu sehen ist,
vielmehr Ganzbelichtung mit Ganzverdunkelung abwechselt. In diesem
Augenblicke mißt ein bereitstehender Gehilfe den Abstand des Untersuchten vom Beobachter mit einem Metermaße ab. Eins geteilt
durch die gefundene Zahl von Metern (bezw. 100 geteilt durch die
gefundene Zahl von Centimetern) giebt die vorhandene Kurzsichtigkeit in Dioptrien.

Findet man eine den Spiegeldrehungen gleichsinnige Verschiebung des hellen und des dunklen Pupillenabschnittes, also eine
Fernpunktslage hinter dem beobachtenden Auge, so muß man den
Fernpunkt durch Abrücken vom Untersuchten zu erreichen suchen,
oder falls dies nicht geht, durch Vorsetzen von Sammelgläsern vor
das untersuchte Auge den Fernpunkt hereinholen. Was für ein
Sammelglas man zu wählen hat, läßt sich nun, wenigstens ungefähr,
aus dem Aussehen des hellen und des dunklen Pupillenteiles entnehmen. Handelt es sich um eine schwache Kurzsichtigkeit, Emmetropie oder schwache Übersichtigkeit, so sieht man in der Pupille ein
flach kreisförmig begrenztes Lichtfeld, das bei kleinen Spiegeldrehungen große Verschiebungen erfährt; man wird dann etwa ein
Glas von + 3,0 D vor dem Untersuchten anbringen. Ist dagegen eine
starke Übersichtigkeit vorhanden, so hat das Lichtfeld eine kreisförmige Begrenzung von kleinerem Durchmesser und verschiebt sich
bei kleinen Spiegeldrehungen nur wenig; man wählt dann ein Glas
von + 5,0 D oder + 7,0 D. Hat man den Fernpunkt durch ein
Sammelglas in die handlichste Entfernung von 30 bis 50 cm verlegt,
so muß man dies Glas bei der Berechnung selbstverständlich in
Abzug bringen. Man habe z. B. mit + 5,0 eine Fernpunktslage von
42 cm gefunden; dann ist eine Kurzsichtigkeit von $\frac{100}{42}$ = 2,5 Dioptrien (abgerundet) vorhanden, also mit Rücksicht auf das Sammelglas
(+ 5 0) + (− 2,5) = + 2,5 Übersichtigkeit.

Die wertvollsten Dienste leistet die Schattenprobe bei Messung
des Astigmatismus. Bei Ausführung der Schattenprobe wird man
meist ganz von selbst auf sein Vorhandensein aufmerksam. Es sei
eine Fernpunktslage vor dem Beobachter vorhanden: er nähert sich
jetzt unter kleinen Spiegeldrehungen nach oben und unten dem
Untersuchten, bis keine Bewegungsrichtung mehr zu erkennen ist.
Nunmehr macht er kleine Spiegeldrehungen nach rechts und links.
Ist im wagerechten Längenkreise nicht der gleiche Brechzustand
vorhanden wie im senkrechten, so wird jetzt wieder eine Bewegungsrichtung bemerkbar, eine gleichsinnige, wenn der wagerechte Längenkreis seinen Fernpunkt hinter dem Beobachter hat, also weniger
kurzsichtig ist wie der senkrechte, eine gegensinnige, wenn der

wagerechte Längenkreis seinen Fernpunkt vor dem Beobachter hat, also stärker kurzsichtig ist, wie der senkrechte.

Stehen die Hauptlängenkreise des astigmatischen Auges nicht, wie gewöhnlich der Fall, senkrecht und wagerecht, so erfolgt bei senkrechten oder wagerechten Spiegeldrehungen eine Schrägver-schiebung des Lichtes und Schattens in der Pupille des Unter-suchten, was die Auffindung der Hauptlängenkreise zu einer leichten Aufgabe macht. Denn die Bewegungsrichtung wird sofort den Spiegeldrehungen parallel, wenn diese in den Ebenen der Haupt-längenkreise stattfinden.

Indem die Schattenprobe die beiden Fernpunkte, den des stärkst gekrümmten und den des flachest gekrümmten Längenkreises bestimmt, zeigt sie nicht bloß den Grad des Astigmatismus, sondern auch die Art desselben an, leistet also weit mehr als die Kerato-skopie, die ohne Zweifel mit größerer Genauigkeit, aber nur einen Umstand, die Meridianasymmetrie der Hornhaut mißt, während die Schattenprobe den vom Hornhautastigmatismus, vom Linsenastig-matismus und von der Achsenlänge des Auges bewirkten Gesamt-zustand selber ermittelt.

Die Fehler der Schattenprobe sind etwa ebenso groß wie die der anderen objektiven Bestimmungen des Brechzustandes.

Zur leichteren Ausführung der Schattenprobe haben verschiedene Augen-ärzte besondere Geräte angegeben. Die Einen benützen zum schnelleren Wech-seln der Gläser vor dem Untersuchten ein Rad, in dessen Rande eine Folge von Linsen eingelassen ist. Andere befestigen zum Messen des Abstandes vom Untersuchten und Beobachter ein Bandmaß an den vor dem Untersuchten an-zubringenden Linsen. Durchaus notwendig ist all das nicht, da ein Planspiegel, der Brillenkasten und ein Maßstab ausreichen, um die Schattenprobe in der wünschenswerten Genauigkeit auszuführen.

D. Nachweis von Niveauunterschieden im Augenhinter-grunde.

Die Sehnervenscheibe liegt nicht immer in der Fläche des Augen-hintergrundes. Eine Vertiefung ihrer Mitte wurde bereits als physio-logische Aushöhlung erwähnt (S. 114). Es kommt aber auch eine Tief-lage der ganzen Scheibe vor und eine solche ist dann stets krankhaft und von großer diagnostischer Bedeutung. Das Vorhandensein einer Vertiefung kann man auf zweierlei Art nachweisen. Die eine Art be-steht in dem Hervorbringen einer Scheinbewegung, der „parallaktischen Verschiebung". Zu dem Ende betrachtet man die Papille im umge-kehrten Bilde und verschiebt die Sammellinse in ihrer eigenen Ebene nach rechts und links, oder nach oben und unten. Ist eine Ver-tiefung der Papille vorhanden, so entsteht durch die Bewegungen

der Sammellinse eine Scheinbewegung des Papillenrandes gegen den
Grund und zwar scheint sich der Rand über den Grund wegzuschieben.
Man kann dies mit Hilfe der Fig. 55 einsehen. *Un* sei ein emmetropisches
Auge mit vertiefter Papille. Dann wird ein (bloß gedachter) Punkt *b*, weil in
der Netzhautfläche gelegen, ein parallelstrahliges Bündel (nicht gezeichnet)
aus der Hornhaut austreten lassen, der Punkt *a* dagegen ein konvergentes.
Es wird also *a* seinen Bildpunkt etwa in *r* erzeugen. Schiebt nun der Beobachter eine Sammellinse *SS* vor, so entsteht der Bildpunkt von *a* bereits früher,
etwa in *a'* und der Bildpunkt von *b*, der bisher in unendlicher Entfernung lag,
in *b'*. Für beide Bildpunkte, bezw. für ihre Strahlenbündel ist *b a' r* Rich-

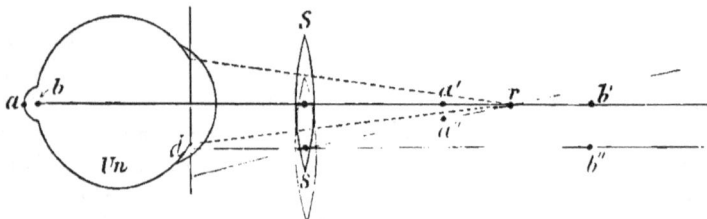

Fig. 55. Nachweis von Niveauunterschieden durch Scheinverschiebung.

tungsstrahl. Dies ändert sich aber sofort, wenn die Linse *SS* verschoben wird,
etwa in die rot gezeichnete Lage. Auge und Sammellinse stehen jetzt decentriert. In beiden Strahlenbündeln wird jetzt ein anderer Strahl zum Richtungsstrahl und die beiden neuen Richtungsstrahlen fallen nicht mehr zusammen.
Im ersten Bündel, dessen Strahlen unter sich und mit der Achse parallel aus
der Hornhaut treten, wird *d b''* Richtungsstrahl; im zweiten, konvergent aus der
Hornhaut tretenden Bündel wird der auf den Knotenpunkt der roten Linse
zielende Strahl zum Richtungsstrahle. Demgemäß rückt der Bildpunkt *b'* nach
b'', der Bildpunkt *a'* nach *a''*. Ein Beobachter, der sich weiter rechts auf
der Verlängerung von *a' r b'* befindet, wird also bei Verschiebung der Linse aus
der schwarz gezeichneten in die rot gezeichnete Lage beide Bildpunkte sich
verschieben sehen, und zwar den der Linse *SS* näheren *a''* um einen kleinen,
den ferneren *b''* um einen größeren Betrag. Hieraus entsteht der Eindruck,
daß sich *b''* vor *a''* hergeschoben habe.

Die Scheinverschiebung verschieden tief gelegener Punkte beruht also auf
Decentrierung von untersuchtem Auge und Sammellinse und daraus
erwachsender Divergenz der beiden Richtungsstrahlen. Je stärker ihre Divergenz, desto größer die Verschiebung. Der Grad der Divergenz ist aber nur
ein anderer Ausdruck für den Brechzustand des Auges beziehentlich jener
Objektpunkte, mit anderen Worten für ihre Niveaudifferenz.

Der zweite Weg zum Nachweise von Niveauunterschieden besteht in der Bestimmung des Brechzustandes für die verschieden
tiefliegenden Punkte. Man nimmt diese Untersuchung im aufrechten
Bilde vor. Man habe z. B. festgestellt, daß der Hintergrund (Fig. 55)
von dem emmetropischen accommodationslosen Beobachter ohne Ausgleichslinsen scharf gesehen wird, daß aber der Punkt *a* erst deutlich erscheint, wenn eine Kurzsichtigkeit des Untersuchten von − 10,0

Dioptrien ausgeglichen ist, dann herrscht zwischen *b* und *a* ein Unterschied des Brechzustandes von 10,0 Dioptrien, aus denen sich ein Tiefenunterschied von 3,47 mm berechnen läßt.

Für gewöhnlich verzichtet man auf die Berechnung des Wieviel und begnügt sich mit der Thatsache, daß ein merklicher Niveauunterschied nachweisbar ist.

— —

IV. Druckmessung.

Das Auge darf als eine Kugel betrachtet werden, deren dreifache, aus Lederhaut, Aderhaut und Netzhaut bestehende Schale als Inhalt die Linse, das Kammerwasser und den Glaskörper einschließt. Der Glaskörper ist eine halbflüssige Gallerte, deren Beschaffenheit es erlaubt, das Auge als eine mit Flüssigkeit gefüllte Kugel anzusehen und demgemäß von einem „Flüssigkeitsdrucke im Auge" zu reden. Er schwankt unter normalen Verhältnissen nur in mäßigen Grenzen; eine beträchtliche Steigerung oder Herabsetzung desselben ist daher stets krankhaft und hat für die Erkennung gewisser Krankheiten große Bedeutung.

Zur Messung des Binnendruckes im Auge bedient man sich entweder der Betastung mit den Fingern oder aber eines Ophthalmotonometers.[1] Die Betastung wird folgendermaßen vorgenommen. Man setzt oder stellt sich dem Kranken gegenüber, läßt ihn mäßig stark abwärts blicken, die Augen aber nicht schließen, und schiebt Zeigefinger und Mittelfinger zwischen Dach der Augenhöhle und Augapfel ein, bis die Fingerspitzen gleichsam einen Keil bilden, der den Augapfel sanft nach unten drückt und festhält. Die Fingerspitzen befinden sich dann jenseits des Lidknorpels und sind nur durch weiche Lidteile vom Augapfel getrennt. Nun läßt man die Fingerspitzen spielen, als ob man einen Abszeß auf Schwappung prüfen wollte. Den Eindruck, den man bezüglich der Nachgiebigkeit der Augenkapsel bekommt, vergleicht man mit den in der Erinnerung vorhandenen Eindrücken von der Nachgiebigkeit gesunder Augen oder, falls das eine Auge des Kranken zweifellos gesund ist, mit diesem. Die unmittelbare Vergleichung mit dem gesunden Auge ist deshalb wünschenswert, weil gesunde Augäpfel immerhin schon merkliche Unterschiede zeigen: so sind z. B. jugendliche Augen durchschnittlich weicher als ältere. Das Ergebnis dieser

---

[1] ὁ ὀφθαλμός das Auge, ὁ τόνος die Spannung.

Prüfung bucht man in folgender Weise: „normalen Druck" als Tn = Tension normal, „eben merklich erhöhten Druck" als T + 1, „stark erhöhten" als T + 2, „Steinhärte" als T + 3. Verminderter Druck wird entsprechend mit T − 1. T − 2 und T − 3 bezeichnet.

Es liegt auf der Hand, daß diese Bezeichnungsweise ebenso ungenau ist als die Messung selber, und daß verschiedene Beobachter wohl nicht immer einer Ansicht darüber sein werden, ob die Spannung eines bestimmten Augapfels „normal" oder „eben merklich erhöht" sei.

Es hat daher nicht an Versuchen gefehlt, die Messung des Binnendruckes im Auge durch Erfindung eines passenden Spannungsmessers (Ophthalmotonometers) von der subjektiven Schätzung des Arztes unabhängig zu machen. Eine ganze Reihe von Tonometern wurde ersonnen, aber keines vermochte sich in die Praxis einzubürgern, weil sie alle ungenaue bezw. falsche Ergebnisse lieferten. Sie alle gingen von dem Gedanken aus, daß die Kraft, mittels deren man einen Eindruck von gewisser Tiefe in die Augenkapsel machen kann, „der Spannung" des Auges entspreche. Dieser Gedanke ist aber falsch. Zwar ist ohne Zweifel richtig, daß die Kraft, welche einen Eindruck von gewisser Tiefe macht, um so größer sein muß, je höher der Binnendruck des Auges ist; hieraus darf aber noch lange nicht weiter gefolgert werden, daß der Binnendruck und die zu bestimmter Tiefe eindrückende Kraft einander proportional zunähmen oder gar gleich wären. Binnendruck einerseits und die einen Eindruck von gewisser Tiefe erzeugende Kraft andererseits, stehen in einem so verwickelten Verhältnisse, daß dasselbe noch nicht einmal mathematisch ausgedrückt. geschweige denn als Grundgedanke eines Meßwerkzeuges benutzt werden kann.

In neuester Zeit ist es nun A. FICK gelungen, einen Spannungsmesser zu ersinnen, das von theoretischen Fehlern frei ist und demgemäß auch richtige Ergebnisse liefert. Das Gerät, Fig. 56, beruht auf folgender Überlegung. Der Binnendruck des Auges wird von der Augenkapsel getragen. Gleichgewicht kann also nur vorhanden sein, wenn die Wandspannung in jedem einzelnen Abschnittchen der Augenkapsel so groß ist, daß ihre einwärts gerichtete Komponente den Binnendruck trägt. Bei gleichem Binnendrucke muß die Spannung der Kapsel um so stärker sein, je größer der Krümmungshalbmesser der Kugel ist, weil ja mit dem Flacherwerden der Kugelschale die einwärts wirkende Komponente der Wandspannung abnimmt. Wäre der Krümmungshalbmesser eines Teilchens der Kapsel unendlich groß, d. h. wäre dies Teilchen eben. so würde gar kein Bruchteil seiner Wandspannung einwärts, sondern die ganze Spannung tangential wirken. Wenn ich also ein Stückchen der Kapsel von außen her genau eben drücke, so wird der, auf dieser eben gedrückten Stelle lastende Binnendruck lediglich durch den äußeren Druck im Gleichgewicht gehalten und das Stückchen Kapsel und seine Spannung fallen ganz außer Betracht. Es kommt also darauf an, ein Stückchen Kapsel, dessen Ausdehnung genau bekannt ist, mit einer Kraft, die ebenfalls bekannt ist, platt zu drücken. Dann ist der Binnendruck in hydrostatischem Maße gleich der äußeren Kraft, und aus der Größe des ebenen Stückchens kann der Binnendruck auf die Flächeneinheit, das ist der „Binnendruck" schlechthin berechnet werden.

Das nach diesem Plane gebaute Gerät ist in Fig. 56 abgebildet. Sein Bau ist äußerst einfach. Ein kleines genau ebenes Scheibchen, die Tonometerplatte Pl steht durch einen Bügel B mit der Stahlfeder FF in Verbindung, die mit ihrem einen Ende an dem Rähmchen RR befestigt ist. Drückt man die Platte gegen irgend einen Widerstand leistenden Körper an, so biegt sich die Feder, und ihr oberes mit einem Zeiger versehenes Ende bewegt sich längs der Teilung T. Die Sache ist so eingerichtet, daß jeder Teilstrich Ausschlag einer Belastung der Platte von 1 g entspricht. Und die Größe

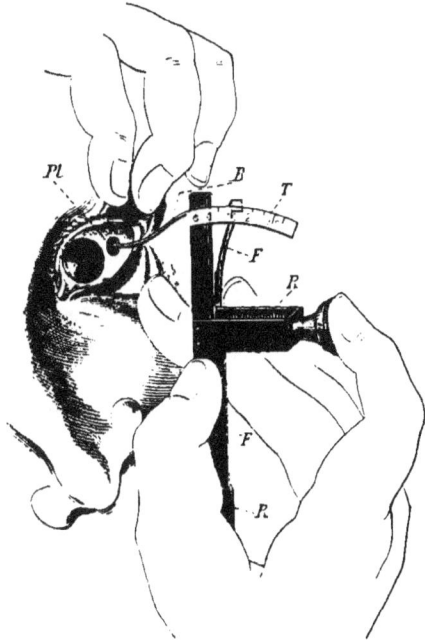

Fig. 56. A. Fick's Tonometer.

der Platte ist so gewählt, daß eine darauf gelegte Quecksilberschicht von 2 mm Höhe gerade 1 g wiegt. Wenn man also ein Stückchen Lederhaut von der Größe der Tonometerplatte eben drückt mit einer Kraft von 10 g, d. h. mit einer Kraft, die einen Ausschlag von 10 Teilstrichen hervorruft, so weiß man, daß im Innern des Auges ein Flüssigkeitsdruck von 20 mm Hg herrschen muß.

Bei diesem Geräte sind nur zwei stillschweigende Voraussetzungen gemacht, nämlich erstens, daß keine irgend merkliche Kraft dazu gehört, ein Stückchen Lederhaut von der Größe der Tono-

meterplatte eben zu drücken, falls auf der inneren sowohl als der
äußeren Seite der Lederhaut der nämliche Druck, z. B. der
Luftdruck lastet, und zweitens die Voraussetzung, daß durch das
Plattdrücken jenes Lederhautstückchens der Rauminhalt des Auges
nicht merklich beengt wird.

Daß beide Voraussetzungen zulässig sind, haben zahlreiche von
R. A. Fick angestellte Versuche bewiesen. Dieselben bestanden
darin, daß ein ausgeräumtes, mit Wasser gefülltes Kalbs- oder
Schweinsauge mit Druckflasche und Manometer verbunden und so
ein unmittelbarer Vergleich zwischen dem wirklich vorhandenen und
dem tonometrisch gefundenen Drucke möglich war. Diese Versuche lehrten, daß die Angaben dieses Tonometers in der That
innerhalb sehr enger Fehlergrenzen richtig sind. Auch beim
Menschen hat sich das Gerät bereits bewährt. Nach meinen Erfahrungen sind die Angaben zuverlässig und unter sich überein-
stimmend, wenn 1) keinerlei Schwellung der Augapfelbindehaut vorhanden ist, und 2) zwei Beobachter von verschiedenen Seiten her
die Platte und ihr Aufliegen auf der Lederhaut gleichzeitig beobachten. In diesem Punkte liegt nämlich die ganze Schwierigkeit
der Handhabung. Drückt man eine Spur zu stark, so bildet sich
ein kleiner Wall von Bindehaut um den Rand der Platte; drückt
man zu schwach, so ist eine feine Spalte zwischen Lederhaut und
Platte sichtbar; daß beides ringsherum nicht der Fall ist, kann
aber ein Beobachter nicht wohl feststellen.

Die Messungen mit A. Fick's Tonometer haben bestätigt, daß
das gesunde Auge etwa 20 mm Hg Binnendruck hat. Bei Glaucoma simplex fand ich 24 bis 34 mm, bei Glaucoma absolutum
bis zu 50, selbst 60 mm.

Zweiter Teil.

Die Krankheiten der Augen.

Einleitung.

Die Verschiedenheit der anatomischen Teile, aus denen das Auge und seine Umgebung aufgebaut ist, läßt es als selbstverständlich erscheinen, daß man die Krankheiten der Augen nach anatomischen Gesichtspunkten einteilt. Vollständig ist diese Einteilung allerdings nicht durchzuführen. Denn einerseits giebt es Krankheitsbilder, die nicht auf Veränderungen einzelner anatomischer Teile, sondern des Auges als eines Ganzen beruhen, so z. B. die Brechfehler, das Glaucom, die Panophthalmitis; andererseits giebt es Augenkrankheiten, deren anatomischen Grund man einstweilen noch nicht kennt: das ist z. B. bei gewissen „Schwachsichtigkeiten" der Fall. Die für eine anatomische Einteilung geeigneten Krankheiten sollen daher eine erste, die übrigen eine zweite Gruppe bilden.

Die Reihenfolge der ersten Gruppe lehnt sich an das Nacheinander der augenärztlichen Untersuchung an.

Der Untersuchung im engeren Sinne soll eine kurze Anamnese vorausgehen. Man fragt nach Alter, Beruf, früheren Krankheiten und den Klagen des Kranken. Sie sind in vielen, ja wohl den meisten Fällen eine wertvolle Wegleitung für die genauere Untersuchung; sie werden bei den einzelnen Krankheiten Berücksichtigung finden.

Die Untersuchung beginnt mit der Betrachtung des Kranken. Nachdem man einen Blick auf sein Antlitz geworfen, kränkliches oder gesundes und derbes Aussehen, etwaige Ekzeme der Nase und Ohren, Erkrankung der Mundwinkel, Schwellung der Lymphdrüsen am Halse beobachtet hat, wendet man sich

1) zu den Lidern; man beachtet den Zustand der Lidhaut, des Lidrandes, der Lidspalte. Darauf betrachtet man

2) die Thränenpunkte und die Gegend des Thränensackes. Erst jetzt legt man Hand an den Kranken, wendet die Lider um (S. 176) und stellt

9*

3) den Zustand der Bindehaut und
4) den der Hornhaut fest. Um die Hornhaut vollständig zu
untersuchen, genügt die bloße Betrachtung nicht: die seitliche Beleuchtung (S. 87) und Lupenvergrößerung müssen
zu Hilfe genommen werden. Das nämliche Verfahren dient
dann auch gleich zur Betrachtung   •
5) der vorderen Kammer, Iris und Linse. Endlich folgt
6) die Untersuchung des Augeninneren mit dem Augenspiegel.
Ein strenges Einhalten dieser Reihenfolge wird dem Anfänger
manches „Übersehen" ersparen. Wie oft kommt es z. B. vor, daß
ein „rotes Auge" als Bindehautentzündung mit allerhand Augen-
wässern behandelt wird, bis der Kranke zu einem anderen Arzte
geht und sich von diesem einige schiefstehende, das Auge kratzende
Wimpern ausziehen läßt, die der erste übersehen hatte, weil er seine
Aufmerksamkeit durch das „rote Auge" über den Lidrand hinweg-
ziehen ließ.

I. Krankheiten der Lider.

Anatomische Vorbemerkungen. Fig. 57. Das Augenlid entwickelt sich
beim Embryo aus einer Hautfalte. Die Innenfläche des Lides verliert im Laufe der
Entwickelung die histologische Beschaffenheit der äußeren Haut und verwandelt
sich in Schleimhaut, in die Bindehaut des Lides (Conjunctiva palpebrae).
Eine Platte von verdichtetem Bindegewebe, der Lidknorpel (Tarsus[1]),
giebt dem Lide einen gewissen Grad von Steifigkeit. Zwischen Lidknorpel und
äußerer Haut liegt der Schließmuskel des Auges (Musc. orbicularis palpebrarum). Zwischen Muskel und äußerer Haut befindet sich ein äußerst schlaffes,
dehnbares und fettarmes Bindegewebe. Da auch die Haut des Lides sehr zart
und dünn ist, so ist das Entstehen großer Blutunterlaufungen (Extravasate,
Suffusionen) und wässeriger Aufschwellungen (Ödeme) entzündlicher und nicht
entzündlicher Natur sehr erleichtert.
Die äußere Fläche des Lides, der Hautteil, endet mit der abgerundeten
vorderen Lidkante, die innere Fläche, der Bindehautteil, mit der scharfen
hinteren Lidkante. Zwischen beiden Lidkanten liegt der Zwischenteil
(Intermarginalteil). Der Zwischenteil ist 2 bis 3 mm breit und wird gegen die
Augenwinkel hin, besonders gegen den äußeren, schmäler. Längs der hinteren Lidkante kann man häufig mit bloßem Auge, jedenfalls mit Lupenhilfe
eine Reihe von etwa 20 feinsten Pünktchen sehen, die Ausführungsgänge der
MEIBOM'schen Drüsen. Ihr Sekret dient zur Einfettung des Lidrandes. Die
vordere Lidkante trägt die Wimpern, Cilien; das obere Lid hat deren 100
bis 150, das untere Lid halb so viele. In ihre Haarbälge münden kleine Talgdrüsen; größer und verwickelter gebaute, die „MOLL'schen" Drüsen münden
neben den Haarschäften im Zwischenteile des Lides. Der Lidrand des oberen

---

[1] ὁ ταρσός der Flügel: der Name soll die Form des Lidknorpels bezeichnen.

und des unteren Lides treffen außen spitzwinklig in dem äußeren Lidwinkel, Canthus externus (s. Fig. 64), zusammen. Der innere Lidwinkel, Canthus internus, hat die Form eines Hufeisens und umfaßt ein kleines Klümpchen umgewandelter Haut, die Thränenkarunkel, Caruncula lacrymalis. Die Lider wischen beim Blinzeln wie ein feuchter Lappen alle Stäubchen, Schleimklümpchen und etwa vorhandene Thränen vom äußeren Lidwinkel gegen

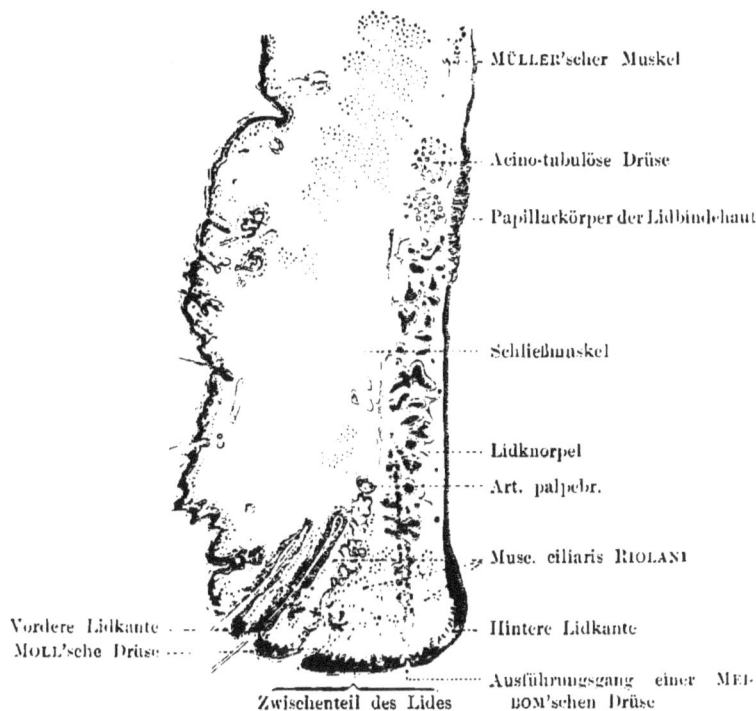

MÜLLER'scher Muskel

Acino-tubulöse Drüse

Papillarkörper der Lidbindehaut

Schließmuskel

Lidknorpel

Art. palpebr.

Musc. ciliaris RIOLANI

Vordere Lidkante
MOLL'sche Drüse

Hintere Lidkante

Ausführungsgang einer MEI-
BOM'schen Drüse

Zwischenteil des Lides

Fig. 57. Sagittalschnitt durch das obere Lid, nach WALDEYER, abgez. von L. SCHRÖTER.

den inneren, in den Thräneusee, von wo alles Flüssige durch die Thränenwege in die Nase geleitet, das Feste im inneren Lidwinkel aufgehäuft und gelegentlich mit den Fingern, z. B. morgens beim Waschen, entfernt wird. Sie schützen das Auge gegen Vertrocknung und vor zufälligen Berührungen, indem sie sich rechtzeitig schließen. Die Wimpern des oberen Lides bilden einen Rechen, der die aus der Luft herabfallenden Stäubchen auffängt.

I. Krankheiten der Lidhaut.

Alle die Krankheiten, welche man in einem Lehrbuche der Hautkrankheiten beschrieben findet, kommen gelegentlich auch an der Haut des Lides vor. Ich beschränke mich auf die Beschreibung einiger weniger, die besonderes augenärztliches Interesse haben. Die Reihenfolge mag sich nach dem Sitze der Erkrankungen in den verschiedenen Schichten der Haut richten.

a) Herpes zoster[1] ophthalmicus. Die Krankheit ist eine acute fieberhafte und beginnt als solche mit Störungen des Allgemeinbefindens, mit Abgeschlagenheit, Kopfweh und mangelnder Esslust. Bald kommt Frösteln und Fieber hinzu. Längs gewisser Nervenbahnen, vorzugsweise längs des N. supraorbitalis, supratrochlearis und infratrochlearis treten Schmerzen auf, die so heftig werden können, daß sie in die ganze Kopfhälfte ausstrahlen. Viel seltener wird das Gebiet des N. infraorbitalis (vom II. Trigeminusaste) befallen. Diese vorläufigen Schmerzen dauern verschieden lang; in dem einen Falle wenige Stunden, in einem anderen zogen sie sich über Monate hin. Darauf entpuppt sich die Hautkrankheit zunächst in Form von roten Flecken, die sich streng an das Verbreitungsgebiet des betreffenden Nerven halten. Ein oder zwei Tage später schießen auf den roten Hautstellen Bläschen auf, die mit einer wässrigen Flüssigkeit gefüllt sind. Dann wird die Flüssigkeit zellenreicher, mehr eiterähnlich. Schließlich trocknen die Bläschen ein, es entstehen Krusten, unter denen in vielen Fällen die oberen Schichten der eigentlichen Cutis einschmelzen, so daß nach Abstoßung der Krusten die Heilung unter Narbenbildung erfolgt. Mit der Abheilung des Ausschlages ist die Krankheit nicht immer zu Ende. Nervenschmerzen, Unempfindlichkeit, Überempfindlichkeit können mehr oder weniger lange zurückbleiben.

Der eigentliche Sitz der Erkrankung ist der Nerv selber und der ihm zugehörende Teil des Ganglion Gasseri; in einigen sezierten Fällen wurden diese Gebilde im Zustande hochgradiger Entzündung gefunden. Über die Ursache der Krankheit ist Sicheres nicht bekannt. Man erkennt sie an dem Ausschlage längs der Nervenbahnen; besonders kennzeichnend ist der Umstand, daß der Ausschlag die Mittellinie der Stirn und Nase nicht überschreitet. Die Vorhersage ist günstig, vorausgesetzt, daß nicht die zur Hornhaut ziehenden Nervenfäden mit erkrankt sind. In diesem Falle kann es zu Geschwüren und infolge davon zu Narben der Hornhaut kommen. Die Behandlung beschränkt sich auf Bekämpfung der Schmerzen durch Morphium und Einpulvern der erkrankten Hautstelle mit einer Mischung von Mehl und Zinkoxyd (Zinc. oxyd. 5,0, Amyli 20,0), um das Abtrocknen der Bläschen zu befördern. Haben sich Krusten gebildet, so erweiche man sie durch Borvaselin (acid. boric. 1,0, Vaselin 10,0) und ähnliche milde Salben.

---

[1] ἕρπω ich krieche, ὁ ἕρπτήρ der Gürtel. Der Name paßt eigentlich nicht, da die Krankheit keineswegs kriecht. Sie wird auch Zona ophthalmica genannt, ἡ ξώνη der Gürtel. Auf der Haut des Brustkorbes nennt man die gleiche Krankheit „Gürtelrose".

b) **Ekzem**[1] der Lidhaut. Das Ekzem ist eine vielgestaltige
Krankheit. Es beginnt mit einem Knötchen-, Bläschen- oder Pustel-
ausschlage. Der Ausschlag trocknet zu Schuppen oder Krusten ein.
Unter den Schuppen liegt gerötete, entweder nässende oder trockene
Haut. Das Gewebe der Haut ist mehr oder weniger tief infiltriert.
oft auch oberflächlich angefressen bezw. eingeschmolzen. Das her-
vorstechendste subjektive Krankheitszeichen ist Jucken.
In allen diesen Erscheinungsformen kommt Ekzem auf der Lidhaut vor. In der Regel ist es nur die Fortsetzung eines Ekzemes
des Gesichtes, der Nase und Ohren oder ein Folgezustand von
Bindehaut- und Hornhauterkrankungen, die zu reichlichem Thränenfluß führen. Die Thränen besitzen nämlich reizende Eigenschaften.
Man kann das jederzeit an „rotgeweinten" Augen und selbst Nasen
sehen. Natürlich ist die Lidhaut schon etwas widerstandsfähiger
als die Schleimhäute des Auges und der Nase. Doch ist die Lidhaut
viel dünner als die Haut des übrigen Körpers; besonders zart ist die
Lidhaut bei skrophulösen blonden Kindern. Wenn solche Kinder die
aus den Augen quellenden Thränen mit ihren Händchen auf den
Lidern verreiben, so vereinigt sich die zerweichende Wirkung der
Flüssigkeit mit der mechanischen des Reibens zur Herstellung eines
Ekzemes.

Besonderes augenärztliches Interesse hat ein Ekzem, das,
seltener als man eigentlich erwarten sollte, durch nasse, mit antiseptischen Lösungen getränkte Verbände erzeugt wird (Sublimatekzem).

Die Behandlung muß vor allem auf Schutz der Haut bedacht
sein, durch Einfetten der Lidhaut mit Vaselin oder einer milden
Salbe. Sind Krusten vorhanden, so sucht man dieselben durch Ein-
weichen mit warmem Öle schonend zu entfernen. Nässende Stellen
bedeckt man mit einer Zinksalicylpaste (Zinc. oxyd. 10,0. acid. salicyl. 0,1,
Vaselin 10,0), oder mit weisser Präcipitatsalbe (Hydrarg. praecip.
alb. 1,0, Vaselin 10,0). Zeigt sich unter den Krusten oberflächliche
Verschwärung (Einschmelzung) der Haut, so ist Bepinseln mit einer
2 % Lösung von salpetersaurem Silber am Platze.

c) Lidabszesse. Wenn zu den bekannten vier Zeichen der
Entzündung (calor, tumor, rubor, dolor) als fünftes Fluktuation
hinzukommt, so liegt ein Abszeß vor. Am Lide kommen die
Zeichen des Abszesses bei einigen Krankheiten vor, die als verschieden auseinander gehalten, dagegen nach einem Plane behandelt
werden. Ihre Scheidung in Furunkel und Abszesse ist also eine

---

[1] τὸ ἔκζεμα (von ἐκζέω ich koche auf), der durch Hitze herausgetriebene
Ausschlag.

pathologisch-anatomische, d. h. für den Arzt wie für den Kranken
eine akademische.

α) Furunkel[1]. Die Krankheit beginnt mit stechendem Schmerze.
Betastet man die schmerzhafte Stelle, so findet man sie hart.
Die Härte rührt von entzündlicher Infiltration her. Gleichzeitig
rötet sich die Haut, durch Blutüberfüllung der kleinsten Gefäße
und Kapillaren. Die Hyperämie der Gefäße und das Infiltrat bewirken Schwellung. Die Mitte der erkrankten Hautstelle stirbt
ab und wird durch eitrige Schmelzung der Umgebung an die Oberfläche der Haut entleert. Das abgestorbene Hautstückchen wird
durch eine bindegewebige Narbe ersetzt.

Kennzeichnend für den Furunkel ist also der Tod (Nekrose) eines Ge-
websstückchens. Wenn der Tod eine Haarscheide mit den zugehörigen Talgdrüsen und Umgebung, also die Cutis selber befällt, so spricht man von Fol-
licularfurunkel: wenn die Nekrose unter der Cutis beginnt, so spricht man
von Zellgewebsfurunkel. Befällt die Nekrose einen größeren Hautabschnitt,
so nennt man die Krankheit Anthrax[2] oder Karbunkel. Sie ist stets
eine schwere und führt häufig durch Sepsis des ganzen Körpers zum Tode. Gerade bei dieser schwersten Form des Furunkels, beim Anthrax, kann die Ursache in der Regel leicht als Infection mit einem tierischen Gifte nachgewiesen werden. Typisch ist in dieser Beziehung der Milzbrandkarbunkel, der
durch Einimpfung von Milzbrandbazillen entsteht. Die Einimpfung wird meist
durch die schmutzigen Hände des Kranken selber besorgt. Eine Wunde braucht
gar nicht einmal vorhanden zu sein. Die Haarscheiden sind, wie C. Hueter
sagt, Stomata der Haut, durch die jederzeit Gift eindringen kann. Hier und
da wird die Einimpfung durch Stiche von Insekten bewerkstelligt, die auf ge-
fallenem Vieh oder sonstigen infektiösen Gegenständen gesessen haben. Nebenbei bemerkt führen manche tropischen Insekten ein so starkes eigenes (che-
misches) Gift mit sich, daß ihr Biss oder Stich eine furunkulöse Entzündung
hervorbringen kann. Bei uns zu Lande sind das schlimmste Unheil dieser Art
Bienen- und Wespenstiche, die zu einer starken entzündlichen Schwellung mit
Ausgang in Verteilung führen.

Die Mehrzahl der Furunkel der Lider sitzt am Lidrande und
wird weiter unten als Hordeolum besprochen. Doch kommen,
freilich viel seltener auch an der Lidhaut Furunkel vor.

β) Abszeß (Pseudoerysipelas, Phlegmone der Lider). Der
Lidabszeß im engeren Sinne kommt meist bei Kindern und zwar
am oberen Lide vor. Das Lid ist heiß, rot und schmerzhaft; eine
anfangs harte, später schwappende Stelle nimmt nach Verlauf einiger
Tage eine gelbliche Färbung an; schließlich schmilzt sie an einem
bestimmten Punkte ein und bildet die Abflußpforte des Eiters. Der
Unterschied gegen den Furunkel liegt also einerseits in der fehlen-

---

[1] furvus schwarz.
[2] ὁ ἄνθραξ die Kohle, carbo.

den Nekrose eines Hautstückchens, andererseits in dem mehr diffusen
Charakter des Krankheitsvorganges und dem deutlicheren Hervortreten der Fluctuation. Eine Unterscheidung zwischen „Zellgewebsfurunkel" und „Abszeß" dürfte wohl überhaupt unmöglich sein. Der
Lidabszeß entsteht meist im Anschluß an Verletzungen, namentlich
Quetschungen; wie die infizierenden Spaltpilze unter die Haut gelangen, ist nicht immer nachzuweisen.

Die Vorhersage der Furunkel und Abszesse richtet sich nach
der Natur und der Menge des eingedrungenen Giftes. Da man
diese Umstände meist nicht abschätzen kann, so muß man sich an
das Aussehen und die Größe des erkrankten Hautstückes halten.

Die Behandlung besteht in möglichst frühzeitigem Einschneiden unter antiseptischen Vorsichtsmaßregeln, Entfernen (Auslöffeln)
abgestorbener Gewebsfetzen und in antiseptischem Verbande.

d) Blutungen. (Hämorrhagien, Hämophthalmus externus). Blutunterlaufungen der Lider rühren 1) von Verletzung der Lider selbst
und ihrer Nachbarschaft her, 2) von Verletzung entfernterer Teile;
endlich 3) kann eine Blutunterlaufung z. B. bei Skorbut entstehen, ohne
daß eine Ader geplatzt wäre: die Blutkörperchen sind dann durch
die unversehrte, aber abnorm durchlässige Gefäßwand ausgetreten.

Ist eine Ader des Lides geplatzt, so kann sich wegen der Dehnbarkeit der Lidhaut eine große Menge Blutes unter sie ergießen.
Das Lid zeigt dann eine blaurote bis schwarze Farbe und einen
Grad der Schwellung, der dem Kranken den Gebrauch seines Auges
unmöglich macht. LAURENCE erzählt, daß bei regelrechten Faust-
kämpfen der Engländer von den Sekundanten zuweilen Einschnitte in
die blutunterlaufenen Lider der Kämpfer gemacht und das Blut
ausgedrückt werde, um die Fortsetzung des Kampfes zu ermöglichen.

Die erste Gruppe der Blutunterlaufungen der Lider entsteht
a) durch unmittelbare stumpfe Gewalt; b) durch Operationen in der
Nähe der Lider, z. B. auch nach Operationen der „kleinen Chirurgie",
nach Blutegelbissen in der Nähe der Lidwinkel; c) durch Bersten
einer Ader infolge von heftigem Husten, Niesen oder Erbrechen.

Die zweite Gruppe rührt von Schädelbrüchen her. So wird
z. B. ein Bruch des Augenhöhlendaches oder der Schädelbasis zu
einer Blutung in das Zellgewebe der Augenhöhle führen. Dies Blut
wird zuerst in der Bindehaut des Augapfels und auf der Innenseite der Lider sichtbar. Erst wenn das Blut durch die Fascia
tarso-orbitalis, d. h. durch die Binde, welche das Lid an den
Augenhöhlenrand festheftet, durchgedrungen ist, wird es an der
äußeren Lidhaut sichtbar werden.

Die dritte Gruppe, Blutung per diapedesin, hat wohl kaum ein augenärztliches Interesse.

Kommt ein Kranker mit einem „blauen Auge", das er der Schwellung wegen nicht öffnen kann, so muß man vor allen Dingen feststellen, ob der Augapfel unversehrt ist. Wenn dies der Fall, so ist eine Behandlung kaum nötig; in 2 bis 3 Wochen verschwindet die entstellende Blutunterlaufung von selber, nachdem sie eine Reihe verschiedener Farben angenommen hat. Will der Kranke durchaus behandelt sein, so verordne man Bleiwasserumschläge und Druckverband.

e) Ödeme.[1] Die Lider sind ferner ein Lieblingssitz wässeriger Ansammlungen, die gleichfalls einen solchen Grad erreichen können, daß dem Kranken das Öffnen der Augen unmöglich wird, was ihn natürlich sehr belästigt und ängstigt. Das wichtigste Erkennungszeichen ist das Stehenbleiben einer kleinen Delle, wenn man mit der Fingerkuppe sanft in die Geschwulst eindrückt. Diese Anhäufungen von Lymphe in Haut- und Unterhautzellgewebe sind teils entzündlicher, teils nicht entzündlicher Natur. Im ersten Falle kommen sie nur als Krankheitszeichen in Betracht. So ist z. B. das Lidödem der regelmäßige Begleiter eines Furunkels oder Lidabszesses und verschwindet sehr schnell, falls ein Schnitt dem Eiter Abfluß verschafft hat. Ein weitaus bedenklicheres Zeichen ist das Lidödem, wenn es von einer Bindehaut-, Augapfel- oder Zellgewebsentzündung der Augenhöhle herrührt. Da beim entzündlichen Ödem das Öffnen der Lider mechanisch und auch durch die Schmerzhaftigkeit der Teile erschwert ist, so wird die Bedeutung eines Lidödemes öfters falsch geschätzt. Man mache es sich daher zur Regel, zunächst den Lidrand abzutasten; eine harte und besonders empfindliche Stelle spricht für Furunkel oder Abszeß. Hierauf öffne man die Lider, wenn nötig mit Hilfe des Desmarres'schen Lidhalters. Fig. 58. Falls das Lidödem wirklich nur von Liderkrankung herrührt, wird man die Bindehaut wenig oder gar nicht entzündet, den Augapfel normal und frei beweglich finden. Hat das Ödem dagegen die schlimmere Bedeutung, so findet man

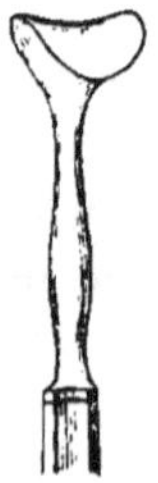

Fig. 58.
Desmarres'-
scher
Lidhalter.

die Bindehaut entzündet und geschwellt, die tiefen Gefäße des Augapfels stark injizirt, ihn selber vorstehend und schwer beweglich; die Bedeutung dieser einzelnen Zeichen kommt später zur Sprache.

Das nicht entzündliche Ödem ist gleichfalls in der Regel Krankheitszeichen. Allerdings gelingt es nicht immer die Krank-

[1] τὸ οἴδημα das Aufschwellen.

heit zu finden. In solchen Fällen betrachtet man dann das Ödem als Krankheit für sich. Wenn ein Mensch mit Lidödem kommt, für das ein örtlicher Grund nicht zu finden ist, so hat man auf Herz-, Nieren- und Leberkrankheiten zu fahnden. Besonders die allgemeine Wassersucht der Nierenkranken zeigt sich mit Vorliebe zuerst an den Lidern. So ist z. B. ein leichtes Lidödem nach Scharlach ein Wink für den Arzt, an Scharlachnephritis zu denken. Ferner ist Lidödem ein Zeichen der Trichinose: es tritt gegen Ende der ersten Krankheitswoche auf.

Wenn man die Ursache des Lidödemes gefunden hat, wird man an eine örtliche Behandlung desselben kaum denken. Im anderen Falle heißt das Lidödem „idiopathisch" und wird mit Druckverband, Massage und schlimmsten Falles mit Ausschneiden von Hautstreifen behandelt.

Eine wenig oder gar nicht schmerzhafte Anschwellung des unteren Lides und der Wange tritt zuweilen nach Sondierung des Thränennasenganges und Ausspritzung des Thränensackes auf, ein Zeichen, daß man das nächste Mal schonender zu Werke gehen muß. Behandlung: warme Umschläge, falls über Schmerz geklagt wird: andernfalls ist Behandlung überflüssig.

f) Emphysem.[1] Anschwellungen der Lider können endlich auch durch Luft bewirkt werden. Man erkennt die Anwesenheit von Luft unter der Haut an einem eigentümlichen, durch den betastenden Finger hervorgerufenen Knistern und an dem Nichtstehenbleiben des Fingereindruckes. Die Mehrzahl der (übrigens keineswegs häufigen) Fälle ist ärztliches Kunsterzeugniß. Beim Sondieren der Thränenwege hat die Sonde einen falschen Weg gebohrt. Wenn der Kranke jetzt schneuzt, so bläst er sich die Luft durch die kleine Wunde in das Unterhautzellgewebe. Doch stehen nicht alle Fälle von Lidemphysem auf dem ärztlichen Sündenverzeichnis. Manche entstehen durch Knochenbrüche. welche die Lufträume der Nase bezw. die benachbarten Sinus mit der Augenhöhle in Verbindung setzen.

Das Emphysem bedarf keiner besonderen Behandlung, als allenfalls der Mahnung an den Kranken, sich nicht oder wenigstens nicht stark zu schneuzen.

Chromhidrosis[2]. Die Krankheit wird selten und fast nur bei Frauen bezw. Mädchen gefunden. Sie besteht in dem Auftreten blauer Flecke auf der Haut des unteren Lides. Die Farbe läßt sich trocken nicht, wohl aber mit Hilfe von etwas Öl oder Glycerin wegwischen. Nach ¼ bis ½ Stunde sei die Farbe wieder da. Die Ursache der Krankheit ist dunkel. In manchen Fällen

[1] ἐν und φυσάω ich blase ein.
[2] τὸ χρῶμα die Farbe. ἱδρόω ich schwitze.

gelang der Nachweis, daß die Kranke sich selber irgend einen Farbstoff auf die
Lider schmierte. Für andere Fälle wird eine pathologisch veränderte Abscheidung der Hautdrüsen angenommen.

2. Krankheiten des Lidrandes.

a) S e b o r r h o e a (Blepharitis simplex, Blepharadenitis)[1]. Der
Kranke klagt, daß ihm die Augen jucken und brennen; daß diese Be-
schwerden durch Rauch, Staub, Hitze, längeres Lesen und Nacht-
wachen gesteigert werden, und endlich, daß die Augen leicht ermüden.
Die Lidränder sind leicht gerötet und etwas verdickt. Hart an den
Wimpern ist die Lidhaut mit einer gelblichen Schmiere oder aber mit
Krusten und Schuppen bedeckt. Im ersten Falle nennt man die
Seborrhoe flüssig, fluida, im zweiten trocken, sicca. Wenn man den
flüssigen oder den zu Krusten eingetrockneten Talg entfernt, so findet
man die Haut zwar mit Epidermis bedeckt, aber offenbar nur mit
äußerst dünner; denn die freigelegten Stellen sehen rot und glänzend
aus. Die Krankheit beruht auf einer abnorm starken Abscheidung
von Seiten der Talgdrüsen des Lidrandes, deren je vier in einen
Haarbalg einmünden. Sie kann zu Schwund der Wimpern führen,
was besonders von Frauen als Entstellung schmerzlich empfunden
wird. Die Krankheit soll mit allerhand Störungen der Geschlechtsorgane in ursächlichem Zusammenhange stehen; nach MICHEL auch
mit Syphilis.

Die B e h a n d l u n g hat für gründliche Wegschaffung des Talges,
bezw. der Schuppen und Borken durch Waschungen mit warmem
Seifenwasser Sorge zu tragen. Diese Arbeit wird dem Kranken
wesentlich erleichtert, wenn er die Krusten durch eine vorher auf-
getragene Salbe erweicht. Auf den gereinigten Lidrand soll dann
eine z u s a m m e n z i e h e n d e Salbe, etwa Zinksalbe (Zinc. oxyd. 1,0,
Vaselin 10,0) aufgestrichen werden. HORNER empfahl schwefelsaures
Quecksilber (Hydrarg. sulf. bas. 0,1, Vaselin 6,0).

Die Klagen über Empfindlichkeit „der Augen", das Rot- und Geschwollt-
sein der äußeren Lidkante kommt auch ohne Anhäufung von Talg oder Krusten
vor. Man würde den Zustand dann als H y p e r ä m i e des Lidrandes bezeichnen müssen. Mit dieser Diagnose muß man sehr sparsam umgehen oder
sich wenigstens nicht bei ihr beruhigen. Denn meistens steckt hinter der Hyperämie des Lidrandes ein Brechfehler, Übersichtigkeit oder Astigmatismus, eine
alte Bindehauterkrankung oder eine beginnende Blepharitis ciliaris.

b) E k z e m d e r L i d r ä n d e r. (Blepharitis c i l i a r i s seu
simplex. Bl. exulcerans und Bl. hypertrophica). Die Viel-

---

[1] Sebum der Talg, γέω ich fließe, τὸ βλέφαρον das Lid, ὁ ἀδήν die Drüse.

gestaltigkeit der Ekzeme, der Haar- und Drüsenreichthum des Lidrandes, die größere oder geringere Ausdehnung der Krankheit an
den Lidrändern muß bewirken, daß sehr verschiedene Krankheitsbilder sich unter dem Namen „Ekzem der Lidränder" zusammenfinden.
Fassen wir zunächst das Bild einer Blepharitis ciliaris
sive simplex ins Auge. An vereinzelten Stellen des Lidrandes findet man die Wimpern zu einem spitzen Büschel
zusammengebacken. Das Büschel steckt in einer gelblichen
Kruste. Hebt man die Kruste mit Hilfe einer Wimper-
pinzette, Fig. 59, am besten vom Zwischenteile des Lides
aus in die Höhe, so entleert sich etwas dünner gelblicher
Eiter. Zieht man die Kruste und mit ihr einen Teil der
festgebackenen Wimpern ganz ab, so zeigt sich eine
gerötete, nässende, also der Epidermis beraubte Stelle.
Werden die Lider in diesem Zustande gar nicht oder
unzweckmäßig behandelt oder wirkt die Krankheitsursache fort, so nimmt die Krankheit an Ausdehnung
zu, d. h. es wird der ganze Lidrand, ja vielleicht werden
alle vier Lidränder befallen. Jetzt ist das ganze Lid
geschwollen und gerötet; die Krusten, in denen die
Wimpern büschelweise stecken, sind dick und zum Teil

Fig. 59.
Wimpern-
pinzette, mit
zwei kleinen
ebenen Flä-
chen zum Er-
fassen der
Wimper.

durch Blut braun gefärbt. Unter den Krusten sitzen gelbe und
zum Teil noch von Epidermis bedeckte Eiterpunkte. Nimmt man
die Krusten und den Eiter weg, so liegt ein nässender, blutender,
mit teils flachen, teils kraterförmigen Gruben besetzter Lidrand
vor. Dieser Zustand wird als Blepharitis exulcerans (ulcerosa)
oder Ekzema pustulosum des Lidrandes bezeichnet.
Unter geeigneter und lange fortgesetzter Behandlung geht die Bl.
ulcerosa zunächst in einen Zustand über, der Blepharitis hypertrophica genannt wird. Derselbe entspricht dem Endstadium des
Ekzemes, dem Ekzema squamosum. Man findet den Lidrand etwas
gerötet und verdickt, mit Schuppen und Krüstchen bedeckt; hier und
da unter einem Krüstchen eine kleine nässende, meist aber trockne
mit junger zarter Epidermis bedeckte Stelle, also etwa das Bild
der Seborrhoe.
Eine Blepharitis ulcerosa hinterläßt in der Regel Folgezustände,
am häufigsten Störungen in Stellung und Zahl der Wimpern. Viele
Wimpern gehen durch Vereiterung des Haarbalges gänzlich zu
Grunde. Andere werden durch die Narbe in eine falsche Richtung
gebracht und können dann an der Hornhaut kratzen: sie entgehen
der Aufmerksamkeit des Arztes leicht, da sie kleiner und heller
sind als normale Wimpern. Dieser Zustand wird Trichiasis genannt

(S. 145). Der Zwischenteil des Lidrandes kann gänzlich verloren gehen, so daß die Bindehaut durch Narbenzug bis an die äußere Lidkante gezogen wird. Die Lider sehen dann für Lebenszeit rot gesäumt aus, Ektropium conjunctivae. Sind die narbigen Veränderungen sehr bedeutend, so kann es zu Entropium des oberen Lides und zu Ektropium des unteren Lides kommen.

Von dem Ekzem des Lidrandes werden vorzugsweise Kinder, namentlich blonde, befallen. Ferner erzeugt die Seborrhoe des Lidrandes Neigung zu Blepharitis und endlich wirken im gleichen Sinne alle Bindehaut- und Hornhautkrankheiten, die mit reichlicher Schleim- und Thränenabscheidung einhergehen. Den letzterwähnten Umstand kann man wohl schon zu den Ursachen der Blepharitis rechnen. Denn der Schleim und Eiter des Bindehautsackes enthält ja stets eine reiche Auswahl von Spaltpilzen, so daß die aufweichende und die infizierende Wirkung des Bindehautsekretes Hand in Hand gehen. Es ist verständlich, daß unreinliche Kinder besonders leicht von Blepharitiden befallen werden. Hier und da rufen Läuse eine Blepharitis hervor; sowohl Filzläuse als Kopfläuse sind dazu im stande. Ob die gewöhnliche Blepharitis durch eine besondere Art von Spaltpilzen hervorgebracht wird, ist vorläufig noch ungewiß.

WIDMARK hat in 25 Fällen jedesmal Staphylococcus pyogenes nachweisen können. Aber daraus folgt offenbar noch nicht, daß diese Spaltpilze die wirkliche Ursache der Krankheit sind, und noch weniger folgt daraus, daß andere Arten unfähig seien, das klinische Bild der Blepharitis hervorzubringen.

Die Vorhersage der einfachen und der hypertrophischen Blepharitis ist günstig, die der verschwärenden Form zweifelhaft oder geradezu ungünstig. Jedenfalls dauert die Krankheit auch bei passender Behandlung Wochen, die verschwärende Form Monate lang.

Die Behandlung geht darauf aus, die Schuppen, Krusten und den Eiter zu entfernen, die Geschwürchen zur Überhäutung zu bringen, die frisch verheilten Stellen vor neuer Mißhandlung durch Thränen, Schmutz u. s. w. zu schützen und endlich die etwaigen Folgezustände wie Verdickung des Lidrandes, Trichiasis u. s. w. zu beseitigen. Den ersten Zweck erreicht man am schonendsten mit Hilfe eines Wattebausches, der in warmes Wasser oder Sublimatlösung (1 : 5000) getaucht ist; was fest sitzt, sucht man geduldig aufzuweichen oder mit Hülfe einer Wimpernpinzette abzuziehen; mit dem gleichen Werkzeuge kann man die kleinen Eiterpunkte öffnen, wobei häufig die vom Eiter gelockerten Wimpern mit ausgehen. Manche Augenärzte halten es für nötig, alle Wimpern, deren Haarbalg erkrankt ist, auszuziehen. Ich habe planmäßiges Wimpernziehen, nach HORNER's Lehren, stets unterlassen.

Für den zweiten Zweck stehen uns eine Reihe von Salben und
der Höllenstein zu Gebote. Ich verwende in der Regel die PAGEN-
STECHER'sche oder „gelbe Salbe" (Hydrarg. oxydati flavi via humida
parati 1,0, Vaselin 10,0; sie wird trotz ihres starken Gehaltes an
Quecksilberoxyd vorzüglich vertragen) und zwar mit gleichzeitiger Massage des Lidrandes, falls keine Geschwürchen vorhanden sind; sind deren vorhanden, so pinsele ich die nässenden
Stellen oder kleinen Gruben jeden zweiten Tag mit einer 2proc.
Höllensteinlösung. Sie bedecken sich dadurch mit einem dünnen
Schorfe, der am folgenden Tage noch zu fest haftet, um sich schonend
entfernen zu lassen. An diesem Tage wird daher nur gelbe Salbe
sanft eingerieben.

Für den dritten Zweck kommt vor allem die Behandlung einer
etwaigen Bindehaut- oder Hornhauterkrankung in Betracht; dazu
die Bedeckung der frisch verheilten Stellen mit einer schützenden
Fettschicht (gelbe Salbe). Die Behandlung der Folgezustände wird
weiter unten besprochen werden. Hier sei nur erwähnt, daß gegen
Verdickung des Lidrandes Massage meistens ausreicht; allenfalls
kann man Bepinseln mit Jodtinktur zu Hilfe nehmen; doch beachte
man, daß der kleinste in den Bindehautsack gelangte Tropfen
sehr heftiges Brennen erzeugt. Gegen die ziemlich häufigen Rückfälle der Blepharitis schützt man den Kranken am besten durch
längere Zeit fortgesetztes Massieren der Lidränder mit der gelben
Salbe.

Geschwüre des Lidrandes. Der Drüsenreichtum des Lidrandes, die
Dünnheit seines Epitheles und die Gewohnheit der Menschen, bei Jucken des
Auges die Lidränder mit den Fingern zu reiben, ohne auf die Unsauberkeit der
Finger Rücksicht zu nehmen, endlich die in manchen Gegenden, z. B. in Ruß-
land und Südfrankreich verbreitete Unsitte, Fremdkörper aus dem Bindehautsacke eines Anderen herauszulecken, bringen es mit sich, daß zuweilen am
Lidrande Geschwüre auftreten, die man für gewöhnlich nur an anderen Körperstellen findet. Dazu gehört der harte Schanker. Sein Aussehen ist dasselbe
wie an anderen Körperstellen. Für die Diagnose kommt der Nachweis einer
Gelegenheit zur Ansteckung, die knorpelartige Härte des Geschwürsrandes,
die Schwellung der Lymphdrüsen vor dem Ohre, unter dem Kieferwinkel und
am Halse, sonstige Zeichen von Syphilis an anderen Körperstellen und in
zweifelhaften Fällen der Erfolg einer spezifischen Behandlung in Betracht.

Auch Kuhpockengeschwüre sind zuweilen am Lidrande gefunden
worden. Sie entwickeln sich im Zwischenteile des Lides aus kleinen oberfläch-
lichen Eiterbläschen, haben ein diphtheritisches Aussehen und führen zu starker
Schwellung der Innen- und Außenfläche des Lides (Chemosis und Ödem). In
sieben von SCHIRMER beobachteten Fällen kam es dreimal zu Miterkrankung der
Hornhaut. Nebenbei sei bemerkt, daß auf der Lidhaut Kuhpocken gewohnten
Aussehens, also Pusteln mit einer Delle in der Mitte, beobachtet worden sind.
Offenbar sind sie viel seltener, als die durch Pockengift entstandenen Geschwür-

chen des Zwischenteiles. An dem zarten Epithele des Zwischenteiles haftet
eben das Pockengift wohl auch ohne Verletzung der Oberfläche. Der Verlauf
ist trotz des bedrohlichen Aussehens ein günstiger. Die Heilung erfolgt ohne
nennenswerte Narbe. Die Behandlung sei eine nicht eingreifende; Jodoform
und Schlußverband genügen. (Über Krebsgeschwüre siehe S. 158.)

c) Gerstenkorn. (Hordeolum [1], Akne [2] des Lidrandes.) Diese
Krankheit befällt mit Vorliebe jugendliche Personen. Sie beginnt
mit stechendem Schmerze im Lidrande. Bald gesellt sich Schwellung des ganzes Lides hinzu, die falls das obere Lid betroffen ist,
das Öffnen des Auges zu hindern vermag. Streicht man mit dem
Finger über den geschwollenen und geröteten Lidrand, so wird
man auf eine harte Stelle treffen, bei deren Berührung der Kranke
schmerzhaft zurückfährt. Diese Stelle mache man durch sanftes
Abheben des Lides vom Auge einer genauen Betrachtung zugänglich.
Dann wird man einen gelben Eiterpunkt sehen, der entweder auf der
vorderen oder auf der hinteren Lidkante sitzt. Sobald dieser kleine
Eiterpunkt geöffnet und entleert ist, gehen alle Erscheinungen zurück und die Krankheit ist beendet, vorausgesetzt, daß nicht das
gleiche Spiel an einer anderen Stelle des Lidrandes von neuem beginnt.

Die starke Schwellung des Lides kann zu Irrtümern Veranlassung geben, z. B. zur Annahme einer beginnenden Blennorrhoe.
Hiergegen schützt der Nachweis der harten Stelle im Lidrande
einerseits, der Zustand der Bindehaut des Augapfels andererseits.
Die Bindehaut kann zwar auch bei einem bloßen Gerstenkorne gelegentlich einmal geschwollen sein, aber sie sieht in diesem Falle
nicht rot und fleischig, sondern blaß und durchscheinend aus; die
von ihr abgesonderte Flüssigkeit ist wässerig hell.

Die Erkrankung beruht wie die Akne der äußeren Haut auf
einer Entzündung und Vereiterung eines Haarbalges und ihrer Talgdrüsen, oder bei Sitz an der hinteren Lidkante auf Vereiterung
einer MEIBOM'schen Drüse. Das letztere ist der seltenere Fall. Den
eigentlichen Grund der Krankheit wird man wohl, obwohl das noch
nicht ausdrücklich bewiesen ist, in einer Infektion von außen sehen
dürfen. Die Thatsache, daß nach Massage der Augen sich hier und
da Gerstenkörner einstellen, fordert ja geradezu die Deutung heraus, daß bei dem Reiben auf mechanischem Wege Spaltpilze in die
offenen Mündungen der Drüsen hineingetrieben wurden. Die Neigung mancher, sonst ganz gesunder Personen zu Gerstenkörnern,
könnte man so erklären, daß bei ihnen der Bau der Drüsenmün-

---

[1] Hordeum die Gerste.
[2] ἡ ἀκνή der Knoten.

dungen oder die Art oder Menge des abgeschiedenen Talges für ein Eindringen feinster Teilchen besonders günstig wäre.

Als Behandlung empfiehlt sich, falls ein Eiterpunkt noch nicht zu sehen ist, trockne Wärme[1], die nicht bloß die Schmerzen mildert, sondern gar nicht selten die Krankheit abschneidet. Ist ein Eiterpunkt zu sehen, so sticht man ihn auf. Gegen die Wiederholungen der Erkrankung ist Reinhalten und Desinfizieren des Lidrandes anzuraten. Ich lasse meine Kranken den Lidrand morgens und abends mit lauwarmer Sublimatlösung (1 : 5000) abwaschen. Dazu kann man noch eine Schwefelsalbe (Lactis sulfuris 1,0, Vaselin 10,0) auf die vordere Lidkante streichen lassen.

d) Trichiasis[2]. Mit diesem Namen wird die Verkrümmung von Wimpern in der Richtung auf den Augapfel bezeichnet. Der Kranke kommt mit der Klage, daß ihn etwas im Auge kratze, daß er „etwas im Auge habe", daß er sich das Auge „verkältet" oder aber mit der richtigen Diagnose selbst, dass er „wilde Haare" habe. Einstülpung von Wimpern erzeugt einen Reizzustand des Auges, der sich bei genauerem Zusehen als einfache Bindehautentzündung, oder als Hornhautgeschwür oder als Pannus der Hornhaut entpuppen kann. Die Ursache dieser Krankheiten, die eingestülpte Wimper, wird um so leichter übersehen, als sie in der Regel dünner und heller ist als ihre gesunden Schwestern. Nach MICHEL bemerkt man sie am besten folgendermaßen: die innere Lidkante ist mit dem Augapfel durch ein Streifchen von Flüssigkeit verklebt; es liefert einen sehr regelmäßigen, der inneren Lidkante parallelen Lichtreflex; taucht ein Härchen in diese Flüssigkeit, so hat der linienförmige Lichtreflex eine Unterbrechung. Noch sicherer dürfte es sein, jeden der Trichiasis verdächtigen Lidrand mit seitlicher Beleuchtung und Lupe abzusuchen; ein Übersehen, auch des dünnsten Härchens, ist dabei unmöglich.

Die Einstülpung einer oder einiger Wimpern ist häufig die Folge von früher überstandener Lidrandentzündung. Doch kommt Trichiasis auch ohne vorausgegangene Erkrankung vor, nach MICHEL

---

[1] Trockene Taschentücher in eine Ofenkachel gelegt oder gegen einen sauberen Kessel mit siedendem Wasser gehalten.

[2] τριχιάω ich stülpe ein. In manchen Lehrbüchern wird Trichiasis und Distichiasis (δίς doppelt und ὁ στίχος die Reihe), Zweiwuchs der Wimpern, zusammen abgehandelt. Die normalen Wimpern des oberen Lides stehen nicht in Reih und Glied, sondern sind regellos zu 3, selbst 4 hintereinander in der vorderen Lidkante eingepflanzt. Nun kommt es vor, daß das mit Wimpern bepflanzte Hautstreifchen in zwei geteilt erscheint, so daß man von einer Doppelreihe reden kann. Ein Krankheitsbild liefert aber diese Zweiteilung an sich nicht.

besonders bei Leuten, die in einer mit Sandstaub verunreinigten
Luft arbeiten. Die Behandlung besteht im Ausziehen der einge-
stülpten Härchen mittels der Wimpernpinzette. In manchen Fällen
genügt das zu dauernder Heilung. In anderen wächst ein neues
Härchen in der falschen Richtung nach. Man muß dann wieder
und wieder „epilieren", was für Arzt und Kranken lästig ist. Man
sucht daher das Nachwachsen der Haare durch Verödung des Haarbalges unmöglich zu machen. Das beste, aber freilich recht schmerzhafte Mittel soll der konstante Strom sein, dessen Kathode aus einer
Nadel besteht und in den Haarbalg eingestochen wird; die Anode
hat Plattenform und wird an der Schläfe angesetzt. Der Strom
soll eine halbe Minute einwirken. Da jeder einzelne Haarbalg für
sich zerstört werden muß, so ist das Verfahren selbstverständlich
nur bei örtlich beschränkter Trichiasis anwendbar. Ist die Trichiasis,
wie sehr häufig der Fall, mit einem Stellungsfehler, Entropium, des
Lidrandes verbunden, so kommt ein Verfahren in Anwendung, das
S. 154 beschrieben ist.

3. Krankheiten des Lidknorpels (Tarsus).

Das Hagelkorn (Chalazion[1]). Die Kranken suchen den Arzt
meist nur wegen der vom Hagelkorn erzeugten Entstellung, weit
seltener wegen geringer Reizerscheinungen, auf. Das Hagelkorn ist
eine halbkugelige Geschwulst von der Form und Größe einer halben
Erbse bis zu der einer halben Haselnuß. Die gewölbte Seite ist
nach der Haut, die ebene nach der Bindehaut gerichtet. Die darüberliegende Haut ist verschieblich und im Aussehen unverändert.
Die Bindehaut dagegen ist gerötet, oft sogar schwammig verdickt,
als ob ein Stückchen roten Samtes auf die Innenfläche des Hagelkornes geklebt wäre. Nimmt man es zwischen die Finger, so bemerkt man, daß es derb, nicht empfindlich und nur mit dem Lidknorpel zu verschieben ist. Es handelt sich also offenbar um ein
im Knorpel entstandenes Gebilde. Häufig sitzen mehrere derselben
an ein und demselben Kranken, ja an einem Lide. Die Krankheit
ist eine chronische und kann unbehandelt jahrelang im gleichen
Zustande verharren.

Die anatomische Untersuchung des Hagelkornes giebt nicht in
allen Fällen den gleichen Befund, weshalb manche Schriftsteller,
z. B. MICHEL, zwischen Atherom und Chalazion des Lides unterscheiden. Ein ärztliches Interesse hat diese Unterscheidung nicht.

---

[1] ἡ χάλαζα das Hagelkorn.

Horner beschreibt den Bau des Hagelkornes folgendermaßen: Die
äußere Schale der Geschwulst ist eine weiße feste Lage von ausge-
dehntem Lidknorpel. Die Innenfläche dieser Kapsel ist mit einer
Lage von Granulationsgewebe ausgekleidet. Dasselbe umschließt eine
Höhle, die von etwas Flüssigkeit mit Eiterzellen und Cholesterin
ausgefüllt wird. In anderen Fällen fehlt die Höhle und die Geschwulst besteht aus Granulationsgewebe.

Über die Natur und die Ursache des Hagelkornes sind die Meinungen
noch geteilt. In neuester Zeit ist von Taxel auf den Nachweis von Tuberkelbazillen bei einem Falle die Ansicht gegründet worden, daß es sich um örtliche
Tuberkulose handele. Die Gutartigkeit der Krankheit scheint dem zu wider-
sprechen. Auch ist Deutschmann auf Grund einer Nachprüfung zu der Ansicht gelangt, daß das Hagelkorn nicht tuberkulöser Abkunft sei. Die Frage
ist einstweilen eine offene.

Die Behandlung besteht im Aufschneiden und Auslöffeln der
kleinen Geschwulst. Die Schmerzen des Eingriffes können mit Hilfe
von Cocain (Cocaini muriatici 0,25, Aq. dest. sterilis. 5,0.
fünfmal, in Zwischenräumen von je 1 Minute, ein Tropfen
in den Bindehautsack) etwas gemildert werden, falls man
von der Bindehaut aus eindringt. In diesem Falle
soll man sich auf einen Einschnitt und das Auslöffeln beschränken und weder Ausschneidung noch
Ätzung vornehmen, da hierdurch Entropium entstehen
könnte. Die Geschwulst ist bei diesem Verfahren unmittelbar nachher kleiner, aber nicht ganz beseitigt.
Erst im Laufe einiger Wochen verschwindet sie ganz.
Dagegen kann man sie durch Eingehen von der äußeren Haut aus sofort vollständig beseitigen. Man
bedient sich dabei, zum Schutze gegen Blutung, der
Lidklemmpinzette (Fig. 60), macht einen Hautschnitt
parallel zum Lidrande, dringt auf die Kapsel des
Hagelkornes ein und schneidet einen tüchtigen Keil
aus der Geschwulst heraus; hierauf kratzt man mit
scharfem Löffel aus und näht die Hautwunde. Notwendig ist das Nähen gerade nicht.

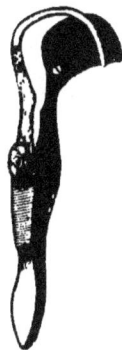

Lithiasis[1] palpebralis, Chalazion terreum. Bei älteren
Leuten findet man häufig als „gelegentlichen Befund", seltener
als Ursache leichter Beschwerden, wie Kratzen, Fremdkörper-
gefühl u. s. w.. gelbe Punkte von der Größe eines Stecknadelknopfes auf der Innenfläche der Lider. Der Inhalt dieser Punkte besteht aus kohlensaurem Kalke und
Cholesterin. Ihr Sitz ist der Ausführungsgang bezw. die ausgedehnte Seitenkammer
einer Meibom'schen Drüse. Die Behandlung besteht in Entleerung des Kalkbreies.

Fig. 60.
Lidklemmpin-
zette für das
rechte obere
Lid. $\frac{1}{2}$ n. Gr.
Die Platte wird
unter das Lid
geschoben, die
federnde Spange
mittels der
Schraube gegen
die Haut ange-
preßt.

---

[1] ὁ λίθος der Stein.

Tarsitis. Die akute selbständige Entzündung des Lidknorpels ist äußerst selten. Etwas häufiger soll nach Michel eine subakute oder chronische Tarsitis bei Kindern zwischen 7 und 10 Jahren als Folge von Skrophulose oder Syphilis vorkommen, und zwar stets am oberen Lide. Dasselbe hängt etwas herab, kann nicht gut gehoben werden und ist sehr empfindlich, was sich besonders beim Umklappen des Lides bemerklich macht. Der Knorpel ist verdickt, härter als sonst und weniger deutlich gegen die Umgebung abgegrenzt. Die äußere Haut ist normal, die Bindehaut leicht gerötet. Die Behandlung besteht örtlich in Emplastrum hydrargyri, das auf Leinen gestrichen dauernd zu tragen ist; außerdem in der Allgemeinbehandlung der verursachenden Krankheit.

Nicht besonders selten ist nach meinen Erfahrungen folgende Erkrankung des Lidknorpels. Das obere Lid ist gerötet, verdickt und hängt etwas herab. Wendet man das Lid um, so sieht man eine oder mehrere gelbe, nicht ganz linsengroße Stellen durch die gerötete Bindehaut durchschimmern. Ein Einschnitt entleert reichlichen Eiter. Nach Auskratzung der Abszeßhöhle erfolgt schnelle Heilung.

Das Umwenden der Lider wird im Abschnitte „Krankheiten der Bindehaut" S. 176 beschrieben.

4. Stellungsfehler der Lider und der Lidränder.

a) Zu enge Lidspalte.

Die normale Lidspalte ist bei Erwachsenen 26 bis 28 mm lang und etwa 1 cm breit (hoch). Diese Durchschnittszahlen werden häufig über- und unterboten; nicht einmal das nämliche Augenpaar zeigt immer genau dieselben Maße. Ist die Lidspalte enger als dem Durchschnitte entspricht, so redet der Laie von „kleinen Augen": im entgegengesetzten Falle von „schönen großen Augen". Wenn durch einen krankhaften Vorgang eine Lidspalte zu eng wird, spricht der Laie von „Kleinwerden des Auges".

Wirkliche Verengerungen der Lidspalte hat man als Ankyloblepharon[1] und als Blepharophimosis[2] auseinanderzuhalten. Die Lidphimose besteht darin, daß eine senkrecht gestellte Hautfalte den äußeren Lidwinkel bedeckt. Zieht man dieselbe nach der Schläfe zu vom Auge ab, so kommen normale Lidränder und eine Lidspalte von normaler Größe zum Vorschein. Der Zustand entsteht durch Schrumpfung der Lidhaut nach lange dauernden Bindehautkatarrhen, besonders wenn die Schlaffheit der Haut alter Leute das Herbeiziehen einer Hautfalte von der Schläfe her begünstigt. Als Ankyloblepharon wäre das wirkliche Verwachsensein der Lidränder im äußeren Lidwinkel zu bezeichnen. Der Zustand kommt hier und da angeboren vor; häufiger entsteht er nach Verbrennung oder geschwüriger Zerstörung des äußeren Lidwinkels.

Eine scheinbar zu enge Lidspalte beruht häufig auf dem

---

[1] ἀγκύλος krumm.
[2] φιμόω ich schnüre zu, φιμός Maulkorb.

Herabhängen des oberen Lides, der sogenannten Ptosis[1]. Der Ursachen dieses Zustandes giebt es viele. So bewirken Gerstenkörner,
Abszesse, Ödeme, Blutunterlaufungen, viele Binde- und Hornhautkrankheiten, daß das obere Lid herabhängt und selbst bei starker
Willensanstrengung nicht genügend gehoben werden kann. Das Gleiche
ist bei der Ptosis adiposa der Fall, einem Zustande, bei dem eine
mit gelbem Fettgewebe gefüllte schlaffe Hautfalte über den Rand des
oberen Lides herabhängt und möglicherweise die Wimpern gegen
den Augapfel drängt. Ferner kann Ptosis auf Verletzung des Levator palpebrae, endlich auf Lähmung des Nervus sympathicus
und des N. oculomotorius beruhen. Der N. oculomotorius innerviert
nämlich den Levator palpebrae superioris, der Sympathicus den sogenannten MÜLLER'schen Muskel (Fig. 57 S. 133). Es ist leicht zu
unterscheiden, welcher von beiden Muskeln der versagende ist. Bei
ganzer oder teilweiser Lähmung des quergestreiften Levator palpebrae vermag der Kranke auch bei der größten Willensanstrengung
das Auge nicht normal weit zu öffnen. Bei Ausfall des glatten
MÜLLER'schen Muskels dagegen ist die Ptosis nur in unbewachten
Augenblicken vorhanden, während durch eine Willensanstrengung
mit Hilfe des gesunden Levators die Lidspalte jederzeit ausgiebig
geöffnet werden kann. Ptosis kommt gar nicht selten angeboren
(vielleicht während der Geburt erworben) vor.

Als Ursachen einer scheinbar zu engen Lidspalte kommen ferner
Krampfzustände im Schließmuskel des Auges in Betracht. Man
unterscheidet klonische und tonische Lidkrämpfe. Die ersteren sind
oft nichts anderes als unnatürlich häufiges, vom Kranken nicht be-
absichtigtes Blinzeln, Nictitatio; nur ist die Erschlaffung des Schließmuskels in den Pausen keine vollständige und daher die Lidspalte
auch in den Pausen verengt. In anderen Fällen sind es Zuckungen
einzelner Bündel des Muskels, die dann natürlich nicht einen
regelrechten Lidschlag herbeiführen. Diese teilweisen klonischen
Krämpfe, sogenannte „fibrilläre Zuckungen", treten bei vielen Personen
nach Eserineinträufelung auf. In anderen Fällen rühren sie von Ausschweifungen, langem Säugen und anderen schwächenden Einflüssen
her. Endlich findet man unnatürlich häufiges Blinzeln bei angehen-
den Schulkindern; man hat hier an Bindehauterkrankungen und
Brechfehler, Übersichtigkeit und Astigmatismus zu denken.

Viel bedenklicher als die klonischen sind die tonischen
Krämpfe, besonders wenn sie, wie in der Regel der Fall, beide
Augen befallen. Der Kranke ist dann für die Dauer des Krampfes

---

[1] ἡ πτῶσις, von πίπτω ich falle.

völlig blind und kann hierdurch auf einer belebten Straße in die
größte Verlegenheit, selbst in Gefahr kommen. Der tonische Krampf
der Schließmuskeln oder Blepharospasmus entsteht in der Mehrzahl der Fälle reflektorisch, durch Reizung der Bindehaut- oder der
Hornhautnerven, indem ein Fremdkörper oder eine Wimper an der
Hornhaut kratzt, oder eine Phlyktäne, ein Geschwür Schmerzen hervorruft. In einer Minderzahl der Fälle ist an dem Auge selbst eine
Ursache der Krämpfe nicht aufzufinden. Man muß dann das ganze
Verbreitungsgebiet des Trigeminus absuchen, da erfahrungsgemäß
ein hohler Zahn, eine Narbe, die ein Nervenstämmchen unklammert.
selbst Geschwüre auf der Schleimhaut der Mundhöhle, im stande sind,
reflektorische Lidkrämpfe auszulösen. Ist von all dem nichts zu
finden, so suche man nach Druckpunkten, d. h. nach Stellen, wo
ein sanfter anhaltender Fingerdruck gegen einen Ast des Trigeminus
den Lidkrampf zeitweilig aufhören macht; in manchen Fällen soll
auch durch Druck auf den Gesichtsnerv, an seiner Austrittsstelle
aus dem Foramen stylomastoideum, der Krampf aufhören; dieser
Nerv versorgt ja den Schließmuskel der Lider.   Endlich giebt
es Lidkrampf aus centralen Ursachen.

Die Behandlung des Anky-
loblepharon besteht in einer als
Kanthoplastik bezeichneten
Operation. Die Verwachsung wird
durch einen wagerechten Scherenschlag getrennt. Es liegt dann
eine aus zwei V-förmigen Ebenen
(Fig. 61) zusammengesetzte Wunde
vor. Einige passende, in Fig. 61
angedeutete Nähte sorgen für
Deckung der Wundflächen und

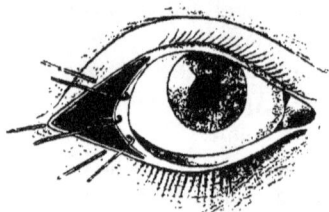

Fig. 61. Ammon's Kanthoplastik.

verhindern das Wiederverwachsendes Getrennten.

Die Blepharophimose könnte man, falls einmal operative
Hilfe verlangt werden sollte, durch Ausschneiden einer senkrechten
Hautfalte an der Schläfe, in der Nähe des äußeren Lidwinkels,
und Vernähen der Wunde zum Verschwinden bringen.

Die Behandlung der Ptosis wird vom Kranken selber soweit
als möglich dadurch besorgt, daß er mit Hilfe der Stirnmuskeln die
Stirnhaut und die mit ihr zusammenhängende Lidhaut nach oben
zieht. Die Stirnhaut legt sich dabei in nach oben gewölbte Falten.
Ein anderer Kunstgriff der Kranken besteht im Zurücklegen des
Kopfes. Die ärztliche Behandlung richtet sich nach den Ursachen
der Ptosis. Ist sie durch Entzündungen der Lider oder des Auges

hervorgebracht, so bedarf sie an sich keiner Behandlung. Ist sie
Zeichen einer Oculomotoriuslähmung bezw. einer beginnenden Tabes
dorsalis, so wird die Behandlung der Grundkrankheit die Hauptsache
sein. Gegen die Ptosis selbst kann man ut aliquid fiat den galvanischen
Strom, Strychnineinspritzungen und verschiedene Einreibungen versuchen. Hängt das Lid so stark herab, daß dadurch das Sehen beeinträchtigt oder gar völlig behindert wird, so kann mittels eines
federnden Gestelles von Golddraht Hilfe geschafft werden, das sich
sanft in die Falten der Lidhaut eindrückt, gerade stark genug, um
das obere Lid zu heben, aber nicht so stark, daß es den aktiven
Lidschluß verhinderte. Der Gedanke des federnden Lidhebers
stammt von Dr. ADOLF MEYER in Würzburg, der seine eigne Ptosis
damit erfolgreich behandelte.

Endlich kann man operative Eingriffe versuchen. Es sind deren
sehr viele vorgeschlagen worden. Einer derselben besteht im Ausschneiden einer wagerechten Hautfalte. Gegen Ptosis adiposa leistet
diese Operation vortreffliches; nur muß man das aus der Hautwunde
vorquellende Fett mit wegnehmen. Eine andere Operation besteht
im Befestigen einer wagerechten Hautfalte mittels bleibender Nähte
von Silberdraht. Eine dritte im Ausschneiden eines Stückes des
Schließmuskels, in der Meinung, diesen Muskel zu schwächen und
gleichzeitig das Lid von oben nach unten zu verkürzen, wohlver-
standen ohne Hautverlust. Eine vierte in Ausschneidung des Lidknorpels und Vornähung der Sehne des Levator palpebrae superioris.
Es ist selbstverständlich, daß dieser letzterwähnte Eingriff nur dann
einen Sinn hat, wenn der Heber des Lides nicht völlig gelähmt
ist. Eine fünfte, und diese dürfte theoretisch wenigstens die zweck-
mäßigste sein, in Vernähung des Lidknorpels mit dem Stirnmuskel,
um diesem die Hebung des Lides zu übertragen.

Die Behandlung des Lidkrampfes richtet sich gleichfalls
nach den Ursachen. Ist eine greifbare Ursache nicht zu finden, so
nennt man den Lidkrampf „idiopathisch" und tröstet den Kranken
durch eine längere galvanische Kur; dabei sollen schwache Ströme
gewählt, der positive Pol auf einen etwaigen „Druckpunkt", der negative am Halse aufgesetzt werden; die Sitzung soll 2 bis 3 Minuten
dauern und alle Tage, oder jeden zweiten Tag wiederholt werden.

b) Zu weite Lidspalte. Das Gegenstück zum Ankyloblepharon
ist eine Lidspalte, die durch Aufschlitzen des äußeren Lidwinkels
zu weit geworden ist. Es bleibt nämlich hier und da nach Verletzungen im äußeren Lidwinkel die Verheilung aus, besonders dann,
wenn die Wunde nicht genau wagerecht, sondern nach unten-außen ver-
lief und Orbicularisfasern durchtrennte. Das Gleiche kommt übrigens

auch an anderen Stellen des Lides vor. Die Entstellung ist recht
beträchtlich. Eine andere unangenehme Folge ist Thränenträufeln.

Ungleich viel häufiger kommt eine Erweiterung der Lidspalte
nach Länge und Breite dadurch zu stande, daß der Augapfel aus
der Augenhöhle vortritt oder vorgedrängt wird. Diesen Zustand
nennt man Exophthalmus oder Glotzauge (s. Krankheiten der
Augenhöhle). Die leichtesten Grade desselben sieht man nach Schieloperationen, nach Zurücklagerung eines Rectus in- oder externus,
und bei Kurzsichtigkeit durch Langbau des Augapfels. Ein stärkerer Grad von Exophthalmus gehört zu den regelmäßigen Zeichen
der Basedow'schen Krankheit. Die stärksten Grade endlich findet man bei Hornhautstaphylomen und bei Geschwülsten hinter dem
Augapfel. In solchen Fällen decken die Augenlider, selbst bei kräftigem Schlusse, das Auge nicht mehr vollständig, ein Zustand, der
als Lagophthalmus [1] oder Hasenauge bezeichnet wird. Dieser
Zustand gefährdet, wie im Abschnitt über Hornhautkrankheiten ausgeführt wird, das Auge in hohem Grade. Der Lagophthalmus kann
übrigens auch auf einem anderen Grunde beruhen, auf einer Lähmung des Gesichtsnerven (N. facialis), von dem ja der Schließmuskel
des Auges, der M. orbicularis palpebrarum versorgt wird. Wenn
dieser Muskel versagt, so wird der Lidschluß unmöglich, obgleich
keinerlei räumliches Mißverhältnis vorhanden ist.

Zur Verengerung der Lidspalte steht eine als Tarsoraphie [2] be-
zeichnete Operation zur Verfügung. Sie besteht darin, daß im äußeren
Lidwinkel die wimperntragende Kante sowohl des oberen als unteren
Lides abgetragen und die Wundflächen vernäht werden. Die Aus-

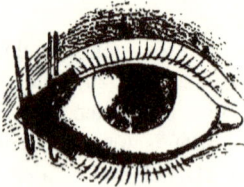

Fig. 62. Tarsoraphie.

dehnung, in der dies zu geschehen hat,
richtet sich nach dem Grade der beabsichtigten Verengerung. Die Richtung
der Schnitte (je ein längerer parallel
dem Lidrande, je ein kurzer senkrecht
darauf, die beiden längeren treffen unter
spitzem Winkel zusammen) ist aus Fig. 62
ersichtlich. Die Schnitte gehen übrigens
nicht durch die ganze Dicke des Lides,
sondern nur durch den Hautteil, müssen
demnach durch den Flarer'schen Schnitt im Zwischenteile (Spaltung
des Lides in eine hintere und eine vordere Platte, vergl. S. 154 unten)

[1] ὁ λαγώς der Hase. Ein Kinderglaube läßt die Hasen mit offenen
Augen schlafen.
[2] ῥάπτω ich nähe.

ergänzt werden. Bei Lagophthalmus reicht zuweilen die Tarsoraphie
zum Schutze des Auges nicht aus. Man wird dann das Vernähen
der Lidränder in ihrer ganzen Ausdehnung oder wenigstens einen
sicher schließenden Verband zu Hilfe nehmen müssen.

c) Entropium[1] nennt man die Einwärtswendung des Lidrandes
oder eines Stückchens davon. Beim oberen Lide gerät mit Vorliebe
das äußere Drittel, beim unteren die äußeren zwei Drittel oder der
ganze Lidrand in die falsche Stellung. Sie ist häufig mit Trichiasis,
d. i. mit falscher Stellung der Wimpern im Lidrande verbunden.
Die regelmäßige Folge ist ein heftiger Reizzustand des Auges, der
sich in Schmerz, Thränen, Röte und krampfhaftem Lidschlusse kund-
giebt. Dauert die Mißhandlung der Hornhaut durch die an ihr
kratzenden Wimpern längere Zeit, so entstehen größere oder kleinere
Hornhautgeschwüre, oder die sogenannte Keratitis pannosa, die
durch Trübungen und Gefäßbildung gekennzeichnet ist.

Der Ursachen des Entropiums giebt es mehrere: eine derselben ist
die krampfhafte Zusammenziehung des Schließmuskels der Lider.
Manche Menschen verstehen es, willkürlich auf diese Art Entropium
zu erzeugen. Bei anderen entsteht die krampfhafte Zusammenziehung
und daraus Entropium sehr gegen den Willen der Kranken in Folge
von schmerzhaften Entzündungen der Binde- und Hornhaut. Da nicht
jeder krampfhafte Lidschluß Entropium erzeugt, so muß man annehmen, daß manche Lider durch besondere Umstände zu Entropium
neigen. Solche Umstände sind Enge der Lidspalte, Schlaffheit der
Lidhaut und Lidknorpel, Schwund des Fettpolsters der Augenhöhle.
Mehrere dieser Umstände treffen bei alten Leuten regelmäßig zusammen. Man sieht daher das Entropium sehr häufig bei alten
Leuten auftreten, deren Augen verbunden wurden; offenbar begünstigt der Verband die Einwärtswendung des Lidrandes durch unmittelbaren Druck auf denselben. Entropium dieser Herkunft wird
als spastisches bezeichnet. Es befällt mit Vorliebe das untere Lid.
Eine zweite, ebenfalls sehr häufige Ursache von Entropium ist die
narbige Schrumpfung der Bindehaut und Verkrümmung des Lidknorpels. Sie ist meistens eine Folge des Trachoms, ihr Lieblingssitz sind Bindehaut und Knorpel des oberen Lides. Entropium dieser
Herkunft heißt Narbenentropium.

Bezüglich der Diagnose ist nur Verwechselung mit Trichiasis
möglich. Man halte fest, daß bei Trichiasis der Lidrand selbst
richtig steht, nur die Wimpern falsch. Bei reinem Entropium ist
der Sachverhalt umgekehrt. Doch können natürlich auch die Wimpern

---

[1] ἐν τρέπω ich wende nach innen.

auf einem entropionierten Lidrande einwärts stehen. Verbindung von
Entropium mit Trichiasis. Ebenso kommt Einwärtswendung der
Wimpern in Verbindung mit Ektropium vor.

Die Behandlung eines krampfigen Entropium verlangt
häufig nur einen kleinen Kunstgriff am Verband oder einen Heft-
pflasterstreif, der hart unter den Wimpern angeklebt, dann angezogen und nun an der Wange befestigt wird. Reicht man mit diesen
Hausmittelchen nicht aus, so muß man operieren. Wie es scheint,
ist die Gaillard'sche Naht am meisten in Gebrauch. Dieselbe wird
folgendermaßen ausgeführt. Man hebt eine wagerecht streichende, dem
Lidrande des unteren Lides parallele Hautmuskelfalte auf und durch-
sticht die Grundfläche der Falte senkrecht von unten nach oben, so
daß die Spitze der Nadel 3 bis 4 mm unterhalb des Lidrandes heraus-
kommt. Nun wird die Nadel gewendet und etwa 2 mm neben dem
Ausstichspunkte wieder eingestochen und nach unten durch die Hautmuskelfalte geführt, dann über einem Wattebausch geknüpft. Je nach
Bedarf kann man 2 oder 3 solcher Nähte auf die Breite des Lides
verteilen. Nach 2 Tagen nimmt man die Fäden heraus. Die den
Stichkanälen entsprechenden Narben sollen die unmittelbare Wirkung des Fadens zu einer bleibenden machen.

Ich habe nach Gaillard'schen Nähten so häufig Rückfälle des Entropium
gesehen, daß ich dies Verfahren gar nicht mehr übe. Statt dessen wende ich
die uralte Ausschneidung einer wagerechten, dem Lidrande parallelen Hautfalte an, mit Vernähung der Wunde. Danach hatte ich Rückfälle nicht zu beklagen.

Handelt es sich nur darum, für einige Zeit zu verhindern, daß ein Verband Entropium erzeugt, so genügte mir stets folgende Naht: Ich steche etwa
1 cm nasenwärts vom äußeren Lidwinkel in die Lidhaut ein und führe die Nadel
je nach Bedarf 2 bis 3, selbst 4 cm unter der Haut nach außen, bezw. außen-
unten; dann erfolgt Ausstich und Knüpfen des Fadens. Die gefaßte Haut bildet
dann einen faltigen Wulst, das Lid ist kräftig gespannt und leicht vom Auge
abgezogen. Natürlich schneidet die Naht allmählich in die Haut ein und verliert dadurch an Wirksamkeit. Wenn nun mittlerweile der Verband überflüssig
geworden ist, so nimmt man den Faden weg.

Zur erfolgreichen Behandlung eines Narbenentropium bedarf es
eines größeren Eingriffes. Da hier der Lidrand einem Zuge von
mäßiger Stärke nicht folgen würde, so muß er zuerst beweglich gemacht werden. Es geschieht dies durch den Flarer'schen Schnitt,
der im Zwischenteil verläuft und wenige mm tief das Lid in eine
vordere und eine hintere Platte teilt; die vordere trägt alle Wimpern
samt Haarzwiebeln und deren Drüsen, die hintere besteht aus Lidknorpel und Bindehaut; die Länge des Schnittes richtet sich nach
der Länge des entropionierten Lidteiles. Hierauf erfolgt die Ausschneidung eines dem Lidrande parallelen Hautstreifchens. Dadurch

ist der Lidrand verschieblich geworden. Wenn man jetzt die streifenförmige, dem Lidrande parallele Wunde durch senkrechte Nähte schließt, so muß der bewegliche Lidrand dem Zuge der Nähte folgen und es muß ein Wundstreif sichtbar werden, der (beim oberen Lide) unterhalb des Lidrandes liegt. Diese streifenförmige Wundfläche hat man früher sich selbst überlassen. In neuerer Zeit dagegen deckt man sie mit Hilfe der Epidermis - Transplantation, d. h. mittels kleiner, dem Oberarm entnommener Hautläppchen, die so flach ausgeschnitten werden, daß von den Hautpapillen nur die Kuppen mitgehen. Von Anderen wird als Deckmittel der ausgeschnittene Hautstreif des Lides selber benützt; er wird in diesem Falle nicht völlig ausgeschnitten, sondern nur so weit beweglich gemacht, daß man ihn unter der Brücke des Lidrandes durchschieben kann. Unmittelbar nach beendigter Operation sieht die Sache ziemlich wulstig aus, soll aber sehr gute Endergebnisse liefern. Durch diese Operation wird der Wimpern tragende Lidrand von der Lidspalte entfernt; sie heißt daher „Verpflanzung des Wimpernbodens".

d) Ektropium. Den geringsten Grad des Ektropium bezeichnet man als Eversio; es ist damit eine leichte Abhebung des Lidrandes vom Auge gemeint. Bei den stärksten Graden des Ektropium ist nicht bloß der Lidrand, sondern das ganze Lid nach außen umgewendet. Das Ektropium befällt am häufigsten die unteren Lider, bald nur den inneren oder äußeren Winkel, bald den Lidrand in seiner ganzen Länge.

Die Folgen eines mäßigen Ektropium sind bei weitem nicht so bedenklich wie die des Entropium. Das wichtigste ist Thränenträufeln, das schon eintritt, wenn der innere Winkel des Lides nur „evertiert" ist und infolge dessen der untere Thränenpunkt nicht mehr in den Thränensee eintaucht. Das Thränenträufeln kann nun freilich seinerseits wieder Schaden anrichten, indem es zu Ekzem des Lidrandes und der Lidhaut führt. Ist die Umstülpung eine vollständige, so daß die Bindehaut zu Tage liegt, so wuchert sie und nimmt das Aussehen rohen Fleisches an; man spricht dann von Ektropium sarcomatosum [1]. Das Lid wird hierdurch, ebenso wie durch die mit dem Ekzem verbundene Infiltration, schwerer und also ungeeigneter, seine richtige Stellung einzuhalten. In diesem Zustande laufen alte Leute oft viele Jahre herum, ohne sich zu einer Operation zu entschließen, ja vielleicht ohne überhaupt ärzt-

---

[1] ἡ σάρξ das Fleisch.

liche Hilfe zu suchen. Ein „Triefäugiger" sieht eben zwar abscheulich aus, aber er sieht nicht schlechter als sonst.

Wie Krampf des Schließmuskels zu Entropium führt, so ist Lähmung desselben eine häufige Ursache für Ektropium. Die Lähmung braucht nicht einmal eine vollständige zu sein; es genügt schon die Muskelschwäche, wie sie dem vorgerückten Alter eigen ist, besonders dann, wenn die Lidhaut in schlaffen Falten herunterhängt und der Kranke durch fleißiges Wischen der Augen nach abwärts die beginnende Senkung des unteren Lides befördert. Ein so entstandenes Ektropium wird als paralytisches oder Altersektropium bezeichnet. Anfangs nimmt es nur die Nasenhälfte des Lidrandes ein.

Eine andere Ursache für Ektropium ist Narbenzug, Narbenektropium. In der Regel ist es die Folge einer früheren Erkrankung, die zur Zerstörung eines Lidstückchens geführt hat. Am häufigsten führt Knochenfraß des Augenhöhlenrandes bei Kindern zu Verwachsung der Lidhaut mit der Knochennarbe und so zu Ektropium. Diese Art des Ektropium kommt am oberen sowohl als unteren Lide vor, meistens entsprechend der Umbiegungsstelle des oberen oder unteren Augenhöhlenrandes in den äußeren. In selteneren Fällen ist Verbrennung, Lupus, Syphilis, Pocken u. s. w. die Ursache der Hautzerstörung gewesen.

Die Vorhersage wird nur dann bedenklich, wenn die Umstülpung so stark ist, daß der Augapfel nicht mehr völlig bedeckt werden kann, Lagophthalmus. In diesem Falle ist die Hornhaut und damit das Sehvermögen bedroht.

Zur Behandlung genügt in leichteren Fällen (Eversio) die Schlitzung eines Thränenkanälchens, Sondierung des Thränennasenganges (S. 170 ff.) und die Anweisung an den Kranken, die Augen nicht wie bisher von oben innen nach unten außen, sondern gerade in der umgekehrten Richtung zu wischen. Das Thränenträufeln mit seinen für die Lidstellung nachteiligen Folgen wird dadurch geheilt und die Lidstellung selber orthopädisch verbessert.

Reicht dies Verfahren nicht aus, so nimmt man die SNELLEN'sche Naht zu Hilfe, der sich die Kranken meist gern unterwerfen, wenn man ihnen sagt, daß die Krankheit eigentlich nur durch eine „Operation" geheilt werden könne, daß man es aber erst einmal mit bloßer „Naht" versuchen wolle. Dazu nimmt man einige, an beiden Enden mit Nadeln bewaffnete Seidenfäden, sticht die beiden Nadeln eines Fadens auf der Bindehautseite des Lides von oben nach unten ein, auf der Hautseite in der Höhe des Augenhöhlenrandes aus und knüpft über einem Bausch Watte. Man vergesse beim Knüpfen nicht, daß eine trichiatische Stellung der Wimpern trotz des Ektropiums vorhanden sein und daß daher durch Richtigstellung des Lidrandes die Wimpern mit dem Augapfel in Berührung kommen können. Man darf in diesem Falle die Nähte nur eben so fest knüpfen, als mit Rücksicht auf die Stellung der Wimpern zulässig ist. Für schwerere Fälle von Lähmungsektropium steht eine Reihe von Eingriffen zu Gebote, die darauf hinauslaufen, das untere Lid zu heben oder in wagerechter Richtung zu spannen. Den ersten Zweck erfüllt z. B. schon die auf S. 152 erwähnte Tarsorraphie. Sollte sie nicht ausreichen, so kann man sie mit dem Ausschneiden eines Hautdreieckes neben dem äußeren Lidwinkel verbinden (Fig. 63). Wenn man den Punkt a mit a', den b mit b' vernäht, so ist das untere Lid offenbar gehoben und gespannt.

Sehr gute Ergebnisse hat mir stets ein Operationsverfahren gegeben, das auch zur Beseitigung von Lidgeschwülsten (S. 159) bestimmt ist.

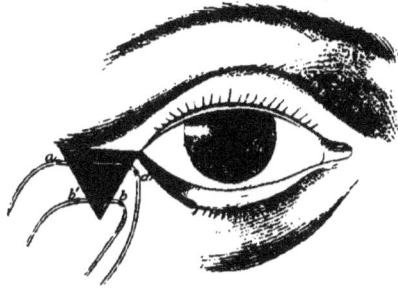

Fig. 63. Operation gegen Ektropium, nach DIEFFENBACH.

Bei Narbenektropium muß man zunächst die Verwachsung des Lides mit der Knochennarbe lösen, dann die Richtigstellung des Lides auf einem der eben geschilderten Wege bewerkstelligen und eine etwa übrig bleibende Wunde durch einen Lappen aus der Nachbarschaft decken.

Kolobom.[1] So nennt man einen seltenen, angeborenen Bildungsfehler der Lider, welcher aus einer auf den Lidrand senkrecht gestellten Spalte besteht. Sie durchsetzt das Lid in seiner ganzen Dicke, hat die Form eines Keiles, dessen Grundlinie dem Lidrande entspricht: an der Spitze des Keiles verbindet zuweilen eine dünne Hautbrücke die Seiten des Kolobomes, während unter der Hautbrücke die Spalte des Muskels, Knorpels und der Bindehaut noch weiter reicht. Der Bildungsfehler fand sich in den meisten Fällen an dem oberen Lide, entweder in der Mitte desselben oder gegen den inneren Augenwinkel zu. Meist ist der Kranke gleichzeitig mit anderen Bildungsfehlern, Hasenscharte, Wolfsrachen und dergleichen behaftet.

Ähnliche Spalten kommen infolge von Lidwunden vor. S. 151, und werden ebenfalls als Lidkolobome bezeichnet. Zur Verhütung derselben nähe man klaffende Wunden des Lidrandes besonders genau. Falls trotzdem die Heilung nicht erfolgt, so frische man an und nähe von neuem.

Epikanthus.[2] Bei Personen mit flachem Nasenrücken und schlaffer Haut,

---

[1] τὸ κολόβωμα das Verstümmelte.
[2] ἐπί auf, κανθός Winkel.

z. B. bei Neugeborenen und bei Mongolen, bei Syphilitikern mit eingesunke-
nem Nasenrücken deckt eine senkrecht gestellte Falte der Nasenhaut den inneren
Augenwinkel zu; der freie Rand der Falte ist flach bogenförmig und sieht mit
der hohlen Seite nach der Schläfe; da sie fast ausnahmslos auf beiden Seiten
vorhanden ist, so erscheint der Nasenrücken stark verbreitert, was sehr unschön
aussieht. Dieser Zustand wird Epikanthus genannt. Bei Neugeborenen bedarf er keiner Behandlung, da er mit dem Herauswachsen des Nasenrückens von
selber verschwindet. Bei Syphilitikern kann man durch Ausschneiden einer senkrecht stehenden Hautfalte über der Mitte der Nase Hilfe schaffen. Dieser Eingriff heißt Rhinoraphie. [1]

5. Neubildungen der Lider.

Wenn man die Fachschriften auf die am Lide vorkommenden
Neubildungen durchblättert, so wird man so ziemlich dem ganzen
Namensverzeichnisse der Geschwulstlehre begegnen. Hier nur das
wichtigste!

Krebs (Cancroid). Ohne Zweifel ist Krebs die wichtigste Neubildung der Lider, die der Augenarzt zu behandeln hat. Sie kommt
nur in reiferem Alter vor, in den vierziger Jahren und später. In
der Regel geht sie von dem Lidrande und zwar von seinen Talgdrüsen aus. Lieblingssitz ist die innere Hälfte des unteren Lides.

Nach Michel unterscheidet man eine flache, eine tiefgreifende
und eine papillomartige Form des Lidkrebses. Allen ist gemeinsam,
daß eine kleine, harte, höckerige Geschwulst am Lidrande entsteht, die in der Mitte durch Geschwürsbildung zerfällt und am
Rande durch Auftreten neuer Knötchen weiter wuchert. Für die
flache Form soll ein seichtes, bei sehr langem Bestehen vernarben-
des Geschwür bezeichnend sein; für die tiefgreifende Form ein
kraterförmiges, rasch wachsendes Geschwür von dunkelroter Farbe,
mit wallartigen Rändern und entzündlicher Reaktion des ganzen
Lides; für die papillomartige Form leicht blutende Wucherungen,
die der Oberfläche ein zerklüftetes, lappiges Aussehen geben. Ärzt-
lich wird es weniger auf die Unterscheidung dieser Spielarten an-
kommen, als auf die Feststellung, ob Krebs vorliegt oder nicht. Zu
Verwechselungen könnte der harte Schanker Veranlassung geben.
Für den letzteren spricht der Nachweis von Ansteckungsgelegenheit
aus der Lebensführung des Kranken, schnelles, in wenigen Wochen
erfolgtes Entstehen der Geschwulst und frühzeitiges Anschwellen der
Lymphdrüsen vor dem Ohre, unter dem Kieferwinkel und am Halse,
endlich beträchtliches Lidödem. Für Krebs spricht hohes Alter,
sehr langsame Entwickelung, Freisein bezw. spätes Befallenwerden
der benachbarten Lymphdrüsen.

---

[1] Raphie die Naht, von ῥάπτω, τῆς ῥινός der Nase.

Auch an Tuberkulose muß man denken. Kürzlich operierte ich eine Lidgeschwulst in der Meinung, ein Cancroid vor mir zu haben. Die von Dr. HANAU angestellte histologische Untersuchung der Geschwulst ergab Tuberkulose, und zwar die als Lupus bezeichnete Form.

Die Behandlung des Lidkrebses besteht im Ausschneiden der Neubildung. So lange die Geschwulst klein ist, führt folgendes Verfahren zum Ziele und zu bleibender Heilung: Ein Gehilfe faßt den Lidrand mit zwei Klemmpinzetten rechts und links von der Geschwulst; dadurch werden die zu durchschneidenden Teile gespannt und gleichzeitig eine störende Blutung verhindert. Nun schneidet der Operateur zwischen den Klemmpinzetten und zwar im gesunden mit zwei kräftigen Scherenschlägen aus der ganzen Dicke des Lides einen Keil, dessen Grundlinie die Lidkante ist; die klaffende, aus zwei Vförmigen Flächen bestehende Wunde wird zuerst durch Bindehautnähte, dann durch Hautnähte geschlossen. Ist der Krebs bereits auf die Bindehaut des Augapfels übergegangen, so muß eine größere Operation gemacht und gegebenenfalls der Augapfel mit entfernt werden.

Warzen (Verrucae). Sie bilden in der Regel einen zufälligen Befund, da die Kranken aus irgend einem anderen Grunde zum Arzte kommen, vielleicht das kleine Gebilde gar nicht bemerkt haben. In der Regel sitzt die Warze mit breiter Grundfläche auf der äußeren Lidkante. Der Arzt wird gut thun, diesen zufälligen Befund im Auge zu behalten, da erfahrungsgemäß bei älteren Leuten zuweilen aus der Warze ein Cancroid wird. Harmloser ist die Umwandlung einer Warze in ein Hauthorn, cornu cutaneum, das man hier und da bei Alten und Jungen zu sehen bekommt. Warzen und Hauthörner entfernt man mit einer über die Fläche gebogenen Schere. Bei messerscheuen Kranken kann man Warzen auch wegätzen. Doch ist das schließlich schmerzhafter, als ein rascher Scherenschlag.

Noch harmloser wie Warzen sind durchscheinende Cysten des freien Lidrandes, die durch Verstopfung des Ausführungsganges einer Schweißdrüse entstehen. Ihr Inhalt ist eine klare Flüssigkeit.

Gefäßgeschwulst (Angiom).[1] Man unterscheidet zwei Spielarten, die Teleangiectasie[2] und das cavernöse Angiom. Mit dem ersteren werden die angeborenen roten Flecke bezeichnet, die im Volksmund Muttermäler heißen und von erweiterten, durch die Oberhaut durchschimmernden Gefäßen herrühren. Im späteren Leben können sie wieder verschwinden. Allerdings kommt das umgekehrte, Wachstum nach jahre- und jahrzehntelangem Bestande, gleichfalls vor. Das cavernöse Angiom unterscheidet sich von der Teleangiectasie durch das Vorragen über die Hautoberfläche, also durch eine Geschwulstbildung im eigentlichen Sinne. Demgemäß bringt es nicht bloß Entstellung, sondern auch Belästigung, z. B. dadurch, daß es die vollständige Hebung des oberen Lides verhindert (Ptosis). Man erkennt das cavernöse Angiom an der blauroten Farbe und der Möglichkeit, durch anhaltenden Druck die ganze Geschwulst für den

[1] τὸ ἀγγεῖον das Gefäß.
[2] τῆλος weit, ἡ ἔκτασις die Ausdehnung.

Augenblick zum Verschwinden zu bringen. Wünscht der Kranke die Entfernung eines Angioms, so wird man es bei mäßiger Größe ausschneiden oder ausbrennen. Erscheint dies wegen zu großer Ausdehnung der Neubildung unthunlich, so kann man Platindrähte durchziehen und zum Glühen bringen, in der Hoffnung, auf diesem Wege eine Verödung der Geschwulst herbeizuführen. Xanthelasma,[1] Xanthoma. Man unterscheidet ein Xanthoma planum und ein tuberosum. Das erstere erscheint fast immer als cirunder oder auch unregelmäßig begrenzter Fleck über dem inneren Lidbande, auf einer Falte des oberen Lides: seine Farbe ist lehmgelb, seine Größe die eines Fingernagels bis zu der eines Thalers. Nach einiger Zeit entstehen neue Flecke in der Umgebung des ersten; hierauf greift die Krankheit auf das untere Lid über. Auch am anderen Auge kann das gleiche Spiel beginnen, so daß nach einer Reihe von Jahren beide Augen von einer gleichmäßigen Gruppe gelber Flecke umgeben sind. Die Krankheit soll auf Wucherung der Bindegewebszellen der Haut und nachträglicher Fettentartung dieser Zellen beruhen. Das Xanthoma tuberosum wird durch kleine hellgelbe Knötchen gebildet, die gewöhnlich auf der Haut der Nase sitzen. Sie beruhen auf Verstopfung und Riesenwuchs (Hyperplasie) von Talgdrüsen. Wird die Beseitigung eines Xanthoms vom Kranken verlangt, so hat sie in Ausschneidung der erkrankten Hautteile zu bestehen. Neuerdings ist von STERN angegeben worden, daß Ätzung mit $10^0{}_0$ Sublimatcollodium die gelben Flecke vollständig bleiche und zwar ohne jede Verkürzung der Lidhaut.

II. Die Krankheiten der Thränenorgane.

Anatomische und physiologische Bemerkungen. Die Thränenflüssigkeit enthält nach ARLT $0,52^0{}_0$ Eiweiß und $1,257^0{}_0$ Kochsalz. Diesem, im Vergleich zu dem Gewebssafte des menschlichen Körpers, großen Kochsalzgehalte ist es wohl zuzuschreiben, daß Thränen salzig schmecken und die Schleimhaut des Auges sowohl, als der Nase reizen.

Die Menge der abgesonderten Thränen ist unter gewöhnlichen Verhältnissen fast Null. Dagegen kann sie jeden Augenblick durch Reizung der Binde- und Hornhaut, des Sehnerven, der Nase und endlich durch seelische Erregung eine sehr große werden. Die Thränen werden abgesondert von den Thränendrüsen, glandulae lacrymales. Es giebt deren für jedes Auge zwei, eine obere und eine untere. Die obere liegt in einer Delle des Augenhöhlendaches, der fossa glandulae lacrymalis; die untere kleinere ist von der oberen nur durch eine Fascie getrennt: sie liegt unmittelbar auf der Rückfläche der Bindehaut und ist bei manchen Menschen durch die Bindehaut hindurch zu sehen, wenn man das obere Lid umklappt und den Menschen stark abwärts blicken läßt. Die Ausführungsgänge beider Drüsen münden in der oberen äußeren Bucht des Bindehautsackes. Von hier fließen die Thränen zwischen Lidern und Auge nasenwärts und sammeln sich im Thränensee, d. h. dem von der Plica seminularis nach außen, vom inneren Lidwinkel nach innen begrenzten und von der Thränenkarunkel zum Teile ausgefüllten Raume. (In neuester Zeit ist von

---

[1] ξανθός gelb.

GOLDZIEHER und JENDRASSIK behauptet worden, daß sekretorischer Nerv der Thränendrüse nicht der ramus lacrymalis des ersten Trigeminusastes, sondern der N. facialis sei. Daher höre bei vollständiger Facialislähmung aus centraler Ursache die Thränenabsonderung auf der erkrankten Seite gänzlich auf, und es komme bei Gemütsbewegungen zu „einseitigem Weinen".)

Wenn man sich eine Vorstellung von der Fortbewegung der Thränen machen will, so lege man ein Deckgläschen auf einen Objektträger und bringe einen Wassertropfen an den Rand des Deckgläschens. Es wird dann der Tropfen durch „kapillare Attraktion" zwischen die beiden Glasflächen hineingesogen. Hält man jetzt auf der anderen Seite ein Stückchen Fließpapier an den Rand des Deckgläschens, so saugt dieses den Tropfen wieder heraus. Die beiden Gläser stellen Lider und Auge, das Fließpapier stellt den Thränenableitungsapparat vor.

Dieser Apparat, oder wie man kurz sagt, die Thränenwege(Fig.64), beginnen mit den beiden Thränenpunkten. Punctum lacrymale superius et inferius
die Thränenwege führen zunächst einen Millimeter tief senkrecht in das Lid hinein, drehen dann fast rechtwinkelig um und setzen sich jetzt in der Richtung des Lidrandes als Thränenkanälchen, Canaliculi lacrymales, auf die Nase zu fort. Die Thränenkanälchen münden gemeinsam oder auch getrennt in die Außenwand des Thränensackes, Saccus lacrymalis, eines mit Schleimhaut ausgekleideten Hohlraumes, der gerade hinter dem inneren Lidbande in der Thränengrube, Fossa lacrymalis, gelegen ist und mit seiner Kuppe dem Fundus, das Lidband ein weniges überragt. Dieses innere

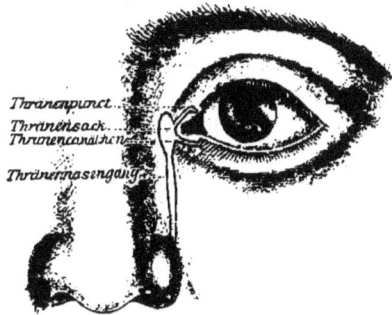

Fig.64. Thränenwege, schematisch. Der untere Thränenpunkt und das obere Kanälchen sind nicht mit Verweisungslinien versehen.

Lidband sieht man als gelbe Hautleiste im inneren Augenwinkel vorspringen, wenn man am äußeren Lidwinkel kräftig nach der Schläfe hin zieht. Aus dem Thränensacke geht der Thränenweg senkrecht nach abwärts, als Thränennasengang, Ductus nasolacrymalis: er mündet in den untersten Nasengang. Der Thränennasengang hat zwei besonders enge Stellen, die eine an seinem Anfange, die andere an seinem Ende. Er ist mit einer Schleimhaut ausgekleidet, die der Nasenschleimhaut ähnlich gebaut und, besonders in der unteren Hälfte, mit einem venösen Gefäßnetz unterlegt ist.

Der Thränennasengang steht nicht genau senkrecht, ist auch nicht genau geradlinig. Die Abweichung von der geraden Linie — man spricht von einer Sförmigen Krümmung — ist praktisch ohne Bedeutung. Dagegen ist die Abweichung von der senkrechten wichtig. Je nach dem Baue des Gesichtsschädels führt nämlich der Gang mehr oder weniger nach hinten, bei schmalem Nasenansatze auch etwas nach einwärts. Der Eingang und der Ausgang des Kanales sind als engste Stellen der Lieblingssitz von „Strikturen".

Durch die Thränenwege fließt die im Thränensee angesammelte Flüssigkeit in die Nase. Die bewegenden Kräfte sind einerseits Capillarattraction und Schwerkraft, andererseits der Lidschlag. Daß der Lidschlag die Ent-

leerung der Thränen in die Nase außerordentlich befördert, geht aus einer
bekannten Thatsache hervor: man kann das drohende Überlaufen reichlich
abgesonderter Thränen durch häufiges Blinzeln verhindern! Dabei zeigt das
Naßwerden der Nase an, wo die Thränen hinbefördert wurden. HENKE hat
die Wirkung des Lidschlages eingehend zergliedert. HENKE's Ansicht, daß die
Thränenwege eine Saug- und Druckpumpe seien, die durch den Lidschlag
in Gang gesetzt werde, ist von späteren Untersuchern nicht in vollem Umfange
bestätigt worden. Es wird jetzt vielmehr angenommen, daß beim Lidschlage
wohl eine Erweiterung des Thränensackes, also eine Saugwirkung durch
Muskelzug hervorgebracht werde, daß aber die nun folgende Verengerung
lediglich passiver Natur, nämlich durch elastische Zusammenziehung gedehnter
Gewebe bedingt sei.

I. Krankheiten der Thränendrüsen.

a) Abszeß der Thränendrüse ist eine äußerst seltene Krankheit
und stets nur mit einem Fragezeichen zu diagnostizieren. Die
Diagnose beruht nämlich nur auf den Zeichen des Abszesses an
der oberen äußeren Ecke der Augenhöhle und schließt nicht aus,
daß die Thränendrüse selbst gesund und der Abszeß im umgebenden Gewebe entstanden ist (vgl. Krankheiten der Augenhöhle). Die
Thatsache, daß man öfters beim Aufschneiden solcher Abszesse
auf entblößten Knochen traf, spricht entschieden zu Gunsten der
letzteren Auffassung.

b) Entzündung der Thränendrüse ist zwar auch sehr selten,
aber doch wenigstens mit Bestimmtheit beobachtet worden. Die
Diagnose beruht hier nämlich nicht auf dem Nachweis einer Schwellung in der Gegend der Thränendrüse, sondern auf sichtbarer und
tastbarer Schwellung der Drüse selber. Natürlich ist, wenigstens
bei stärkeren Graden der Entzündung, auch das Lid im ganzen
geschwellt und gerötet, die Hebung des Lides behindert. In den
von v. GRÄFE, HEYMANN und v. WECKER beobachteten Fällen waren
Augenentzündungen vorausgegangen, die starkes Thränen bewirken.
In einem von HORNER beobachteten Falle fehlte, falls man nicht
„Erkältung" gelten lassen will, jede greifbare Krankheitsursache.
Der Fall ist noch dadurch merkwürdig, daß die Erkrankung eine
doppelseitige war und daß sogar der lappige Bau der — übrigens
nicht druckempfindlichen — Drüsen deutlich getastet werden konnte.
Die Behandlung bestand im Einreiben von Hg- und von jodhaltigen
Salben und führte im Laufe einiger Monate zur Heilung.

c) Neubildungen. Die Mehrzahl der Neubildungen in der
Thränendrüse sind Adenoide, d. h. Geschwülste, welche aus den
Epithelzellen der Drüse aufgebaut sind, wenige Blutgefäße besitzen,
und wohlumgrenzte kugelige Knoten bilden. Da der Knoten ein

centrales, nebenbei bemerkt sehr langsames Wachstum, also keine
Neigung hat, die Krankheit in die Nachbarschaft zu tragen, so darf
man das Adenoid als eine gutartige Geschwulst betrachten. Neben den
Adenoiden wird das „Chloroma" erwähnt, eine entschieden bösartige
Neubildung, die sich durch eine grünliche Farbe auszeichnet; der
histologische Bau dieser Geschwulst ist noch nicht genau bekannt.
Ferner kommen Sarkome und Karzinome vor.

Das erste Zeichen einer Geschwulst der Thränendrüse ist
ein langsam zunehmender Exophthalmus mit Beschränkung der
Augenbewegungen nach oben außen. Versucht der Kranke nach
oben außen (der kranken Seite) zu blicken, so geraten seine
Augen in Schielstellung und er sieht doppelt. Bei genauer Untersuchung gelingt es jetzt schon, eine harte höckerige Geschwulst zu
tasten, ja nach Umklappen des oberen Lides in der Übergangsfalte der Bindehaut vielleicht auch zu sehen. Wächst die Geschwulst weiter, so wird das Auge nach unten, innen und vorne
gedrängt. Es entsteht Schielen bei allen Blickrichtungen. Schließlich nimmt der Exophthalmus dermaßen zu, daß die Lider das Auge
nicht mehr decken und „Lagophthalmus" (S. 152) mit all seinen
Folgen entsteht.

Die Behandlung kann nur im Ausschälen der Geschwulst
bestehen und soll (in Fällen von Adenoid) zu dauernder Heilung
geführt haben.

d) Dakryops.[1] Unter diesem Namen versteht man einen mit
Thränen gefüllten Hohlraum, der durch Verstopfung eines Ausführungsganges der Thränendrüse entsteht. Das Gebilde zeigt sich
als bläuliche durchscheinende Blase in der oberen äußeren Bucht
des Bindehautsackes. Mit dem Wachstum des Gebildes stellen sich
bei den Kranken Beschwerden ein, Gefühl von Druck und
Thränenträufeln. Die Behandlung sucht eine offene Verbindung
zwischen dem Hohlraum und dem Bindehautsacke herzustellen. Eine
allmählich durchschneidende Naht in die Wand des Hohlraumes
reicht dazu aus.

e) Fistel der Thränendrüse. In der Gegend der Thränen-
drüse kommt auf der Lidhaut eine feine Fistelöffnung vor, aus der
ab und zu ein wasserhelles Tröpfchen, eine Thräne austritt. Diese
Thränenfistel ist das Überbleibsel einer Verletzung oder Operation.
Die Heilung muß dadurch bewerkstelligt werden, daß man den
Fistelgang mit dem Bindehautsacke in offene Verbindung setzt.

---

[1] τὸ δάκρυον die Thräne, ἡ ὤψ das Auge.

Wenn dies geschehen ist, heilt der Mund der Fistel von selber zu. Die kleine Operation besteht in einer Naht: ein Faden wird an beiden Enden mit Nadeln bewaffnet; die eine Nadel wird in den Fistelgang ein- und in der Bucht des Bindehautsackes ausgeführt; die zweite desgleichen dicht neben der ersten; dann wird auf der Bindehaut geknüpft. Der Faden umklammert jetzt ein Stückchen Gewebe, das zwischen Fistelgang und Bindehaut liegt. Wenn dies Gewebe durch den Druck des Fadens abgestorben ist, so ist die gewünschte Verbindung hergestellt.

2. Die Krankheiten der Thränenwege.

Allen Erkrankungen der Thränenwege ist ein Zeichen gemein, das Thränenträufeln, Epiphora.[1] Häufig ist es das einzige Symptom, wenigstens das einzige, das dem Kranken auffällt und lästig wird. Es ist daher auch die erste, in vielen Fällen die einzige Aufgabe der Behandlung, einen geregelten Thränenabfluß in die Nase wiederherzustellen, eine Aufgabe, die oft genug auch der Geschickteste nicht löst.

Wenn mehr oder weniger Thränenträufeln bei allen Krankheiten der Thränenwege gefunden wird, so gilt keineswegs der Satz auch umgekehrt, daß Thränenfließen das Vorhandensein eines Hindernisses in den Thränenwegen beweise. Denn das Thränen der Augen kann lediglich Reflexerscheinung sein, indem durch Reizung gewisser Trigeminusendigungen eine so übermäßige Thränenabsonderung angeregt wird, daß auch normal arbeitende Thränenwege die Flut nicht zu bewältigen und in die Nase zu leiten imstande sind. Beispiele hierfür liefern die tagtäglich vorkommenden Fälle von Thränenfluß infolge von Bindehaut-, Hornhaut- und Irisentzündungen. Manchen Menschen thränen die Augen, sowie sie in die frische Luft kommen, und zwar ohne daß eine Erkrankung des Auges oder ein Hindernis in der Thränenableitung vorhanden wäre. Man nimmt an, daß es sich bei ihnen um eine gesteigerte Reflexerregbarkeit des Trigeminus handelt: denn bei sehr starker Reizung der Augenoberfläche durch Wind und Wetter laufen wohl jedem die Augen über.

a) Thränenpunkte. Schon ein kleiner Stellungsfehler der Thränenpunkte, ja des unteren allein genügt, um Thränenfluß hervorzubringen. So sieht man regelmäßig bei der Abhebung des unteren Lides (S. 155) Thränenträufeln. Infolge der Abhebung gleitet eben der Thränenpunkt nicht mehr auf dem Augapfel bezw. auf der „halbmondförmigen Falte" und taucht nicht mehr in den Thränensee. Die überfließenden Thränen weichen das Epithel des Lidrandes auf;

---

[1] ἡ ἐπιφορά das Hervorbrechen.

es entsteht Ekzem des Lidrandes und der Lidhaut: dieses macht
das Lid dicker und schwerer und führt die Abhebung in ein rich-
tiges Ektropium über. Man hat also alle Ursache, den
Stellungsfehler eines Thränenpunktes rechtzeitig unschädlich zu machen. Das Mittel dazu ist das von BOWMAN
eingeführte Schlitzen des Thränenkanälchens. Man
nimmt dasselbe mit Hilfe des WEBER'schen Thränen-
messerchens (Fig. 65) folgendermaßen vor: Man zieht das
untere Lid kräftig nach unten außen (das obere nach
oben außen), führt die geknöpfte Spitze des Messerchens
senkrecht auf den Lidrand in den Thränenpunkt ein,
legt dann das Messer um, so daß die Klinge dem Lidrande parallel liegt; nun schiebt man vorsichtig vor, bis
der Knopf auf einen knochenharten Widerstand, das
Thränenbein stößt; dann überzeugt man sich, daß die
Schneide richtig, d. h. nach dem Augapfel zu steht und
macht nun eine Hebelbewegung um den fest an das Thränenbein an-
gestemmten Knopf nach oben-hinten beim unteren, nach unten-hinten
beim oberen Kanälchen. Am nächsten Tage öffnet man die verklebte
Wunde mit einer Sonde. Beim unteren Thränenkanälchen muß das
Öffnen mehrmals wiederholt werden, da es mehr als das obere zur
Wiederverwachsung geneigt ist. Die kleine Operation verwandelt
das Kanälchen in eine offene Rinne; beide, Kanälchen und Rinne,
haben, wie BOWMAN gezeigt, für die Ableitung der Thränen gleichen
Wert. Wenn die Rinne richtig, d. h. nach hinten angelegt ist, so
steht sie auch bei geringer Abhebung des Lides mit dem Thränensee
in Verbindung.

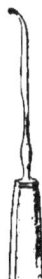

Fig. 65.
WEBER'sches
Thränen-
messerchen.

Selbstverständlich wird die Thränenableitung auch bei Ver-
schluss (Obliteration) des Thränenpunktes stocken. Dieser Verschluß wird durch Narben der Thränenpapille oder ihrer unmittelbaren Umgebung zu stande gebracht. Er wird vielleicht häufiger
angenommen, als er thatsächlich vorhanden ist. Wenigstens gelang
es mir fast immer mit Hilfe einer guten Lupe, einen Eingang zu
finden, wenn mit bloßem Auge weder von Papille noch vom Thränenpunkt etwas zu sehen war. Die Behandlung besteht auch hier im
Schlitzen des Thränenkanälchens, um so mehr, da der „Verschluß"
des (unteren) Thränenpunktes meist mit Abhebung des Lides verbunden ist. Zum Eindringen in den Punkt und zum Erweitern
desselben bedient man sich einer sehr feinen konischen Sonde. Natürlich darf kein wirklicher oder wenigstens kein fester Verschluß
vorhanden sein, wie er durch Verbrennung oder Verschwärung der
Thränenpapille erzeugt wird. In diesem Falle soll man die Gegend

der chemaligen Papille mit der Schere flach abtragen und dann auf
der Wundfläche nach einem Eingange suchen.

b) Thränenkanälchen. Wenn das Hindernis für den Thränenabfluß in den Kanälchen sitzt, so handelt es sich um eine Verstopfung. Dieselbe kann durch Fremdkörper aus dem Bindehautsacke,
z. B. Wimpern, Ährengrannen, Insektenflügel und dergleichen herbeigeführt sein. Daß es sich dabei fast stets um das untere Kanälchen
handelt, beweist dessen größere Wichtigkeit für die Thränenleitung.
Wenn solche Fremdkörper noch aus dem Thränenpunkte vorschauen,
so kratzen sie bei Augenbewegungen an der Hornhaut, erzeugen
stechenden Schmerz und Thränenträufeln aus doppeltem Grunde. In
diesem Falle ist die Heilung durch Auszichen des Fremdkörpers
leicht zu bewerkstelligen.

Schwieriger ist die Sache, wenn die Verstopfung durch Stein-
bildung im Thränenkanälchen (Dacryolithen[1]) bedingt ist. Es sind
oft mehrere Steinchen gleichzeitig vorhanden. Sie haben die Größe
einer halben Linse bis Erbse. Man hat an etwas derartiges zu
denken, wenn außer dem Thränenfluß und einer gewissen Schmerzhaftigkeit des inneren Augenwinkels eine Geschwulst in der
Gegend des Thränenröhrchens nachzuweisen, die Gegend des
Thränensackes dagegen frei ist. Druck auf diese Geschwulst läßt
aus dem betreffenden Thränenpunkte ein Tröpfchen schleimigen
Eiters austreten. Die mikroskopische Untersuchung solcher Thränen-
steine hat ergeben, daß sie hauptsächlich aus kohlensaurem Kalke
und dicht verfilzten Leptothrixfäden bestehen. Ähnliche Erscheinungen
wie der Thränenstein bringen die, äußerst seltenen, Polypen des
Thränenkanälchens hervor. Zuweilen wuchern sie so stark, daß sie
aus dem Thränenpunkte herauswachsen.

Die Behandlung der Steine und der Polypen besteht in ihrer
Entfernung, zu welchem Ende die Schlitzung des Kanälchens unerläßlich ist.

c) Thränensack. Katarrh des Thränensackes, Dacryocystoblennorrhoe,[2] Dacryocystitis,[2] Thränenfistel und
Hydrops[3] des Thränensackes. Diese fünf Krankheiten sollen
zusammenhängend geschildert werden, da sie sich ungezwungen als
verschiedene Stufen ein und derselben Krankheit auffassen lassen.

Die Schleimhaut des Thränensackes kann wie jede andere katarrhalisch
erkranken. Bei dem Zusammenhang mit der Bindehaut und der Nasenschleimhaut, ferner in Anbetracht des ungehinderten Zutrittes der Flüssigkeiten des

---

[1] τὸ δάκρυον die Thräne, ὁ λίθος der Stein.
[2] ἡ κύστις die Blase, τὸ βλέννος der Schleim, ἡ ῥοή das Fließen.
[3] τὸ ὕδωρ das Wasser.

Bindehautsackes in den Thränensack, muß man sich wundern, daß der letztere,
wenigstens im Vergleiche mit der Bindehaut, selten von Katarrhen befallen
wird. Gegen das Weiterkriechen der Bindehautkatarrhe in den Thränensack
bildet vielleicht das „mächtige geschichtete Pflasterepithel der Thränenkanälchen" (MERKEL) eine Schutzwehr; wenigstens sehen wir, daß das ebenfalls mächtige geschichtete Epithel der Hornhaut viel widerstandsfähiger gegen Infektionen
ist, wie das nur zweischichtige der Lidbindehaut. Gegen die Infektion des
Thränensackes durch Bindehautflüssigkeiten schützt bis zu einem gewissen
Grade die schnelle Weiterbeförderung dieser Flüssigkeiten in die Nase. Denn
die Erfahrung hat gelehrt, daß nichts den Thränensack so sehr zu Erkrankung
geneigt macht, als ein Hindernis für den Thränenabfluß, das unterhalb des
Sackes sitzt. Endlich kann man bezüglich des verhältnismäßig seltenen Auf-
steigens der Nasenkatarrhe in den Thränensack an die Engheit des Thränennasenganges denken. Eine geringe katarrhalische Schwellung seiner Schleimhaut muß ja einen völligen Abschluß zustande bringen. Nebenbei bemerkt,
beruht die überwiegende Mehrheit aller sogenannten Strikturen und Stenosen
der Thränenwege lediglich auf Schwellung der Schleimhaut, bezw. einzelner Stellen derselben.

Die katarrhalisch erkrankte Schleimhaut des Thränensackes
ist gerötet und geschwellt; das Sekret der Schleimhaut, sonst klar und
von äußerst geringer Menge, ist reichlich und trüb. Die Trübung
beruht auf dem Gehalte an abgestoßenen Epithel- und ausgewan-
derten Eiterzellen. Da die Schwellung der Schleimhaut unweiger-
lich zu einer Verengerung des ohnehin schon engen Einganges in
den Thränennasengang führt, so stockt die Ableitung der im
Thränensacke angesammelten Flüssigkeit. Er dehnt sich also aus
und es entsteht eine kleine Geschwulst.

Die Beschwerden, die dieser Zustand dem Kranken verursacht,
sind äußerst gering, für viele Stunden des Tages vielleicht gleich
Null. Erst wenn der Kranke ins Freie geht oder sich einer mit
Rauch und Staub erfüllten Luft aussetzt, entsteht Thränenfluß.
Hat die Schwellung des Thränensackes einen höheren Grad erreicht,
so wird auch über Schmerz oder wenigstens Unbehagen im inneren
Augenwinkel geklagt.

Der Zustand kann sich wieder zurückbilden und thut es ohne
Zweifel oft genug, ohne daß ärztliche Hilfe gesucht worden ist. Es
kann aber auch anders kommen. Die im Thränensacke gestaute
Flüssigkeit bildet einen vortrefflichen Nährboden für Spaltpilze, von
denen ja die benachbarte Nasenschleimhaut immer, die Bindehaut
häufig wimmelt. Mit der Entwickelung der Spaltpilze im Thränensacke nimmt sein Inhalt eine andere Beschaffenheit an: er wird
eiterig. Diesen Zustand nennt man Blennorrhoe des Thränensackes (Dacryocystoblennorrhoe).

Auch jetzt sind noch die Beschwerden des Kranken gering,
hier und da etwas Thränenträufeln, ab und zu „rote Augen", des

Morgens beim Erwachen etwas Schleim oder Krusten im inneren
Lidwinkel, das ist alles! Der Kranke hat diesen Zustand vielleicht
jahrelang getragen und wird erst durch eine winzige und an sich
völlig bedeutungslose Verletzung der Hornhaut zum Arzte geführt.
Der hat nun die traurige Pflicht, dem Kranken zu sagen, daß er
in Gestalt jener Blennorrhoe seit Jahren ein Damoklesschwert mit
sich herumträgt, das jetzt herabgefallen ist und vielleicht das Auge
in wenigen Tagen zu Grunde richten wird. Der Inhalt eines blennorrhoischen Thränensackes ist nämlich äußerst infektiös. Es bedarf
daher nur einer kleinen Wunde, ja bloß eines Epithelverlustes der
Hornhaut, um eine der gefährlichsten Augenkrankheiten, das kriechende Hornhautgeschwür (ulc. serpens) entstehen zu lassen.
Früher sind oft genug Vereiterungen der Hornhaut nach Staroperationen vorgekommen, weil man eine Blennorrhoe des Thränensackes übersehen hatte.

Die giftige Beschaffenheit des Thränensackeiters kann auch ohne
weitere Vermittelung ein neues Bild, den Thränensackabszeß,
Dacryocystitis hervorrufen. Es kann nämlich zu eiteriger Schmelzung kleiner Stellen der Schleimhaut kommen. Durch diese Stellen
dringen dann die Spaltpilze in das umgebende Bindegewebe und
erzeugen hier einen Abszeß, der wie jeder andere auch, eine schmerzhafte gerötete Schwellung und eine fieberhafte Störung des Allgemeinbefindens herbeiführt. Da Abszesse anderer Herkunft im
inneren Lidwinkel nach abwärts vom Lidbande die allergrößten
Seltenheiten sind, so darf man dreist jeden Abszeß dieser Gegend
als Thränensackabszeß ansprechen, besonders dann, falls der Kranke
angiebt, an einer Blennorrhoe des Thränensackes gelitten zu haben,
oder wenn sich durch einen, freilich sehr schmerzhaften Druck auf
die Thränensackgegend Eiter aus den Thränenpunkten entleeren
läßt. Außerdem weist die auf die Lider übergreifende rotlaufartige
Hautröte, sowie eine etwa vorhandene Bindehautentzündung auf den
•Thränensack hin. Wird der Thränensackabszeß sich selbst überlassen, so erfolgt nach wenigen Tagen, mehr oder weniger weit nach
unten und außen vom Lidbande ein Durchbruch. Mit dem Abfluß
des Eiters hören Schmerzen und etwaiges Fieber schnell auf. Ja,
die verursachende Krankheit, die Blennorrhoe selber, kann heilen,
indem der teilweise eingeschmolzene Thränensack durch Narben-
schrumpfung verödet. Die Regel ist dieser günstige Ausgang allerdings nicht. Im Gegenteil, ein neuer Krankheitszustand, die
Thränensackfistel, fistula sacci lacrymalis, ist eine weit häufigere
Folge. Mit diesem Namen bezeichnet man ein Hautgeschwür des
inneren Augenwinkels; es sieht aus wie ein kleines Knöpfchen

schwammiger Granulationen; die Haut der Umgebung ist tiefrot; in
einer feinen, manchmal haardünnen Öffnung (Haarfistel) steht ein
Tröpfchen Flüssigkeit, das bei Lidbewegungen vor und zurück geht.
Die Fistel steht mit den Thränenwegen, meist mit dem Thränensacke in offener Verbindung. Die Dauer der Thränenfistel ist un-
beschränkt. Sie gilt als Schutzmittel gegen Wiederholung der Dacryocystitis. Man hat nämlich beobachtet, daß nach Verheilung
einer Thränenfistel plötzlich wieder Dacryocystitis entstand, offenbar
weil der natürliche Abfluß der Thränen in die Nase fehlte und Verschluß der Fistel also wieder zur Stauung mit all seinen Folgen führte.

Mancher Kranke trägt seine Thränensackeiterung jahrelang,
ohne eine Vereiterung des Thränensackes oder gar der Hornhaut zu
erleben. Dann verliert allmählich der Inhalt des Sackes die eiterige
Beschaffenheit; er wird wasserhell und dünnflüssig. Die Schleimhaut ist nicht mehr rot und sammetartig geschwollen, sondern blaß,
dünn und schiefergrau. Mit der Verdünnung nimmt die Widerstandskraft der Schleimhaut ab. Es gelingt daher der im Thränensacke angesammelten Flüssigkeit, diesen mehr und mehr auszudehnen.
Der Sack erreicht die Größe einer Erbse, ja vielleicht einer Kirsche.
Da die Ausdehnung selbstverständlich in der Richtung des geringsten
Widerstandes, also nach der Haut zu vor sich geht, so entsteht
eine äußerlich sichtbare, entstellende Geschwulst, deren Grenzen bei
dem Mangel jeder entzündlichen Infiltration sehr wohl durch die
Haut hindurch sichtbar und tastbar sind. Diesen Zustand nennt
man Wassersucht des Thränensackes, Hydrops sacci lacrymalis.
Er kann vorhanden sein und weiterbestehen, obgleich mittlerweile
der Thränenabfluß in die Nase durch Abschwellen der Schleimhaut
des Thränennasenganges wieder hergestellt ist. Es scheint eben,
daß wenn erst einmal die Ausdehnung einen gewissen Grad erreicht
hat, die Lidbewegungen ihre Pumpwirkung nicht mehr entfalten
können. Eine Entleerung des gefüllten bezw. überfüllten Thränensackes findet jetzt, trotz Durchgängigkeit des Thränennasenganges
nur mit Hilfe eines Fingers des Kranken oder des Arztes statt.

Die Erkennung der fünf geschilderten Krankheitsbilder
ist nach dem Gesagten leicht. Doch reicht nur bei Dacryocystitis
und Thränenfistel die Betrachtung allein aus. Für den Katarrh, die
Blennorrhoe und wohl auch für die Wassersucht des Thränensackes
muß man einen kleinen Kunstgriff zu Hilfe nehmen, die Entleerung
des Sackes durch Fingerdruck. Um den Erfolg des Fingerdruckes
zu übersehen, müssen die Thränenpunkte sichtbar sein. Man spannt
daher mit der einen Hand die Lider und ektropioniert sie gleichzeitig ein wenig, während der Zeigefinger der anderen Hand kräftig

auf das innere Lidband drückt. Bei Katarrh quillt aus den Thränenpunkten wässerige Flüssigkeit mit Schleimflocken, bei Blennorrhoe
eine mehr oder weniger große Menge Eiters, bei Wassersucht endlich in der Regel nichts, da der ganze Inhalt des Sackes in die
Nase entweicht. Aus einem normalen Thränensacke entleert der
Fingerdruck nichts, wenigstens nichts in den Bindehautsack.

Der Behandlung des Katarrhes und der Blennorrhoe
schicke man eine gründliche Untersuchung der Nasenschleimhaut
voraus, von der aus nicht bloß Katarrhe, sondern sogar Tuberkulose
in die Thränenwege kriechen können. Die Behandlung der Nasenschleimhaut kann hier nicht erörtert werden. Die des Thränensackes
sucht erstens freien Abfluß in die Nase herzustellen und zweitens die Schleimhaut des Sackes zu normaler Beschaffenheit zurückzuführen. Ist das erste gelungen, so macht sich häufig das zweite
ganz von selbst, da, wie bereits erwähnt, die meisten Katarrhe und
Blennorrhoen durch Unwegsamkeit des Thränennasenganges erst
entstanden sind. Der verlegte Kanal wird durch Sondieren mit
walzenförmigen BOWMAN'schen (Fig. 67) oder kegelförmigen (Fig. 66)
WEBER'schen Sonden folgendermaßen wegsam gemacht: Zunächst

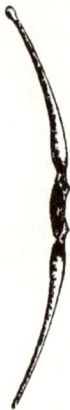

Fig. 66.
WEBER'sche Sonde.

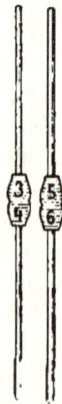

Fig. 67.
BOWMAN'sche Sonden.

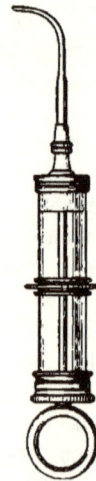

Fig. 68.
ANEL'sche Spritze.

schlitzt man das obere Thränenkanälchen, da es das kürzere ist,
weniger Neigung zum Wiederverheilen hat und der Einführung der
Sonde weniger Schwierigkeit macht als das untere. Die Schmerzhaftigkeit des Eingriffes ist mäßig und kann durch einige in den

Bindehantsack geträufelte Tropfen einer 5%/₀ igen Cocainlösung noch
vermindert werden. Am nächsten Tage öffnet man mit einer Sonde die
leicht verklebte Wunde und macht gleichzeitig einen vorsichtigen
Sondierversuch. Zu dem Ende spannt man das obere Lid kräftig nach
oben und außen, führt die Spitze der Sonde längs der Rückwand des
geschlitzten Kanälchens auf die Nase zu, bis man den knochenharten
Widerstand des Thränenbeines deutlich fühlt. Nun „stürzt" man die
Sonde, d. h. man giebt ihr die Richtung nach unten, was eine Drehung
um die am Thränenbein angestemmte Spitze verlangt. Durch vorsich-
tiges Abwärtsschieben der Sonde längs der knöchernen Innenwand
des Sackes sucht man in den Thränennasengang zu gelangen. Wenn
die Sonde die richtige Stellung hat, d. h. in einer durch den Ansatz
des Nasenflügels und den Thränensack gelegten Sagittalebene steht,
so gelingt die Sondierung meistens unter Anwendung von mäßiger Kraft.
Ist man einmal im Kanal, so ist die größte Schwierigkeit überwunden,
selbst wenn eine oder mehrere verengte Stellen noch einmal einen
stärkeren Druck verlangen sollten. Wie stark man drücken darf,
läßt sich nicht beschreiben, sondern nur durch die Übung erlernen.

Doch merke man sich folgende Regeln: ein knochenharter Widerstand
beweist, daß man auf falschem Wege ist; der Widerstand von einer Falte oder
von geschwellter Schleimhaut giebt immer ein wenig nach. Kommt man nicht
vorwärts, so mache man keine Abweichungen nach rechts und links, sondern
ziehe die Sonde in ihrer eigenen Richtung einige Millimeter zurück und schiebe
abermals vor. Will es auch so nicht gehen, so versuche man eine andere
Sonde: dickere gleiten oft da, wo dünnere stocken, ohne Schwierigkeit durch,
indem sie eine Schleimhautfalte, das Hindernis für die dünnere, ausglätten.
Hilft alles nichts, so gebe man die Versuche auf, um sie einige Tage später
wieder aufzunehmen. Bis dahin ist oft eine erhebliche Abschwellung der
Schleimhaut erfolgt und so die Sondierung wesentlich erleichtert. Die ersten
Sondierungen sind äußerst schmerzhaft: die Schmerzen strahlen bis in die
Zähne aus; manche Menschen werden dabei ohnmächtig. Durch mehrmaliges
Einträufeln von Cocaïn in den Bindehautsack können die Schmerzen wesentlich
gemildert werden. Blutungen kommen oft vor. Sie mahnen zu größerer Vorsicht, dünneren Sonden und längeren Pausen zwischen je zwei Sondierungen.
Je größer meine Erfahrung wird, desto zurückhaltender bin ich im
Sondieren. Die stärksten Nummern der Sonden verwende ich jetzt gar nicht
mehr. Ich habe zu oft erlebt, daß ein bereits gut durchgängiger Thränennasengang während der Sondenbehandlung enger und immer enger, schließlich
ganz undurchgängig wurde, vermutlich infolge einer gerade durch das Sondieren
hervorgerufenen Periostitis des Thränennasenganges.

Ist die Einführung der Sonde gelungen, so läßt man sie 2 bis
20 Minuten stecken, je nach der größeren oder geringeren Schwierigkeit der Einführung. War die Einführung leicht, die Verengerung
auf bestimmte kurze Stellen, etwa auf Anfang und Ende des Thränennasenganges beschränkt, so kann man die Sonde bis zu 20 Minuten

liegen lassen. War dagegen der ganze Kanal für die Sonde zu eng, so nehme man sie bald heraus; sonst wird man sie nach einer Viertelstunde so fest eingekeilt finden, daß die Entfernung größere Kraft verlangt und leicht zu Blutungen führt. Ist die erste Sondierung ohne sonderliche Schwierigkeiten gelungen, so sind die Aussichten auf Heilung günstig. Doch braucht man stets längere Zeit, viele Wochen, selbst Monate, ehe man den Kranken entlassen kann. Man muß nämlich die Sondierung alle vier bis acht Tage so lange wiederholen, bis stärkere Nummern, Nr. 3 Bowman, sich ohne Schwierigkeiten einführen lassen. Selbst dann entlasse ich meine Kranken nicht, sondern weise sie an, in immer größeren Pausen, alle 14 Tage, dann alle Monate einmal zur Sondierung sich einzustellen; so vermeidet man am ehesten Rückfälle.

Die langsamen Erfolge der Sondenbehandlung brachten Stilling auf den Gedanken der „Strikturotomie", d. h. des Einschneidens der verengten Stelle mittels eines besonderen vom Thränensack aus in den Thränennasengang eingeführten Messerchens. Dies Verfahren ist in neuester Zeit durch Thomas wieder warm empfohlen worden. Fig. 69 zeigt das von ihm benutzte Messerchen. Es ist natürlich nur in den Fällen anwendbar, wo es gelingt, mit der kegelförmigen Messerspitze durch die verengte Stelle hindurchzukommen. Stilling unterließ eine weitere Nachbehandlung; Thomas dagegen hielt es für nötig, nach der Spaltung Bleisonden von etwa 1,5 mm Durchmesser dauernd tragen zu lassen. Mit dem Strikturenschnitt werden, wie es scheint, zuweilen Fälle geheilt, die einer endlosen Sondenbehandlung getrotzt hatten.

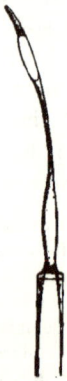

Fig. 69.
Messer zur Stricturo-tomie, nach Thomas.

Zur unmittelbaren Beeinflussung der Schleimhaut stehen zusammenziehende, pilztötende und ätzende Flüssigkeiten zur Verfügung, die man mit der Anel'schen Spritze, Fig. 68, S. 170 in den Thränensack einspritzt.

Falls die Thränenwege durchgängig, fließt der größte Teil des Eingespritzten in die Nase, von da nach außen oder aber, falls der Kranke den Kopf nach hinten gelegt hat, in den Rachen. Ist der Thränennasengang undurchgängig, so fließt das Eingespritzte neben der Kanüle und durch den anderen Thränenpunkt ab.

Die am häufigsten verwendeten Flüssigkeiten sind 0,6°/₀ Zinc. sulfuricum, 1°/₀ Plumbum aceticum, 2°/₀ und 5°/₀ Argentum nitricum, 1 bis 2°/₀ Acidum tannicum, 0,02°/₀ Sublimat und endlich Jodoformemulsionen. Von den Arg. nitr. Lösungen habe ich noch am ehesten einen günstigen Einfluß gesehen. Doch giebt es Fälle genug, wo trotz aller möglichen Einspritzungen die Absonderung der Schleimhaut nicht versiegen will.

Fast selbstverständlich ist dies, wenn die Herstellung eines Abflusses in die Nase nicht gelungen ist. Es bleibt dann, um den

Kranken von dem gefährlichen Eiterherd in unmittelbarer Nachbarschaft des edelsten Organes zu befreien, nichts anderes übrig als die Ausschneidung bezw. Verödung des Thränensackes. Die Ausschälung des unversehrten Thränensackes im Ganzen ist ein Eingriff, der ohne Zweifel häufiger begonnen, als programmgemäß zu Ende geführt wird. Arlt, ein Altmeister der operativen Augenheilkunde, hatte das Verfahren nach einigen Versuchen wieder ganz aufgegeben. Will man die Ausschälung unternehmen, so thut man jedenfalls gut, außer Messer, Schere, Pinzette, Meißel u. s. w. auch scharfe Löffel bereit zu halten, um im Falle einer stärkeren Blutung, des Abreißens von Fetzen der Schleimhaut und ähnlichen Störnissen die Ausschabung der Schleimhaut an die Stelle der Ausschälung des Thränensackes setzen zu können.

Die Verödung des Thränensackes ist ein uraltes Verfahren, das in der Anwendung des Glüheisens oder verschiedener chemischer Ätzmittel bestanden hat. Heutzutage geht man folgendermaßen vor: Nachdem der Kranke betäubt ist, zieht man die Lider kräftig nach außen und sticht ein spitzes Messer hart unter dem deutlich vorspringenden inneren Lidbande in die Tiefe bis in den Thränensack und schneidet in der Richtung nach unten außen Haut, Unterhautgewebe und vordere Wand des Sackes in einem Zuge durch; darauf erweitert man den Schnitt nach oben durch das Lidband bis über den Grund des Sackes hinaus. Nun läßt man die stark blutende Wunde mit scharfen Haken auseinanderhalten. Nachdem die Blutung gestillt und hierdurch die Schleimhaut deutlich sichtbar geworden ist, verbrennt man sie mit Hilfe der galvanokaustischen Glühschlinge.

Es sei beiläufig erwähnt, daß v. Wecker die Zerstörung des Thränensackes völlig verwirft und an seine Stelle eine breite Eröffnung des Sackes nach der Bindehaut zu einerseits und die Ausschälung der Thränendrüse andererseits setzen will. Und wenn trotz alledem die Schleimhaut des Thränensackes fortfährt, Schleim und Eiter abzusondern?

Hinsichtlich der Behandlung des Abszesses, der Fistel und der Wassersucht des Thränensackes mögen wenige Bemerkungen genügen. Der Abszeß muß so früh und so ausgiebig als möglich geöffnet werden. Zuweilen gelingt dies schon in genügendem Maße durch Schlitzung des oberen Thränenkanälchens; meist wird man aber einen Einschnitt durch die Haut und die vordere Wand des Thränensackes nicht umgehen können. Nach Heilung des Abszesses bleibt dann freilich noch die ungleich viel schwierigere Heilung der Blennorrhoe zu bewerkstelligen.

Die Behandlung der Fistel muß mit Herstellung der normalen

Thränenleitung beginnen. Ist diese Aufgabe gelöst, so heilt die
Thränenfistel in der Regel von selbst. Andernfalls kann man durch
Ätzungen mit Höllenstein oder Jodtinktur nachhelfen.

Endlich bei Wassersucht hat man die Wahl zwischen Ausschneidung der vorderen Wand des Thränensackes und der Verödung —
vorausgesetzt, daß der Kranke uns nicht die Wahl erspart durch die
Erklärung, daß er mit dem Zustande zufrieden sei und auf jede
Operation verzichte.

d) Thränennasengang. Aus dem Gesagten geht hervor, daß
Erkrankungen des Thränennasenganges in erster Linie als Ursache
der verschiedenen Thränensackkrankheiten in Betracht kommen. Die
weitaus häufigste Krankheit des Thränennasenganges ist ein aus der
Nase zugewanderter Katarrh. Derselbe führt zu einer Schwellung
der Schleimhaut und infolgedessen zu einer Verlegung des Ganges,
der sogenannten Stenose. Die Sondierung, die im Interesse des
Thränensackes hiergegen in Anwendung kommt. heilt mit der Verengerung des Ganges auch den Katarrh der Schleimhaut. Sollte
man eine besondere Behandlung der letzteren für nötig halten, so
kann man die durchlöcherten v. Wecker'schen Sonden anwenden, durch
die man Flüssigkeiten an jeden Punkt des Ganges spritzen kann.

In selteneren Fällen ist der Thränennasengang wirklich und
platterdings undurchgängig und damit eine erfolgreiche Behandlung
ausgeschlossen. Als Grund solcher wirklicher Stenosirungen bezw. Ver-
ödungen des Thränennasenganges können Fremdkörper, sogenannte
Dacryolithen in Betracht kommen, ferner Neubildungen der Nachbarschaft, am häufigsten wohl solche der Nasenhöhle, endlich Zer-
störungen des Kanales durch Verletzungen, Lupus, Syphilis und
Tuberkulose (Caries) der Gesichtsknochen.

Vorausgesetzt, daß die Dacryostenose neben der sonstigen Bedeutung der betreffenden Krankheit nicht gänzlich in den Hintergrund tritt, wird man ein operatives Eingreifen davon abhängig
machen, ob sich Eiter im Thränensack findet oder nicht. Ist dies
der Fall, so wird man sich mit den alten barbarischen Versuchen,
dem Inhalte des Thränensackes einen ganz neuen Weg durch das
Thränenbein in die Nasenhöhle zu bahnen, nicht aufhalten, sondern
zur Ausschälung bezw. Verödung des Thränensackes schreiten.

III. Die Krankheiten der Bindehaut.

Anatomische und sonstige Vorbemerkungen. Bei geschlossenen
Lidern bildet die Bindehaut (Conjunctiva) einen geschlossenen Sack (Fig. 70),

dessen Wände durch den von hinten andrängenden Augapfel aneinander gedrückt werden: dabei sind die vordersten Schichten der Hornhaut (das Epithel nebst Bowman'scher Haut) als Teil der Bindehaut gedacht, Conjunctiva corneae. Derjenige Teil der Bindehaut, der die Rückfläche der Lider überzieht, heißt Lidbindehaut, Conjunctiva palpebrarum; der Überzug des vorderen Abschnittes des Augapfels heißt Conjunctiva sclerae oder bulbi: und endlich der Übergangsteil beider wird Fornix Conjunctivae genannt. Der histologische Aufbau dieser drei Abschnitte zeigt beträchtliche Verschiedenheiten. Gemeinsam ist ihnen das Vorhandensein eines Epithels, einer substantia propria und eines Unterhautbindegewebes.

Die Lidbindehaut (vgl. Fig. 57, S. 133) bildet vorne, in der Nähe der Lidspalte einen glatten Überzug des Knorpels; nach hinten zu, an dem der Lidspalte abgewendeten Ende des Knorpels wird die Bindehaut dicker, gebuchtet und gefaltet.

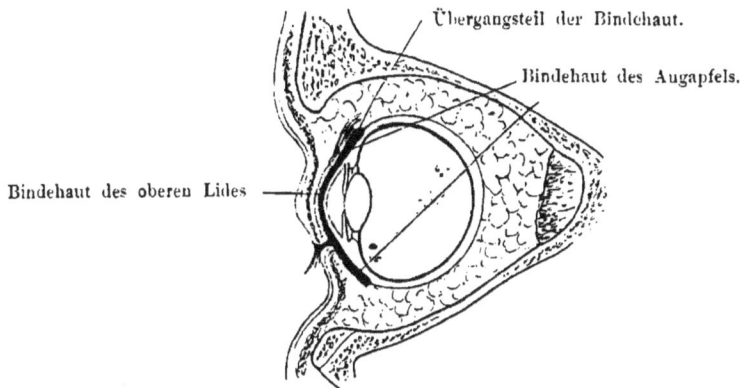

Fig. 70. Der Bindehautsack (tiefschwarz) ist in Wirklichkeit nur eine capilläre Spalte, hier der Deutlichkeit wegen etwas übertrieben gezeichnet: nach MERKEL.

Hier erscheint sie daher, von der Fläche und bei genügender Vergrößerung gesehen, wie mit feinen Papillen besetzt, was Veranlassung gab, von einem Papillarkörper (Fig. 57, S. 133) zu reden. Das Epithel ist zweischichtig, Cylinderzellen bilden die oberflächliche und rundliche Zellen die tiefere Schicht. Die Tunica propria besteht aus einem dichten, streifigen, mit wenigen elastischen Fasern versehenen Bindegewebe, in dem zahlreiche Lymphkörperchen eingesprengt sind: wegen dieser Lymphkörperchen wird es als „adenoides" bezeichnet. Besonders zahlreich sind die Lymphkörperchen in dem „Papillarkörper". Das Unterhautzellgewebe der Lidbindehaut wird durch den Knorpel (Fig. 57, S. 133) vorgestellt.

Der Übergangsteil setzt sich gegen die Lidbindehaut scharf ab, in die Conjunctiva bulbi dagegen geht er allmählich und unmerklich über. Sein Epithel besteht aus drei bis vier Zelllagen. Seine Tunica propria ist von dem Unterhautgewebe nicht zu trennen; beide sind durch lockeren Bau und Reichtum an elastischen Fasern von den entsprechenden Schichten der Lidbindehaut unterschieden. Die Lymphkörperchen kommen im Übergangsteile gruppenweise, als sogenannte „Leukocytenhaufen" oder als „Lymphfollikel", d. h. als Zellhaufen vor, die von einer deutlichen bindegewebigen Kapsel umschlossen sind. Manche Forscher sind freilich der Ansicht, daß diese Lymphfollikel beim Menschen stets krankhafter Natur seien. Wir werden weiter unten sehen, daß sie bei gewissen Bindehautkrankheiten eine große Rolle spielen.

Auf der Conjunctiva bulbi findet man das Epithel um so reicher an Zelllagen, je mehr man sich der Hornhaut nähert: eigentümlich sind ihm helle becherförmige Zellen (einzellige Schleimdrüsen).[1] Die Tunica propria und das Unterhautgewebe sind wie im Übergangsteile gebildet und hängen durch einzelne Fasern mit der Lederhaut und den Sehnen der Augenmuskeln zusammen; besonders innig ist die Verwachsung der Bindehaut längs des „Scleralbordes", d. h. der kreisförmigen Verbindungslinie von Hornhaut und Lederhaut. Das Epithel setzt sich ununterbrochen in das Hornhautepithel fort, die eigentliche Bindehaut in die Bowman'sche Haut, Fig. 4 S. 16. Als besonders in die Augen springend sei noch erwähnt, daß die Gefäße der Lidbindehaut sehr dünn sind und parallel neben einander liegen und vom Übergangsteil auf den Lidrand zustreben. Umgekehrt hat die Bindehaut des Augapfels und der Übergangsteil ein Netzwerk stärkerer, baumförmig verzweigter Gefäße. Als Folgerung aus der Beschaffenheit der Tunica propria verschiedener Stellen sei erwähnt, daß die Lidbindehaut nicht, die des Augapfels leicht auf ihrer Unterlage verschieblich ist.

Die anatomische Einteilung der Bindehaut in drei Abschnitte läßt sich mit der Pathologie der Bindehaut in einen gewissen Zusammenhang bringen. Es befallen nämlich erstens die diffusen Entzündungen vorzugsweise den Lidteil; zweitens die durch Follikel und Granulationen ausgezeichneten Krankheiten den Übergangsteil; und drittens die herdförmigen Erkrankungen (Phlyktänen, Pterygien, Xerosis) den Augapfelteil.

Bei den Entzündungen der Bindehaut wird das Auge rot. Aber nicht jedes rote Auge hat eine entzündete Bindehaut. Da diese durchsichtig ist, so kann man eben durch die Bindehaut hindurch überfüllte tiefere Gefäße sehen. Zur Unterscheidung von oberflächlicher und tiefer Injektion giebt es drei Zeichen. 1) Gefäße, die in der Bindehaut selber liegen, sind mit dieser auf der darunter liegenden Lederhaut leicht zu verschieben. 2) Das einzelne Gefäße sieht hellrot aus, und ist 3) deutlich in seinem Verlaufe zu erkennen. Bei tiefer Injektion sieht man die einzelnen Gefäße nicht, sondern bloß eine diffuse und zwar blaurote Färbung: je nach der Tiefe der Injektion schwankt die Farbe von zartem rosa bis violettrot. Geradezu violett sehen injizierte Stellen der Lederhaut aus.

Zum Erkennen der Bindehautkrankheiten ist es nötig, die Bindehaut in ihrer ganzen Ausdehnung der Betrachtung zugänglich zu machen. Das ist bald leicht, bald schwer, hier und da sogar ganz unmöglich, je nach Schlaffheit oder Straffheit der Lider. Schmerzhaftigkeit des Augenleidens, nach der Willenskraft, dem guten oder bösen Willen des Kranken. Die Bindehaut des unteren Lides, der untere Übergangsteil und die untere Hälfte der Augapfelbindehaut werden sichtbar, wenn der Arzt seinen Zeigefinger hart an den Lidrand setzt, nach unten zieht und gleichzeitig den Kranken kräftig nach oben blicken läßt. Das thun Kranke mit schmerzhaften Augenleiden und Lichtscheu meist unwillkürlich. Schwieriger wird die Aufgabe beim oberen Lide. Der Kranke wird angewiesen, kräftig nach abwärts zu blicken, weil bei Blick nach unten auch das obere Lid nach abwärts rückt. Nun faßt der Arzt mit Zeigefinger und Daumen der linken Hand einen Büschel Wimpern und zieht kräftig nach unten und vorn, so daß das Lid sich vom

---

[1] Nach Ansicht mancher Schriftsteller sollen dies schleimig entartete Epithelien, also krankhafte Gebilde sein.

Auge abhebt; gleichzeitig drückt er mit dem Daumen der rechten Hand auf den oberen Rand des Lidknorpels und kräftig nach unten, während die linke Hand nach oben zieht: der Daumennagel der rechten Hand liefert also den festen Punkt, um den das Lid gedreht wird. Sehr erleichtern kann der Anfänger sich und dem Kranken den Handgriff dadurch, daß er die Rolle des rechten Daumens einer starken Sonde, einem Strickstock, einem Glasstäbchen oder ähnlichem Handwerkszeuge überträgt: dies Stäbchen liegt wagerecht am oberen Ende des Lidknorpels und wird herausgezogen, nachdem das Umklappen gelungen ist. Nicht immer befolgt der Kranke den Befehl nach abwärts zu blicken. Auch gelingt das Fassen der Wimpern oft nicht, weil sie zu kurz oder spärlich sind. In solchem Falle ziehe man mit dem Zeigefinger der linken Hand die Lidhaut etwas nach oben, so daß die hintere Lidkante sichtbar wird: nun drängt sich der bereit stehende Daumen der linken Hand hinter den Lidrand und schiebt kräftig nach oben, während die rechte Hand in der eben geschilderten Weise nach unten wirkt. Um den Übergangsteil zu sehen, muß man mit einer Sonde oder einem feinen Spatel das umgeklappte Lid noch aufheben oder es geradezu ein zweites Mal umklappen, selbstverständlich bei stetem kräftigem Abwärtssehen des Kranken.

I. Diffuse Entzündungen.

a) Hyperämia acuta. Streng genommen ist Hyperämie, d. h. starke Füllung und Schwellung der Bindehautgefäße, keine Krankheit. sondern ein Symptom, das eine Reihe von sehr verschiedenen Krankheiten einleitet. Manchmal ist es aber das einzige Symptom und insofern in gewissem Sinne die Krankheit selbst. Dies ist z. B. der Fall. wenn ein Fremdkörper im Bindehautsacke verweilt hat. Die durch den Fremdkörper hervorgebrachten Erscheinungen, nämlich Fremdkörpergefühl, Schmerz, Lichtscheu, Injektion der Bindehautgefäße. Thränenträufeln, selbst Lidkrampf dauern eben auch nach Entfernung der Ursache noch ein Weilchen fort. Daher kommt es hier und da vor. daß ein Kranker mit reiner Hyperämie zum Arzte kommt. Die Bindehaut sieht dann hellrot und glänzend aus, ist durch transsudiertes Serum etwas geschwellt. Viel häufiger freilich wirkt die Ursache der Hyperämie noch fort. sei es, daß die Hyperämie nur der erste Ausdruck einer beginnenden Bindehautentzündung ist. sei es. daß ein Fremdkörper oder eine einwärts gewachsene Wimper (S. 145) das Auge kratzt. Man hat daher stets, wenn ein Kranker mit einem „roten Auge" kommt, die Wimpern zu betrachten und die Bindehaut auf Fremdkörper abzusuchen.

Einer Behandlung bedarf die reine Hyperämie, abgesehen vom Entfernen der Ursache, des Fremdkörpers oder der Wimper, nicht: in wenigen Stunden ist die Röte mit allen anderen Reizerscheinungen von selber verschwunden.

b) Trockener Katarrh (Catarrhus siccus, Hyperämia conjunctivae chronica).

Der Kranke klagt über allerhand unbehagliche Empfindungen
im Auge, Prickeln, Jucken, Fremdkörpergefühl, Schwere der oberen
Lider und häufiges Blinzeln. Die Beschwerden nehmen gegen Abend
und bei angestrengtem Gebrauche der Augen zu. Sie stehen mit
der krankhaften Veränderung der Bindehaut keineswegs in geradem
Verhältnisse. Geringe Veränderungen machen beträchtliche Beschwerden, falls die Lider dem Augapfel fest anliegen; bedeutende
Veränderungen werden überraschend gut ertragen, wenn die Lider
weit und schlaff sind. Dies gilt nebenbei bemerkt für alle anderen
Bindehautkrankheiten auch. Von außen ist dem Kranken, falls es
sich um „trockenen Katarrh" handelt, in der Regel gar nichts anzusehen. Betrachtet man dagegen den Lid- und den Übergangsteil
der Bindehaut, so bemerkt man, daß sie röter und unebener ist als
im Normalzustande. Während die Innenfläche eines umgeklappten
oberen Lides wegen des durchscheinenden Knorpels gelblich und
durch feinste vom Übergangsteile zum Lidrande verlaufende Gefäßchen gezeichnet aussieht, zeigt sie sich jetzt gleichmäßig gerötet und längs des oberen Endes des Lidknorpels, besonders an den
seitlich gelegenen Stellen wie mit kleinen Fleischwärzchen besetzt.
Diese Wärzchen bieten der Betrachtung mit bloßem Auge ein ähnliches Bild, wie eine normale Bindehaut bei Lupenvergrößerung.
Die Röte und Unebenheit, d. i. ungleichmäßige Schwellung, ist im
Papillarkörper am stärksten entwickelt und nimmt vom Übergangsteile gegen den freien Lidrand zu schnell ab. — Eine krankhafte
Absonderung der Bindehaut ist nicht vorhanden.

Die Ursachen des trockenen Katarrhes sind mannigfach. Wohl
die häufigste ist Mißhandlung der Bindehaut durch Staub und
sonstige kleinste Fremdkörper: daher man bei Müllern, Steinmetzen,
Wirten, Schulkindern und Gefangenen die Krankheit besonders häufig
antrifft. Auch die Lithiasis palpebralis (S. 147) gehört in diese
Gruppe der Ursachen.

Eine zweite Gruppe wird von den verschiedenen Hindernissen einer geregelten Thränenableitung (S. 164 und ff.) gebildet.
Wenn das Auge stets in Thränenflüssigkeit gebadet ist, so bewähren
die Thränen jene schädlichen Eigenschaften, die einmal einen Schrift-
gelehrten der Augenheilkunde zu dem Ausspruche verleiteten, die
Thränen sind des Auges schlimmster Feind.

Endlich hat man stets an die Möglichkeit zu denken, daß ein
trockener Katarrh der Bindehaut Teilerscheinung einer Arbeits-

hyperämie des ganzen Auges ist. Leute, z. B. Heizer und Gießer,
die bei sehr grellem Licht arbeiten, oder Gelehrte, die übermäßig
lange bei der Studierlampe lesen und schreiben, sind den Gefahren
(der Netzhaut- und) Bindehauthyperämie ausgesetzt. Freilich erliegen dieser Gefahr meist doch nur solche Augen, denen die
Arbeit durch irgend eine Krankheit, durch Übersichtigkeit. Astigmatismus oder Insufficienz der Musculi recti interni besonders erschwert wird.

Die Behandlung hat also in Fällen dieser letzteren Art mit
Verordnung der passenden Brillen zu beginnen. Bei Störung der
Thränenableitung müssen die auf S. 170 ff. erwähnten Mittel in Anwendung gebracht werden. Wenn Reizung durch grelles Licht und
Staub die Ursache ist, stehen rauchgraue Schutzbrillen von Muschel-
form zu Gebote. Wenn trotz der Ausschaltung der Krankheitsursache der Katarrh weiter besteht, oder wenn die Ursache, wie wohl meistens bei Fällen der ersten Gruppe,
nicht wegzuschaffen ist, so treten zusammenziehende
Augenwässer und die Augendouche in ihr Recht. Ich
beginne gewöhnlich damit, zweimal täglich den Bindehautsack mit Zinkwasser (Zinc. sulf. 0,2: Aq. dest.
sterilis. 30,0) auszuschwemmen. Falls das nicht zum
Ziele führt, bepinsele ich jeden zweiten Tag die
Innenfläche der Lider mit einer 2 % Höllensteinlösung. Auch wird Einträufeln von Opiumtinktur, täglich oder zweitäglich 1 Tropfen. gelobt.[1] Außer diesen
Mitteln, die alle für den Augenblick mehr
oder weniger stark reizen, kann man die Augendouche (Fig. 71) anwenden, die unmittelbar sehr wohlthuend wirkt. Man läßt einen mäßig starken Strahl

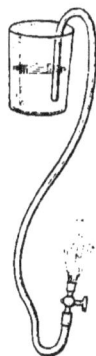

Fig. 71.
Augendouche.

lauwarmen, später kühlen Wassers für 3 bis 5 Minuten auf die
geschlossenen Augenlider einwirken, zweimal täglich.

c) Einfacher Katarrh (Conjunctivitis catarrhalis, C. simplex).

Der einfache Bindehautkatarrh beginnt als Hyperämie, also mit
Rötung und unebener Schwellung der Schleimhaut: bald tritt dann
eine krankhafte Absonderung hinzu. Das Abgesonderte besteht

---

[1] Von dem Bestreichen der besonders geschwellten Schleimhautteile mit
Blaustein (Cupr. sulf.) bin ich zurückgekommen, da es mir vorkam, es werde
die Schleimhaut dadurch wohl etwas glatter, aber keineswegs dünner und weniger rot. Andere empfehlen Plumb. acetic. 0,2 % bis 0,3 %, Cuprum aluminat.
0,2 % bis 0,3 %, Natr. boracic. 0,25 % bis 0,5 %, endlich Umschläge mit Sublimatwasser 0,05 : 200.

12*

anfangs aus einer wässerigen, leicht getrübten, etwas klebrigen
Flüssigkeit, in der einzelne Schleimflocken schwimmen. Allmählich
wird das Sekret zellreicher, trüber und reichlicher mit Flocken und
Fäden durchsetzt, auf der Höhe der Krankheit geradezu eiterig.
Da eine so beschaffene Flüssigkeit natürlich nicht gut durch die
Thränenwege abfließen kann, so sammelt sich Schleim und Eiter im
inneren Lidwinkel und auf den Lidrändern an und backt die
Wimpern büschelweise zusammen. Da auch mehr Thränen ab-
gesondert werden als normal, so sind Lidränder und Lidhaut dauernd
benetzt, was bei skrofulösen Kindern und anderen zartbehäuteten
Personen genügt, um eine Blepharitis (S. 140) und Ekzem der Lidhaut (S. 135) hervorzurufen.

Während des Schlafes versiegt der Thränenfluß. Daher trocknet das aus der Lidspalte quellende Sekret ein und bildet harte
Krusten, durch welche die Augenlider völlig mit einander verkleben.
Die Hyperämie der Bindehautgefäße ist beträchtlich und weit verbreitet. Selbst die Lidränder bezw. der Zwischenteil der Lider und
die in der Lidspalte zu Tage tretende Conjunctiva bulbi sind gerötet. Besonders bei der Thränenkarunkel und ihrer Umgebung
ist das der Fall. Zuweilen kommt es zu kleinen Blutungen in die
Conjunctiva bulbi. Im Übergangs- und noch mehr im Lidteile erreicht die Hyperämie ihren Höhepunkt. Selbst bei umgeklapptem
Lide, also bei gespannter Bindehaut schimmert der Knorpel nicht
mehr durch; die mit Blut überfüllte und mit flüssigem Exsudate
durchtränkte Bindehaut ist undurchsichtig geworden. Die Hornhaut
bleibt in der Regel gesund. Nur bei alten Leuten kommt es zu
kleinen Epithelverlusten und daraus entstehenden Hornhautgeschwüren (S. 233).

Bleibt die Krankheit sich selbst überlassen, so bildet sie sich
im Verlaufe von ein bis drei Wochen zurück. Die Absonderung
wird spärlicher und verliert ihre eiterige Beschaffenheit. Die Hyperämie und Schwellung der Bindehaut zieht sich auf einzelne Abschnitte zurück, so namentlich auf die Lidbindehaut in der Nähe
des Übergangsteiles. Hier erscheint die Bindehaut rot, sammetartig
und uneben, wie mit „Papillen" besetzt. Der jetzt erreichte Zustand
wird als chronischer Bindehautkatarrh bezeichnet. Er kann
den Übergang zu völliger Heilung vermitteln, aber auch unbegrenzt
lange fortbestehen.

Die Klagen eines von akutem Bindehautkatarrh Befallenen
lauten in der Regel anfangs dahin, daß Sand im Auge sein müsse.
Es rührt dies wohl von den Unebenheiten der Schleimhaut her, die
bei Augenbewegungen auf der Hornhaut oder der gegenüberliegen-

den Schleimhantfläche kratzen; und von den Schleimklümpchen und
-fäden, die ja in der That Fremdkörper sind. Mit der Weiterentwickelung der Krankheit tritt das Fremdkörpergefühl etwas zurück: doch jucken und brennen die Augen stark und veranlassen
den Kranken zu häufigem Reiben. Ferner wird über Schwere und
Müdigkeit der Lider geklagt. Eine Steigerung der Beschwerden
tritt regelmäßig gegen Abend ein. Ferner wirken verschlimmernd
Anstrengung der Augen, besonders bei Licht und in unreiner Luft.
Morgens beim Erwachen wird, selbst abgesehen von etwaigem Verklebtsein, eine gewisse Schwierigkeit empfunden, die Lider zu öffnen.
Besonders bei dem chronischen Katarrh ist dies der Fall. Außer
durch Lichtscheu und unbehagliche Empfindungen wird der Kranke
noch durch optische Störungen belästigt, die von Besudelung der
Hornhautoberfläche mit Schleim und Eiter herrühren und durch
häufigen Lidschlag nur für kurze Zeit verschwinden; solche Störungen sind Trübsehen. Vielfachsehen (Polyopie), Erscheinen von
Strahlen und farbigen Ringen um Flammen.

Der Bindehautkatarrh ist die häufigste Augenkrankheit. Die
Frage nach seiner Herkunft ist also von besonderer Wichtigkeit.
Die Häufigkeit der Katarrhe bei Müllern, Steinmetzen und anderen
in staubiger Luft beschäftigten Leuten zeigt, daß Reizung durch
feinste Fremdkörper eine der Ursachen ist. Eine andere Herkunft hat offenbar der Bindehautkatarrh, der zu den regelmäßigen
Symptomen der Masern gehört, und bei anderen Infektionskrankheiten, z. B. Scharlach, vorkommt. Ein Bindeglied zwischen diesen
so verschiedenen Entstehungsarten läßt sich nun vermuten, wenn
man die weiteren Erfahrungen berücksichtigt, daß unreinlich
gehaltene Kinder besonders gern befallen werden, daß die Krankheit fast stets beide Augen befällt, daß ein Schnupfen oft, eine
Dakryocystoblennorrhoe stets zu Conjunctivitis führt, endlich daß
die Krankheit nachgewiesenermaßen durch das Sekret unmittelbar übertragen werden und gelegentlich epidemisch auftreten kann. Das Bindeglied ist offenbar die Infektion.
Schon auf gesunder Bindehaut kommen zahlreiche Spaltpilzarten,
darunter auch pathogene vor. Noch stärker bewohnt ist natürlich
das Sekret katarrhalischer Bindehäute. Es können also durch ein
Schleimflöckchen, den Schmutz einer Kinderhand, die Staubteilchen
der Luft die eigentlichen Krankheitserreger übertragen werden. Welche Bakterienart, bezw. welche Arten die Krankheitserreger
sind, ist vorläufig noch Gegenstand bakteriologischer Untersuchungen.
Auch wie sie den Katarrh erzeugen, ist noch offene Frage. Gegenwärtig nimmt man an, daß sie ein giftiges Stoffwechselprodukt, ein

Ptomaïn bezw. Toxin abscheiden, das schon in kleinsten Mengen heftig reizt. Für diese Ansicht läßt sich unter anderem die Thatsache anführen, daß durch gasförmige Verunreinigungen der Luft, z. B. durch schweflige Säure regelrechte Katarrhe entstehen können; ebenso durch starke Sublimatlösungen, also eine zweifellos nur chemisch wirkende Flüssigkeit. Auch größere Fremdkörper können bei längerem Aufenthalt im Bindehautsacke Katarrhe hervorrufen: es genügt also vielleicht schon eine anhaltende mechanische Mißhandlung der Bindehaut.

Die Behandlung hat für Beseitigung der etwa nachweisbaren Ursache, Entfernung von Fremdkörpern, Ausziehung schiefer Wimpern, Heilung eines Thränensackleidens Sorge zu tragen. Ein weitere Aufgabe ist Beseitigung des Sekretes und der Krusten durch Waschung mit lauwarmem Wasser oder Sublimatlösung von 1 : 5000. Sehr erleichtern wird man diese Reinigung durch allabendliches Einfetten der Lidränder (Vaselin, mit oder ohne Sublimat, 0,003 auf 10,0). Die Schonung der kranken Augen, Vermeiden von grellem Licht, Rauch und Staub wird dem Kranken — nur zu oft vergeblich — eingeschärft. Die eigentliche arzneiliche Behandlung hat den Zweck, die Absonderung zu vermindern bezw. zum Versiechen und die Schleimhaut zum Abschwellen zu bringen. Dazu werden am häufigsten schwefelsaures Zink und Höllenstein wie bei der Behandlung des „trockenen Katarrhes" (S. 179) angewendet. Die Häufigkeit der Höllensteinpinselungen richtet sich nach der Stärke der Absonderung: ist diese sehr reichlich, so pinselt man alle 24 Stunden einmal; läßt die Absonderung deutlich nach, so pinselt man zweitäglich und läßt an dem Tage, an dem nicht gepinselt wird, Zinkwasser (zweimal täglich) einträufeln. Unmittelbar nach dem Pinseln ist das überschüssige Arg. nitr. durch kochsalzhaltiges Wasser wegzuspülen; falls die Reizerscheinungen infolge der Ätzung sehr stark sind, so lasse man eine halbe Stunde lang kalte Umschläge machen. In der Regel gelingt es mit diesen Mitteln, schnelle Besserung und im Laufe von ein bis zwei Wochen Heilung herbeizuführen.

Manche Augenärzte verwenden bei Beginn des Katarrhes kalte Umschläge. Ich kann mich dazu um so weniger entschließen, da die Kranken dies Hausmittel sehr oft selber schon angewendet und damit ihre Beschwerden für den Augenblick gelindert, den Zustand im ganzen aber entschieden verschlimmert haben. Kommt man mit Höllensteinpinselungen und Zinkwasser nicht zum Ziele, so kann man sein Heil mit anderen Adstringentien, Tannin 1,0 : 30,0, oder Plumbum aceticum 0,2 : 30,0 versuchen. Ratsamer freilich ist es nachzuforschen, ob man nicht eine fortwirkende Ursache, einen Fremdkörper, einige schiefe Wimpern, ein Thränensackleiden, ein ungeeignetes Verhalten des Kranken,

oder gar ein kleines Hornhautgeschwür übersehen hat. Etwaige Folgezustände des Katarrhes, Lidrandentzündung und Hautekzem werden nach dem
oben (S. 135 und 140) gegebenen Regeln behandelt. Besondere Schwierigkeit
sollen kleine Hautrisse im äußeren Lidwinkel machen. Nach Sämisch's Ansicht heilen dieselben so schwer, weil die Wimpern des oberen Lides die kaum
überhäutete Stelle immer von neuem wundscheuern. Abschneiden der Wimpern
in der Nähe des äußeren Lidwinkels bewirke schnelle Heilung. Ich glaube,
daß diese kleinen Hautrisse nicht den Wimpern, sondern der Hand des Arztes
ihre Entstehung verdanken, bezw. dem Widerstand des Kranken gegen das
Öffnen der Lider.

d) Blennorrhoe.[1] (Conjunctivitis blennorrhoica, C. purulenta.)
Das wesentliche an dem Bilde der Blennorrhoe sind hochgradige
Rötung und Schwellung der ganzen Bindehaut, massenhafte Absonderung von Eiter, Übergreifen der Entzündung auf Lider, Lidhaut und selbst auf die Lymphdrüse vor dem Ohre.

Das Abgesonderte ist im Beginne der Krankheit dünnflüssig,
wenig getrübt, durch geringe Beimischung von Blutfarbstoff citronen-
gelb gefärbt; einzelne Schleimflocken schwimmen darin. In dem
Maße, in dem der Gehalt an Zellen zunimmt, wird das Sekret dick-
flüssiger und trüber, es bekommt eine gelblichweiße Farbe; es quillt
über den Lidrand und liegt teils naß, teils zu Krusten vertrocknet
auf der Lidhaut. Die Innenfläche der Lider ist oft mit einer dünnen
und durchsichtigen Lage geronnenen Sekretes bedeckt; namentlich
bilden sich diese „Pseudomembranen" gern, wenn die Schleimhaut
einige Minuten lang der Luft ausgesetzt ist. Hat die Krankheit
ihren Höhepunkt überschritten, so nimmt das Sekret an Menge ab
und bekommt eine mehr schleimige Beschaffenheit. Man hat demgemäß einen Zeitraum der Dakryorrhoe, der Pyorrhoe und Blennorrhoe[2] unterscheiden wollen.

Das Aussehen der Bindehaut ist im Beginne nicht anders
wie beim einfachen Katarrh. Aber in wenigen Tagen nimmt die
Hyperämie und Schwellung gewaltig zu; die Bindehaut wird rot,
glatt und glänzend und zwar nicht bloß im Lidteile und Übergangsteile, sondern auch auf dem Augapfel. Die Schwellung der Augapfelbindehaut erreicht einen solchen Grad, daß ein dunkelroter Wulst
den Hornhautrand überragt, Chemosis[3] conjunctivae. Ja selbst auf
den Lidrand und die äußere Haut des Lides erstreckt sich die Entzündung: das obere Lid hängt heiß, rot, ödematös, mit verstrichenen

---

[1] τὸ βλέννο; der Schleim, ἡ ῥοή das Fließen.
[2] τὸ δάκρυον die Thräne, τὸ πύον der Eiter, τὸ βλέννο; der Schleim, ῥέω
ich fließe.
[3] ἡ χήμη die Muschel mit klaffenden Schalen.

Falten über das untere herab, zu schwer für den Heber des Lides, zu
dick für den Raum unter dem Augenhöhlendach; die Ptosis ist daher
eine vollständige. Ist der ärgste Sturm vorüber, so schwellen Lider
und Bindehaut ab, und es werden im Übergangsteile und auf der
benachbarten Lidbindehaut Unebenheiten, die bereits wiederholt erwähnten Papillen sichtbar. Von den anatomischen Veränderungen der Lidbindehaut giebt die Fig. 72 eine Vorstellung. Man
sieht eine stattliche Papille, in der Tiefe derselben Durchschnitte
großer Gefäße (*a, a*), dicht unter dem Epithel ein Netzwerk feinster
Gefäße (*b, b*); die ganze Papille besät mit rundlichen Lymph- oder
Eiterzellen, besonders massenhaft in der Umgebung der Gefäße.
Die oberste Schicht des Epitheles besteht aus Cylinderzellen,
die in den Schluchten zwischen den Papillen auffallend lang erscheinen.

  Der Verlauf der Krankheit, falls diese sich völlig selbst
überlassen bleibt, kann in zwei bis drei Wochen zu vollständiger
Genesung führen. Die äußere Haut und die Bindehaut des Augapfels nehmen zuerst, die Bindehaut der Lider zuletzt die normale
Beschaffenheit wieder an. Leider bleibt aber meistens die Heilung
auf halbem Wege stehen; die geschwellten Papillen bilden sich eben
nicht zurück; die Ab-
scheidung von schlei-
migem Eiter versiecht
nicht ganz, und es ist
damit die akute Blen-
norrhoe in eine chro-
nische übergegangen.
Diese kann Monate,
selbst Jahre lang be-
stehen und jeden Augen-
blick durch Wiederauf-
flammen der Entzün-
dung sich in eine akute
zurückverwandeln. Der
Übergang der akuten
Blennorrhoe in eine
chronische ist noch kei-
neswegs das schlimmste,

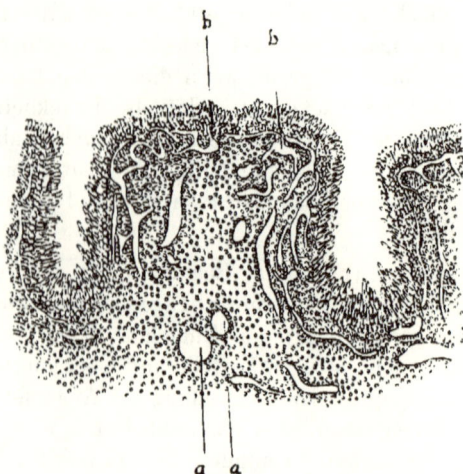

Fig. 72. Gewucherte Papille einer blennorrhoischen
Bindehaut, nach SÄMISCH.

was dem Kranken droht. Denn die Krankheit hat — in weit höherem Maße als der Bindehautkatarrh — die Neigung, Hornhautgeschwüre hervorzurufen, und dadurch das Auge zu Grunde zu
richten (Panophthalmitis mit Ausgang in Phthisis bulbi) oder

ab, werden nicht erneuert, und gleichzeitig nimmt das Sekret das Aussehen gewöhnlichen Eiters an: die C. crouposa ist in ein „Stadium blennorrhoicum" getreten und kann durch dieses zu vollständiger Heilung übergehen. In manchen Fällen ist der Verlauf ein anderer. Die abgestoßenen oder abgezogenen Häutchen bilden sich immer und immer von neuem. So hat z. B. MANZ einen Fall beschrieben, bei dem nach einem halben Jahre noch Häutchen gebildet wurden. In etwa $40^0/_0$ der Fälle kommt es zu leichteren oder schwereren Hornhauterkrankungen. Immerhin heilt die Mehrzahl der Fälle schnell und vollständig.

Die anatomische Untersuchung der krupösen Häute hat gelehrt, daß sie aus Fibrinfäden mit eingesprengten Eiter- und Epithelzellen bestehen. Auch war ein deutlich geschichteter Bau der Häutchen nachzuweisen, also der gleiche Bau wie beim Kehlkopfkrup. Die Dicke der Häute schwankt nach KNAPP zwischen 0,1 und 1,5 mm.

Für die Entstehung der Krankheit kommt vor allem der Umstand in Betracht, daß es sich meist um Kinder mit ekzematösen Hautausschlägen des Kopfes und sonstigen Zeichen von Skrofulose handelt. Berücksichtigt man ferner, daß nach LOTZ nur etwa die Hälfte der Kinder auf beiden Augen erkrankt und das andere Auge trotz fehlender Schutzmaßregeln verschont bleibt, daß das verschonte Auge derjenigen Seite angehörte, die auch frei von Hautausschlägen war, so drängt sich von selbst der Gedanke auf, daß das Hautckzem die Ursache der Krankheit ist. Über das Wie giebt vielleicht die große Epidemie von Bindehautkrup einen Wink, die in den Jahren 1882 bis 1884 an verschiedenen Brennpunkten augenärztlicher Thätigkeit gewütet hat. Auf Vorschlag v. WECKER's versuchten nämlich eine Reihe von Augenärzten Hornhautpannus dadurch zur Heilung zu bringen, daß sie die Bindehaut mit einem wässrigen Auszuge von Jequiritysamen bepinselten. Hierdurch entstand stets eine regelrechte krupöse Bindehautentzündung, manchmal auch die gewünschte Besserung des Pannus. Da die Wirkung des Jequirityaufgusses nachgewiesenermaßen eine rein chemische ist, so liegt der Gedanke nahe, daß auch der von einer ekzematösen Hautfläche abgesonderte Saft es sei, der auf geeigneten Schleimhäuten ähnliche Wirkungen hervorbringt. Übrigens ist damit nicht ausgeschlossen, daß es auch Spaltpilze giebt, die ähnliches leisten. So sind z. B. Fälle beschrieben worden, bei denen der Bindehautkrup gleichzeitig mit Rachen- und Kehlkopfkrup auftrat, also wohl auch dieselbe Ursache hatte wie jene.

Die auf der SCHIESS'schen Klinik erprobte, von LOTZ empfohlene Behandlung beginnt mit dem Kampf gegen das Hautekzem, wobei das Aufstreichen von weißer Präcipitatsalbe (Hydrarg. praec. alb. 1,0:20,0) die Hauptrolle spielt. Die Augen werden mehrmals täglich mit schwachen Carbol-, Sublimat- oder Borsäurelösungen gewaschen und die Häute, wenn dies schonend geschehen kann, mit entfernt. Die Hauptbehandlung der Augen besteht in mehrstündigen lauwarmen Bleiwasserumschlägen.[1] Ätzungen mit Höllenstein sind unbedingt verboten und dürfen erst nach Ablauf des krupösen Zustandes angewandt werden. Bei dieser Behandlung wird in 10 bis 30 Tagen Heilung erzielt. Etwa auftretende Hornhauterkrankungen werden

---

[1] Lauwarme Umschläge mit 3proc. Borsäurelösung leisteten mir dasselbe und sind von den Gefahren der Bleiinkrustationen frei.

nach den S. 225 ff. aufgestellten Grundsätzen behandelt. Besondere Schutzmaßregeln für das etwa gesunde zweite Auge werden nicht angewandt, doch
wird selbstverständlich eine Übertragung von Sekret sorgfältig vermieden.
Denn jedes Bindehautsekret enthält Spaltpilze verschiedener Arten. Und selbst
wenn sie hier nur die Bedeutung harmloser Schmarotzer hätten, so wäre nicht
ausgeschlossen, daß sie auf einer anderen Bindehaut eine Erkrankung hervor-
brächten.

f) Diphtheritische Entzündung. Während für Krup die
Ausscheidung einer gerinnenden Masse auf die Oberfläche der
Schleimhaut kennzeichnend ist, wird als Diphtheritis ein Entzündungszustand bezeichnet, bei dem das erstarrende Exsudat im Gewebe
der Schleimhaut selber liegt. Daher nimmt die Kruphaut im
schlimmsten Falle das Epithel mit fort, bei Abstoßung einer
Diphtheritishaut dagegen geht die Schleimhaut selber mit verloren.
Demnach heilt eine kruböse Schleimhaut mit Wiederherstellung
ihrer früheren Beschaffenheit, die diphtheritische mit mehr oder
weniger Narbenbildung.

Das Krankheitsbild der diphtheritischen Bindehautentzündung
bewirkt stets eine schwere Störung des Allgemeinbefindens mit
Fieber und dessen Folgen. Das örtliche Bild ist das auf die
Spitze getriebene der Blennorrhoe. Um Wiederholungen zu vermeiden, sollen hier nur die Unterscheidungsmerkmale angeführt
werden.

Bei Diphtheritis ist das obere Lid blaurot und so geschwollen,
daß es sich hart, selbst bretthart anfühlt. Bei der Betastung zeigt
es sich heiß und maßlos empfindlich. Selbst den Händen eines
v. Gräfe und eines Horner gelang es nicht, die Innenfläche des
Lides sichtbar zu machen, ohne daß der Kranke über die furcht-
barsten Schmerzen gejammert hätte; es mußte Chloroform zu Hilfe
genommen werden, um eine ordentliche Untersuchung zu ermöglichen. Ein vollständiges Umklappen des oberen Lides ist in schweren
Fällen geradezu unmöglich. Lüftet man das obere Lid, so fließt
eine reichliche, dünne, mißfarbige, mit gelblichen Flocken durch-
setzte Flüssigkeit ab. Die Lidbindehaut sieht grauweiß, glatt und
speckig aus; Blutgefäße sind nicht oder nur bruchstückweise zu
sehen. Die Bindehaut des Augapfels ist aufgetrieben (chemotisch)
und mit kleinen Blutungen durchsetzt, in den schlimmsten Fällen
gleichfalls in eine speckige Schwarte umgewandelt. Schneidet man
in die Bindehaut ein, so fließt wegen Kompression der Gefäße kein
Blut! Dieser Zustand braucht zu seiner vollen Entwickelung 2 bis
5 Tage und bleibt nun bald länger, bald kürzer, bis zu 8 Tagen
unverändert. Dann setzt der zweite Abschnitt der Krankheit ein.

wenigstens erheblich zu beschädigen (Leukom, Hornhautnarben).
Die Gründe für die Gefährdung der Hornhaut sind leicht zu
durchschauen. Die übermäßige Schwellung der Bindehaut in der
Umgebung der Hornhaut drückt die Gefäße zusammen, die der
Hornhaut Nährstoffe zuführen; das geschwellte und gespannte obere
Lid mißhandelt die Hornhaut mechanisch; die unaufhörliche Bespülung mit Flüssigkeit (Eiter) zerweicht das schützende Epithel;
und endlich, wenn die kleinste Lücke im Epithele entstanden, so
sorgt die Beschaffenheit des Eiters für eine verhängnisvolle Infektion der kleinen Wunde.

Ich habe kurz hintereinander zwei Fälle beobachtet, bei denen die Panophthalmitis erst eintrat, nachdem bereits Jahre vergangen waren. In dem
einen Falle war das Auge nach der Blennorrhoe und Vereiterung der Hornhaut völlig zur Ruhe gekommen, im zweiten hatten sich ab und zu Entzündungen eingestellt.

Bezüglich der Klagen der Kranken ist auf den einfachen
Bindehautkatarrh zu verweisen. Ergänzend mag erwähnt werden,
daß die anfangs starken Schmerzen mit Beginn der „Pyorrhoe"
nachzulassen pflegen.

Die Ursache der Krankheit ist genauer bekannt als bei den
meisten anderen Bindehautkrankheiten. Wir wissen sicher, daß ein
wohl gekennzeichneter Spaltpilz, der Gonococcus NEISSER
(Fig. 73), in vielen und zwar gerade den bösartigsten Fällen die
Ursache der Blennorrhoe ist.

Auch der Weg der Ansteckung ist meist ohne Schwierigkeit
nachzuweisen. So werden zahlreiche Kinder während oder auch
nach der Geburt durch gonokokkenhaltigen
Schleim der mütterlichen Geburtswege ange-
steckt, Blennorrhoe der Neugeborenen,
(Bl. neonatorum). In anderen Fällen stecken
Tripperkranke sich selber an, indem sie un-
vorsichtigerweise mit ihren Händen Trippereiter
in die Augen, meist in das rechte Auge übertragen, Conjunctivitis gonorrhoica. Diese

Fig. 73. Gonokokken auf
vereinzelten Epithelzellen,
nach BUMM.

Art der Ansteckung ist fast nur bei Männern und bei weiblichen
Kindern beobachtet worden. Die C. gonorrhoica hat zwei Be-
sonderheiten gegenüber den sonstigen Blennorrhoen, einmal die
Schwellung des oberen Lides bis zu brettartiger Härte
und zweitens die Anschwellung der vor dem Ohre gelegenen
Lymphdrüsen. Im Verhältnisse zur Häufigkeit des Trippers ist die
C. gonorrhoica selten. Es wird dies weniger auf Vorsicht und

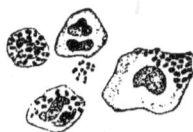

Reinlichkeit der Tripperkranken als auf den Umstand zurückzuführen sein, daß Trippereiter durch hundertfache Verdünnung mit Wasser sowohl, als auch durch längeres Eintrocknen die Ansteckungsfähigkeit verliert.

Nicht jede Blennorrhoe ist durch Gonokokken verursacht. Vermutlich giebt es noch andere Spaltpilze, die auf der Bindehaut ähnliche Veränderungen hervorbringen wie der Gonococcus. Jedenfalls sind zahlreiche Blennorrhoeen ohne Gonokokken, namentlich auch bei Neugeborenen, beobachtet worden. Aber diese unterscheiden sich recht wesentlich von der Gonokokkenblennorrhoe durch späteres Einsetzen, nämlich am 5. bis 12. Tage nach der Geburt (die bösartige beginnt am 2. und 3. Tage) und durch viel milderen Verlauf, also namentlich durch kürzere Krankheitsdauer und Unversehrtbleiben der Hornhaut.

Endlich können mechanische und chemische Mißhandlungen die Bindehaut in einen blennorrhoeischen Zustand versetzen.

Sämisch erwähnt, daß „künstliche Augen" zuweilen Reizung der Bindehaut und falls das Schälchen nicht rechtzeitig entfernt wird, selbst Blennorhoe erzeugen können. — . — Ich selbst habe einmal Folgendes erlebt. Ich wurde zu einem Bauern geholt, den ich mit dem Bilde einer frischen Blennorrhoe, fast rasend vor Schmerzen, fand. Auf Befragen ergab sich, daß der Kranke einen leichten Bindehautkatarrh gehabt und auf Rat eines Freundes eine Mischung von Salz und „French brandy" eingegossen hatte. Offenbar hatte der Freund gesehen, daß die Ärzte entzündete Augen „beizen" und hatte das in seiner Art nachgemacht.

Die Behandlung zielt in erster Linie auf Verhütung der Krankheit. Durch geeignete Maßregeln kann jeder Fall von Blennorrhoe der Neugeborenen unbedingt verhindert werden. Ein wirksames Mittel dazu gefunden zu haben ist das unsterbliche Verdienst Credé's. Sein Verfahren besteht darin, dem von einer tripperkranken Mutter Neugeborenen nach dem Bade einen Tropfen 2 % Höllensteinlösung „gerade auf die Hornhaut" fallen zu lassen. Der Tropfen verteilt sich auf die Bindehaut, verschorft die oberflächlichsten Epithelzellen und tötet dabei alle, einstweilen ja nur oberflächlich haftenden Gonokokken.

Da diese Desinfektion immerhin schmerzhaft ist (vielleicht für eine zärtliche Mutter mehr als für das Kind) und etwas Bindehauthyperämie erzeugt, so hat man das Credé'sche Verfahren durch Spülung mit sterilisiertem Wasser, Chlorwasser, Kalihypermanganicumlösung oder endlich mit Sublimatlösung von 1 : 5000 ersetzt. Ja Ahlfeld will ganz auf Desinfektion der Bindehaut verzichten und durch gründliche Desinfektion der Kreißenden ersetzen. In einer gut geleiteten und bedienten Gebäranstalt mag das ausführbar sein, in der Praxis ist es das entschieden nicht. Hier verdient das einfache und sichere Credé'sche Verfahren unbedingt den Vorzug, wenn auch der Tropfen nicht

"gerade auf die Hornhaut" fällt, sondern überhaupt in den Bindehautsack
kommt.

Andere Vorbengungsmaßregeln gelten dem zweiten Auge, falls
der Kranke mit nur einem befallenen Auge zum Arzte kommt. Bei
Erwachsenen (C. gonorrhoica) ist es am besten, das gesunde Auge
erst äußerlich zu waschen und zu desinfizieren, dann den Bindehautsack mit Sublimat 1:5000 auszuschwemmen und nunmehr das
Auge durch einen Sublimatwatteverband abzusperren. Bei
Neugeborenen kann vom Schlußverband nicht wohl die Rede sein;
man begnügt sich, die Mutter bezw. Wärterin zu belehren und das
Kind so legen zu lassen, daß der aus dem kranken Auge hervor-
quellende Eiter nicht in das andere Auge überfließen kann.

FRÄNKEL hat mit gutem Erfolge und ohne irgendwelchen Nachteil in das
gesunde Auge täglich! einen Tropfen der 2°/₀ Höllensteinlösung gebracht.

Gegen die ausgebrochene Krankheit schlägt man am besten
folgendes Verfahren ein. Die Pfleger des Kranken bekommen eine
große Flasche Sublimatlösung von 1:5000, einen Pack Verbandwatte
und die Weisung, alle Stunden Tag und Nacht die Lider zu öffnen
und den hervorquellenden Eiter mit feuchter Sublimatwatte abzu-
wischen, darauf das Auge zu trocknen und ein gutes Klümpchen Vaselin,
Sublimatvaselin 0.003:10.0 oder Borvaselin 1:10 in die Lidspalte und
auf die Lider zu streichen. Hierdurch verhindert man, bis zu einem
gewissen Grade wenigstens, die schädliche Einwirkung des Eiters
auf das Epithel der Hornhaut und auf die zarte Epidermis der
Lider. Dazu pinselt der Arzt die Bindehaut der Lider und des
Übergangsteiles einmal täglich mit 2°/₀ Arg. nitr. ab. Im zweiten
Stadium der Krankheit, wenn die Bindehaut samtartig dick ist, sind
starke Lösungen, z. B. 5 % Arg. nitr., angezeigt. Im dritten Stadium
kehrt man zu 2°/₀ Arg. nitr. zurück, pinselt nur jeden zweiten Tag
und gießt zwischendurch Zinkwasser ein.

Die Erfolge dieser Behandlung sind sehr gut. Gewöhnlich tritt
schon nach der ersten oder zweiten Pinselung deutliche Besserung
ein. Bis zur völligen Heilung vergehen, in den schweren Fällen
wenigstens, mehrere Wochen.

Die Hornhaut muß dauernd überwacht und im Falle einer Erkrankung nach den auf S. 234 dargelegten Grundsätzen behandelt
werden. Eine Gegenanzeige gegen die Höllensteinpinselungen bildet
die Hornhauterkrankung nicht. Bei Blennorrhoe der Neugeborenen
läuft die Sache in der Regel ohne Hornhauterkrankung ab. Bei der
Conjunctivitis gonorrhoica der Erwachsenen dagegen kommt es sehr
oft zu Zerstörung oder wenigstens Beschädigung der Hornhaut.

Viele Augenärzte wenden während des ersten Abschnittes der Krankheit (Dacryorrhoe) Tag und Nacht fortgesetzte Eisumschläge an: ich halte dies für überflüssig, selbst schädlich. Ferner muß erwähnt werden, daß, früher wenigstens, ziemlich allgemein die Ätzungen mit dem Höllenstein stifte, bezw. mit dem Lapis mitigatus (Arg. nitr. 1, Kal. nitr. 2) vorgenommen wurden. Ich bekenne, daß ich mich dazu nie entschließen konnte, auch nie eingesehen habe, worin der Vorzug der Stiftätzungen vor den Pinselungen liegt. Ferner sei der Blutentziehungen gedacht. Man soll dieselben mittels Scarifikationen d. h. seichter Längsschnitte in die Bindehaut des Übergangsteiles bewerkstelligen. Angezeigt ist die Blutentziehung, falls eine besonders dunkele Rotfärbung der Schleimhaut auf erschwerten oder stockenden Blutumlauf hinweist. Übrigens treten beim Umklappen der Lider oft ganz von selbst recht reichliche Blutungen auf. Endlich kann es nötig werden, den äußeren Lidwinkel bis in den Schließmuskel des Auges zu spalten und die Wunde eine Zeit lang offen zu halten, um das obere Lid zu entspannen und dadurch den bedenklichen Druck des Lides auf die Hornhaut zu vermindern. Gleichzeitig bewirkt die starke Blutung, die bei diesem Eingriffe erfolgt, Abschwellung der Bindehaut.

e) Krupöse Entzündung. (Conjunctivitis crouposa, C. membranacea.)

Das Bild dieser Krankheit ist in mancher Hinsicht heute noch ein verworrenes. Der eine Schriftsteller bezeichnet sie als ungemein selten, der andere als ziemlich häufig; der eine als ansteckend, der andere als nicht ansteckend; der eine als eine leichte, der andere als eine sehr schwere. Jedenfalls wird man hieraus zu schließen haben, daß die Krankheit in ziemlich verschiedenem Gewande auftritt und in verschiedenen Gegenden verschieden häufig ist. Sie ist gekennzeichnet als eine mehr oder weniger heftige Entzündung der Lid- und Übergangs-Bindehaut mit Bildung von gelblichweißen Häuten, die sich ziemlich leicht von der Schleimhaut abziehen lassen. Dieser Begriffsbestimmung entspricht unter Umständen auch Blennorrhoe und es mag deshalb hier und da vorkommen, daß der gleiche Krankheitsfall von dem einen Augenarzte als C. crouposa, von dem anderen als „Blennorrhoe mit Pseudomembranen" aufgefaßt wird. Dessenungeachtet ist eine Sonderung der beiden Krankheitsbilder sehr wohl möglich und praktisch deshalb wichtig, weil die Behandlung der krupösen Bindehautentzündung eine ganz andere ist, als die der eiterigen.

Im Beginn der Krankheit sind die Lider geschwollen und gerötet, aber weich und nur mäßig empfindlich. Das obere hängt schwer und unbeweglich über das untere herab. Aus der Lidspalte quillt bald in größerer, bald in geringerer Menge eine wässrige, mit wenig Schleim gemischte Flüssigkeit. Klappt man die Lider um, so findet man in schweren Fällen die ganze Lid- und Übergangsbindehaut mit einer gelblichweißen, undurchsichtigen (!) Haut überzogen; in den schwersten Fällen ist auch die Bindehaut des Augapfels mit ergriffen, geschwellt und gleichfalls mit Häutchen bedeckt. In leichteren Fällen bestehen die krupösen Häutchen nur aus kleinen weißen Inseln, die in der Nähe des Lidrandes sitzen, den Übergangsteil und erst recht die Bindehaut des Augapfels frei lassen. Zieht man eines der Häutchen ab, so blutet die Schleimhaut ein wenig; sie ist uneben feinkörnig, dunkelrot und mäßig geschwollen. Das Häutchen bildet sich bis zum nächsten Tage von neuem. Nach einiger Zeit, nach zwei bis sechs Tagen stoßen sich die Häutchen von selbst

ab, werden nicht erneuert, und gleichzeitig nimmt das Sekret das Aussehen
gewöhnlichen Eiters an: die C. crouposa ist in ein „Stadium blennorrhoicum"
getreten und kann durch dieses zu vollständiger Heilung übergehen. In manchen Fällen ist der Verlauf ein anderer. Die abgestoßenen oder abgezogenen
Häutchen bilden sich immer und immer von neuem. So hat z. B. MANZ einen
Fall beschrieben, bei dem nach einem halben Jahre noch Häutchen gebildet
wurden. In etwa 40 % der Fälle kommt es zu leichteren oder schwereren
Hornhauterkrankungen. Immerhin heilt die Mehrzahl der Fälle schnell und
vollständig.

Die anatomische Untersuchung der krupösen Häute hat gelehrt, daß
sie aus Fibrinfäden mit eingesprengten Eiter- und Epithelzellen bestehen. Auch
war ein deutlich geschichteter Bau der Häutchen nachzuweisen, also der
gleiche Bau wie beim Kehlkopfkrup. Die Dicke der Häute schwankt nach
KNAPP zwischen 0,1 und 1,5 mm.

Für die Entstehung der Krankheit kommt vor allem der Umstand in
Betracht, daß es sich meist um Kinder mit ekzematösen Hautausschlägen des
Kopfes und sonstigen Zeichen von Skrofulose handelt. Berücksichtigt man
ferner, daß nach LOTZ nur etwa die Hälfte der Kinder auf beiden Augen erkrankt und das andere Auge trotz fehlender Schutzmaßregeln verschont bleibt,
daß das verschonte Auge derjenigen Seite angehörte, die auch frei von Hautausschlägen war, so drängt sich von selbst der Gedanke auf, daß das Hautekzem die Ursache der Krankheit ist. Über das Wie giebt vielleicht
die große Epidemie von Bindehautkrup einen Wink, die in den Jahren 1882
bis 1884 an verschiedenen Brennpunkten augenärztlicher Thätigkeit gewütet
hat. Auf Vorschlag v. WECKER's versuchten nämlich eine Reihe von Augenärzten Hornhautpannus dadurch zur Heilung zu bringen, daß sie die Bindehaut mit einem wässrigen Auszuge von Jequiritysamen bepinselten. Hierdurch
entstand stets eine regelrechte krupöse Bindehautentzündung, manchmal
auch die gewünschte Besserung des Pannus. Da die Wirkung des Jequirityaufgusses nachgewiesenermaßen eine rein chemische ist, so liegt der Gedanke
nahe, daß auch der von einer ekzematösen Hautfläche abgesonderte Saft es sei,
der auf geeigneten Schleimhäuten ähnliche Wirkungen hervorbringt. Übrigens
ist damit nicht ausgeschlossen, daß es auch Spaltpilze giebt, die ähnliches
leisten. So sind z. B. Fälle beschrieben worden, bei denen der Bindehautkrup
gleichzeitig mit Rachen- und Kehlkopfkrup auftrat, also wohl auch dieselbe
Ursache hatte wie jene.

Die auf der SCHIESS'schen Klinik erprobte, von LOTZ empfohlene Behandlung beginnt mit dem Kampf gegen das Hautekzem, wobei das Aufstreichen von weißer Präcipitatsalbe (Hydrarg. praec. alb. 1,0 : 20,0) die Hauptrolle spielt. Die Augen werden mehrmals täglich mit schwachen Carbol-,
Sublimat- oder Borsäurelösungen gewaschen und die Häute, wenn dies schonend
geschehen kann, mit entfernt. Die Hauptbehandlung der Augen besteht in
mehrstündigen lauwarmen Bleiwasserumschlägen.[1] Ätzungen mit Höllenstein sind unbedingt verboten und dürfen erst nach Ablauf des
krupösen Zustandes angewandt werden. Bei dieser Behandlung wird in 10
bis 30 Tagen Heilung erzielt. Etwa auftretende Hornhauterkrankungen werden

---

[1] Lauwarme Umschläge mit 3 proc. Borsäurelösung leisteten mir dasselbe
und sind von den Gefahren der Bleiinkrustationen frei.

nach den S. 225 ff. aufgestellten Grundsätzen behandelt. Besondere Schutzmaßregeln für das etwa gesunde zweite Auge werden nicht angewandt, doch
wird selbstverständlich eine Übertragung von Sekret sorgfältig vermieden.
Denn jedes Bindehautsekret enthält Spaltpilze verschiedener Arten. Und selbst
wenn sie hier nur die Bedeutung harmloser Schmarotzer hätten, so wäre nicht
ausgeschlossen, daß sie auf einer anderen Bindehaut eine Erkrankung hervor-
brächten.

f) Diphtheritische Entzündung. Während für Krup die
Ausscheidung einer gerinnenden Masse auf die Oberfläche der
Schleimhaut kennzeichnend ist, wird als Diphtheritis ein Entzündungszustand bezeichnet, bei dem das erstarrende Exsudat im Gewebe
der Schleimhaut selber liegt. Daher nimmt die Kruphaut im
schlimmsten Falle das Epithel mit fort, bei Abstoßung einer
Diphtheritishaut dagegen geht die Schleimhaut selber mit verloren.
Demnach heilt eine kruptöse Schleimhaut mit Wiederherstellung
ihrer früheren Beschaffenheit, die diphtheritische mit mehr oder
weniger Narbenbildung.

Das Krankheitsbild der diphtheritischen Bindehautentzündung
bewirkt stets eine schwere Störung des Allgemeinbefindens mit
Fieber und dessen Folgen. Das örtliche Bild ist das auf die
Spitze getriebene der Blennorrhoe. Um Wiederholungen zu vermeiden, sollen hier nur die Unterscheidungsmerkmale angeführt
werden.

Bei Diphtheritis ist das obere Lid blaurot und so geschwollen,
daß es sich hart, selbst bretthart anfühlt. Bei der Betastung zeigt
es sich heiß und maßlos empfindlich. Selbst den Händen eines
v. Gräfe und eines Horner gelang es nicht, die Innenfläche des
Lides sichtbar zu machen, ohne daß der Kranke über die furcht-
barsten Schmerzen gejammert hätte; es mußte Chloroform zu Hilfe
genommen werden, um eine ordentliche Untersuchung zu ermöglichen. Ein vollständiges Umklappen des oberen Lides ist in schweren
Fällen geradezu unmöglich. Lüftet man das obere Lid, so fließt
eine reichliche, dünne, mißfarbige, mit gelblichen Flocken durch-
setzte Flüssigkeit ab. Die Lidbindehaut sieht grauweiß, glatt und
speckig aus; Blutgefäße sind nicht oder nur bruchstückweise zu
sehen. Die Bindehaut des Augapfels ist aufgetrieben (chemotisch)
und mit kleinen Blutungen durchsetzt, in den schlimmsten Fällen
gleichfalls in eine speckige Schwarte umgewandelt. Schneidet man
in die Bindehaut ein, so fließt wegen Kompression der Gefäße kein
Blut! Dieser Zustand braucht zu seiner vollen Entwickelung 2 bis
5 Tage und bleibt nun bald länger, bald kürzer, bis zu 8 Tagen
unverändert. Dann setzt der zweite Abschnitt der Krankheit ein.

Die Bindehaut wird schwammig, locker, blutreich: das in die Schleimhaut gesetzte Exsudat wird zum Teil aufgesaugt, zum Teil mit abgestorbenen Schleimhautfetzen abgestoßen. Das Sekret ist jetzt eiterig. Das Auge sieht „blennorrhoisch" aus; und doch ist es in einem ganz anderen Zustande. Dort sind die roten Papillen Teile der geschwellten Schleimhaut: hier, bei Diphtherie, sind es Wundgranulationen. Die Folgezustände sind denn auch ganz verschieden; dort Wiederherstellung einer normalen Bindehaut, hier Bildung von Narbengewebe und Übergang in einen Zustand, der als Xerosis parenchymatosa, Dürrsucht (S. 200), bezeichnet wird. Die Schrumpfung kann zu Symblepharon (S. 215), zu Stellungsänderungen der Lider führen und dadurch die Sehtüchtigkeit des Auges gefährden. Aber freilich an diese Curae posteriores wird man auf der Höhe der Krankheit kaum denken, da das Leben des Auges durch eine unendlich viel dringendere Gefahr, durch Erkrankung der Hornhaut bedroht ist. Von der Wut der Krankheit giebt die Thatsache einen Begriff, daß von 40 durch A. v. GRÄFE von Anfang an behandelten Kinderaugen 9 gänzlich zu grunde gingen und 3 schwer beschädigt wurden; bei Erwachsenen war es noch schlimmer: von 8 Augen gingen 3 zu grunde; 2 kamen mit schwerer und die letzten 3 mit leichter Beschädigung der Hornhaut davon.

Die Erkrankung der Hornhaut beginnt in der Regel mit einer gelblichen Infiltration der Hornhautmitte. Durch Abstoßung des Epitheles verwandelt sich das Infiltrat in ein Geschwür, das sich nach Fläche und Tiefe durchschnittlich um so schneller vergrößert, je früher die Hornhauterkrankung eingesetzt hatte.

Die Diphtheritis entsteht durch Ansteckung. Sicher weiß man, daß eine Ansteckung mit Gonococcus NEISSER und mit dem LÖFFLER-KLEBS'schen Diphtheriebazillus das anatomische Krankheitsbild der Bindehaut-Diphtherie erzeugen kann. Ob noch andere Spaltpilze die gleiche Fähigkeit besitzen, ist nicht bekannt. Jedenfalls verdient es Erwähnung, daß mißhandelte Wunden, z. B. die Gruben einer Blepharitis ulcerosa hier und da diphtheritischen Belag zeigen, der sich dann in Form von Inseln auf die Bindehaut fortsetzt. Aber diese herdförmige Diphtherie ist eine verhältnismäßig gutartige Erkrankung, was vielleicht auf einen anderen verursachenden Spaltpilz hinweist.

Auch durch rein chemische Wirkung, durch ungelöschten Kalk, Säuren, Alkalien, Jequirity, endlich durch Verbrennungen mit flüssigem Blei und Eisen entsteht das anatomische Bild der Diphtheritis.

Die Behandlung hat wegen der Übertragbarkeit einerseits,
wegen der Bösartigkeit der Krankheit andererseits für den Schutz
des etwa gesunden anderen Auges mit der größten Umsicht zu
sorgen (S. 186). Gegen die einmal ausgebrochene Krankheit sind
wir machtlos.

Die von GRÄFE und anderen warm empfohlenen Eisumschläge
haben in neuerer Zeit eine ziemlich kühle Aufnahme erfahren, ja
sie sind von BERLIN, BURKHARDT und anderen geradezu verworfen
worden, weil ja die Schleimhaut ohnehin schon blutleer und um so
mehr gefährdet ist, je vollständiger es an dem schützenden Blut-
umlaufe fehlt. Vielleicht entspricht es den heutigen Anschauungen
am besten, wenn man jedes eingreifende Verfahren wie Eis, Blutentziehung, Schmierkur unterläßt, für häufige Reinigung des Auges
mit milden Antisepticis sorgt und lauwarme Borsäureumschläge
macht. Die Spaltung des äußeren Lidwinkels bezw. die Kanthoplastik wird nicht immer zu umgehen sein; sie hebt den Druck des
oberen Lides auf die ohnehin schon schlecht ernährte Hornhaut auf.
Beginnt die Abstoßung der Häute, so sind entschieden warme Umschläge am Platze; dazu milde Adstringentien. Ätzungen sind,
wie HORNER gezeigt hat, zu unterlassen, da sie die narbige
Schrumpfung nur vermehren würden. Höchstens bei übermäßiger
Eiterabsonderung oder ungewöhnlicher Wucherung einzelner Granulationen ist der Höllenstein angezeigt.

WOLFRING hat geraten, die Diphtherie durch Massieren der Innenfläche
des Lides mit gelber Präcipitatsalbe zu behandeln. Ob dies Verfahren in Anbetracht der ungeheuren Schmerzhaftigkeit bei schwerer Diphtherie durchführbar
ist? FIEUZAL hat gute Wirkungen von Citronensaft, MAYWEG von Jodoform-
einstäubungen, TWEEDY von Chininlösung, VOSSIUS von Salicylsäure-Glycerin-
lösung, HOTZ von Carbol-Jod-Alkohollösung gesehen. Je trostloser die Erfolge
der Behandlung, desto größer die Zahl der erprobten Mittel!

2. Entzündungen mit Knötchenbildung.

a) Follikularkatarrh. (Conjunctivitis follicularis.) Ob in der
gesunden menschlichen Bindehaut Lymphfollikel (S. 175) vorkommen, ist noch eine umstrittene Frage. Soviel ist aber sicher,
daß mit bloßem Auge in einer gesunden Bindehaut von Lymph-
follikeln nichts zu sehen ist. Bei der in Rede stehenden Krankheit
dagegen sieht man sie mit bloßem Auge als blaßrote, mehr oder
weniger durchscheinende, halbkugelig aus der Bindehaut
vorragende Knötchen; sie sitzen im Übergangsteile des unteren
Lides (Fig. 74), sauber zu Ketten aufgereiht; die Bindehaut des

oberen Lides ist frei, allenfalls im inneren und äußeren Winkel mit kleinen Gruppen von Knötchen besetzt.

Der Follikularkatarrh kommt in akuter und in chronischer Form vor. Der akute beginnt unter den Erscheinungen eines einfachen Katarrhes, also mit anfangs wässriger, später schleimig-eiteriger Absonderung. Das einzige, was schon in der ersten Krankheitswoche den Verdacht auf Follikularkatarrh wachrufen könnte, ist der Umstand, daß besonders der Übergangsteil rot und geschwollen aussieht. Hier sind nämlich die Follikel bereits vorhanden, aber vorläufig noch nicht zu sehen. Erst wenn die Bindehaut abschwillt, fangen die Follikel an, durch die bedeckende Bindehautschicht schwach durchzuschimmern. Geht die Hyperämie und Schwellung der

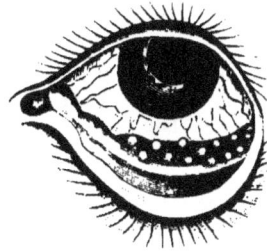

Fig. 74. Knötchen auf der unteren Übergangsfalte bei Follikularkatarrh, nach SICHEL.

Bindehaut noch weiter zurück, so treten die Follikel über die Oberfläche vor und liefern das eben geschilderte Krankheitsbild. Als besonderes Kennzeichen mag noch erwähnt werden, daß das untere Lid durch die Follikel etwas vom Auge abgedrängt wird, dergestalt, daß zwischen dem unteren Lide und dem Auge eine Spalte klafft, die durch Thränenflüssigkeit ausgefüllt ist. Nach MICHEL findet sich außerdem in der Mehrzahl der Fälle Schwellung der Lymphdrüse vor dem Ohre.

Der Follikularkatarrh kann auch ohne akute Stufe ganz schleichend entstehen, was uns berechtigt von einer „chronischen Form" der Krankheit zu reden. Sie hat ungemein verschieden lange Dauer; in einem Falle 4 bis 8 Wochen, im anderen Monate und Jahre. Die Heilung erfolgt durch Aufsaugung des Follikelinhaltes, womit die Knötchen spurlos verschwinden.

Schon aus der Hartnäckigkeit des Follikularkatarrhes wird man schließen dürfen, daß er eine schwerere Krankheit ist als der einfache Katarrh. Dies zeigt sich auch darin, daß der Follikularkatarrh weit häufiger zu Rückfällen und zu Miterkrankung der Hornhaut führt. Die letztere beginnt mit einer „pericornealen Injektion", dem Vorläufer seichter, am Hornhautrande gelegener Geschwüre. Da die Geschwüre in der unmittelbaren Nachbarschaft von Blutgefäßen (Randschlingennetz, Fig. 80, S. 220) liegen, so sind die Umstände für baldige Vaskularisation und Heilung günstig. Ein weiterer Unterschied gegen den einfachen Katarrh liegt in dem Umstande, daß der Follikularkatarrh ansteckender ist als der einfache, demgemäß fast stets beide Augen befällt und nicht gar

selten epidemisch auftritt; Schulen, Kasernen, Waisenhäuser, Ge-
fängnisse, kurz Häuser, wo viele Menschen eng zusammengepfercht
leben, sind der Tummelplatz dieser Epidemien. Es liegt nahe, als
Ursache des Follikularkatarrhes einen Spaltpilz zu vermuten.
Darauf gerichtete Untersuchungen haben auch einen Mikrococcus
nachgewiesen, der von manchen mit dem Trachomcoccus (S. 199)
zusammengeworfen wird.

Außer auf dem Wege der Ansteckung soll Follikularkatarrh auch durch
chemische Einwirkungen, namentlich durch Atropin hervorgebracht werden
können. Thatsache ist, daß bei lange fortgesetzter Anwendung des Atropins
zuweilen Follikularkatarrh auftritt. Eine andere Thatsache ist aber die, daß
Atropinlösungen ohne Sublimatzusatz, wie sie früher allgemein im Gebrauch
waren, mit der Zeit verpilzen, daß man also mit einem Tropfen alter Atropin-
lösung gleichzeitig allerhand Spaltpilze in den Bindehautsack
bringt. Manche Forscher, z. B. RÄHLMANN und MICHEL wollen daher von
der „Atropinconjunctivitis" überhaupt nichts mehr wissen. Andere versichern,
daß auch sterilisierte Lösungen bezw. trockenes Atropin imstande sei, Follikularkatarrh hervorzurufen. Jedenfalls sind „Atropinfollikel" selten geworden, seit
man den Atropinlösungen Sublimat zusetzt, bezw. das Atropin in trocknen
Stäubchen in den Bindehautsack bringt. Ich selbst kann mich nicht rühmen,
einen zweifellosen Fall gesehen zu haben.

Die Vorhersage ist verglichen mit der des einfachen Katarrhes
ungünstig, wegen der langen Dauer der Krankheit und ihrer Neigung
zu Rückfällen, verglichen mit der des gleich zu beschreibenden
Trachomes dagegen günstig, da die Follikel verschwinden, ohne
Narben zu hinterlassen, ohne den Lidknorpel zu verändern und
ohne die Hornhaut schwer zu beschädigen.

Die Behandlung hat mit Vorbeugungsmaßregeln zum Schutz
der gesunden Angehörigen des Kranken zu beginnen. Wenn es sich
um eine Hausepidemie handelt, wird man Gesunde und Kranke
trennen. Die Kranken müssen in gut gelüfteten Räumen verpflegt
und zu möglichst langem Verweilen im Freien, und zwar in frischer
staubfreier Luft, angehalten werden. Ohne eine derartige „Luftkur"
darf man sich von örtlicher Behandlung nicht zu viel versprechen.
Was diese betrifft, so muß als Regel gelten, daß die Follikel selbst in
der Regel keiner Behandlung bedürfen. Die Hyperämie und Schwellung des Übergangsteiles kann man mit seichten Einschnitten bekämpfen; die krankhafte Absonderung mit den beim einfachen Katarrh
erwähnten Mitteln. Das Sekret ist selbstverständlich durch Waschungen
mit Sublimatwasser zu entfernen und unschädlich zu machen. Läßt
trotz dieser Behandlung die Rückbildung der Follikel auf sich warten,
so kann man die Übergangsfalten zwei- oder dreitäglich mit „dem
Blausteine" bestreichen, einem (auf nassem Handtuche glatt geschliffenen) Stifte von schwefelsaurem Kupfer. Das auf die Beizung

folgende heftige, etwa $1/2$ Stunde währende Brennen kann der Kranke durch kalte Umschläge mildern und abkürzen. Die kurz dauernde, sehr starke Hyperämie befördert die Aufsaugung des Follikelinhaltes. Führt auch das nicht zum Ziele, so zerquetsche man die Follikel mit einer Wimpernpinzette (Fig. 59, S. 141) selbstverständlich nach Cocainisierung der Bindehaut.

Falls Hornhautgeschwüre entstehen, ist Atropin und Verband angezeigt. Zink. Höllenstein, Kupfer und dergleichen zu meiden.

b) Körnerkrankheit. (Trachom[1]; Conjunctivitis granulosa; ägyptische Augenkrankheit.)

Wir sahen, daß beim Follikularkatarrhe die Follikelbildung eine mäßige ist und daß nach kürzerer oder längerer Zeit der Follikelinhalt aufgesaugt wird und der Follikel verschwindet. Anders beim Trachom! Hier geht die Bildung von Follikeln ins ungemessene; sie stehen Mann an Mann (Fig. 75) und flachen sich gegenseitig ab; die Bindehaut stirbt da, wo die Follikel besonders stark andrängen, ab, sie verschwärt und die Heilung erfolgt, indem die Bindehaut durch Narbengewebe ersetzt wird.

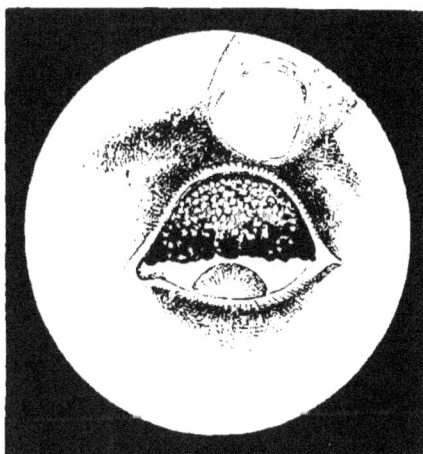

Fig. 75. Trachom, nach G. L. JOHNSON.

Nach RÄHLMANN hat man sich den Entwickelungsgang der Follikel folgendermaßen vorzustellen. Anfangs ist der Follikel eine einfache Anhäufung lymphoider Zellen. Die „Kapsel" ist nur eine scheinbare und durch die Form der äußersten Zellschichten bedingt. Diese begrenzenden Zellen verwandeln sich in spindelförmige, Fig. 76, und schließlich in Bindegewebsfasern. Dem gleichen Geschicke erliegen die zahlreichen Lymphkörperchen, die in der Umgebung des Follikels sich eingenistet hatten (Fig. 76). Während dieses Vorganges hat die Kuppe des Follikels das Bindehautepithel durchbrochen, der Zellbrei entleert sich und aus der Vertiefung sproßt eine gewöhnliche Wundgranulation hervor. Oder aber, die inneren Zellen des Follikels erfahren selber die Umwandlung in Spindelzellen und danach in Bindegewebsfasern. Die Menge des neugebildeten Bindegewebes ist dann eine doppelt reichliche. Aufplatzen und Entleeren der Follikel ist der

---

[1] τὸ τράχωμα die Rauhigkeit.

häufigere Vorgang: bindegewebige Umwandlung des Inhaltes der selteneren; beide kommen bei ein und demselben Krankheitsfall vor, Verschwärung bei den oberflächlich, bindegewebige Umwandlung bei den tief gelegenen Follikeln.

Da die Follikelbildung der Ausdruck einer Bindehautentzündung, vielleicht seinerseits auch wieder Entzündungsreiz ist, so kommen die nicht mit Follikeln besetzten Theile der Bindehaut, besonders der Papillarkörper ins Wuchern. Die im gesunden Zustande äußerst bescheidenen „Papillen" wachsen zu spitzen, ansehnlichen Zotten aus und tragen mit dazu bei, der ganzen Bindehaut das Aussehen einer granulierenden Grundfläche zu geben. (Die Pathologen stellen jetzt freilich die Umwandlung von Lymphkörperchen in Bindegewebsfasern auf das entschiedenste in Abrede.)

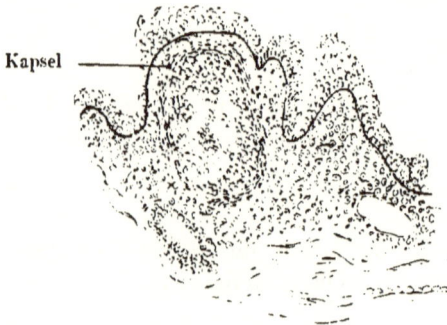

Kapsel

Fig. 76. Trachomfollikel mit Kapsel in stark mit Lymphkörperchen durchsetzter Bindehaut, nach RÄHLMANN.

Das Trachom ist eine Krankheit, deren Ablauf eine Reihe von Jahren in Anspruch nimmt. Es versteht sich von selbst, daß die Beschwerden des Kranken und das Aussehen seiner Augen in dieser Zeit manche Wandlung erfahren müssen. Die verschiedenen Stufen werden vielfach als besondere Arten des Trachomes beschrieben. Wenn wir festhalten, daß der verschwärende und dann vernarbende Follikel das eigentliche Kennzeichen des Trachomes ist, daß die Menge der Körner (Follikel) in den einzelnen Fällen ungemein verschieden ist, daß neue Schübe von Körnern entstehen, während die alten bereits in Verschwärung oder gar Vernarbung begriffen sind, so wird man die Mannigfaltigkeit des klinischen Bildes auch ohne die Anfstellung verschiedener Arten verstehen.

Das Trachom beginnt, trotz seiner ungemein chronischen Natur, in einer Minderzahl von Fällen akut, unter dem Bilde einer schweren Bindehautentzündung und demgemäß unter starker Mitbeteiligung der Lider. Diese sind gerötet und geschwellt; das obere hängt schwer herab und kann nicht gehoben werden, entzündliche Ptosis. In der stark geröteten und geschwellten Bindehaut sind die Körner zunächst nicht zu sehen; erst wenn die Schleimhaut ein wenig abgeschwollen ist, treten sie über die Fläche vor und geben ein ähnliches Bild wie der Follikularkatarrh. Eine sichere Unter-

scheidung zwischen Trachom und Follikularkatarrh ist auf dieser
Stufe meist nicht möglich. Erst der weitere Verlauf, so z. B. die
eigenartige Erkrankung der Hornhaut (Pannus) bringt die Entscheidung. Indessen läßt sich auch jetzt schon die Diagnose mit
Wahrscheinlichkeit stellen, wenn man beachtet, daß der Brennpunkt des Trachomes die Übergangsfalte des oberen Lides ist,
während der Follikularkatarrh sich hauptsächlich in der unteren
Übergangsfalte einnistet.

In der Mehrzahl der Fälle entwickelt sich das Trachom chronisch, im Laufe einiger Monate. Dabei hat der Kranke fast keine
Beschwerden, ja oft nicht einmal eine Ahnung, daß sein Auge
krank ist. Wendet man die Lider um, so findet man besonders den
oberen Übergangsteil mit zahllosen Halbkugeln von 1 bis 2 mm Durchmesser besetzt, die man im Aussehen mit gekochtem Sago oder
mit Froschlaich zu vergleichen pflegt; sie unterscheiden sich von
den Knötchen des Follikularkatarrhes durch bedeutendere Größe,
durch grauere Farbe und weniger durchscheinendes Aussehen. Die
Bindehaut der Lider ist gleichzeitig mäßig gerötet und geschwellt
und mit graugelben bis stecknadelkopfgroßen Fleckchen (Fig. 75)
besät, welche die Oberfläche der Schleimhaut nicht vorwölben. In
der Mehrzahl der Fälle ist schon jetzt die Hornhaut in eigenartiger
Weise erkrankt und damit der Zweifel, ob Trachom, ob Follikularkatarrh, zu Gunsten des Trachomes entschieden. Die Erkrankung
der Hornhaut wird als Pannus[1] trachomatosus bezeichnet. Er besteht in der Neubildung eines von Blutgefäßen durchzogenen Gewebes
(Fig. 86 und 87, S. 241 und 242). Infolge dieser Neubildung ist die
pannöse Hornhaut dicker als die gesunde: sie ist ferner uneben und
rauh: sie hat je nach der Menge der Blutgefäße eine rauchgraue bis
fleischrote Farbe. In der Regel ist das obere Drittel der Hornhaut
befallen, der kranke Teil vom gesunden durch eine wagerechte gerade
Linie geschieden (Fig. 87, S. 242). Längs dieser Linie findet man
zuweilen seichte Geschwüre und fast immer kleine punktförmige
Infiltrate, die mit Vorliebe gerade an den Enden der Blutgefäße
sitzen. Genaueres über die Histologie des Pannus auf S. 241. Die
hier geschilderte erste Stufe wird vielfach als granulöse Form
des Trachomes bezeichnet.

Unter recht erheblicher Zunahme der Beschwerden entwickelt sich
allmählich als zweite Stufe der Krankheit die Verschwärung der

---

[1] ἡ πήνη der Faden des Einschlages beim Weben. Der Name bezieht
sich auf die Blutgefäße, die wie Fäden das erkrankte Hornhautstück durchziehen.

Follikel und Granulationsbildung. Die bisher spärliche Absonderung wird schleimig-eiterig, ja geradezu rein eiterig und so
reichlich, daß die Wimpern zusammenbacken und die Lider durch
teils nasses, teils getrocknetes Sekret verschmiert erscheinen. Die in
der Lidspalte sichtbare Bindehaut des Augapfels ist lebhaft gerötet;
die Hornhaut ist fast ausnahmslos pannös getrübt. Wendet man
die Lider um, so sieht man, daß ein Teil der Follikel die kennzeichnende halbkugelige Form eingebüßt hat. An ihrer Stelle sieht
man kleine kraterförmige Geschwüre, die der Fläche ein zerfetztes
Aussehen geben. Aus dem Grunde der größeren Geschwürchen
wachsen nun kleine blutrote Fleischwärzchen, die sogenannten Wundgranulationen, hervor, die den Übergang zur dritten Stufe, zur
Vernarbung bilden. Die Teilchen der Bindehaut, die nicht mit
Körnern (Follikeln) besetzt sind, zeigen sich gleichfalls stark gerötet und geschwellt; besonders der Papillarkörper kann durch
üppige Wucherung ein zottiges Aussehen erhalten, was Veranlassung gegeben hat, diese Stufe als „papilläres Trachom" zu
bezeichnen.

Wenn alle Follikel verschwärt und durch Granulationen ersetzt
sind, so muß ein Bild entstehen, das von der chronischen Blennorrhoe kaum zu unterscheiden ist. Eine Verwechselung dieser beiden
Krankheiten wäre nun freilich kein großes Unglück, da in ihrer
Behandlung ein grundsätzlicher Unterschied nicht besteht. Übrigens
wird man in den meisten Fällen von Trachom auch dieser Stufe
das eine oder andere Kennzeichen finden, z. B. einige Follikel-
gruppen, oder den eben beschriebenen Pannus trachomatosus, oder
eine besonders kennzeichnende Bindehautnarbe (S. 199). Auch
Verwechselung mit Tuberkulose ist sehr leicht möglich. Die Unterschiede zwischen Trachom und Tuberkulose kommen auf S. 203 zur
Sprache.

Die Follikelbildung ist in vielen Fällen eine so übermäßige, daß gleichsam
die ganze Bindehaut in ihr aufgeht. Die einzelnen Körner sind nicht zu unterscheiden oder schimmern wenigstens nur als graugelbe Flecken aus der Tiefe
durch. Die Schleimhaut sieht verhältnismäßig glatt, stark geschwollen und
schmutzig gelbrot aus; die Übergangsfalten springen als dicke Wülste vor.
Diesen Zustand hat STELLWAG „sulziges Trachom" genannt. Es führt gleichfalls zu Verschwärung der Follikel; die Oberfläche der Bindehaut verliert dann
das glatte Aussehen, wird rauh und fetzig. Die narbige Schrumpfung ist stets
besonders stark.

Nachdem die Krankheit eine Reihe von Monaten auf der eben
geschilderten zweiten Stufe verweilt hat, bildet sich allmählich die
dritte und letzte heraus. Das Aussehen des Kranken ist wieder

völlig verändert. Die Absonderung ist versiecht oder wenigstens auf etwas spärlichen glasigen Schleim beschränkt. Die Bindehaut der Lidspalte sieht nicht mehr entzündet, sondern schmutzig-weiß und trocken aus, ist mäßig verdickt und in feine Falten gelegt. Diese atrophische Beschaffenheit der Bindehaut heißt Dürrsucht, Xerosis parenchymatosa und hat eine viel schlimmere Bedeutung als die später zu erwähnende Xerosis epithelialis (S. 211). Auch die Lider zeigen vielfache Veränderungen. Das ganze Lid ist in der Richtung von oben nach unten kürzer geworden, so daß bei Schluß der Lider ein schmaler klaffender Spalt übrig bleibt. Der Knorpel des oberen Lides schmiegt sich nicht mehr dem Auge an, sondern hat eine eigene, mulden- oder kahnförmige Krümmung bekommen, wie man beim Betasten merken kann. Die hintere Lidkante ist abgeschliffen, der ganze Lidrand mehr oder weniger stark nach einwärts gewendet. Die Wimpern sind spärlich, verkrüppelt und teilweise einwärts gekrümmt, Trichiasis. Der Pannus ist verschwunden; in günstigen Fällen sind die Gefäße zurückgebildet, die Rundzellen aufgesaugt worden; in anderen hat sich ein narbiges Bindegewebe gebildet, das nunmehr eine unheilbare Hornhauttrübung schafft. Wendet man das obere Lid um, so sieht man auf seiner Innenfläche eine dicke weißliche Narbe, die dem Lidrande parallel zieht, 2 bis 3 mm von ihm entfernt ist, in der Mitte des Lides am breitesten und dicksten ist und nach oben und unten Strahlen aussendet. In anderen Fällen ist der Übergangsteil am stärksten narbig verändert oder es sind brückenförmige Verwachsungen zwischen Lid- und Augapfelbindehaut entstanden.

Das Wesen des Trachomes ist bis jetzt trotz seiner Häufigkeit und trotz zahlreicher mühevoller Untersuchungen, auch nicht entfernt so klargelegt, wie z. B. das der Blennorrhoe. Nicht einmal über die Ansteckungsfähigkeit sind die Gelehrten ganz einig. Die Thatsache, daß Trachom in Kasernen, Schulen und unter Schiffsbesatzungen epidemisch auftritt, wird von den einen als Beweis der Ansteckungsfähigkeit, von anderen als Beweis der miasmatischen Natur, des Gebundenseins an den Ort angeführt. Das regelmäßige Befallensein beider Augen wird von den einen für Infektiosität, das seltene, aber zweifellos vorkommende einseitige Trachom von den anderen dagegen angeführt. Trotzdem darf man mit Sämisch, H. Cohn und Anderen unbedenklich sagen, jedes secernierende Trachom ist ansteckend, nicht durch die Luft wie Masern und Blattern, wohl aber durch Übertragung des Sekretes. Sie kommt in der Regel durch gemeinsam benützte Handtücher, Waschbecken, Taschentücher und durch Zusammenschlafen von Gesunden und Kranken zustande.

Nach unseren heutigen Anschauungen wird man von vornherein vermuten, daß ein eigenartiger Spaltpilz der Erzeuger des Trachomes ist. Die auf Entdeckung des Trachomspaltpilzes gerichteten Untersuchungen haben aber Ergebnisse gebracht, die unter sich nicht ganz übereinstimmen. Dasselbe gilt auch für den Spaltpilz des Follikularkatarrhs. Daher ist auch die Frage noch ungelöst, ob Trachom und Follikularkatarrh verschiedene Krankheiten sind. Viele Forscher nehmen an, daß der nämliche Spaltpilz bald eine leichte, Follikularkatarrh benannte, bald eine schwere Krankheit, Trachom, hervorbringe. Ja manche glauben sogar, daß als drittes Kleeblatt die chronische Blennorrhoe zu den beiden erstgenannten gehöre, daß also der Gonococcus Neisser die letzte Ursache dreier Krankheiten sei. Diese Ansicht stützt sich auf die Beobachtung, daß Übertragung von Eiter einer chronisch blennorrhoischen Bindehaut auf eine gesunde in gewissen Fällen nicht Blennorrhoe, sondern Trachom hervorbrachte. Der Schluß ist nicht zwingend, da in dem Sekrete einer chronischen Blennorrhoe zweifellos verschiedene Arten von Spaltpilzen hausen. Auch stimmt zu jener Ansicht nicht recht, daß die Menschen für Trachom sehr ungleiche Empfänglichkeit zeigen und daß Trachom an bestimmte Gegenden gebunden ist: beides ist bekanntlich bei Blennorrhoe und Gonorrhoe durchaus nicht der Fall. Die Ansicht von der Wesensgleichheit des Trachomes und des Follikularkatarrhes wird übrigens sehr entschieden bekämpft. Förster z. B. und H. Cohn halten es nur für eine Frage der Zeit, daß die Verschiedenheit der beiden Krankheiten von allen Augenärzten anerkannt wird. Endlich muß noch die Thatsache erwähnt werden, daß ein ganz anderer Spaltpilz, den niemand für den eigentlichen Trachompilz hält, der Tuberkelbacillus imstande ist, das klinische Bild des Trachomes zweiter Stufe in typischer Form hervorzurufen (S. 203).

Am meisten neigen jugendliche Menschen zu Trachom, im zweiten und dritten Jahrzehnt des Lebens. Arme Leute werden häufiger befallen als wohlhabende, was man wohl auf die bessere Behausung und größere Reinlichkeit der Wohlhabenden beziehen darf. Kränkliche, an Skrofulose und Tuberkulose Leidende sollen einen verhältnismäßig großen Teil, besonders der schweren Trachomfälle liefern. Trachom ist eine Krankheit des Tieflandes, flacher Küstenstriche und Flußthäler. Hochgelegene Gegenden sind frei. So gehört z. B. das Trachom hier in Zürich zu den Seltenheiten; auch im Badischen Oberlande wird es wenig gefunden; in der Nähe der Mainmündung wird es schon häufiger, um von da an rheinabwärts mehr und mehr zuzunehmen und in den Gegenden der Rheinmündungen seine größte Ausdehnung zu erreichen. Schon 200 Meter über dem Meeresspiegel verliert Trachom seine Ansteckungsfähigkeit. Reisen Trachomkranke in siechfreie Gegenden, so nimmt ihr Leiden einen auffallend schnellen und günstigen Verlauf.

Die Vorhersage ist ungünstig. Zwar tritt nach noch so langer Dauer, nach noch so häufigen Nachschüben von Körnern endlich Heilung ein, wenn eben all das Bindehautgewebe, das Körner bilden kann, zu Grunde gegangen und durch Narbengewebe ersetzt ist. Aber der nunmehrige Zustand, die Dürrsucht der Bindehaut, ist selbst wieder eine Quelle von Störungen.

Die normale Bindehaut ist feucht und schlüpfrig, einmal weil auf geringe Reize der Bindehaut und der Hornhaut reflektorisch Thränen abgesondert werden, andererseits weil die Drüschen der Bindehaut selber kleine Mengen Schleimes liefern. Die Dürrsucht kann beide Quellen der Feuchtigkeit verstopfen, durch narbigen Verschluß der Ausführungsgänge der Thränendrüsen einerseits und durch Vernichtung der in der Bindehaut selber gelegenen Drüsenzellen andererseits.

Die Trockenheit im Bindehautsack wird vom Kranken sehr unangenehm empfunden und führt zu einer gewissen Schmerzhaftigkeit der Lid- und Augenbewegungen. Sie führt aber ferner zu einer Veränderung des Hornhautepitheles (Vertrocknung), die für das Sehvermögen verhängnisvoll werden kann. Ebenso bedenklich sind Entropium und Trichiasis, die unmittelbaren Folgen der Narbenzusammenziehung. Dazu kommt, daß die Krankheit ja auch unmittelbar auf die Hornhaut übergreift und in der überwiegenden Mehrzahl aller Fälle durch unheilbare Hornhauttrübungen das Sehvermögen wenigstens schädigt, in einer Minderzahl sogar völlig vernichtet. Im einzelnen Falle richtet sich die Vorhersage nach der größeren oder geringeren Massenhaftigkeit der Körnerbildung und nach der Behandlung.

Die Behandlung ist nämlich im großen und ganzen eine dankbare und würde noch bessere Erfolge erzielen, wenn es nicht vielen Kranken aus äußeren Gründen unmöglich wäre, die Behandlung lange genug fortzusetzen. Man beginne sie mit einer Belehrung des Kranken über die ansteckende Natur seines Leidens und die gewöhnlichen Wege der Ansteckung, Handtücher, Taschentücher, Finger u. s. w. Sodann mache man genaue (in der Regel freilich erfolglose) Vorschriften über Reinhaltung der Luft in Wohn- und Schlafzimmern. Wenn der Kranke skrofulös oder gar tuberkulös ist, so ordne man eine hierauf zugeschnittene Lebensweise an. Die Verschickung des Kranken in eine hochgelegene Gegend wird wohl nur ausnahmsweise ausführbar sein, da es eben meist arme Leute sind, die gegen Trachom Rat und Hilfe begehren. Der örtlichen Behandlungsmethoden giebt es eine stattliche Reihe. Wir wollen hier nur die bewährtesten, die Cuprumbehandlung und die chirurgische, sowie eine neue, die Massage mit Sublimatlösung besprechen.

Der Cuprumstift paßt für die erste und zweite Stufe der Krankheit. Seine Anwendung geschieht so, daß man das obere Lid umklappt und nunmehr zuerst die Rückfläche des links gemachten Lides bis in die Übergangsfalte hinauf, dann die Vorderfläche mit dem wohl geglätteten Stifte sanft bestreicht. Dabei platzen die reifen Körner und entleeren ihren Inhalt. Die Wirkung des Verfahrens ist meist eine auffallend günstige nicht nur auf die Körner und die Papillen, sondern auch auf den Pannus. Kleine Hornhautgeschwüre bilden keine Gegenanzeige und heilen unter der Kupferbehandlung schnell. Nur wenn die Absonderung sehr reichlich und eiterig ist, sind Bepinselungen mit $2\,^0/_0$ oder $5\,^0/_0$ Arg. nitr. vorzuziehen. Das Beizen

mit dem Blaustein wird tagtäglich wiederholt. Manche Kranken.
die nicht täglich den Arzt aufsuchen können, lernen den kleinen
Handgriff selber ausführen. Gewöhnlich erlahmt mit der Zeit die
Wirkung des Mittels, die Besserung macht keine Fortschritte mehr.
Man muß sich dann nach etwas Neuem umsehen. Falls die Schleim-
hautoberfläche infolge starker Wucherungen vergrößert, also eine
Verengerung des Bindehautsackes nicht zu fürchten ist, so kann
man die Ausschneidung der Übergangsfalte vornehmen. Streifen
von 10 bis 15 mm Länge und 2 bis 3 mm Breite dürfen unbedenk-
lich entfernt werden. Manche Ärzte nehmen sogar Lappen von 3 cm
Länge und 0,6 cm Breite einschließlich eines Knorpelstreifens weg!!
Zweckmäßig ist es, die Wunde gut zu vernähen. Meist folgt der
Ausschneidung eine sichtliche Besserung. Ein anderer chirurgischer
Eingriff gilt dem Pannus. In der Meinung, daß der Pannus durch
das Kratzen der Körner auf der Hornhaut, also rein mechanisch
verursacht sei, hat man die Spaltung des äußeren Lidwinkels vorgeschlagen. Nun ist zwar der Pannus keineswegs bloß auf mechanische Mißhandlung zurückzuführen; gleichwohl hat die Entspannung
eines zu straffen oberen Lides unverkennbaren Einfluß auf die
Rückbildung des Pannus.

Das neueste Verfahren ist das KEINING'sche. Es besteht in kräftigem Reiben der freigelegten Bindehaut des oberen Lides mit einem
Wattebausch, der in Sublimatlösung von 1 : 2000 getaucht ist. Um
die Übergangsfalten zu erreichen, muß man das umgeklappte Lid
noch ein zweites Mal umklappen, dabei den Kranken kräftig abwärts
sehen lassen. Je trockener und härter die Körner und die Wucherungen der Bindehaut sind, um so kräftiger wird gerieben; je blut-
reicher und weicher die Bindehaut, desto zarter wird sie behandelt.
Die Erfolge dieses Verfahrens sind nach v. HIPPEL's Erfahrungen
ausgezeichnet. Die Körner bilden sich zurück, ohne daß Narben
entstehen; Pannus, kleine Ulcera und Infiltrate heilen schnell; die
Behandlungsdauer ist bedeutend kürzer als bei den sonstigen Verfahren. Rückfälle oder besser gesagt Nachschübe sind auch bei
dieser Behandlung nicht ausgeschlossen, heilen aber nach Wieder-
aufnahme des Verfahrens auffallend schnell.

Ich benutze statt der Sublimatlösung beim Massieren gern Jodoformpulver.
Man bekommt dann nicht den häßlichen grauen Belag, der zuweilen am nächsten
Tage zum Aussetzen des Verfahrens nötigt. Auch macht die Jodoformmassage
den Kranken weniger Schmerzen und Unbehagen.

Stellungsfehler der Lider und Wimpern müssen nach der
auf S. 154 beschriebenen Methode behandelt werden. Hornhauttrübungen, so weit sie auf noch aufsaugungsfähigem Pannus be-

ruhen, sind durch Massage zu behandeln. Die Nachteile der Dürrsucht können durch fortgesetzte Einträufelungen von Milch gelindert werden.

c) Tuberkulose der Bindehaut. Die Ähnlichkeit des Krankheitsbildes mit dem des eben geschilderten Trachomes ist so groß, daß nur die
Unterschiede erwähnt werden sollen. Bei Tuberkulose entstehen Follikel,
papilläre Wucherungen, Geschwüre und Pannus. Aber während bei Trachom
eine Vernarbung und damit Heilung eintritt, setzt sich bei Tuberkulose die
Verschwärung einerseits, die Wucherung andererseits ins Unbegrenzte fort und
führt schließlich zur völligen Zerstörung der Oberfläche des Augapfels. Die
Tuberkulose ist demnach ein noch gefährlicherer Feind des Auges wie das
Trachom. Ihre Unterscheidung vom Trachom ist für die Wahl der Behandlung von Wichtigkeit. Die Unterscheidung ist nicht leicht und überhaupt erst
in neuerer Zeit möglich geworden. Sie stützt sich auf folgende Thatsachen.
Das Trachom befällt in der Regel beide Augen, die Tuberkulose dagegen ist
fast immer einseitig und wenn sie, wie in einem Falle meiner Beobachtung,
doppelseitig auftritt, so ist das Stadium beider Augen so grundverschieden, daß
durch die Verschiedenheit der Bilder die Erkennung geradezu erleichtert wird.
Die Schwellung der Lymphdrüsen vor und unter dem Ohre, am Halse bis
herab zum Kinn ist bei Tuberkulose eine sehr beträchtliche; zuweilen kommt
es sogar zur Vereiterung; bei Trachom dagegen spielt sie, wenigstens in den
leichteren Fällen, eine sehr bescheidene Rolle. Die Geschwüre sind bei Tuberkulose bedeutend größer als bei Trachom. Endlich spricht es für Tuberkulose,
wenn sich im Thränensacke und in der Nase Wucherungen nachweisen
lassen.

Die hier erwähnten Umstände erregen den Verdacht auf Tuberkulose,
der Beweis kann nur durch den histologischen oder bakteriologischen Nachweis von Tuberkelbazillen im Sekrete oder in einem kleinen Gewebsstückchen
geliefert werden.

Die Krankheit entsteht durch Einimpfung des Tuberkelbazillus in die
Bindehaut. In dem einen Falle besorgt der Kranke diese Impfung eigenhändig,
indem er seine Augen mit Fingern reibt, die mit Tuberkelgift, z. B. tuberku-
lösem Sputum beschmutzt sind. In anderen Fällen hat sich die Krankheit von
der Nase und dem Thränensack aus auf die Bindehaut verbreitet. In wieder
anderen Fällen mögen Fremdkörper die Zwischenträger sein: wenigstens hat
Fuchs beobachtet, daß der Lieblingsort der Fremdkörper unter dem oberen
Lide (etwa 2 mm von der hinteren Kante) öfters auch der Ausgangspunkt einer
Bindehauttuberkulose sei.

Die Vorhersage ist sehr ungünstig. Sich selbst überlassen führt die
Krankheit wohl sicher zum Verlust des Auges. Nicht nur, daß der Pannus
allmählich die ganze Hornhaut trübt, nein selbst die Lederhaut wird von
Tuberkelknötchen durchsetzt, in Tuberkeln und Granulationsgewebe umgewan-
delt und schliesslich Schrumpfung des Augapfels (Phthisis bulbi) herbeigeführt.
Tritt dagegen frühzeitig eine zweckmäßige Behandlung ein, so erfolgt in
einem Teile der Fälle Heilung, in einem anderen wenigstens bedeutende
Besserung.

Die Behandlung ist, wie bei Tuberkulose anderer Körperteile, eine allgemeine und eine örtliche. Die allgemeine besteht in viel Aufenthalt in frischer

reiner Luft, Hautpflege, reichlicher Ernährung. Die örtliche in Zerstörung alles Erkrankten. Natürlich ist aber die Kühnheit des chirurgischen Eingriffes gehemmt durch die Befürchtung, zu große Narben und dadurch neuen Schaden herbeizuführen. Nach HAAB's Erfahrungen ist es am zweckmäßigsten, die hahnenkammartigen und sonstigen Wucherungen mit Messer und Schere zu entfernen, Geschwüre mit dem scharfen Löffel auszukratzen und kleinere, punkt- und knötchenförmige Herde mit der Glühschlinge zu verbrennen. In der Regel wird man nicht alles auf einmal entfernen können, sondern die Arbeit auf mehrere Sitzungen verteilen.

3. Herderkrankungen.

a) Frühjahrskatarrh. (Hypertrophia epithelialis aestiva, Phlyktäna pallida.) Diese Krankheit mag den Übergang zu derjenigen Gruppe der Bindehautkrankheiten bilden, deren Hauptsitz die Bindehaut des Augapfels ist. Die durch Frühjahrskatarrh hervorgebrachten Änderungen sitzen hauptsächlich im „Limbus", d. h. da, wo sich die Bindehaut auf den Hornhautrand hinaufschiebt; aber in ·der Mehrzahl der Fälle ist gleichzeitig die Bindehaut des oberen Lides in eigenartiger Weise erkrankt. Die Krankheit befällt gleichzeitig beide Augen und kommt vorzugsweise bei Bauernjungen im Alter von 5 bis 14 Jahren vor. Sie macht sich im Frühlinge, mit dem Einsetzen wärmerer Witterung bemerklich, hält sich den Sommer über unter geringen Schwankungen auf gleicher Höhe, schläft im Herbste allmählich ein und erwacht im nächsten Frühjahre von neuem. Dieser sonderbaren Eigenschaft verdankt sie ihren Namen „Frühjahrskatarrh". Die Kranken klagen über stechenden Schmerz, Lichtscheu und mäßigen „Fluß", d. h. eine mäßige Absonderung eines hellen fadenziehenden Schleimes. Bei der Untersuchung fällt dem Arzte in der Regel ein schläfriger Blick, d. h. ein ganz geringes Herabhängen der oberen Lider auf. In der Lidspalte sind einige starke Gefäße sichtbar, die von den Lidwinkeln gegen die Hornhaut ziehen und sich in den graurötlich geschwellten Limbus einsenken. Die Limbusschwellung tritt in verschiedenem Gewande auf. Bald erscheint sie als gallertiges Band, das die Hornhaut rings umgiebt; bald als Kette von Höckerchen, die in der Lidspalte graurot, oben und unten blaß aussehen; oder endlich die Limbusschwellung ist ganz auf die Lidspalte beschränkt und bildet zwei Dreiecke, deren Grundlinien auf der Hornhaut aufsitzen, deren Spitzen nach den Lidwinkeln hinsehen. Wendet man die Augenlider um, so bemerkt man ein zweites Kennzeichen des Frühjahrskatarrhes, das matte und bleiche Aussehen der ganzen Bindehaut; sie sieht aus, sagt HORNER, als ob sie von einer zarten Schicht Milch überzogen sei. Das dritte Wahrzeichen sind Wucherungen der Bindehaut des oberen Lides. Bald sind es nur wenige flache, blasse Erhabenheiten, die auf einem dünneren Stiele sitzen, also Pilzform haben, bald sind es solcher Pilze so viele, daß sie sich dicht aneinander drängen und nur durch zarte Furchen von einander abgegrenzt sind. Diese Wucherungen haben öfters zu Verwechselung des Frühjahrskatarrhes mit Trachom geführt. Der Mangel an Follikeln, das Unversehrtsein der Hornhaut sollten davor schützen.

Das Wesen der Krankheit besteht in einer starken Verdickung des Epitheles und in einer Rundzelleninfiltration der Tunica propria conjunctivae; später findet sich neugebildetes Bindegewebe. Die Epithelverdickung ist der Grund der so eigenartigen mattweißen Verfärbung der ganzen Bindehaut. Die Vorhersage ist günstig. Zwar dauert die Krankheit stets eine Reihe von Jahren, manchmal eine recht stattliche Reihe. Horner erwähnt eines 25jährigen Mannes, „der seit 13 Jahren dieses Ostergeschenk bekam". Doch ist schließlich, nachdem sich die Krankheit erschöpft hat, außer einer matten Färbung der Bindehaut, etwas Furchung auf der Innenfläche des oberen Lides und in seltenen Fällen etwas Trübung im Hornhautrande, nichts mehr zu finden. Die Behandlung ist ziemlich ohnmächtig. Adstringentien und Reizmittel werden schlecht vertragen, Ausschneiden und Brennen der Wucherungen zwar sehr gut, sie haben aber keinen dauernden Erfolg. Am besten thut man, ein ganz mildes Augenwässerchen (Zinc. sulf. oder Plumb. acet. 0,1 auf 30,0) zu verordnen, das Hauptgewicht aber auf ein zweckmäßiges Verhalten des Kranken zu legen, nämlich auf Vermeiden von Rauch, Staub, Hitze und Luft geschlossener Räume. Ferner verordne man eine Schutzbrille.

b) Ekzem der Bindehaut. (Conjunctivitis eczematosa, phlyktaenulosa[1], scrophulosa, lymphatica.)

Diese Krankheit ist durch Bläschen und Pusteln (Phlyktänen) von kurzer Lebensdauer gekennzeichnet. Die Phlyktänen sitzen stets auf der Bindehaut des Auges, sind aber verschieden groß und verschieden weit von der Hornhaut entfernt. Danach werden zwei Arten des Ekzemes unterschieden. Die eine wird von Horner als solitäre Form bezeichnet. Sie entsteht zuweilen so schleichend, daß der Kranke überhaupt nichts merkt und nur durch die Rötung des Auges aufmerksam wird. In anderen Fällen geht die Entwickelung der Bläschen, gelegentlich auch eines einzelnen Bläschens, unter stechenden Schmerzen, Lichtscheu und Thränenträufeln vor sich. Die Bläschen bilden flache Hügel von 1 bis 4 mm Durchmesser. Ihre Farbe ist graurötlich und merklich heller, als die der tief roten Umgebung. Man kann deutlich die hellroten Bindehautgefäße von den blauroten, aus der Tiefe durchschimmernden episkleralen unterscheiden. Die Schwellung der geröteten Bindehaut ist gering und verliert sich allmählich im Gesunden. Das Bläschen besteht aus einer Ansammlung von Rundzellen unter unversehrtem Epithele. In der Regel stößt sich nach einigen Tagen das Epithel ab; das Bläschen verwandelt sich in ein Geschwür. Das Geschwür wird schnell flacher und das Epithel schiebt sich über seine Ränder weg. Gleichzeitig mit Wiederherstellung der Epitheldecke nimmt die Entzündungsröte ab, und zwar genau staffelförmig von dem Rande nach der Mitte zu, so daß zuletzt, nach 1 bis 2 Wochen, nur noch ein rotes Fleckchen den Ort der abgeheilten Phlyktäne erkennen läßt. Die vereinzelten (solitären) Phlyktänen sitzen in der Regel im Gebiete der Lidspalte, wenige Millimeter vom Hornhaut-

[1] ἡ φλύζταινα die Blase.

rande entfernt; etwas seltener findet man sie unterhalb der Hornhaut. Nur wenn die Phlyktäne der Hornhaut sehr nahe sitzt, ist sie eine bedenkliche Krankheit; in der Bindehaut heilt sie nämlich spurlos, in der Hornhaut dagegen meist mit Hinterlassung einer dauernden Trübung.

Die zweite Form wird als miliare oder multiple bezeichnet. Sie entwickelt sich meist unter heftigeren Reizerscheinungen, starken Schmerzen, Lichtscheu und selbst Lidkrampf. Die Haut der Lider ist geschwollen und etwas gerötet. Die entzündliche Rötung des Auges ist sehr stark und weit ausgebreitet. Der Limbus conjunctivae ist geschwellt und mit winzigen Phlyktänen besät, die wie Sandkörnchen aussehen. Wendet man die Lider um, so zeigt sich die Lidbindehaut samtartig geschwellt und gerötet. Demgemäß ist auch eine reichliche schleimig-eiterige Absonderung vorhanden, die bei der vereinzelten (solitären) Form so gut wie ganz zu fehlen pflegt. Der Verlauf der miliaren Form ist äußerst schnell; sehr bald hat die Krankheit ihren Höhepunkt erreicht, hält sich einige Tage unverändert, um dann schnell, sei es mit, sei es ohne vorherige Bildung von Geschwürchen, abzuheilen.

Das Ekzem der Bindehaut befällt meist Kinder von 4 bis 14 Jahren, kommt übrigens hier und da auch bei Erwachsenen vor. Besonders gern werden „skrofulöse" Kinder heimgesucht, d. h. Kinder, die an Ekzemen der Oberlippe, Nase, der Umgebung der Augen, hinter den Ohren, der behaarten Kopfhaut, die an Drüsenschwellungen hinter und unter dem Unterkiefer und endlich an Katarrhen anderer Schleimhäute, besonders der Nase, leiden. Die miliare Form befällt auch sehr gern Kinder, die eben Masern oder Scharlach überstanden haben. Das Ekzem der Bindehaut befällt bald ein Auge, bald beide; oder es wechselt ab, indem es auf dem einen heilt und gleichzeitig auf dem anderen frisch ausbricht. Die Krankheit hat eine ausgesprochene Neigung zu Rückfällen, so daß sie über Jahre sich hinziehen kann, obgleich der einzelne Anfall kaum 14 Tage zum Ablaufe braucht. Ansteckend ist das Ekzem der Bindehaut nicht. Zwar kann man durch Übertragung des Sekretes in ein gesundes Auge Entzündung erregen, aber nicht Ekzem, es müßte denn sein, daß das gesunde Auge zufällig einer zu Ekzem neigenden Person gehört. Die hier aufgezählten Thatsachen begründen die Annahme, daß die Disposition zu Bindehautekzem in einer krankhaften Beschaffenheit des Gesamtkörpers (Skrofulose) liege, durch die es verhältnismäßig geringen Reizen möglich wird, eben jenes Bindehautekzem hervorzurufen. Daß ein äußerer Reiz eine Rolle spielt, darauf deutet das vorzugsweise Befallenwerden des Lidspaltenbezirkes. Welcher Natur dieser Reiz ist. läßt sich zur Zeit noch nicht sagen.

BURCHARDT hat aus Phlyktänen einen Coccus gezüchtet und hält ihn für die Ursache des Bindehautekzemes. Den einzig zwingenden Beweis aber, die Erzeugung von Phlyktänen durch jenen Coccus auf völlig gesunder Bindehaut, hat er nicht geliefert!

Die Vorhersage ist günstig, so lange der Ausbruch des Ekzemes auf die Bindehaut beschränkt bleibt. Das ist aber keineswegs immer der Fall. Im Gegenteile, die Krankheit hat eine ausgesprochene Neigung auch auf der Hornhaut auszubrechen oder von der Bindehaut aus auf die Hornhaut überzugreifen (S. 230). In beiden Fällen kann ein Hornhautfleck zurückbleiben, der natürlich für das Sehvermögen um so nachteiliger wirkt, je größer er ist und je zentraler er liegt. Ferner ist bei der Vorhersage die außerordentliche Neigung der Krankheit zu Rückfällen in Anschlag zu bringen. Gleichwohl bleibt die Vorhersage eine günstige deshalb, weil die Erfolge der Behandlung vortrefflich sind.

Die Behandlung muß in erster Linie eine allgemeine sein. Leider ist nur gerade die Allgemeinbehandlung wegen Armut, Unwissenheit und Vorurteilen der Eltern meist unausführbar. Sie soll in Bädern, Waschungen, überhaupt in Reinhaltung des Kindes bestehen, ferner in viel Aufenthalt und Bewegung im Freien, nicht im verdunkelten Zimmer!, in ausgiebigem Lüften der Wohnzimmer, Schlafen bei offenen Fenstern, endlich in einer reichlichen Ernährung mit Fleisch. Eiern. Milch und Fett (Leberthran). Durch diese Behandlung wird zwar der einzelne Anfall nicht geheilt, wohl aber seine Heilung unterstützt und vor allem den ewigen Rückfällen vorgebeugt.

Die örtliche Behandlung ist eine reizende. Sie wirkt meistens ungemein schnell. Die am häufigsten gebrauchten Reizmittel sind das Kalomel und das gelbe Quecksilberpräcipitat (Hg. oxyd. flav.). Das Kalomel soll völlig trocken und staubförmig sein. Es wird einmal täglich unter Abziehen des unteren Lides mit einem Haarpinsel auf die Bindehaut gestäubt. Die Lider kehren den Staub zu einem Faden zusammen, der stundenlang in der unteren Übergangsfalte liegen bleibt. Durch die Berührung mit den kochsalzhaltigen Thränen verwandeln sich Spuren des Kalomels (Hg_2Cl_2) in Sublimat ($HgCl_2$), dessen desinfizierender Kraft die günstige Wirkung zuzuschreiben ist. Niemals darf Kalomel eingestäubt werden, wenn der Kranke Jodkali nimmt, da es sonst zur Bildung von

Quecksilberjodid und Anätzung der Schleimhaut kommt. Ja,
selbst ohne Zusammentreffen mit innerlich gereichtem Jodkali erzeugt das Kalomel zuweilen eine leichte Anätzung der Schleimhaut. Das zweite Reizmittel, das Quecksilberoxyd, wird als PAGEN-
STECHER'sche Salbe (0.1 bis 1 : 10), und zwar in Verbindung mit
Massage des Auges, einmal täglich angewendet. Ich ziehe dies
Verfahren der Kalomelbehandlung schon deshalb vor, weil die
Kinder das Kalomel oft gleich wieder durch Reiben der Augen
mit den Händen und durch einen Thränenstrom zu entfernen
wissen.

Diese Mittel sollen nach Abheilung des Ekzemes noch wochenlang zweitäglich angewendet werden, um Rückfälle zu verhindern.
Meist bringen aber die Eltern die Kinder nicht mehr, wenn das
Auge weiß aussieht. Erst wenn der Rückfall da ist, erscheinen sie
wieder und dann muß man die Arbeit von vorne anfangen. Ist die
Reizung des Auges sehr heftig, was besonders bei der miliaren Form
oft vorkommt, so gebe man zuerst Atropin und massiere vormittags
mit Jodoformvaselin (1 : 10); bei Nachlaß der Entzündung dann mit
PAGENSTECHER'scher Salbe. Ist Schwellung und Absonderung der
übrigen Bindehaut vorhanden, so wird nachmittags Zinkwasser
(0,2 : 30,0) eingeträufelt. Hier und da sieht man Fälle, wo die
Schwellung der Lidbindehaut so stark, die Absonderung so reichlich
ist, daß Pinselungen mit Arg. nitr. (0,2 : 10,0) nicht zu vermeiden
sind. Ich massiere dann den einen Tag mit „gelber Salbe", den
anderen pinsele ich, beides vormittags, und am Nachmittag beider
Tage wird Zinkwasser eingeträufelt.

Unzulässig sind die Reizmittel, wenn es zu einem Hornhautgeschwür gekommen ist; Genaueres hierüber auf S. 233.

c) Lidspaltenfleck. Auf den beiden dreieckigen Stücken des
Auges, die bei geöffneter Lidspalte neben der Hornhaut sichtbar
sind, findet man bei älteren Leuten sehr häufig gelbliche, flach
ansteigende, unregelmäßig geformte Erhabenheiten. Ein solches Gebilde hat man Pinguecula[1] genannt, weil man sich durch die gelbliche Farbe verleiten ließ, es für eine Fettgeschwulst zu halten.
Indessen hat die histologische Untersuchung gezeigt, daß der Lidspaltenfleck aus einem gefäßarmen, verdichteten Bindegewebe
und verdicktem Epithele besteht. Der Mangel an Gefäßen fällt besonders bei Hyperämie des Auges auf, weil dabei der in seiner Farbe
unveränderte Fleck von der roten Umgebung deutlich absticht. Der

---

[1] pinguis Fett.

Lidspaltenfleck kommt weit häufiger einwärts als auswärts von der Hornhaut vor. Seine Entstehung ist nicht recht aufgeklärt. Man nimmt an, daß die Mißhandlungen eine Rolle spielen, denen die zu Tage liegende Bindehaut ausgesetzt ist. Auch die mechanische Wirkung des Liddruckes wird erwähnt, durch den gleichsam überschüssige Bindehaut in die Lidspalte zusammengewischt wird. Beschwerden erzeugt der Lidspaltenfleck nicht und die Entstellung ist nicht so groß, um den Kranken nach ärztlicher Behandlung verlangen zu lassen. Eine gewisse Bedeutung hat der Fleck als mittelbare Ursache des Flügelfelles.

d) Flügelfell (Pterygium[1]). Mit diesem Namen bezeichnet man eine dreieckige Bindehautfalte, deren Spitze auf der Hornhaut liegt, deren Basis gegen den Äquator des Augapfels gerichtet ist (Fig. 77). Der Name knüpft an die Thatsache an, daß die Blutgefäße des Flügelfelles eine gewisse Ähnlichkeit mit dem zarten Geäder eines Insektenflügels haben. Man unterscheidet einen Kopf, Hals und Körper; der Kopf ist die nach der Hornhautmitte zugerichtete Spitze des Flügelfelles; der Hals ist der Teil, welcher auf der Grenze von Hornhaut und Lederhaut liegt; der

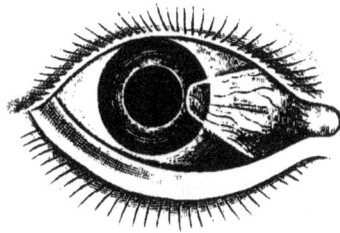

Fig. 77. Flügelfell, nach Sichel. Der „Kopf" des Flügelfelles erreicht beinahe das Pupillargebiet.

Körper das übrige. Obgleich das Flügelfell flächenhaft mit seiner Unterlage verwachsen ist, kann man doch eine Sonde etwas unter die Ränder des Halses schieben, da sie ein wenig umgeschlagen sind. Das Flügelfell sitzt stets im Gebiete der Lidspalte, und zwar auf der Innenseite der Hornhaut. Zuweilen kommen zwei Flügelfelle auf dem nämlichen Auge vor, die sich von innen und von außen in der Richtung auf die Hornhautmitte entgegenwachsen. Auf der Außenseite der Hornhaut allein sollen Flügelfelle nie vorkommen[2]. Das Aussehen ist je nach dem Alter ziemlich verschieden. Das eben entstehende Flügelfell ist dünn und blaß; nur der sulzige Kopf ist dick und etwas über die Hornhautoberfläche erhaben. Im Laufe des weiteren Wachstumes wird das Flügelfell dick und rot, so daß es geradezu fleischig aussieht (Pterygium carnosum). Nach

---

[1] ἡ πτέρυξ der Flügel.
[2] Ich kann diesen Satz nicht bestätigen. Ich hatte kürzlich einen Kranken zu behandeln, der außen ein regelrechtes Flügelfell besitzt und innen keines.

Jahren schrumpft das Gewebe zusammen und das Flügelfell sieht blaß, dünn und sehnig aus.

Die histologische Untersuchung lehrt, daß das Flügelfell aus, nur wenig veränderter, Bindehaut besteht, mit zahlreichen dünnwandigen Blutgefäßen. Auf der Hornhaut nimmt es die Stelle des Hornhautepitheles und der Bowman'schen Haut ein.

Beschwerden macht das Flügelfell nur bei beträchtlicher Entwickelung. Da es beim Weiterkriechen nicht bloß die Bindehaut des Augapfels, sondern „die halbmondförmige Falte", ja selbst die Karunkel mit an die Hornhaut zerren kann, so reizt es in diesem Falle die Bindehaut mechanisch. Bei sehr starker Verzerrung kann es selbst zu Hemmung gewisser Bewegungen und deshalb für bestimmte Blickrichtungen zu Schielen und Doppelsehen kommen (S. 437).

Die Entstehung des Flügelfelles hat man sich bisher folgendermaßen gedacht. Am Hornhautrande entsteht aus irgend einem Grunde ein Geschwür. Ist nun die Bindehaut schlaff und nachgiebig, wie z. B. bei älteren Leuten meist der Fall, so erfolgt Heilung des Geschwüres unter Herbeiziehung einer Bindehautfalte. In anderen Fällen ist der Lidspaltenfleck die Vorstufe eines Flügelfelles. Er überragt nämlich den Hornhautrand ein wenig und bildet so eine Nische, in der sich kleine Fremdkörper, Staub, Schleim und Spaltpilze einnisten können, ohne durch den Lidschlag weggefegt zu werden. Es sind also alle Bedingungen vorhanden, um die Nische in ein kleines Geschwür zu verwandeln, dessen Heilung zu einer Verwachsung der beiden geschwürigen Flächen, der Hornhaut und der Bindehaut, führen muß. So lange eine kleine Nische bleibt, kann immer wieder von neuem ein kleines Geschwür entstehen; die Folge ist, daß der Kopf des Flügelfelles sich in der Richtung auf die Hornhautmitte vorschiebt und den Hals und Körper wie einen Kometenschweif nachzieht. Demgemäß bilden sich stehende Flügelfelle als die Folge einer Verletzung oder Verbrennung des Hornhautrandes; kriechende als die Folge eines Lidspaltenfleckes.

Die hier geschilderte Lehre vom Flügelfelle ist von E. Fuchs in einer eingehenden Arbeit geprüft und nicht stichhaltig befunden worden. Nach Fuchs sind die durch Hornhautgeschwüre entstandenen Flügelfelle als Pseudopterygien streng von den eigentlichen zu sondern. Das Geschwür am Kopfe des eigentlichen Flügelfelles erklärt Fuchs für ein Phantasiegebilde. Stets entstehe das wirkliche Flügelfell aus einem Lidspaltenfleck und zwar habe man sich vorzustellen, daß der Lidspaltenfleck den Ernährungszustand des benachbarten Hornhautstückchens beeinflusse, dadurch eine örtliche Hornhautentzündung erzeuge, und daß diese dann zum Herüberwachsen des Lidspaltenfleckes auf die Hornhaut Veranlassung gebe!

Die Vorhersage hängt ganz davon ab, ob ein Fortschreiten des Flügelfelles in der Richtung auf die Hornhautmitte zu erwarten ist oder nicht. Mit Sicherheit läßt sich das aus dem Aussehen nicht erkennen. Immerhin darf man annehmen, daß ein sulziger, über die Hornhaut leicht erhabener Kopf, daß ein Geschwür am

Rande des Kopfes, endlich kleine Hornhauttrübungen vor dem Kopfe
für Fortschreiten sprechen und daß umgekehrt ein schniger flacher
Kopf einen Abschluß der Wanderung andeutet. Ist man im Zweifel,
so messe man von Zeit zu Zeit, etwa mit Hilfe des Strabometers
(Fig. 31 S. 81), den Abstand des Kopfes vom gegenüberliegenden
Hornhautrande recht genau.

Ein stehendes Flügelfell bedarf der Behandlung nicht.
Allenfalls kann man eine Hyperämie durch Zinkwasser oder die, von
ZEHENDER empfohlenen, Kalomeleinstäubungen
zu heben suchen. Das kriechende Flügelfell beseitigt man durch Abtragung mit
nachfolgender Bindehautnaht. Man erfaßt den Hals des Flügelfelles, indem man die
Arme einer Fixierpinzette (Fig. 78) senkrecht
auf den Augapfel aufsetzt. Dadurch wird
es möglich, mit einem flach geführten Lanzenmesser (Fig. 79) den Kopf des Flügelfelles von
der Hornhaut abzulösen. Hierauf führt man
mit einer Schere zwei konvergierende Schnitte
in den „Körper" und trennt den so umschnit-
tenen Teil des Flügelfelles mit wenigen
Scherenschlägen von der Unterlage ab. Die
rautenförmig klaffende Wunde wird dann
durch eine Bindehautnaht teilweise geschlossen: die Naht soll von der Grenze zwischen
Hornhaut und Lederhaut 3 bis 5 mm entfernt sein, damit die Bedeckung der Horn-
hautwunde mit Epithel nicht von der Bindehaut aus vor sich geht.

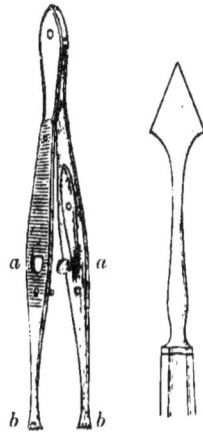

Fig. 78.
Fixierpinzette
mit Schloß bei *a*
und gezahnten
Armen bei *b*.

Fig. 79.
Lanzen-
messer.

c) Xerosis[1] epithelialis. Die in der Lidspalte zu Tage liegende Bindehaut sieht trocken, glanzlos, fleckig und uneben aus, als ob ein weißlicher
Schaum darauf angetrocknet wäre. Sie hat eine fettige Beschaffenheit, was
sich darin zeigt, daß Wassertropfen, z. B. Thränen, ohne zu benetzen abfließen. Schabt man die erkrankte Bindehaut ab und untersucht die so ge-
wonnene krümelige, übrigens recht spärliche Masse mikroskopisch, so findet
man, daß sie aus fettig entarteten Epithelschollen besteht, die mit zahllosen
Bazillen, den „Xerosebazillen", gespickt sind. Diese Veränderung des Bindehaut-
epitheles kann auf die Hornhaut übergreifen, dort ähnliche Auflagerungen
hervorbringen, die möglicherweise zur Entwickelung eines Hornhautgeschwüres
führen. An und für sich macht die Xerosis epithelialis keine Beschwerden.
Der Kranke sucht den Arzt wegen anderer Leiden auf, die mit der Xerose
nur mittelbar in Zusammenhang stehen. Dahin gehört vor allem der Nacht-

---

[1] ξηρός trocken.

14*

schatten (Hemeralopie). Der gemeinsame Boden, auf dem Nachtschatten und Xerose wachsen, ist ein heruntergekommener Ernährungszustand. Die Behandlung bezweckt Hebung des Ernährungszustandes durch Maßregeln, die dem einzelnen Falle angepaßt sind. Örtlich hat man feuchte Wärme und Schlußverband empfohlen. Die Doppelseitigkeit der Erkrankung macht den Schlußverband meist wohl unausführbar. Außerdem dürfte, mit Rücksicht auf die massenhaften Bazillen, wenn dieselben auch nur harmlose Schmarotzer sind, eine desinfizierende Behandlung, etwa das Einstreichen von Sublimatvaselin (0,003 : 10,0) oder Jodoformvaselin (1,0 : 10,0) zweckmäßiger sein.

4. Verletzungen und deren Folgen.

a) Fremdkörper im Bindehautsacke sind ein ungemein häufiges Vorkommnis. Wimpern, Mücken, Sandkörner, Kohlenstäubchen, Holzsplitter, Ährengrannen, Strohhalme, Insektenflügel, Glassplitter und manches andere findet gelegentlich den Weg ins Auge. Ob ein Fremdkörper auch wieder den Weg herausfindet, hängt von seiner Größe und seiner Form, ob rundlich, eckig, kantig, spitzig, ab. Ein Fremdkörper erzeugt das sogenannte Fremdkörpergefühl, ferner Schmerz und durch reflektorische Reizung der Thränendrüsen auch Thränenfluß. Hierdurch wird in vielen Fällen der Fremdkörper in den Thränensee geschwemmt und dort über Bord geworfen. In anderen Fällen vermag das Auge nicht, den Eindringling durch Selbsthilfe zu entfernen. Durch die Augen- und Lidbewegungen wird er eine Zeit lang hin und her getrieben, um sich schließlich irgendwo festzusetzen. Die Lieblingsplätzchen sind 1) die Innenfläche des oberen Lides, 2 bis 3 mm von der hinteren Lidkante entfernt; 2) der seichte Falz zwischen Hornhaut und Lederhaut; 3) die obere Übergangsfalte. Was am ersterwähnten Orte sitzt, muß bei jeder Bewegung des Auges auf der Hornhaut kratzen und macht daher sehr heftige Beschwerden. Man klappt das Lid um und wischt den Fremdkörper mit einem Finger weg. Sitzt er fest, so kann man ihn mit einer Nadel oder einem Hohlmeißel (Fig. 90. S. 251) herausheben.

Viele Fremdkörper werden von Laien entfernt. So sollen es Lokomotivführer sehr gut verstehen, das untere Lid unter das obere zu schieben und so den Fremdkörper herauszuwischen. Ein anderes Verfahren der Laien ist das Einführen eines Krebsauges in den Bindehautsack. Die sogenannten Krebsaugen sind linsenförmige, auf der einen Seite gewölbte, auf der anderen flache und mit einer Delle versehene Kalksteinchen, die sich im Magen des Krebses bilden. Sie werden in den Bindehautsack eingeführt, damit sich kleine Fremdkörper, z. B. Kohlenstäubchen, Sandkörnchen und dergl. in der Delle fangen. Hier und da passiert es dann, daß weder der Fremdkörper noch der nach ihm ausgesandte Bote zum Vorscheine kommt.

Die im zweiten Lieblingsorte eingenisteten Fremdkörper werden ohne sonderliche Beschwerde getragen. Es bildet sich ein Entzündungshof um sie, so daß sie gelegentlich mit einer Phlyktäne verwechselt werden. Der dritte Ort ist für größere Gäste, Strohhalme und Krebsaugen. Diese Gebilde können dort monatelang verweilen, ohne nennenswerte Beschwerden zu verursachen, ja ohne daß der Kranke von ihrem Dasein weiß. Für die Bindehaut freilich ist die Sache nicht so gleichgültig. Sie gerät ins Wuchern und bildet einen Wall von leicht blutenden Granulationen um den Fremdkörper. Er läßt sich dann nicht so leicht mit einem Löffelchen oder einer Sonde herausstreifen, sondern muß mit einer Pinzette gefaßt und herausgezogen werden. Die Granulationen verschwinden danach keineswegs von selbst. Man schneidet sie daher am besten gleich nach Ausziehen des Fremdkörpers ab.

b) **Wunden und Blutungen.** Wunden der Bindehaut des Auges ohne Mitverletzung der Lederhaut kommen öfters vor, z. B. bei Knaben, die „Indianer" gespielt und sich dabei ins Auge geschossen haben. Die Blutung nach außen ist gering; eine Blutung unter die Bindehaut giebt aber dem Falle für die Angehörigen ein gefährliches Ansehen. Bei kleineren Wunden genügt Ausspülung mit Sublimatwasser (1:5000) und Schlußverband. Bei größeren ist zuvor eine Bindehautnaht anzulegen.

Reine Wunden der Augapfelbindehaut macht der Arzt bei Schieloperationen. Nicht selten wächst aus der Wunde ein Granulationspfropf hervor. In dem Maße wie die Wunde sich zusammenzieht, schnürt sie die Grundfläche des Granulationspfropfes ab, der hierdurch die Form eines Pilzes bekommt. Sich selbst überlassen wird schließlich der Stiel des Pilzes von der schrumpfenden Narbe abgequetscht. Der Arzt wird das meist nicht abwarten, sondern den Stiel mit der Schere abzwicken.

Blutungen unter die Bindehaut des Auges sind sehr häufig die Folge von Verletzungen durch „stumpfe Gewalt". An sich ist die Blutung völlig bedeutungslos und verschwindet im Laufe von 2 Wochen von selbst. Stets knüpft sich aber die Frage an eine solche Blutung, ob das Auge nicht sonstwie beschädigt ist. Man stellt das durch Messung der Sehschärfe und durch das Absuchen des Auges mit seitlicher Beleuchtung und Augenspiegel fest. Auch ohne Mitwirkung äußerer Gewalt kommt ein Bersten von Blutgefäßen der Bindehaut, Apoplexia subconjunctivalis, vor, z. B. bei sehr heftigem Husten, besonders bei Keuchhusten und bei sehr starken Gemütsbewegungen. Daß einer vor Wut „blutunterlaufene

Augen" bekommen kann, ist eine ganz richtige Beobachtung der Laien.

Bei älteren Leuten haben „von selbst" entstandene Bindehautblutungen eine unheilvolle Bedeutung: sie weisen auf eine Gefäßerkrankung (Atherom) hin, die durch Hirnblutung zu jähem Tode führen kann. Auch vergesse man nicht, bei „von selbst" entstandenen Blutungen den Harn auf Zucker zu untersuchen!

c) Verbrennungen ziehen häufig die Hornhaut, ja selbst die Lederhaut in Mitleidenschaft. Doch ist die Hornhaut durch das mächtige Epithel, die Lederhaut durch die darüberliegende Bindehaut einigermaßen geschützt. Demgemäß kommen auch gar nicht selten Verbrennungen der Bindehaut des Auges allein vor. Sie entstehen durch das Explodieren von Pulver und Dynamit, durch Einspritzen von geschmolzenem Blei, Eisen, Pech, Siegellack, von kochendem Wasser, durch das Gegenschlagen einer Flamme, einer brennenden Zigarre. Ganz ähnliche Wirkungen wie diese eigentlichen Verbrennungen bringt das Einspritzen von konzentrierten Säuren[1], Natron oder Kalilauge, ungelöschtem, ja selbst von gelöschtem Kalke hervor. Der letztere kommt am häufigsten als Maurerspeis ins Auge und wirkt dann nicht bloß chemisch, sondern durch die in ihm enthaltenen Sandkörner auch mechanisch schädigend. Bei allen derartigen Vorkommnissen entsteht sehr heftiger Schmerz. Wo die Bindehaut betroffen ist, findet Verschorfung statt. Sie sieht hier gelbweiß oder grauweiß aus und ist unterempfindlich; der Grad der Unterempfindlichkeit ist ein Fingerzeig für die Tiefe der Verbrennung. Die nicht betroffene Umgebung ist stark gerötet und geschwellt. Die Heilung erfolgt unter Abstoßung des Schorfes. War er ganz oberflächlich, ein bloß epithelialer, so stellt sich der Normalzustand wieder her. Hat dagegen die Verbrennung bis in die, oder gar durch die Tunica propria gewirkt, so entsteht eine Narbe, die zu Verwachsung der Lider mit dem Auge, zu Symblepharon führt, falls der Gewebsverlust bis in die Übergangsfalte reichte oder falls die Verbrennung zwei sich gegenüberliegende Wundflächen geschaffen hatte.

Sehr kleine und oberflächliche Brandwunden sind nicht ganz leicht zu erkennen. Man sieht eben nur eine gerötete Bindehautstelle, an der durchaus nichts kennzeichnendes ist. Bringt man aber einen Tropfen Fluorescinlösung (S. 222) in den Bindehautsack, so färbt sich die epithelberaubte Stelle gelbgrün.

---

[1] Verbrennungen durch Säuren werden zuweilen in verbrecherischer Absicht herbeigeführt.

Die Behandlung beginnt der Arzt mit der Reinigung des
Auges, da er gewöhnlich den Kranken zu spät sieht, um durch Ab-
stumpfen einer Säure oder eines Alkali noch etwas erreichen zu
können. Bei der Reinigung darf Wasser nicht benutzt werden,
falls Kalkkrümel im Auge sind; man würde ja den Kalk dadurch
auflösen, über die Bindehaut verteilen und diese von neuem an-
ätzen. Die Reinigung wird also mit Pinzette und einem mit Öl
befeuchteten Wattebausch vorgenommen. Darauf wasche man gründlich die Umgebung des Auges mit Sublimatlösung von 1 : 1000, spüle
den Bindehautsack mit Sublimat von 1 : 5000 aus und verbinde.
Zur Linderung der heftigen Schmerzen kann man vor Anlegung
des Verbandes einigemale 5 % Kokainlösung einträufeln und eine
Atropin-Kokainsalbe einstreichen (Atrop. sulf. 0,1, Coc. muriat. 0,2,
Vaselin 10,0). Die Abstoßung der Schorfe wird durch feuchtwarme
Umschläge, bezw. einen feuchtwarmen Verband beschleunigt.

d) Symblepharon. Man unterscheidet ein vorderes und hinteres.
Vorderes nennt man eine Verwachsung des Lides mit dem Augapfel, die nicht bis in die Übergangsfalte reicht, also eine
inselförmige Brücke zwischen Lid und Augapfel. Hinteres Symblepharon heißt das, welches bis in die Übergangsfalte reicht, bezw.
von ihr ausgeht. Die Verwachsungen hemmen mehr oder weniger
die Bewegungen des Auges; ja sie können die Lider dermaßen auf
dem Auge und vor der Pupille fest löten, daß das Sehen unmöglich
wird. Man wird also alles aufbieten, um das Entstehen einer Verwachsung zu verhindern. Dies gelingt auch meist, wenn sich zwei
verbrannte Flächen gegenüberliegen, die nicht bis in den Übergangsfalte reichen. Man braucht während der Heilung nur täglich mehrere Male mechanisch die Wundflächen voneinander zu
trennen und durch Einstreichen von Bor- oder Jodoformvaselin
(1,0 : 10,0) der Verklebung vorzubeugen. Reicht dagegen die Verbrennung bis in den Übergangsteil, so ist von solchen Maßregeln
nichts zu erwarten.

Bekommt man ein fertiges vorderes Symblepharon zur Behandlung, so trenne man die Verwachsung und suche die Verhältnisse so abzuändern, daß Wundfläche nicht mit Wundfläche, sondern
mit Schleimhaut in Berührung ist. Es läßt sich das in manchen
Fällen erreichen, indem man rechts und links neben der Wundfläche Schnitte durch die Bindehaut führt, die so entstehenden
Bindehautbrücken verschieblich macht und durch einige Nähte über
die Wundfläche zieht. Das Auge hat dann zwei seitlich gelegene
Wundflächen, das Lid eine mittlere; eine Wiederverwachsung ist
also unmöglich. Bei kleinem vorderen Symblepharon genügt ein-

fach Trennung und Verhinderung des Zusammenwachsens. Handelt es sich um ein hinteres Symblepharon, so ist nach Trennung des Verwachsenen nur von Überpflanzung anderer Haut oder Schleimhaut die Wiederherstellung eines Bindehautsackes und damit freier Beweglichkeit zu erwarten. Das Aufheilen von fremder oder dem Kranken selbst entnommener Haut macht dank der Antiseptik keine sonderlichen Schwierigkeiten. Doch werden die Erfolge des Eingriffes durch nachträgliche Schrumpfung des überpflanzten Lappens häufig vereitelt. Welche Haut sich am besten zur Überpflanzung eignet. Cutis (die sich dann in Schleimhaut umwandelt). Schleimhaut des Mundes oder der Scheide. Schleimhaut aus der Speiseröhre des Kaninchens oder Haut des Frosches, wird erst durch weitere Erfahrungen an den Tag kommen.

5. Geschwülste.

Die Fettgeschwulst (Lipom) ist angeboren, bleibt längere Zeit unverändert und kann dann später gelegentlich ins Wachsen kommen. Sie ist weich, hat eine buckelige unebene Oberfläche und rein gelbe Farbe. Streng genommen handelt es sich gar nicht um eine Geschwulst der Bindehaut, sondern des unter ihr liegenden Bindegewebes; die Bindehaut selber überzieht die Geschwulst unverändert. Meistens sitzen diese Lipome oben außen dem Augapfel auf.

Die Polypen sind blaßrote, gestielte Geschwülstchen von 0,5 bis 1 cm Durchmesser. Sie sitzen meist auf der halbmondförmigen Falte oder der Thränenkarunkel. Sie bluten leicht.

Cysten sind dünnwandige, durchscheinende, mit wasserheller Flüssigkeit gefüllte Blasen von der Form und Größe einer halbierten Erbse oder Bohne. Sie sitzen in der Nähe des Hornhautrandes. kommen angeboren vor, sollen sich aber auch in Anschluß an eine Verletzung entwickeln können. In der Regel besteht die Cyste aus einem erweiterten Lymphgefäße. In äußerst seltenen Fällen entstehen Bindehautcysten durch die Finne des Einsiedlerbandwurmes. durch den Cysticercus cellulosae (S. 418). Da sie nicht in. sondern unter der Bindehaut liegt, so sieht das Ganze nicht so dünnwandig und durchscheinend hell aus wie eine gewöhnliche Cyste. besonders dann nicht, wenn die Bindehaut durch den Schmarotzer in einen leichten Entzündungszustand versetzt ist. Zuweilen schimmert trotzdem Hals und Kopf der Finne als weißlicher Fleck durch.

Das Dermoid[1] ist eine gelbliche Geschwulst von der Größe

---

[1] δερματο-ειδής, von δέρμα Haut und εἶδος ich sehe ähnlich.

und Form einer halbierten Erbse, die in der Regel unten an Ben auf dem Hornhautrande reitet; sie könnte also ebenso gut als Hornhautgeschwulst geschildert werden. Das Dermoid ist angeboren und kann ohne zu wachsen unbeschränkte Zeit fortbestehen. Wenn es ins Wachsen gerät, so ist es kein reines Dermoid, sondern eine Mischform von Dermoid und Lipom. Histologisch untersuchte Dermoide zeigten unter einer dicken Lage von geschichteten Epidermiszellen welliges Bindegewebe, Fettzellen, glatte Muskelfasern, Drüsen und Haare, also Gewebsbestandteile der äußeren Haut. Man denkt sich die Entstehung so, daß auf einer früheren Entwickelungsstufe ein Stückchen Lidrand auf dem Augapfel angewachsen und später abgeschnürt worden ist. Die Härchen, die man auf dem Dermoid findet, waren also verkümmerte Wimpern. Nebenbei bemerkt sind sie das sicherste Zeichen für Dermoid.

Das Sarkom entsteht meist auf dem Limbus der Bindehaut, seltener auf irgend einer anderen Stelle, z. B. bei einem von HORNER beschriebenen Falle auf der Innenfläche des oberen Lides. Es ist gestielt, sehr gefäßreich und zu Blutungen geneigt, von höckeriger Oberfläche und von graubrauner bis schwarzer Farbe (Melanosarkom). Bekanntlich sind Melanosarkome mit die bösartigsten Geschwülste, die es überhaupt giebt. Gerade die Oberflächensarkome des Auges aber sind nach SCHWEIGGER's Erfahrungen verhältnismäßig gutartig, was bei der Frage, ob der Augapfel zu opfern ist, mit in Anschlag gebracht werden muß.

Übrigens kommen auf der Bindehaut des Augapfels angeborene pigmentierte Flecke vor, die sich in Jahren, selbst Jahrzehnten nicht merklich ändern, also wohl als Nävus pigmentosus aufgefaßt werden müssen. Doch hat man stets an die Möglichkeit zu denken, daß ein solcher Nävus ins Wachsen kommt und sich damit in ein „Melanosarkom" umwandelt

Auch die Carcinome entstehen mit Vorliebe auf der Grenze von Hornhaut und Lederhaut. Die Entwickelung ist eine schleichende und schmerzlose, so daß die Natur der Krankheit zunächst verkannt wird. Mit der Zeit entwickelt sich ein Höcker, dessen Ränder steil in die Bindehaut abfallen, was bei einer Phlyktäne oder sonst einem Entzündungsherde nie der Fall ist. Mit Hilfe einer Lupe läßt sich dann auch die höckerige Beschaffenheit der Geschwulstoberfläche erkennen.

Behandlung. Lipome schält man aus. Polypen entfernt man durch Abschneiden des Stieles im Gesunden, da ein einfach abgekappter Stiel wieder auswachsen würde. Bei Cysten trägt man ein Stück der Wand ab und betupft den Grund mit Höllenstein,

Sarkome und Carcinome als bösartige Neubildungen müssen
gründlich bis ins anscheinend Gesunde ausgeschnitten und die Wunde
mit der Glühschlinge ausgebrannt werden. Zeigt sich, daß die Erkrankung bereits auf die Lederhaut übergegangen ist, so wird die
Auskernung des Augapfels unvermeidlich.

6. Einige besonders seltene Erkrankungen.

a) Blasenausschlag, Pemphigus. Es ist einige Male beobachtet worden,
daß ein „Blasenausschlag" des Gesichtes, Mundes, der Glieder auch auf der
Bindehaut zur Entstehung von Blasen (bullae) geführt hat. Sie hatten die Größe
einer Erbse und waren mit einer trüben Flüssigkeit gefüllt. Nach Aufbruch
der Blase zeigte sich ein seichtes Geschwür, dessen Heilung zu narbiger Verkleinerung des betreffenden Bindehautstückchens führte. Da der Vorgang sich
auf der Bindehaut, gerade wie auf der äußeren Haut, immer wiederholt, so
kann es im Laufe der Jahre zu einer erheblichen Verengerung des Bindehautsackes, in anderen Fällen zur Verwachsung der Lider mit dem Auge (S. 215)
und zu Dürrsucht der Bindehaut (S. 200) kommen. Ähnliche Zustände können
sich auch ganz schleichend ohne Pemphigus, oder wenigstens ohne den Nachweis von Pemphigusblasen, entwickeln. In Gräfe's Klinik sind fünf solcher
Fälle beobachtet und als „essentielle Schrumpfung der Bindehaut" bezeichnet
worden. Die Behandlung vermag wenig. Der innerliche Gebrauch von Arsenik
scheint nutzlos zu sein. Als örtliche Mittel fand Schmidt-Rimpler in einem von
ihm beobachteten Falle Borwasserumschläge und Betupfen der Schleimhaut mit
Tannin und mit Höllensteinlösung nützlich.

b) Amyloid kommt bei sonst völlig gesunden jugendlichen Personen vor.
Es macht sich dem Kranken zuerst durch Herabhängen eines oberen Lides oder
beider oberen Lider bemerklich. Mit Ausbreitung der Krankheit auf größere Abschnitte der Bindehaut kommen neue Beschwerden hinzu, Mangel an Ausdauer
der Augen, häufig auftretende Rötung, dann Entstellung durch Blutergüsse unter
die Bindehaut und durch Vorquellen der krankhaft veränderten Lidbindehaut in
die Lidspalte; schließlich wird das Auge unbrauchbar, weil der Kranke die
mittlerweile ganz unförmlich angeschwollenen Lider nicht mehr zu öffnen vermag. Wenn der Arzt die Lider des Kranken umwendet, so zeigt sich ein Bild,
das mit dem des sulzigen Trachomes (S. 198) große Ähnlichkeit hat. Es
handelt sich nämlich hier wie dort um eine Vergrößerung der Bindehaut
nach Fläche und Tiefe; die Vergrößerung hat im oberen Übergangsteile
ihren Hauptsitz. Doch ist bei Amyloid die Vergrößerung viel beträchtlicher und
vollständiger über die ganze Bindehaut, auch die des Augapfels verbreitet.
Weitere Unterschiede liegen in der Oberflächenbeschaffenheit und Farbe. Bei
Amyloid ist die Oberfläche glatt, die sich vordrängenden Falten des Übergangsteiles sind die einzige Unebenheit. Bei Trachom dagegen, selbst beim sulzigen,
ist die Oberfläche durch eingelagerte Follikel mindestens hier und da etwas
höckerig. Das Amyloid sieht blaßgelb, wachsartig und durchscheinend aus, das
sulzige Trachom schmutzig rotgelb. Endlich spricht gegen Trachom das Unversehrtsein der Hornhaut, das bei Amyloid trotz 10jährigem Bestandes beobachtet
worden ist. Die Ursache der Krankheit ist unbekannt; und über den histologischen Aufbau der veränderten Bindehaut sind die ersten Gewährsmänner noch
nicht ganz einig. Als sicher darf gelten, daß aus einer angeschnittenen amyloid
entarteten Bindehaut auf leichten Druck eigentümliche gallertige Massen aus-

quellen, die durch Jod und schweflige Säure violett gefärbt werden, also die für Amylum bezw. Amyloid kennzeichnende Farbenreaktion geben. Der Nachweis dieser Farbenreaktion an einem ausgeschnittenen Stückchen ist für die Diagnose und die Unterscheidung von sulzigem Trachom wohl nicht immer zu entbehren.

Die Behandlung besteht im Ausschneiden der am stärksten vorspringenden Wülste, mit gleichzeitigem Ausdrücken und Auslöffeln des Amyloidbreies. Hierdurch wurde, wenn nicht Heilung, doch erhebliche Besserung erzielt; übrigens wird auch von Heilungen berichtet.

c) Als hyaline [1] Entartung wird ein Zustand beschrieben, der klinisch von dem eben geschilderten kaum zu unterscheiden sein dürfte. Der Unterschied liegt wohl hauptsächlich im Ausbleiben der Amyloidreaktion. Während manche Schriftsteller die hyaline Entartung als besondere Krankheit auffassen, erklären sie andere, z. B. RÄHLMANN, als Vorstufe des Amyloides.

Krankheiten der Hornhaut.

Vorbemerkungen. Der Inhalt des Augapfels ist von einer dreifachen Schale umschlossen. Die äußerste heißt Tunica externa, äußere Haut des Auges. Ihr kleiner vorderer Abschnitt, die Hornhaut (cornea) ist glashell und durchsichtig; ihr weit größerer hinterer Abschnitt, die Lederhaut (sclera) ist porzellanartig weiß und undurchsichtig. Beide Abschnitte sind ziemlich dick, bis zu 1 mm und darüber und haben eine große Festigkeit, was sie zu einem schützenden Mantel für die zarteren inneren Häute macht. Die Hornhaut ist Abschnitt einer Kugel von 7,5 bis 8 mm Halbmesser, die Lederhaut ist Abschnitt einer Kugel von 12 mm Halbmesser. Die Hornhaut ist in die Lederhaut wie ein Uhrglas in seinen Falz eingelassen. Sie besteht aus fünf Schichten (Fig. 4 S. 16). Die mittlere Schicht ist weitaus die dickste; sie liefert etwa 95% der Gesamtdicke; sie wird als eigentliche Hornhaut, substantia propria corneae, auch als cornea sclerae bezeichnet. Sie besteht in letzter Linie aus ungemein feinen Bindegewebsfibrillen, die zu Bündeln zusammengekittet sind. Die Bündel bilden Lamellen. Zwischen den Bündeln und den Lamellen sind Lücken, „Lacunen" ausgespart, die durch feinste Kanälchen miteinander in Verbindung stehen. Diese „Lacunen" mit ihren Kanälchen bilden das Saftkanalsystem der Hornhaut. Da die Hornhaut durchsichtig sein soll, so darf selbstverständlich nicht Blut in jenem Kanalsysteme kreisen. Wir finden denn auch in ihm eine völlig durchsichtige Ernährungsflüssigkeit. Sie besteht aus wasserheller Lymphe mit einer mäßigen Menge von „Wanderzellen", d. i. weißen Blutkörperchen. Außer diesem beweglichen Inhalte finden sich noch unbewegliche Zellen in den Hornhautlacunen, die „fixen Hornhautzellen". Die vordere strukturlose Haut heißt Lamina elastica anterior oder BOWMAN'sche oder REICHERT'sche Haut (Fig. 82, S. 223). Sie gehört entwickelungsgeschichtlich zu der Substantia propria. Auf der BOWMAN'schen Haut liegt das Hornhautepithel. Es ist aus sieben bis neun Lagen von Zellen aufge-

---

[1] ὕαλος, gläsern.

schichtet (Fig. 86, S. 241). Die innerste besteht aus Cylinderzellen, die mit ihrer Längsachse senkrecht auf der Hornhaut stehen; die oberflächlichsten drei bis vier Lagen sind flache Epithelschollen, die mit ihrer Längsachse parallel zur Hornhautoberfläche liegen; die mittleren sind cubisch. Das Hornhautepithel bildet die „Cornea conjunctivae". Die Rückfläche der Substantia propria wird von der glashellen strukturlosen Lamina elastica posterior oder Membrana Descemetii (Fig. 82) überzogen. Trotz einer geringen Dicke, von nur 0,006 mm besitzt dies Häutchen eine große Festigkeit. Seine Rückfläche ist von einer einfachen Lage platter Endothelzellen überzogen, der fünften und letzten Hornhautschicht. Die vierte und fünfte Schicht zusammen werden als Cornea chorioideae bezeichnet, weil sie entwickelungsgeschichtlich zur mittleren Augenhaut gehören.

Wenn die Hornhaut auch selber keine Blutgefäße hat und haben kann, so ist sie darum doch nicht allzuweit von der Vorratskammer aller Nährstoffe, den Blutbahnen entfernt. Denn an der Hornhautgrenze liegt oberflächlich ein Gespinst von Blutgefäßen, das „Randschlingennetz" (Fig. 80), das jeden Augenblick bereit ist, neu gebildete Gefäßschlingen in die Hornhaut vorzuschieben. Auch in dem Scleralbord liegen Gefäße, von denen aus die tieferen Teile der Hornhaut vascularisiert werden können. Da die Hornhaut mit der Außenwelt in unmittelbarer Berührung steht und deshalb mancherlei Unbilden ausgesetzt ist, so besitzt sie eine besondere Schutzvorrichtung. Diese besteht in einer ungemein reichen Ausstattung mit Nerven: natürlich haben die Nerven, um die Durchsichtigkeit der Hornhaut nicht in Frage zu stellen, keine Markscheide. Die Verästelungen der Nerven reichen bis in die obersten Lagen des Hornhautepitheles. Berührung der Hornhaut durch Stäubchen, Wind, beginnende Austrocknung und viele andere Umstände lösen durch Vermittelung jener Nervenfäden den schützenden Lidschluß und Thränenfluß aus.

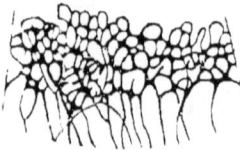

Fig. 80. Randschlingennetz der Hornhautgrenze, nach WALDEYER.
Rot: Arterien.
Blau: Venen.

Die Lederhaut ist ähnlich, aber weniger regelmäßig gebaut wie die Hornhaut. Eine Lamina elastica anterior nebst Epithel ist natürlich überflüssig, da die Außenfläche der Lederhaut nicht nackt zu Tage liegt, sondern teils von der Bindehaut, teils der Tenon'schen Kapsel bedeckt ist. Eine Descemti'sche Haut nebst Endothel ist überflüssig, weil die Innenfläche der Lederhaut nicht an einen mit Flüssigkeit gefüllten Hohlraum grenzt. Beide, Innenfläche sowohl als Außenfläche sind nur mit einem großzelligen Endothele bekleidet, das Verschiebungen gegen die Tenon'sche Kapsel einerseits und gegen die mittlere Augenhaut andererseits ermöglichen soll.

I. Die Entzündungen der Hornhaut.

I. Allgemeines.

Die Entzündungen der Hornhaut bilden nicht bloß den weitaus größten Teil der Hornhauterkrankungen, sondern einen ansehnlichen Bruchteil der Augenkrankheiten überhaupt. Sie verdienen

besondere Berücksichtigung ferner deshalb, weil sie sehr häufig
Trübungen der Hornhaut und damit unheilbare Sehstörungen
zurücklassen. Was kennzeichnet die Hornhautentzündungen? Die
vier Grundzeichen von Entzündung überhaupt, Calor, Tumor, Rubor,
Dolor jedenfalls nicht! Da die Hornhaut gefäßlos ist, so kann bei
einer frischen Entzündung wenigstens nicht von „Röte" die Rede
sein. Eine „Schwellung" ist durch das feste Gefüge der Hornhaut
unmöglich gemacht. Der „Schmerz" ist allerdings meist vorhanden,
aber keineswegs ausnahmslos, da Entzündungen in den tiefen
Schichten der Hornhaut erfahrungsgemäß völlig schmerzlos verlaufen können. Die „Wärme" hängt mit der Blutüberfüllung zusammen, kann also bei einem gefäßlosen Körperteile keine Rolle
spielen. Wir müssen uns daher nach einem anderen, bei allen
Hornhautentzündungen vorhandenen Zeichen umsehen, und das ist
die Trübung[1] der Hornhaut. Die Ursache der Trübung ist in
erster Linie in einer Anhäufung von Leukocyten zu sehen, die
zum Teil aus den benachbarten Blutgefäßen in die Hornhaut zu-
wandern (Wanderzellen), zum Teil aus den „fixen Hornhautzellen"
durch Karyokinese[2] entstehen.

Die Trübung bewirkt Verschlechterung des Sehens, die einzige
Klage des Kranken in manchen Fällen. Meistens freilich spielen
unter den Klagen Schmerz, Lichtscheu und Thränenträufeln die
Hauptrolle. Der Schmerz unterscheidet sich von dem der Bindehautkrankheiten sehr deutlich dadurch, daß er nicht auf den kranken
Teil beschränkt ist, sondern in die Stirne und den Oberkiefer aus-
strahlt; man nennt ihn „Ciliarschmerz", weil die Nerven der Hornhaut aus den Nervi ciliares stammen. Die objektive Untersuchung
weist Schwellung und Rötung der Lider, Überfüllung der Bindehautgefäße nach; ein besonders wichtiges Zeichen ist die Injektion der
tiefen, unter der Bindehaut gelegenen, aus den Ciliargefäßen
stammenden Adern (vergl. S. 176), die „pericorneale Injektion" oder
„Ciliarinjektion"; ferner findet man Trübungen der mannigfachsten
Art in der Hornhaut selbst und endlich Hyperämie bezw. geradezu
Entzündung der Iris.

2. Entzündungen mit Geschwürsbildung.

a) Hornhautgeschwür, Ulcus corneae. Wenn Zeichen von
Hornhautentzündung vorhanden sind und dazu ein Substanz-

---

[1] Es giebt natürlich auch Hornhauttrübungen nicht entzündlicher Natur, von denen später die Rede sein wird.

[2] τὸ κάρυον, die Nuß, der Kern: κινέω, ich bewege.

verlust nachweisbar ist, so redet man von einem Geschwüre. Der
Nachweis des Substanzverlustes wird in zweifelhaften Fällen durch das
von STRAUB eingeführte Fluorescin wesentlich erleichtert. Man bringt
einen Tropfen der Lösung (Fluorescein 0,1, Natr. carb. 0,2, Aq.
dest. sterilis. 5,0) in den Bindehautsack und schwemmt gleich darauf
den Bindehautsack mit lauem sterilisiertem Wasser oder Sublimatlösung
von 1 : 5000 aus. Die von Epithel entblößten Stellen der Hornhaut
zeigen sich darnach lebhaft grün gefärbt[1]. Bei einem schreienden
und sich sträubenden Kinde zeigt dann ein flüchtiger Blick den
Sachverhalt besser, als die mühsamste Untersuchung ohne Fluorescin.
Mit dem Nachweis des Geschwüres ist nun freilich noch lange nicht
alles gethan. Es gilt noch festzustellen, ob das Geschwür im Entstehen, im Fortschreiten oder in Heilung ist; es muß ferner
ermittelt werden, ob das Geschwür a) durch äußere Ansteckung,
b) durch Übergreifen einer Bindehautkrankheit auf die Hornhaut,
c) durch Nervenkrankheit oder d) durch Allgemeinleiden entstanden
ist. Erst hierdurch wird es möglich, dem Geschwür ein Eigenschafts-
wort beizulegen, das die Krankheitsbezeichnung vollständig macht.
Während die Stufe, auf der das Geschwür steht, meist leicht erkannt
wird, ist es oft schwer, selbst unmöglich, die Herkunft des Geschwüres zu bestimmen. Man muß sich dann mit der Bezeichnung
„Hornhautgeschwür" zufrieden geben, sich aber vornehmen, bei jeder
neuen Untersuchung an die Unvollständigkeit dieser Bezeichnung
zu denken.

Geschwüre entstehen auf zwei verschiedenen Wegen. Entweder ist ein Epithelverlust
bezw. eine Wunde das Ur-
sprüngliche: in diese offene
Pforte dringen Spaltpilze
ein und bewirken eine eiterige Infiltration der nächsten Umgebung; oder aber,
die eiterige Infiltration
ist der erste Vorgang,
diese führt zur Einschmelzung der obersten Horn-

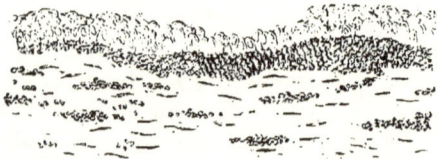

Fig. 81.   Beginnendes Hornhautgeschwür, nach
SÄMISCH. Die obersten Lagen des Epitheles fehlen
zum Teile. An Stelle der BOWMAN'schen Haut
sieht man eine Schicht von Eiterzellen. In der
Substantia propria liegen zahlreiche kleinere
Gruppen von Eiterzellen.

hautschicht und des Epitheles und damit zum Geschwür (Fig. 81). Auf
der ersten Stufe hat das Geschwür folgendes Aussehen: der

---

[1] Auch krankes Epithel nimmt Grünfärbung an, z. B. die Epitheldecke
über einer Ekzempustel; aber eine solche Stelle sieht doch nur mattgrün aus, während an epithelberaubten Stellen eine lebhafte und gesättigte Grünfärbung eintritt.

Grund des Substanzverlustes sieht granweiß oder graugelb, uneben und rauh aus; der Rand des Geschwüres ist unregelmäßig, zackig, zerrissen und hebt sich als Kante deutlich ab (Fig. 82), die Umgebung des Geschwüres ist in der Minderzahl der Fälle klar, in der Mehrzahl diffus getrübt. So lange das Geschwür fortschreitet, werden immer neue Teile der Hornhaut eingeschmolzen, der Substanzverlust

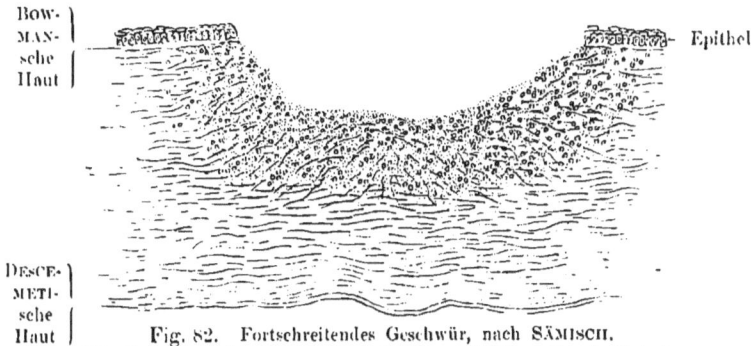

Fig. 82. Fortschreitendes Geschwür, nach SÄMISCH.
Die Umgebung des Geschwüres ist diffus mit Eiterzellen infiltriert.

wird größer, die Schmerzen, das Thränenträufeln, die Lichtscheu und das Trübsehen werden stärker oder bestehen wenigstens unvermindert fort. Endlich tritt der Wendepunkt, der Beginn der Heilung ein. Der Geschwürsgrund zeigt eine weniger dichte Trübung, da das ihn bedeckende zerfallene Gewebe (detritus) verschwindet; er sieht durchsichtiger und glatter aus, da vom Rande her Epithelzellen sich über ihn hinschieben (Fig. 83). Der Rand des Geschwüres ist, aus demselben Grunde, abgerundet und nicht mehr so scharfkantig wie zuvor. Die Trübung der Umgebung hellt sich auf, oder zieht sich wenigstens auf die unmittelbarste Umgebung des Geschwüres zurück. Endlich bemerkt man neugebildete Gefäße (Fig. 83),

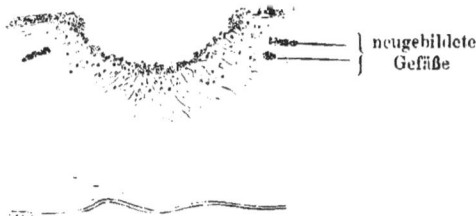

Fig. 83. Heilendes Geschwür, nach SÄMISCH.
Die Infiltration ist verschwunden, der Geschwürsgrund mit jungen Epithelzellen bedeckt.

sei es, daß sie bis an das Geschwür vorgedrungen sind, sei es, daß nur ein geringes Vorrücken des Randschlingennetzes in der Richtung auf das Geschwür den guten Willen zur Gefäßneubildung bekundet. Gleichzeitig ist eine merkliche Besserung im Befinden des Kranken eingetreten. Sobald der Geschwürsgrund wieder spiegelt, darf man annehmen, daß er mit Epithel überzogen und die Heilung im wesentlichen vollendet ist. Freilich der Substanzverlust ist noch nicht ersetzt. Das geschieht erst ganz allmählich, bei älteren Leuten manchmal nur unvollständig, durch Neubildung von Bindegewebe unter der Epitheldecke. Bis zum vollen Ersatz des Substanzverlustes ist also eine Hornhautdelle ("Facette") vorhanden. Das neugebildete Bindegewebe ist dem Hornhautgewebe ähnlich, aber nicht gleich, daher auch nicht vollständig durchsichtig. Mit der zunehmenden Ausfüllung einer Hornhautdelle muß also die Trübung wieder dichter werden. Je jünger der Kranke ist, desto eher darf man auf allmähliche Aufhellung der Narbe rechnen.

Der hier geschilderte günstige Verlauf ist, wenigstens in den zweckmäßig behandelten Fällen, die Regel. Wir müssen nun aber auch die ungünstig verlaufenden Ausnahmen kennen lernen. Wenn das Geschwür die ganze Dicke der eigentlichen Hornhaut eingeschmolzen hat, so lastet der Binnendruck des Auges allein auf der DESCEMET'schen Haut. Sie wird gedehnt und baucht sich in das Geschwür vor, ja füllt es wohl ganz aus. Da jetzt der Grund des Geschwüres oberflächlich liegt, durchsichtig ist und spiegelt, so läßt sich der Unerfahrene wohl verleiten, einen solchen Hornhautbruch, Keratokele,[1] als eine unerwartet schnelle Heilung zu begrüßen. Der Erfahrene dagegen wird durch den unverminderten Reizzustand des Auges auf den wahren Sachverhalt aufmerksam gemacht, der dann mit Hilfe von seitlicher Beleuchtung und Lupe leicht festgestellt werden kann. Macht auch jetzt noch das Geschwür weitere Fortschritte, so kommt es zum Durchbruche, Perforation: das Kammerwasser quillt heiß zwischen den Lidern vor; die Iris legt sich in die Durchbruchsstelle oder fällt sogar aus ihr vor, Prolapsus iridis. Die Wirkung des Durchbruches auf das Geschwür ist günstig. Durch die bedeutende Verminderung des Binnendruckes des Auges wird der Säfteumlauf in der Hornhaut erleichtert und es gelingt jetzt den zugewanderten Rundzellen, eine "Demarkation", eine Abstoßung alles Lebensunfähigen, eine Reinigung des Geschwüres herbeizuführen. Die Heilung erfolgt, indem sich das vorgefallene Irisgewebe in ein Granulationsgewebe umwandelt und mit der demnächstigen Hornhautnarbe verschmilzt. Die Iris bleibt dann dauernd mit der weißen Hornhautnarbe verwachsen, Leucoma[2] adhärens. Ist die Durchbruchsstelle sehr klein, so kann sich die Iris wieder

---

[1] τὸ κέρας das Horn, ἡ κήλη der Bruch.
[2] λευκός weiß.

zurückziehen; der Kranke kommt dann ohne Leucoma adhärens, mit
einer einfachen Hornhautnarbe davon. Wenn das Geschwür gerade in
der Hornhautmitte zum Durchbruche führt, so wird nicht Iris, sondern die vordere Linsenfläche sich gegen die Öffnung legen. Die
Folge davon ist eine Trübung der Linsenkapsel am vorderen Linsenpol, vorderer Centralkapselstar. Ein Durchbruch in der Hornhautmitte kann noch einen anderen Übelstand mitbringen. Wenn die
Iris nicht bis zur Durchbruchsstelle hinlangt, aber ihr andererseits
doch so nahe ist, daß sie als Keil die Anlegung der Linse an die
Öffnung verhindert, so bleibt der Verschluß der Durchbruchsstelle
aus, es entsteht eine Hornhautfistel, durch die das Kammerwasser
fortwährend absickert. Der Augapfel ist dann matsch und geht
schließlich zu Grunde, falls nicht durch Kunst oder Natur noch
rechtzeitig Verschluß der Fistel herbeigeführt wird.

Endlich seien kurz die schlimmsten Fälle von Hornhautgeschwür
erwähnt, bei denen ein größeres Stück oder gar die ganze Hornhaut
manchmal in erstaunlich kurzer Zeit eiterig einschmilzt, die Iris in
großem Umfange oder gar vollständig vorfällt, ja vielleicht die Linse,
sogar ein Teil des Glaskörpers entleert wird. Ein Teil dieser Fälle
führt zu Schrumpfung des Auges, Phthisis bulbi. Bei anderen
tritt Heilung ein, indem sich die vorgefallene Iris mit Narbengewebe überzieht. Diese mit Iris verwachsenen Narben werden
oft durch den Binnendruck des Auges vorgebaucht und bilden eine
beerenartige Geschwulst. Staphyloma[1] corneae, wovon weiter
unten mehr (S. 258).

Die Vorhersage ist nach Sitz, Größe und Art des Geschwüres,
sowie nach der Widerstandsfähigkeit des Hornhautgewebes ungemein
verschieden. Allgemein läßt sich nur so viel sagen, daß gelbliche
Farbe des Geschwürsgrundes und -randes auf eiterige Infiltration
und weitere Einschmelzung hinweist, daß andererseits mit Blutgefäßen versehene, „vascularisierte" Hornhautteile vor Einschmelzung
geschützt sind; selbst die bloße Nähe von Gefäßen gewährt einen
gewissen Schutz; daher bleibt der an das Randschlingennetz grenzende Streif auch bei gänzlicher Hornhautvereiterung erhalten. Ferner kann als Regel gelten, daß höheres Alter und ein
schlechter Ernährungszustand des Kranken von übler Vorbedeutung
sind, weil beide Umstände die Widerstandskraft und Reaktionsfähigkeit des Hornhautgewebes herabsetzen. Endlich kommt für die
Vorhersage die Behandlung ganz wesentlich in Betracht.

Für die Behandlung gelten drei Gesichtspunkte. Das Auge ist,

---

[1] ἡ σταφυλή, die Weinbeere, das Zäpfchen.

wie jeder andere schwer erkrankte Körperteil außer Thätigkeit zu setzen
und vor neuer Beschädigung zu behüten; zweitens ist das Geschwür
zu desinfizieren und drittens soll der Saftwechsel im Hornhautgewebe
und damit der natürliche Heilungsvorgang möglichst befördert werden.
Für den ersten Zweck steht Atropin, Druckverband und Bettruhe
zur Verfügung. Das Atropin wirkt schmerzstillend und „entzündungs-
widrig": man kann oft sehen, daß binnen einer halben Stunde die
Ciliarinjektion infolge von Atropineinträufelungen deutlich abnimmt.
Ferner ist Atropin wegen der Iris angezeigt. Jede lebhafte Entzündung zieht ja benachbarte Teile in Mitleidenschaft. So ist Irishyperämie, ja selbst Irisentzündung bei Hornhautgeschwüren ein
ganz gewöhnliches Vorkommnis. Das Atropin hebt das Pupillenspiel
auf und verhindert die Entstehung von „hinteren Synechien".

Atropin darf nicht angewandt werden, wenn ein Durchbruch droht, also
wenn z. B. ein „Hornhautbruch" vorhanden ist. In diesem Falle muß man
gerade umgekehrt Eserin (Eserini sulf. 0,025. aq. salicylatae [1] 5,0. zweimal täglich
1 Tropfen) anwenden. Das Eserin bewirkt eine kräftige Verengerung der
Pupille, vermehrt dadurch allerdings den Reizzustand der Iris, setzt aber den
Binnendruck des Auges und somit den auf der Hornhaut lastenden Druck
herab. Außerdem kommt in Betracht, daß bei entfalteter und gespannter Iris
die Gefahr eines Vorfalles bedeutend geringer und somit die Aussicht, trotz
eines Durchbruches ohne vordere Synechie, d. h. Verwachsung zwischen
Iris und Hornhaut durchzukommen, vermehrt ist.

Der Druckverband verhindert die Lidbewegungen und schützt
gegen das blendende Licht. Die Bettruhe ist in schweren Fällen
unerläßlich und wirkt günstig durch Beruhigung des ganzen Körpers,
besonders auch durch Verminderung der Ansprüche an das gesunde
Auge.

Für die Desinfektion steht eine ganze Reihe von Mitteln zu
Gebote. In den leichtesten Fällen genügt es, die Lider mit Sublimatwasser gründlich abzuwaschen und den Bindehautsack mit Sublimat
von 1 : 5000 auszuspülen. Dazu kann man das Geschwür mit
feinst gepulvertem Jodoform bestäuben. [2] Eine neue Infektion durch
schmutzige Finger, Staub u. s. w. verhindert der bereits erwähnte

---

[1] Eserin. sulf. in destilliertem Wasser gelöst, wird bald rot. Setzt man
aber dem Wasser so viel Salicylsäure zu, als sich kalt löst, so bleibt die Flüssigkeit farblos.

[2] STILLING hat den Gedanken gehabt, die leicht diffundierenden
Anilinfarben als Desinficiens zu verwenden und hat ein Methylviolett unter dem
Namen „Pyoktanin", Eitertöter in den Handel gebracht. Das Pyoktanin ist
dann von mehreren Augenärzten bei verschiedenen Augenkrankheiten, besonders
bei Hornhautgeschwüren versucht worden. Die Urteile lauten sehr verschieden,
durchschnittlich aber jedenfalls weniger günstig, als STILLING's Empfehlung.

Verband. zu dem man zweckmäßigerweise antiseptische Verband-
stoffe benützt, z. B. in Sublimatwasser (1 : 1000) eingetauchte Verbandwatte; oder falls Sublimatekzem entsteht, Jodoformgaze. Wenn
das Geschwür trotz dieser Behandlung fortschreitet, so greift man
zu stärkeren Desinfektionsmitteln. Das stärkste und gegenwärtig
beliebteste ist die galvanische Glühschlinge, mit der alle Teile
der Hornhaut, die man für dem Untergange geweiht hält, verbrannt
werden. Da manche Geschwüre nur an einer Stelle ihres Randes
im Vorrücken begriffen sind, so braucht man in diesen Fällen nicht
das ganze Geschwür, sondern nur die fortschreitende Stelle zu verbrennen. Die Wirkung des Ausbrennens ist, falls wirklich alles
Angesteckte zerstört wurde, eine glänzende, und die Narbe wird,
falls nicht mehr als das Angesteckte zerstört wurde, gerade
so groß, als nach der ganzen Sachlage ohnehin unvermeidlich war.

Ich wende die Glühschlinge selten an. Ein milderes Mittel reicht eben
meistens schon aus. Es ist dies das Auskratzen des Geschwüres mit einem
scharfen Löffelchen oder Hohlmeißel. Wenn man vor dem kleinen Eingriffe
das Geschwür mit Fluorescein grün färbt, so hat man an der grünen Farbe einen
Wegweiser. Nach dem Fluorescein wird Cocain eingetropft, nach Beendigung
des Eingriffes mit Sublimatwasser gespült und ein antiseptischer Schutzverband
angelegt.

In der dritten Gruppe von Heilmitteln spielt die feuchte
Wärme eine große Rolle. Man denkt sich ihre Wirkung so, daß
sie eine „reaktive Entzündung" erregt und dadurch die Abstoßung
der bereits dem Tode verfallenen Gewebeteile beschleunigt; außerdem befördert sie die Entwickelung schutzbringender Blutgefäße
und mildert gleichzeitig die Schmerzen. Man wendet sie deshalb
bei großer Schmerzhaftigkeit und bei schleppendem Verlaufe der
Krankheit an. Besonders nützlich erweist sie sich bei reizlosen
Geschwüren und Infiltraten, bei denen eine „reaktive" Entzündung
fehlt. Die feuchte Wärme kann als warmer Umschlag mit Kamillen-
thee oder 3 proc. Borsäure, oder aber als feuchtwarmer Verband angewendet werden. Im letzteren Falle muß die Austrocknung des
Verbandstoffes durch eine Lage Gummipapier verhindert werden.

Ähnlich wie feuchte Wärme wirkt das Anstechen des Geschwürsgrundes, die Punktion. Indem das Kammerwasser abfließt, kommt die Hornhaut unter geringeren Druck: dadurch wird
die Fortbewegung der Flüssigkeit im Saftkanalsystem erleichtert,
und das Geschwür besser drainiert. Die Erfahrung, daß von selbst
durchgebrochene Geschwüre meist schnell verheilen, hat zu diesem
ärztlichen Eingriff geradezu eingeladen. In den schlimmsten Fällen
begnügt man sich nicht, den Geschwürsgrund mit einer Nadel an-

zustechen, sondern spaltet das Geschwür mit einem GRÄFE'schen
Schmalmesser (Fig. 126, S. 356) vom Gesunden bis ins Gesunde, öfnet
auch die Wunde an den nächsten Tagen mit einer keimfreien Sonde,
kurz, behandelt das Geschwür ganz wie einen gewöhnlichen Abszeß.
Verfahren von SÄMISCH.

Auch dies Verfahren wende ich nur selten an, so kürzlich einmal, weil
trotz gründlicher Auskratzung das Geschwür schnelle Fortschritte machte und
einen Umfang bekam, daß an galvanokaustisches Verbrennen alles Erkrankten
nicht zu denken war.

Ist Iris vorgefallen, so kann man versuchen, sie durch Eserin
zurückzubringen. Falls dies nicht gelingt, warte man ruhig die
Heilung des Geschwüres ab und schreite erst dann zur Abtragung
des Vorfalles (S. 260) bezw. zur Absengung desselben mit der Glühschlinge.

Eine Hornhautfistel wird gleichfalls mit Eserin und Druckverband behandelt. Wenn diese Mittel versagen, muß die Epithel-
bekleidung des Fistelganges mit Hilfe der Glühschlinge zerstört
werden.

Wenn der Grund des Geschwüres spiegelt und gleichzeitig die
Ciliarinjektion und die übrigen Reizerscheinungen zurückgegangen
sind, so beginnt die Nachbehandlung mit Reizmitteln. Durch
tägliche Massage mit gelber Salbe befördert man die Aufsaugung
der Rundzellen in der Umgebung des früheren Geschwüres und die
Rückbildung der neuentstandenen Gefäße. Beides macht sich dem
Arzte als Aufhellung der Trübung, dem Kranken (bei centralem
Sitze der Trübung) als Verbesserung der Sehschärfe bemerklich.

a) Das kriechende Geschwür (Ulcus serpens, Hypopyonkeratitis), befällt vorzugsweise ärmere Leute in vorgerücktem Alter.
Meist entsteht die Krankheit nach einer Verletzung des Auges, z. B.
einer Prellung der im Lidspalte zu Tage liegenden Hornhaut durch
einen Baumzweig, eine Weinrebe und dergleichen; oder ein Hacken-
splitter, eine Ahrengranne fliegt in die Hornhaut und macht eine kleine
Wunde. Auch das Kratzen einer Wimper kann schon genügen. An
sich würden derartige kleine Verletzungen natürlich gar keine bedenklichen Folgen haben. Wenn aber gewisse Spaltpilze in die kleine,
vielleicht in wenigen Stunden schon wieder geschlossene Wunde
eindringen, so entsteht ein Hornhautgeschwür mit der ausgesprochenen Neigung, nach der Fläche und in die Tiefe
weiter zu kriechen, ulcus serpens. Die Spaltpilze können durch den
verletzenden Gegenstand selber eingeimpft werden: das ist besonders
bei mit Gartenerde verunreinigten Hackensplittern der Fall; oder sie

stammen, in etwa $\frac{1}{3}$ der Fälle, aus dem Eiter eines blennorrhoischen Thränensackes (S. 166 und ff.); in wieder anderen Fällen aus dem Schleime einer entzündeten Bindehaut, vom Lidrande, aus der Nase oder dem Munde. Die Übertragung aus der Nase und dem Munde wird durch schmutzige Taschentücher und Finger vermittelt: viele Menschen haben ja die Gewohnheit, ein Auge, das ein wenig juckt, mit Speichel zu salben!! Endlich ist nicht zu vergessen, daß jedes beliebige Hornhautgeschwür sich durch eine „sekundäre Infektion" in ein ulcus serpens verwandeln kann.

Ohne Zweifel sind sehr verschiedene Arten von Spaltpilzen im stande, ein kriechendes Geschwür hervorzubringen; nach bis jetzt vorliegenden Versuchen bezw. Erfahrungen, z. B. der Staphylococcus pyogenes albus und aureus, der Gonococcus, ein Streptococcus, Milzbrand-, Typhus- und Diphtheriebazillen, selbst Schimmelpilze, wie Aspergillus glaucus und Leptothrix buccalis.

Die Beschwerden der Kranken, Thränenfluß, Lichtscheu und Ciliarschmerz sind außerordentlich verschieden und stehen mit der Schwere der Erkrankung in keinem Verhältnisse. Ebenso verschieden sind die objektiven Reizerscheinungen, „die perikorneale Injektion". Sehr beträchtlich dagegen ist immer die Sehstörung, da das Geschwür im Lidspaltenbezirk der Hornhaut, und zwar in oder nahe bei der Hornhautmitte sitzt.

Den Rand des Geschwüres bildet eine gelbweiße Bogenlinie oder eine Gruppe von aneinandergereihten kleineren Bögen; von ihnen geht ein Strahlenkranz zarter grauer Streifen in das noch durchsichtige Hornhautgewebe. Die Enden der Strahlen sind durch andere, dem Geschwürsrande ungefähr parallele zarte Streifen verbunden. Auf der Rückwand des Geschwüres findet sich, in Fällen mit starken Entzündungserscheinungen, eine graue Wolke, die frei in die vordere Kammer ragt. Dazu kommt Trübung des Kammerwassers durch Eiterzellen. Wenn die Ansammlung der Eiterzellen einen gewissen Grad erreicht hat, so entsteht durch Senkung der Zellen auf den Boden der vorderen Kammer eine gelbweiße Masse, die nach oben durch eine wagerechte Gerade, nach unten vom Hornhautrande, also bogenförmig begrenzt ist; sie wird Hypopyon[1] genannt. Nach SÄMISCH kommt das Hypopyon bei 70 % der kriechenden Hornhautgeschwüre vor.

Auch die Iris nimmt an der Entzündung teil und verklebt mit

---

[1] ὑπό unten, τὸ πύον der Eiter. Da das Hypopyon ein ziemlich regelmäßiges Vorkommnis bei Ulcus serpens ist, so nannte ROSER die Krankheit „Hypopyonkeratitis".

der vorderen Fläche der Linse, Synechia posterior[1]. Ja es
kann zu Iridocyklitis und Vereiterung des Augapfels kommen.
Am meisten droht diese Gefahr in den Fällen, wo die erste Entwickelung der Krankheit in den tiefen Schichten der Hornhaut vor
sich geht. Ein Substanzverlust, ein Geschwür ist dann zunächst
nicht vorhanden: die Krankheit beginnt als Hornhautabszeß,
als runde, am Rande leicht geschwellte, gelbliche Scheibe in der
Mitte der Hornhaut. Die Oberfläche des Herdes ist matt und
etwas eingesunken. Bis der Abszeß nach außen durchbricht und
ein Geschwür bildet, erfährt er natürlich eine entsprechende Vergrößerung auch nach der Fläche und Tiefe; daher die Gefährlichkeit gerade dieser Form. Sie kann bei unversehrtem Hornhaut-
epithele entstehen durch Spaltpilze, die aus den Blutbahnen
in die Hornhaut eingeschleppt werden. Es kommt dies, wenn
auch selten, nach schweren Infektionskrankheiten, Typhus, Scharlach und namentlich nach Blattern vor. Häufiger ist der Fall,
daß die Spaltpilze durch eine winzige Wunde des Epitheles eingedrungen sind, die schon verheilt ist, wenn der Abszeß anfängt
sich bemerklich zu machen.

Die Vorhersage ist ungünstig. Im besten Falle heilt die
Krankheit mit dichter Hornhautnarbe, oft mit vorderen und hinteren
Synechien. Die Behandlung gerade dieser Form des Hornhaut-
geschwüres macht zuweilen die Spaltung des Geschwürsgrundes nach
SÄMISCH nötig.

3) Ulcus rodens. Trotz des Gleichklanges der Namen hat Ulcus rodens
mit Ulcus serpens wenig gemein. Das Ulcus serpens ist eine akute Krankheit,
die zu eiteriger Einschmelzung der Hornhaut, zu Hypopyon, selbst zu Iridocyklitis
führt: das Ulcus rodens ist eine chronische Krankheit, die im Laufe vieler
Monate, unter zeitweiligen Stillständen, die oberflächlichsten Hornhautschichten
abschält, ohne die Hornhaut zu durchbohren, ja ohne auch nur in die tiefen
Schichten vorzudringen. Das Ulcus rodens beginnt am Hornhautrande und
schiebt sich unter heftigen Reizerscheinungen, Schmerzen, Lichtscheu, Thränenfluß, Ciliarinjektion, absatzweise über die Mitte und endet am gegenüberliegenden Rande. Der Grund des Geschwüres liegt wenig tiefer, als die Hornhautoberfläche, ist grau getrübt und von zahlreichen aus dem Randschlingennetz
stammenden Gefäßen durchzogen. Der Rand des Geschwüres ist weißlich, steil
und leicht unterminiert: weiße Pünktchen in der benachbarten noch gesunden Hornhaut sind Vorposten und Zeichen eines weiteren Vorrückens der
Krankheit. Über die verursachenden Spaltpilze ist sicheres nicht bekannt. Als Behandlung empfiehlt sich die Versengung des vorrückenden Geschwürsrandes
mit der galvanischen Glühschlinge: auch Ätzungen mit Arg. nitr. haben gute
Dienste geleistet; außerdem natürlich Atropin und Verband.

---

[1] συνέχειν zusammenhalten. Verklebung der Iris mit der Hornhaut heißt
Synechia anterior.

b) Geschwürige Hornhautentzündungen, die von der
Bindehaut ausgehen.

α) Die Keratitis eczematosa (lymphatica, scrophulosa, phlyk-
tänulosa), befällt vorzugsweise Kinder, die an Ekzemen der äußeren
Haut, des Lidrandes, und namentlich der Bindehaut leiden; um
Wiederholung zu vermeiden, sei daher auf S. 205 verwiesen. Doch
kommt die Keratitis eczematosa auch bei Erwachsenen und bei
gesunden Kindern mit unversehrter Bindehaut vor. Das Krankheitsbild ist ein ungemein mannichfaches, da bald kleine Ekzem-
bläschen (Phlyktänen, Fig. 84), bald stattliche Ekzempusteln vorhanden sind, da aus dem Ekzem Geschwüre entstehen und auf ein
und derselben Hornhaut Geschwüre verschiedener Größen und Stufen
nebeneinander vorkommen, da endlich ein ekzematöses Geschwür
durch eine dazutretende Infektion
sein eigenartiges Gepräge verlieren
kann. Die Übersicht wird wesentlich erleichtert, wenn man mit
HORNER

1. das von der Bindehaut
   übergreifende und
2. das in der Hornhaut
   entstehende Ekzem
   auseinander hält.

Zu 1. Eine einzelne Phlyk-

Fig. 84.   Hornhautphlyktäne, nach
IWANOFF. Sie besteht aus einer Ansammlung von Eiterzellen zwischen
Epithel und Substantia propria. Der
schräg zu ihr hinziehende Faden ist
ein Hornhautnerv.

täne sitzt so auf dem Limbus der
Bindehaut, daß sie noch etwas in die Hornhaut übergreift. An
dieser Stelle entsteht eine Trübung der Hornhaut, die bei günstigem
Verlaufe wieder verschwindet, bei ungünstigem sich in ein trichter-
förmiges Geschwür verwandelt, das die Neigung hat, sich treppen-
förmig zu vertiefen und einen Durchbruch mit all seinen Folgen
herbeizuführen. Oder die Randphlyktäne bildet die erste Stufe eines
Gefäßbändchens, einer „büschelförmigen Hornhautentzündung",
Keratitis fascicularis. Während nämlich die Phlyktäne bindehaut-
wärts verheilt, kriecht sie in der Richtung auf die Hornhautmitte
weiter und zieht einen Schweif von neugebildeten Gefäßen hinter
sich drein. Das Aussehen eines solchen Gefäßbändchens ist ungemein kennzeichnend und unterscheidet sich von einem gewöhnlichen, vom Hornhautrande her vascularisierten Geschwüre leicht,
einmal durch die parallele Lage der Gefäße, zweitens durch die
Trübung des vascularisierten Hornhautstreifchens (-bändchens) und
endlich drittens durch die scharfe von zwei Parallellinien gebildete

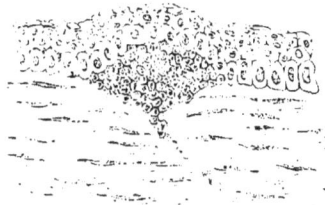

Abgrenzung der getrübten Hornhaut gegen die gesunde. Die Spitze
des Gefäßbändchens ist ein gelblicher Halbmond, der seine
hohle Seite den Gefäßen zukehrt; er ist ein kleines Geschwür mit
eiterig infiltriertem Grunde und etwas erhabenem Rande. Die Gefäße können wieder verschwinden, die Trübung aber nicht; sie bleibt
für Lebenszeit.

Etwas anders wird das Bild, wenn eine größere Zahl von
Bindehautphlyktänen auf die Hornhaut übergreift. Die leichteste
Miterkrankung der Hornhaut wird phlyktannulärer Randpannus,
Keratitis superficialis vasculosa, genannt. Sie besteht in leichter
Trübung und Vascularisation eines Hornhautstreifens, der unmittelbar
an den mit Phlyktänen besetzten Limbus der Bindehaut angrenzt.
Es ist gewissermaßen nur ein Entzündungshof, der auf die Hornhaut
übergegriffen hat. Bedenklicher schon ist das ekzematöse Ringgeschwür: es entsteht aus kleinen Infiltraten, die den Bindehautphlyktänen entsprechend längs des Hornhautrandes entstanden
sind, sich in Geschwüre verwandeln und gleichzeitig zusammenfließen. Das Ringgeschwür gefährdet bis zu einem gewissen Grade
auch die Hornhautmitte, da sich zuweilen eine eiterige Infiltration
und Einschmelzung eines zungenförmigen, bis in die Mitte reichenden
Hornhautstückes anschließt.

Zu 2. Etwas weniger mannichfach erscheint das selbständige
Ekzem der Hornhaut. HORNER unterscheidet drei Formen. Ihre
Unterschiede bestehen in der größeren oder geringeren Tiefe und
Ausdehnung des anfänglichen Infiltrates, aus dem sich kleinere oder
größere Geschwüre entwickeln, und die im schlimmsten Falle sogar
Hypopyon und Iritis herbeiführen können. Das Infiltrat stellt sich
meist als leicht erhabener, stecknadelkopfgroßer, grauer Punkt, bald
auf sonst klarer, bald auf diffus getrübter Hornhaut dar.

Nicht jedes Infiltrat verwandelt sich in ein Geschwür. Selbst große,
gelblich gefärbte und tiefreichende können bei passender Behandlung wieder
aufgesaugt werden, ohne daß es zum Geschwür gekommen wäre, aber trotzdem lassen sie in der Regel eine unheilbare Trübung zurück.

Alle diese verschiedenen Formen des Ekzemes der Hornhaut
bewirken in der Mehrzahl der Fälle, außer den gewöhnlichen Reizerscheinungen, einen außerordentlichen Grad von Lichtscheu, die
sich bis zum Lidkrampfe steigern kann (S. 150). Gerade das Epithel der Hornhaut ist eben außerordentlich reich mit Nerven-
enden ausgestattet und daher erzeugen gerade die oberflächlichen Hornhautentzündungen heftige Reflexerscheinungen. Der
Gebrauch der Augen veranlaßt Lidbewegungen, die Lidbewegungen
eine Mißhandlung der erkrankten Hornhautoberfläche: kein Wunder.

daß die Kinder sich unwillkürlich in die dunkelste Zimmerecke verkriechen, das Gesicht in Kissen vergraben oder durch fest angedrückte Fäuste dem Arzte den Einblick zu wehren suchen. Die Vorhersage ist zweifelhaft. Sich selbst überlassen führt die Krankheit, die von Haus aus nur oberflächlich, subepithelial ist, meist erst nach monatelangem Leiden zur Heilung, mit Hinterlassung zahlreicher mehr oder weniger dichter Trübungen, die das Sehvermögen auf Lebenszeit erheblich schädigen. Unter dem Einfluß einer zweckmäßigen Behandlung dagegen wird die Vorhersage wesentlich besser. Die Allgemeinbehandlung ist die auf S. 207 geschilderte. Die örtliche ist je nach dem Stadium der Krankheit verschieden: hat man es mit einem frischen Falle, einer Hornhautphlyktäne, bezw. einem Infiltrate zu thun, so ist eine reizmildernde Behandlung am Platze. Ich streiche in einem solchen Falle Atropinvaselin (0.1 : 10.0) ein und verbinde. Ist es bereits zum Geschwüre gekommen, so tritt die oben geschilderte Behandlung des Hornhautgeschwüres in ihr Recht, also Spülung, Atropin, Jodoform, Verband und, wenn nicht schnelle Besserung eintritt, Auskratzen des Geschwüres; dabei entfernt man einen Brei, der eine ziemlich tiefe und den Geschwürsrand unterhöhlende Grube ausfüllt. Besonders deutlich findet sich diese breigefüllte Grube an der Spitze des Gefäßbändchens. Sind die stärksten Reizerscheinungen vorüber oder beginnt ein Geschwür zu verheilen, so wird reizend behandelt, mit Kalomeleinstäubungen oder gelber Salbe; das gleiche gilt für ekzematösen Pannus.

Ist man im Zweifel, ob man ein noch offenes Geschwür, bezw. ein noch frisches Infiltrat vor sich hat, so wende man die Fluoreszinprobe an; färbt sich die kranke Stelle grün, so ist es für die reizende Behandlung noch zu früh. Eine Ausnahme hiervon wird durch eiterige Absonderung der Bindehaut geschaffen. Ist diese vorhanden, so muß man mit 2% Arg. nitr. die Bindehaut abpinseln, selbst wenn ein frisches Geschwür, z. B. ein Randgeschwür, vorhanden ist; danach Atropinvaselin und Verband.

Die Lichtscheu der Kinder hat man vielfach durch ein viertelminutenlanges Eintauchen des Gesichtes in kaltes Wasser zu bekämpfen gesucht. Es ist richtig, daß die Kinder über der Erstickungsangst ihre Lichtscheu für den Augenblick vergessen und die vorher fest zusammengekniffenen Lider entsetzt aufreißen. Aber der Erfolg hält nicht lange vor und ist mit der seelischen Qual der Kinder doch wohl zu teuer erkauft. Auch kommt man ja mit milderen Mitteln, z. B. mit kalten Abwaschungen, allenfalls kalten Übergießungen zum Ziele. Ferner können wir durch Atropin und natürlich noch besser durch Cocain die Empfindlichkeit der Hornhaut herabsetzen. Beides läßt sich in Salbenform (Atrop. sulf. 0,1, Vaselin 10,0; Cocain. muriat. 0,2. Vaselin 10,0)

anwenden: schon das Überziehen der Hornhaut mit einer Vaselinschicht wirkt
wohlthuend und reizmildernd. Falls das Ekzem sich schon in ein Geschwür
umgewandelt hat, ist ohnehin der Verband angezeigt. Mit beginnender Besserung der Hornhaut nimmt meistens, aber nicht immer, die Lichtscheu
schnell ab.

β) Das katarrhalische Geschwür ist eine Krankheit der älteren Leute, die an chronischem Bindehautkatarrh leiden. Es sieht etwa
wie ein dem Hornhautrande paralleler Graben aus. Am häufigsten
kommt es nach oben, also in dem vom Lide bedeckten Teile der
Hornhaut vor. Oft sind mehrere Geschwüre längs des Hornhautrandes aneinandergereiht. Die erste Stufe des katarrhalischen Geschwüres ist wohl meist ein Infiltrat, bezw. eine Gruppe von stecknadelkopfgroßen Infiltraten, die dann zu der Geschwürsfurche zusammenfließen. Die Vorhersage ist günstig. Die Behandlung ist die
des Hornhautgeschwüres überhaupt; bei starker Absonderung der
Bindehaut ist vor allen Dingen diese Absonderung durch Pinselungen
mit 2 $^0/_0$ Arg. nitr. zu bekämpfen.

γ) Trachomatöses Hornhautgeschwür. Geschwüre gehören bei Trachom nicht zu den regelmäßigen Vorkommnissen. Sie bringen das Auge nicht
in Gefahr, wenn sie am Rande oder im Gebiete eines pannösen Hornhautstückes sitzen: gefäßhaltige Hornhaut ist eben gegen Einschmelzung einigermaßen geschützt. Wenn es dagegen bei akutem Trachom (S. 196) zu einem
Epithelverlust der Hornhaut kommt, so kann durch die Ansteckung mit dem
bakterienhaltigen Sekrete der Bindehaut ein gefährliches Geschwür entstehen.
Die Geschwüre einer pannösen Hornhaut bedürfen keiner besonderen Behandlung; sie heilen bei passender Behandlung der Bindehaut von selbst. Für Geschwüre bei akutem Trachom gelten dieselben Regeln wie bei Geschwür eines
blennorrhoischen Auges.

δ) Hornhautgeschwüre bei Blennorrhoe. Das Geschwür
beginnt mit einem kleinen, leicht übersehenen Epithelverluste auf der
Hornhautkuppe. Nach 24 Stunden ist eine rundliche oder quer-
eiförmige Infiltration vorhanden, die bedeutend größer ist als der
Epithelverlust war. Der infiltrierte Teil schmilzt schnell ein. Die
Tiefe des Geschwüres wird leicht unterschätzt, da nur der Geschwürsgrund, nicht aber die Ränder und Umgebung getrübt sind. Am
besten erkennt man nach Horner die trichterförmige Vertiefung bei
recht schrägem (tangentialem) Daraufblicken, natürlich mit Zuhilfenahme von seitlicher Beleuchtung. Die Heilung kann durch Überhäutung mit Epithel und nachträglichen Ersatz des Substanzverlustes erfolgen; das neugebildete Gewebe wird im Laufe der Jahre
dem wirklichen Hornhautgewebe immer ähnlicher und damit durchsichtiger. Oder die Heilung erfolgt unter Entwickelung von Gefäßen,
die vom unteren Hornhautrande auf das Geschwür zuziehen. Oder

endlich, es kommt zunächst zum Hornhautbruch (Keratokele),
dann zum Durchbruche und hiernach erst zur Heilung.

Eine andere Form beginnt wie ein „katarrhalisches Geschwür",
zeigt aber nicht wie dieses Neigung zum Verheilen, sondern kriecht
längs des Hornhautrandes weiter, so daß ein Ringgeschwür entsteht, das, wie SÄMISCH sagt, die Hornhaut gewissermaßen ausgräbt
und zerstört.

Die Behandlung des Geschwüres besteht in möglichst schneller
Heilung der Bindehaut (S. 186). Das Geschwür selbst ist durch
Einstreichen von Bor-, Sublimat- oder Jodoformvaselin gegen Be-
netzung durch das Sekret der Bindehaut möglichst zu schützen.
Ein Verband ist unzulässig, da er die Entfernung des Eiters, die
nicht oft genug vorgenommen werden kann, behindern würde.
Falls Durchbruch droht, gebe man Eserin. Auch nach erfolgtem
Durchbruche wirkt Eserin günstig und zieht oft die vorgefallene
Iris wieder in die vordere Kammer oder wenigstens in die Fläche
der Hornhaut zurück.

ε) Das diphtheritische Geschwür beginnt mit einer leichten Trübung,
so daß die betreffende Hornhautstelle wie angehaucht aussieht: darauf Epithelverlust, eiterige Infiltration und Einschmelzung. Nach HORNER ist die Farbe
des diphtheritischen Geschwüres gelb, sogar gelbbräunlich, also dunkler als
beim blennorrhoischen: ein anderer Unterschied besteht in dem rasend schnellen
Verlauf des diphtheritischen: es genügen manchmal 24 Stunden vom Epithelverlust bis zum Durchbruch. Wenn das diphtheritische Geschwür im Anfange
der Bindehauterkrankung, etwa am ersten oder zweiten Tage eintritt, so ist das
Auge sicher verloren, es müßte denn sein, daß die Hornhaut zufällig durch frühere
Krankheiten, z. B. Ekzem mit Gefäßen ausgestattet wäre. Entwickelt sich das
Geschwür gegen Ende der ersten Woche, so darf man auf Erhaltung mindestens
eines Teiles der Hornhaut rechnen. Noch später entstehende Geschwüre sind
natürlich noch weniger gefährlich. Die Behandlung ist wie beim blennorrhoischen
Geschwür.

δ) Keratitis punctata superficialis FUCHS. Bei jugendlichen Personen entwickelt sich im Laufe eines akuten Bindehautkatarrhes eine Gruppe
von winzigen grauen leicht erhabenen Pünktchen in den obersten Schichten
der Hornhaut: sie sind in Gruppen und Reihen angeordnet oder auch über die
ganze Hornhaut zerstreut. Die Krankheit ist häufiger doppelseitig als einseitig. Die von ihr herrührenden Reizerscheinungen schwinden bald, die Fleckchen nach einigen Monaten. Ich habe zwei Fälle gesehen, auf welche die
FUCHS'sche Beschreibung paßt: nur war bei ihnen die Erkrankung der Bindehaut tiefer und hartnäckiger als FUCHS angiebt. Der Ausbruch der grauen
Pünktchen in der Hornhaut war eben eine Szene in dem Bilde eines äußerst
hartnäckigen, der Behandlung trotzenden Bindehautkatarrhes.

c) Entzündungen im Gefolge von Nervenkrankheiten.

α) Herpes zoster ophthalmicus corneae. Als Herpes bezeichnet man Gruppen kleiner Bläschen, die mit wasserheller Flüssig-

keit gefüllt sind. Herpes der äußeren Haut, als Teilerscheinung einer Erkrankung des ersten Trigeminusastes, ist S. 134 erwähnt worden. Dieser Herpes zoster ophthalmicus greift auch zuweilen auf die Hornhaut über. Die Bläschen sind äußerst vergänglich und meist längst geplatzt, wenn der Arzt den Kranken zu Gesicht bekommt. Der Arzt findet dann eine Gruppe kleiner Hornhautgeschwüre. Gleichwohl ist die Erkennung der Krankheit leicht gemacht durch den Herpes bezw. die frischen Narben der Stirnhaut und die Mitteilungen des Kranken über die ausgestandenen Schmerzen. Außerdem hat die Erkrankung der Hornhaut selber zwei besondere Kennzeichen: Unempfindlichkeit der Hornhaut und Weichheit des Augapfels.

Die Empfindlichkeit der Hornhaut prüft man durch Berühren mit einem Papierschnitzel. Bei normaler Empfindlichkeit erzeugt die leiseste Berührung sofortigen Lidschluß; bei aufgehobener zuckt das Lid nicht einmal. Die Unempfindlichkeit kann ihrerseits wieder Krankheitsursache werden, siehe unter „Keratitis neuroparalytica" (S. 238).

In einer Dissertation von J. Wangler sind sechs Fälle von Herpes zoster beschrieben, bei denen es nicht bis zur Bläschen- und Geschwürsbildung, sondern nur zu kleinen wolkigen, dicht unter dem Epithel gelegenen Trübungen kam. Im Bereiche dieser Trübungen war die Hornhaut unempfindlich.

β) Herpes febrilis Horner. Unter starkem Thränen entwickeln sich Bläschen von 0.5 bis 1.0 mm Durchmesser auf der einen Hornhaut. Gewöhnlich bildet die Gruppe eine zusammenhängende sich gabelig teilende Linie. Die Lebensdauer der Bläschen ist äußerst kurz. Sie platzen sehr bald, so daß bei der ärztlichen Untersuchung meist nur die Folgen der Bläschen zu sehen sind, nämlich unregelmäßig begrenzte Geschwüre (Fig. 85), die mit oberflächlichen Verletzungen (Epithelabschürfungen) die größte Ähnlichkeit haben. Mit bloßem Auge ist nämlich eine Trübung der Hornhaut kaum zu sehen; erst mit der Lupe sieht man eine zartgraue Trübung in der Umgebung des Geschwüres. Nur das Geschwür selbst ist unempfindlich, die übrige Hornhaut nicht. Die Heilung geht ohne Gefäßneubildung vor sich und dauert ungleich viel länger, als bei gleich tiefen Substanzverlusten anderer Abkunft. Wird das Geschwür infiziert, so verliert es sein eigenartiges Aussehen und kann alle Eigenschaften eines Ulcus serpens annehmen. Durch neuere Beobachtungen von Haab ist festgestellt worden, daß Nachschübe von Herpesbläschen entstehen, die mit dem alten Geschwüre zusammenfließen und somit

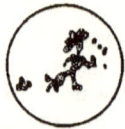

Fig. 85.
Herpesgeschwür, nach
Hagnauer.

Fortsätze desselben vorstellen. Die eigentümlich verästelte Form des Herpesgeschwüres hat ihm mehrere gesonderte Beschreibungen unten den Namen „Keratitis dendritica"[1], „Kératite ulcéreuse en sillons étoilés"[2], „Keratitis ramiformis" eingetragen.

Es darf nicht unerwähnt bleiben, daß die Entdecker dieser Keratiten sich lebhaft gegen den Vorwurf verwahren. Fälle von Herpes als besondere Krankheiten beschrieben zu haben. So unterscheidet z. B. EMMERT die Keratitis dendritica von dem Herpes folgendermaßen: „Die Keratitis dendritica folgt nicht auf fieberhafte Allgemeinerkrankung: die Bindehaut des oberen Lides ist stärker geschwellt wie bei Herpes: ausnahmslos beginnt die Keratitis dendritica als subepitheliale graue Trübung von baumförmig verzweigter Gestalt: das darüberliegende Epithel ist gequollen und leicht grau getrübt: nachdem es sich abgestoßen, zeigt sich eine graue Furche. das „baumförmige Geschwür."

Kürzlich hatte ich ein Mädchen zu behandeln, das nach einer zweitägigen akuten fieberhaften Krankheit ein entzündetes Auge bekam. Ich konnte den Fall einem Schüler als typischen Herpes im statu nascendi, d. h. im Bläschenstadium zeigen. Am folgenden Tage zeigte ich den Fall einem jungen Arzte Berner Schule, der erfreut ausrief, das ist ja ein „Keratitis dendritica". Wirklich waren jetzt die Bläschen verschwunden, aber keineswegs Geschwüre, sondern zwei baumförmig verzweigte, zarte, oberflächliche Trübungen vorhanden, die sich von zwei randständigen runden dichten Infiltraten aus nach dem Hornhautcentrum erstreckten. Zu Geschwürsbildung kam es — wohl dank der frühen Behandlung — überhaupt nicht. Auch ich glaube demnach, daß die „Keratitis dendritica" lediglich ein Herpes corneae ist.

Herpes corneae febrilis ist ganz wie Herpes der Lippen und Nase eine Begleiterscheinung fieberhafter Krankheiten. namentlich der Lungenentzündung und Grippe. Eine unter HAAB ausgeführte Zusammenstellung von 150 Fällen hat aber gezeigt. daß in etwa der Hälfte der Fälle ein fieberhaftes Allgemeinleiden nicht nachzuweisen war. Nimmt man dazu, daß der Herpes zu den selteneren Krankheiten gehört, fieberhafte Allgemeinleiden dagegen zu den tagtäglichen Vorkommnissen, daß Herpes oft außerordentlich schmerzhaft, fast immer einseitig ist. mit dem nachgewiesenermaßen neurotischen Herpes zoster große Ähnlichkeit hat, so wird es zulässig erscheinen, ihn vorläufig in die Gruppe der neurotischen Entzündungen zu stellen.

Der Verlauf ist schleppend, nimmt Wochen, selbst Monate in Anspruch. Nur die leichtesten und von Anfang an behandelten Fälle heilen ohne Narbe. Die Herpesnarbe hat etwas so eigenartiges, daß sie oft noch nachträglich die Diagnose Herpes ermöglicht. Die Oberfläche der Narbe bleibt monatelang unglatt.

---

[1] τὸ δένδρον der Baum.
[2] Sillon étoilé sternförmige Furche.

was in Anbetracht der Seichtheit der Herpesgeschwüre auffallend
ist. Die Begrenzung der Narbe ist unregelmäßig zackig, als ob
der Blitz über die Hornhaut gefahren wäre. Da das Narbengewebe
nur eine sehr dünne Schicht bildet, so sieht die Narbe zart grau
aus und ist nur bei focaler Beleuchtung gut zu sehen; meist ist
sie gefäßlos. Da die herpetischen Geschwüre keine Neigung zu
starker Ausdehnung zeigen, so kann sich die Behandlung auf die
mildesten Mittel (Atropin, Desinfektion, Verband) beschränken.

Ich habe nach Aussehabung mit dem scharfen Löffel Geschwüre in
zwei bis drei Tagen heilen sehen, die den milden Mitteln wochenlang getrotzt
hatten. Ich fange daher an, mich immer früher zu dem kleinen Eingriffe zu
entschließen. Als Nachbehandlung ist die Massage mit gelber Salbe zu empfehlen. Doch beginne man nicht zu früh, namentlich wenn die Hornhaut
unglatt ist.

Fädchenkeratitis. Nach Verletzungen der Hornhaut, bei Herpes und
bei sonstigen Geschwüren sieht man zuweilen kleine Fädchen von der epithelberaubten Stelle herunterhängen. Sie bestehen aus umgewandelten, zu einem
Strange zusammengedrehten Epithelzellen. Hier und da sieht man solche Fädchen auch auf sonst gesunder Hornhaut, was zur Aufstellung einer besonderen
Krankheit, der „Fädchenkeratitis" Anlaß gab.

γ) Keratitis neuroparalytica. Wenn man bei einem Kaninchen den
Nervus trigeminus in der Schädelhöhle durchschneidet, und zwar in oder vor
dem Ganglion Gasseri, so stößt das Tier einen Schrei aus, die Pupille des betreffenden Auges wird eng und Hornhaut und Bindehaut werden gefühllos.
Am nächsten Tage zeigt sich die Hornhautmitte getrübt, die Trübung nimmt
zu, vertauscht die anfangs grauweiße Farbe gegen eine gelbliche und die Hornhaut schmilzt eiterig ein: man nennt diesen Vorgang Keratitis neuroparalytica.
Wie ist er zu erklären? Eine ganze Sammlung von Abhandlungen bietet uns
widerspruchsvolle Antworten. Eine Ansicht geht dahin, daß wegen der Unempfindlichkeit der Hornhaut sehr leicht kleine Verletzungen vorkommen, die
durch Spaltpilze in ein kriechendes Hornhautgeschwür verwandelt werden.
Diese Erklärung ist richtig, aber offenbar unvollständig, da Hornhautverletzungen
bei einem nicht neurotomierten Kaninchen nicht die mindeste Neigung haben,
sich in Geschwüre umzuwandeln. Daher behaupten Andere, daß Vertrocknung
der Hornhaut die Krankheitsursache sei, indem nach Trigeminusdurchschneidung die Thränendrüse ihre Arbeit einstelle und der Lidschlag ausbleibe.
Auch diese Erklärung reicht nicht aus, da ein gesundes Kaninchen bekanntlich ohne besonderen Reiz weder Thränen absondert, noch viel blinzelt.
Viel einleuchtender erscheint eine dritte, von Gaule gegebene Erklärung, die
sich auf die Beobachtung beruft, daß die Trigeminusdurchschneidung an dem
Epithel, dem Endothel und den fixen Hornhautzellen mikroskopisch nachweisbare Veränderungen (Zellteilung einerseits, Zelltod andererseits) hervorbringe,
die noch keine Keratitis neuroparalytica seien, auch nicht unbedingt zu einer
führen müssten, aber die Widerstandsfähigkeit der Hornhaut dermaßen herab-
setzten, daß nunmehr äußere Schädlichkeiten (Vertrocknung, Verletzungen und
Spaltpilze) mit der Zerstörung der Hornhaut leichtes Spiel hätten. Wie die
Nerven- bezw. Gangliondurchschneidung die mikroskopisch nachweisbaren Ver-

änderungen an den Zellen der Hornhaut hervorbringt, das ist freilich einstweilen nicht zu erklären.

Die durch Tierversuche künstlich geschaffene Keratitis neuroparalytica kommt nun auch beim Menschen vor, allerdings weniger ausgeprägt und weniger rein. Die krankhaften Veränderungen in der Schädelhöhle. Blutungen, Neubildungen, syphilitische Gummata und dergleichen sind eben räumlich nicht so genau abgegrenzt, wie ein glatter Stich und Schnitt von der Hand eines geübten Operateurs. Die Fälle von Trigeminuslähmung beim Menschen sind daher in der Regel nicht vollständig und außerdem mit Lähmungen anderer Nerven, z. B. des Oculomotorius, Abducens, Facialis vergesellschaftet. Demgemäß paßt zwar die vorstehende Beschreibung der Keratitis des Kaninchens auf die des Menschen, doch ist der Verlauf beim Menschen schleppender. Eigentümlich ist ferner, daß beim Menschen der vom oberen Lide bedeckte Hornhautteil zuweilen verschont bleibt.

Die Vorhersage und Behandlung richten sich nach der verursachenden Krankheit im Innern der Schädelkapsel. Selbstverständlich ist für Schutz der Hornhaut vor Vertrocknung, Verletzung und Ansteckung Sorge zu tragen.

δ) Keratitis bullosa. Unter heftigen stechenden Schmerzen und den übrigen Reizerscheinungen entstehen Blasen von 4 bis 5 mm Durchmesser auf der Mitte oder der unteren Hälfte, seltener auf dem oberen Abschnitte der Hornhaut. Sie sind mit wasserheller Flüssigkeit nicht prall gefüllt, hängen beutelförmig nach abwärts und lassen sich mit dem Lidrande hin und her schieben. Die Blasenwand besteht in den meisten Fällen nur aus dem Hornhautepithel. Nach einiger Zeit, etwa nach einem Tage, platzt die Blase, der Inhalt fließt aus und die Fetzen der Blasenwand werden von den Lidern hin und hergewischt. Sobald die Blase geplatzt, lassen alle Reizerscheinungen nach. In wenigen Tagen stellt sich das Epithel wieder her und die geringe Trübung des Hornhautstückes, auf dem die Blase gesessen, hellt sich allmählich wieder auf. Die Sache wäre beendigt, wenn nicht nach kürzerer oder längerer Ruhepause der Vorgang sich wiederholte und hierdurch die Krankheit sich über Monate hinzöge.

Das Wesen der Krankheit ist nicht ganz klar. Am meisten hat die Ansicht für sich, daß eine Erkrankung der Hornhautnerven zu grunde liegt. Dafür spricht das anfallsweise Auftreten und der Umstand, daß in manchen Fällen heftige Nervenschmerzen im Gebiete des Supraorbitalis auftreten, die mit leichter Schwellung der Stirnhaut einhergehen.

Die Keratitis bullosa kann gesunde Augen befallen. Sie kommt ferner bei Augen vor, die einige Zeit zuvor eine Kratzwunde erlitten haben. Am häufigsten kommt Keratitis bullosa bei Glaucoma absolutum, bei Glaucoma secundarium, also an tief erkrankten Hornhäuten zur Beobachtung. Die Behandlung besteht im Öffnen bezw. Abtragen der Blasen; dazu Atropin, bei sehr starker Schmerzhaftigkeit und Lichtscheu Cocaïn und zum Schutze gegen Infektion ein antiseptischer Schlußverband. Nach Ablauf aller entzündlichen Erscheinungen gelbe Salbe.

d) Geschwüre durch Allgemeinleiden.

α) Vertrocknungsgeschwür (Keratitis e lagophthalmo). Bei
manchen Menschen wird im Schlafe das Auge nicht vollständig von
den Lidern gedeckt. Die Hornhaut ist gleichwohl nicht gefährdet,
weil das Auge des Schlafenden nach oben flieht und dabei die
Hornhaut unter das obere Lid tritt. Wenn aber durch besondere
Umstände (S. 152) die Bedeckung so ungenügend ist, daß ein Streifchen der Hornhaut während des Schlafes unbedeckt bleibt, so stirbt
das Hornhautepithel dieser Stelle durch Vertrocknung ab und es
entsteht das Vertrocknungsgeschwür. Selbstverständlich wird es
um so leichter entstehen, wenn außerdem die Hornhaut unempfindlich (S. 238) ist, oder wenn durch tiefe Erschöpfung des ganzen
Menschen die Lebensfähigkeit des Hornhautgewebes wesentlich gelitten hat. Das erstere, Hasenauge in Verbindung mit Unempfindlichkeit der Hornhaut kann durch Hirnkrankheiten entstehen, die
den Facialis und den Trigeminus lähmen. Das zweite, Hasenauge in Verbindung mit tiefer Ernährungsstörung kommt bei
Leuten vor, die wochenlang in betäubtem Zustande daliegen, z. B.
bei Typhösen, bei urämischem Koma, bei dem endlosen Todeskampf
der Carcinomkranken.

Das Vertrocknungsgeschwür ist sehr wohl gekennzeichnet durch
seinen Sitz am unteren Hornhautrande, durch geradlinige Begrenzung nach oben, parallel dem Rande des oberen Lides, und
endlich drittens durch den Umstand, daß zunächst eine Borke, ein
Vertrocknungsschorf entsteht, nach dessen Abstoßung erst das Geschwür vorliegt. Entscheidend ist aber natürlich der Nachweis, daß
der geschwürige Hornhautteil auch wirklich einer Vertrocknung ausgesetzt war.

Die Behandlung hat für Bedeckung der Hornhaut durch die
Lider zu sorgen, mit Hilfe eines Verbandes oder falls dies nicht
ausreicht, durch Operation (S. 152); im übrigen gelten die allgemeinen
Regeln.

β) Keratomalacia infantum, marantische Xerose. Die Krankheit kommt
meistens, doch keineswegs wie der Name erwarten läßt ausschließlich, bei
Kindern des ersten Lebensjahres vor. Stets handelt es sich um schwer
Kranke, oft um Kinder, die durch Scharlach, Syphilis, namentlich aber durch
profuse Durchfälle an den Rand des Grabes gebracht sind. Die Erkrankung
der Hornhaut beginnt mit Trübung und Lockerung des Epithels im Lidspaltenbezirk. Gleichzeitig befindet sich die Bindehaut des Augapfels in einem Zustande, der auf S. 211 als Xerosis epithelialis beschrieben worden. Rasch
greift die Erkrankung in die Tiefe der Hornhaut und schmilzt die Hornhaut eiterig ein, ohne daß eine der Zerstörung entsprechende entzündliche Reaktion einträte. Der tiefe Kräfteverfall bringt es ferner oft

mit sich, daß die Augenlider nicht ganz geschlossen werden. Es ist klar, daß hierdurch die Gefahr für die Hornhaut noch vermehrt wird. Die Vorhersage ist schlecht. Viele der so tief Erkrankten erliegen ihren Leiden. Falls Genesung eintritt, heilt auch das Hornhautgeschwür mit Hinterlassung von mehr oder weniger störenden Narben. Die Behandlung ist in erster Linie auf Hebung der Kräfte gerichtet, in zweiter Linie auf Desinfektion, Schutz und Belebung des Stoffwechsels der Hornhaut: letzterem Zwecke dienen am besten warme Umschläge.

Hornhautverschwärung nach grünem Star. Wenn grüner Star (Glaucom, S. 402) seinen Entwickelungsgang vollständig durchlaufen hat, befindet sich das betreffende Auge in einem so gründlich veränderten und verschlechterten Ernährungszustande, daß die Hornhaut wie eine „malacische"[1] eiterig zerfallen kann. Wie weit neben der gestörten Ernährung die Unempfindlichkeit der Hornhaut als Ursache des Zerfalles mitspielt, läßt sich nicht recht übersehen.

3. Entzündungen ohne Geschwür.

a) Pannus nennt man eine mehr oder weniger reich mit Blutgefäßen ausgestattete Gewebsneubildung (Fig. 86) zwischen Epithel und BOWMAN'scher Haut. Wenn der Pannus hier, also oberflächlich beginnt, so beschränkt er sich doch nicht immer auf diese

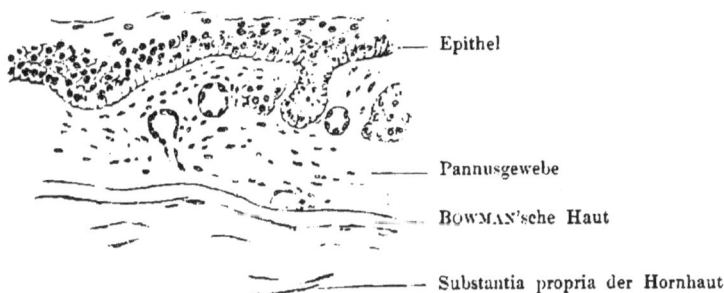

Epithel

Pannusgewebe

BOWMAN'sche Haut

Substantia propria der Hornhaut

Fig. 86. Pannus, nach PAGENSTECHER und GENTH. Im Pannus erkennt man vier Gefässlumina.

Schicht der Hornhaut, sondern greift bei längerer Dauer der Krankheit auch in die eigentliche Hornhaut über, was nach SÄMISCH besonders gut an sich überkreuzenden, in verschiedenen Schichten liegenden Gefäßen nachzuweisen ist.

Nach RÄHLMANN verhält sich die Sache etwas anders. Er fand, daß der Pannus unter, nicht auf der BOWMAN'schen Haut seinen Anfang nimmt und daß von hier aus die Krankheit nach der Oberfläche und nach der Tiefe zu Fortschritte macht. So entwickeln sich z. B. unter der BOWMAN'schen

---

[1] μαλακός; weich.

Haut Zellanhäufungen, ja geradezu echte mit einer Hülle versehene Follikel, welche die Bowman'sche Haut und das Epithel aufheben, dann platzen und somit kleinste Geschwüre bilden. Diese Geschwüre spielen aber klinisch keine Rolle, bedürfen keiner besonderen Behandlung und verbieten also nicht die Einreihung des Pannus unter die „Entzündungen ohne Geschwür". Kählmann hat ferner gefunden, daß stark entwickelter Pannus einen ausgesprochen geschichteten Bau zeigt, und daß die Schichten zum Teil aus sklerosierendem Bindegewebe (Narbe), zum Teil aus Rundzellen bestehen; die Schichten denkt er sich als Ausdruck schubweiser Neubildung von Gewebe; die Rundzellenlagen stellen die jungen, das Bindegewebe die alten Schichten vor. Die Hornhaut wird durch die zahlreichen Schichten erheblich verdickt, bis auf das doppelte ihrer normalen Dicke. Trotzdem ist sie nicht etwa widerstandsfähiger, sondern im Gegenteil schwächer geworden und erfährt daher leicht durch den Binnendruck des Auges eine Vorbauchung, die als Ektasie (S. 263) bezeichnet wird. Die Dicke des Pannusgewebes nimmt vom Hornhautrande gegen die Hornhautmitte ab; am Hornhautrande kann der Pannus bis an die Descemitische Haut reichen; in der Hornhautmitte sind nur die vordersten, unmittelbar unter der Bowman'schen Haut gelegenen Schichten infiltriert. Die Abnahme der Dicke vom Rande gegen die Hornhautmitte zu ist eine plötzliche, so daß die pannöse Fläche gegen die gesunde ziemlich steil abfällt.

Die Pannusgefäße sind Sprossen des Randschlingennetzes, gelegentlich auch von größeren, weit hinten aus der Bindehaut kommenden Gefäßen. Daher kann man das Pannusgefäß über den Skleralbord in die Bindehaut verfolgen.

Klinisch stellt sich der Pannus als eine Hornhautentzündung dar, bei der größere Flächen der Hornhaut getrübt und mit oberflächlichen Gefäßen durchsetzt sind. Demgemäß ist die Hornhautoberfläche nicht glatt, sondern rauh, höckerig, ja zuweilen mit Leisten besetzt, die durch dickere Gefäße aus der Fläche der Hornhaut gleichsam herausgehoben sind. Ist die Gefäßbildung eine so reichliche, daß das Rot der Blutgefäße über das Grau des pannösen Gewebes vorherrscht, so spricht man von einem Pannus crassus oder carnosus; ist das Gefäßnetz weitmaschig, so nennt man den Pannus „tenuis". Man hat zwei

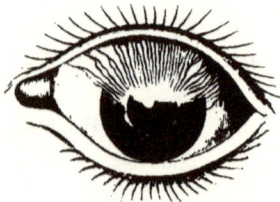

Fig. 87.   Pannus trachomatosus, nach Sichel.

Arten von Pannus zu unterscheiden, den Pannus trachomatosus und den Pannus eczematosus. Der erstere ist im vorstehenden und auf S. 179 geschildert worden. Man erkennt ihn daran, daß er die obere Hälfte der Hornhaut befällt bei Augen, die an Bindehauttrachom erkrankt sind (Fig. 87).

Der Pannus eczematosus hat auf S. 231 unter dem Namen „phlyktänulärer Randpannus" oder „Keratitis superficialis vasculosa"

Erwähnung gefunden. Ergänzend sei bemerkt, daß an der Grenze
von durchsichtiger und pannöser Hornhaut neue Gruppen von
grauen Pünktchen (kleinen Infiltraten oder Phlyktänen) auftreten
können. Das hat dann zur Folge, daß die Gefäßschlingen sich in
die bisher noch durchsichtige Hornhaut vorschieben und somit den
Randpannus in einen Pannus eczematosus schlechtweg verwandeln,
der unter Umständen die ganze Hornhaut überspinnen kann.
Man kann als dritte Art noch einen Pannus traumaticus
aufstellen. Es kommt nämlich bei lange dauernder Mißhandlung
der Hornhaut durch einwärts gewendete Wimpern (Trichiasis) und
Lidränder (Entropium) nicht immer zu Geschwüren, sondern zuweilen bloß zu oberflächlicher Trübung mit Gefäßen, also zu Pannus.
Natürlich kommt gelegentlich auch beides, Pannus und Geschwür,
nebeneinander vor, und zwar nicht bloß wenn Trichiasis, sondern
auch wenn Ekzem und Trachom den Zustand herbeigeführt haben.
Bei traumatischem Pannus fehlt die scharfe Grenze zwischen gesundem und pannösem Teile, es fehlt die höckerig rauhe Oberfläche
und die Verdickung der Hornhaut.

Die Behandlung des traumatischen Pannus besteht natürlich
zunächst in Heilung der Trichiasis. Die Rückbildung des pannösen
Gewebes kann man dann durch Massage mit gelber Salbe befördern.
Das gleiche Verfahren ist bei Pannus eczematosus angezeigt. Der
Pannus trachomatosus endlich heilt ohne besondere Behandlung,
wenn das Trachom der Bindehaut zur Heilung gebracht wird.
In manchen Fällen freilich überdauert der Pannus die Bindehauterkrankung. Dann muß man mit verschiedenen Reizmitteln, gelber
Salbe, Opiumtinktur, schwefelsaurem Kupfer abwechseln und schließlich zur ultima ratio der Circumcision schreiten. Mit diesem
Namen bezeichnet man das Wegschneiden eines 2 mm breiten, dem
Hornhautrande parallelen Bindehautstreifens; hierdurch werden die
zur Hornhaut ziehenden Gefäße bloßgelegt bezw. durchschnitten und
bei der Vernarbung der Wunde zur Verödung gebracht. Endlich mag
noch ein Mittel erwähnt werden, die Erzeugung einer Binde-
hautblennorrhoe durch Bestreichen der Bindehaut mit einem Auf-
guß des Jequiritysamens (Paternosterbohnen). Man hatte nämlich ganz
zufällig die Beobachtung gemacht, daß alter Pannus in erstaunlicher
Weise sich aufhellte, wenn die Bindehaut durch irgend einen Stoff
in heftige Entzündung versetzt wurde. Aber selbst dies Mittel muß
versagen, wenn die Trübung nicht auf frischem Pannusgewebe, sondern auf narbigem Bindegewebe beruht.

b) Keratitis parenchymatosa, Keratitis interstitialis diffusa.
Unter mäßiger Reizung und Pericornealinjektion entstehen wolkige

16*

Trübungen in der Mitte der „eigentlichen Hornhaut": sie vermehren
sich langsam aber sicher, so daß nach einer Reihe von Wochen die
ganze Hornhaut mit solchen Flecken durchsetzt ist. Auch strichförmige Trübungen kommen hinzu. Die Trübungen sind nicht alle
gleich gesättigt, so daß bei oberflächlicher Betrachtung manche Teile
der Hornhaut unversehrt erscheinen. Indes findet man mit seitlicher
Beleuchtung und Lupe bei voll entwickelter Krankheit auch hier
mehr oder weniger zarte Trübungen. Ohne Lupenhilfe sieht die
Hornhaut diffus getrübt aus. In anderen Fällen, nach HORNER
sogar regelmäßig, nimmt die Krankheit nicht in der Hornhautmitte,
sondern in den Randteilen ihren Anfang, um schrittweise von allen
Seiten gegen die Mitte vorzudringen. Da die erkrankten Hornhaut-
stücke dicker sind, als die noch gesunden, so bilden sie manchmal
einen treppenförmigen Absatz. Gleichzeitig verändert sich das Epithel: es sieht anfangs matt, später zerstippt aus, zeigt aber nirgends Substanzverluste: Geschwürsbildung gehört nicht
zu den Äußerungen dieser Krankheit.

Aber nicht auf die Hornhaut allein beschränkt sich die Krankheit. Tiefere Teile, vor allem die Iris, werden in Mitleidenschaft
gezogen, was sich durch Entstehen hinterer Synechien kund giebt.
Ja in einer Anzahl von Fällen kommt es sogar zu Cyklitis und
zu Aderhautentzündungen, mit deren verderblichen Folgen für
die normale Spannung des Augapfels und für die Ernährung der
Linse und des Glaskörpers. Die Erkrankungen der tiefen Teile des
Auges werden oft erst nachträglich erkannt, wenn nämlich die
mittlerweile erfolgte Aufhellung der Hornhaut den Einblick gestattet.

Die Trübungen der Hornhaut, die auf Einwanderung von Rundzellen beruhen, fangen nach einigen Monaten an, sich vom Rande
her aufzuhellen, und zwar mit Hilfe von neugebildeten Hornhaut-
gefäßen. Die Menge der Gefäße ist in den einzelnen Fällen sehr
verschieden, so verschieden, daß man danach verschiedene Krankheitsbilder aufstellen wollte. Festzuhalten ist, daß ganz ohne Gefäßbildung nur wenige Fälle verlaufen und daß die Aufhellung der
Trübungen um so schneller und vollständiger erfolgt, je reichlicher die
Gefäßbildung aufgetreten ist. Die Gefäße unterscheiden sich von
den oberflächlichen Pannusgefäßen durch dreierlei. Da sie nicht,
wie die Pannusgefäße, aus dem Randschlingennetz der Bindehaut
stammen, sondern aus einem tiefen in der Lederhaut steckenden
Gefäßnetze, so kann man sie nur bis zur Grenze von Hornhaut
und Lederhaut verfolgen, während man die Pannusgefäße über den
Skleralbord in die Bindehautgefäße übergehen sieht. Da sie nicht,
wie oberflächliche Pannusgefäße, bloß von Epithel, sondern von

wolkig getrübter Hornhaut bedeckt sind, so sind sie weniger hellrot und weniger gut sichtbar als die Pannusgefäße, am besten
noch bei Beleuchtung von rückwärts (S. 88). Endlich sind sie dünn und
in parallel laufende Gruppen, wie „Besenreiser" geordnet, während
die Pannusgefäße, mindestens bei Pannus eczematosus und traumat.,
von verschiedener Stärke und baumförmig verästelt sind.

Übrigens kommen gelegentlich auch bei Kerat. parenchym. oberflächliche Gefäße vor, die aus dem Randschlingennetze stammen.

Ebenso ungleich wie die Gefäßbildung ist der Reizzustand bei
den einzelnen Fällen. In der Regel ist trotz starker Rötung um die
Hornhaut das Auge weder lichtscheu noch schmerzhaft. Entzündungsröte um die Hornhaut ist ebenso wie die Gefäßbildung in der Hornhaut erwünscht, weil es schnelleren Ablauf der Krankheit verspricht.
Doch ist selbst in solchen Fällen auf eine Krankheitsdauer von mehreren Monaten zu rechnen; die ungünstigeren Fälle ziehen sich unter
abwechselnden Verschlimmerungen und Besserungen über eine Reihe
von Jahren hin.

Die Keratitis parenchymatosa ist Ausdruck eines Allgemeinleidens. Dafür spricht unter anderem der Umstand, daß nach
HORNER in mindestens 80% der Fälle beide Augen erkranken,
wenn auch nicht gleichzeitig. Außerdem ist aber durch HUTCHINSON
ererbte Syphilis geradezu als Ursache der Keratitis parenchymatosa nachgewiesen, und von Anderen wenigstens für etwa ²/₃ der
Fälle bestätigt worden. Man hat also stets auf andere Zeichen von
ererbter Syphilis zu fahnden. Darunter stehen obenan die „HUT-
CHINSON'schen Zähne"; so nennt man eine Verunstaltung der oberen
Schneidezähne, vermöge deren die Schneide aus einer wagerechten
geraden Linie in einen nach oben gewölbten Bogen verwandelt
ist. Man achte ferner auf dauernde Verdickungen der Beinhaut,
besonders am Schienbein, auf schmerzlose Gelenkergüsse, auf Drüsenschwellungen und -narben, auf Narben und Lücken im Gaumen, auf
schnell sich entwickelnde Taubheit. Da ererbte Syphilis der Krankheit zu Grunde liegt, so wird sie vorzugsweise bei jugendlichen
Personen beobachtet, zwischen dem fünften und zwanzigsten Lebensjahre; warum weibliche Kinder etwa doppelt so häufig befallen
werden als männliche, ist nicht verständlich.

Die Diagnose ist leicht bei voll entwickelter Krankheit. Das
Befallensein beider Augen, die diffuse Trübung der ganzen Hornhaut, rotgrau bei reicher Gefäßentwickelung, grau bei fehlender, das
Fehlen von Geschwüren geben ja ein sehr auffallendes Krankheitsbild. Dagegen ist die Diagnose schwierig, wenn die Krankheit noch
in den ersten Anfängen steht. So lange z. B. nur eine randständige

Trübung mit Blutüberfüllung des benachbarten Randschlingennetzes
vorhanden ist, kann Verwechselung mit Keratitis eczematosa leicht
vorkommen. Der weitere Verlauf klärt aber sehr bald den Sachverhalt auf.

Früher hielt man die Kerat. parench. für eine skrofulöse Krankheit.
Diese alte Ansicht kommt in neuester Zeit wenigstens insofern wieder zu Ehren,
als manche Schriftsteller jetzt einen Teil der Fälle durch Skrofulose bezw.
„abgeschwächte Tuberkulose" entstehen lassen.

Die Vorhersage ist ungünstig. Man mache den Kranken
darauf aufmerksam, daß sein Leiden Monate, selbst Jahre dauern,
daß das zweite Auge höchstwahrscheinlich nachträglich auch befallen
wird, und daß auf Heilung ohne Beschädigung der Sehkraft kaum zu
rechnen ist, besonders nicht bei nicht ganz jungen Personen. Es bleibt
eben fast immer Hornhauttrübung zurück, in der man bei Lupenvergrößerung auch feinste Blutgefäße erkennt: aus der Anwesenheit dieser
ungemein dünnen Gefäße kann man noch nach Jahren, ja nach Jahrzehnten eine überstandene Keratitis parenchymatosa nachweisen.
Doch ist andererseits ein gänzlicher Verlust des Sehvermögens
nicht zu befürchten.

Die Behandlung hat wenig Einfluß auf den Ablauf der
Krankheit. Falls Syphilis, ererbte oder erworbene, nachweisbar ist,
leite man sofort eine nachdrückliche Schmierkur ein, es sei denn,
daß Blutarmut und allgemeine Schwäche das Verfahren bedenklich
erscheinen lassen. In diesem Falle überspringt man die Quecksilberbehandlung und geht sofort zu Jodkali, Jodeisen, Leberthran, Bädern
und Landaufenthalt über. Die örtliche Behandlung muß sich auf
Atropin, warme Umschläge und Schutzbrille beschränken; das Atropin
bekämpft die Iritis und löst — vielleicht — die hinteren Synechien:
die feuchte Wärme befördert die Gefäßbildung und kürzt dadurch
die Krankheit ab. Erst wenn die Krankheit ihren Höhepunkt
überschritten hat und die Aufhellung beginnt, darf man einen vorsichtigen Versuch machen, durch Massage mit gelber Salbe die Aufsaugung der Infiltrate zu beschleunigen. Wird die Massage vertragen, so geht man allmählich etwas dreister vor und vertauscht
die gelbe Salbe nach einer Reihe von Wochen mit anderen Reizmitteln, z. B. Kalomeleinstreuungen oder Eintropfen von Terpentinöl
mit Olivenöl zu gleichen Teilen.

c) Keratitis parenchymatosa circumscripta ist eine seltene Hornhautentzündung, die mit der Keratitis parenchymatosa mancherlei gemein hat.
Sie beginnt als graue Trübung in der Hornhautmitte und zwar in den mittleren
Schichten. Die Trübung rückt bis an das Epithel und bis an die Rückfläche
der Hornhaut vor. Die Randteile der Hornhaut bleiben frei. Nach
vielen Wochen oder Monaten beginnt Aufhellung der Trübung, die aber nur

selten eine vollständige ist und also gerade vor der Pupille einen unheilbaren Hornhautfleck zurückläßt. Die Reizerscheinungen sind gering, ja können so vollständig fehlen, daß man im ersten Augenblick nicht eine Hornhautentzündung, sondern ein großes Leukom vor sich zu haben glaubt. Zu Gefäßbildung kommt es auch nicht oder wenigstens in viel geringerem Maße als bei der Keratitis parenchymatosa. In schweren Fällen ist die getrübte Hornhaut unempfindlich; kehrt die Empfindlichkeit zurück, so darf auf baldige Besserung gerechnet werden. Die Krankheit ist einseitig, befällt meist ältere Personen, Männer doppelt so häufig als Frauen. Die Trübung soll nicht auf Rundzelleneinwanderung, sondern auf Trübung und Zerfall der fixen Hornhautzellen, auf Quellung und Lockerung der Fibrillen beruhen. Über die Ursachen der Krankheit ist sicheres nicht bekannt. Egger nimmt an, daß Schwächezustände und Störungen des allgemeinen Ernährungszustandes eine Rolle spielen.

Die Vorhersage ist in Anbetracht der langen Dauer, der fast stets zurückbleibenden unheilbaren Trübungen, der Neigung zu Miterkrankung der Iris als ungünstig zu bezeichnen. Die Behandlung sucht durch geeignete Maßregeln das Allgemeinbefinden zu heben. Örtlich sucht man durch beharrliche Anwendung der feuchten Wärme Gefäßbildung anzuregen und durch Atropin die Iris in Sicherheit zu bringen. Wenn die Reizerscheinungen völlig erloschen sind, schreitet man zur Massage mit gelber Salbe. Mit operativen Eingriffen, z. B. einer optischen Irisausschneidung sei man nicht zu voreilig: denn dies rächt sich, wie ich leider aus einer eigenen Erfahrung bestätigen kann, durch schnelles Übergreifen der Trübung in den bisher freien Randteil gerade vor der neuen Pupille. Allerdings hellt sich diese neue Trübung in wenigen Wochen wieder auf: aber die Kranken nehmen das Ereignis doch sehr übel.

d) Sklerosierende Keratitis. Die Krankheit besteht in dem Übergreifen einer Lederhautentzündung auf die Hornhaut. Demgemäß stellt sie sich als eine zwickelförmige Hornhauttrübung dar, die mit ihrer Grundlinie auf dem entzündeten Lederhautrande aufsitzt und mit ihrer Spitze mehr oder weniger weit in die Hornhaut hineinragt. Die Krankheit verläuft ungemein schleppend mit mäßigen oder auch ganz ohne Reizerscheinungen, unter mäßiger oder ganz ohne Gefäßbildung, ohne Geschwüre. So lange der getrübte Zwickel mit seiner Spitze nicht in das Pupillargebiet der Hornhaut reicht, bleibt die Krankheit vielleicht ganz unbemerkt. Äußerst langsam geht die Rückbildung der Trübung von statten. Vollständige Aufhellung kommt überhaupt nur an der centralen Grenze des getrübten Gebietes zustande. Die randständigen Teile bleiben dauernd getrübt und bekommen ein Ansehen, als ob hier die Lederhaut in die Hornhaut hineingewachsen wäre.

Die Vorhersage ist günstig, wenn, was meistens der Fall, die Krankheit sich auf Randteile der Hornhaut beschränkt. Die Dauer ist auf Monate und Jahre zu schätzen. Die Behandlung richtet sich gegen die Lederhautentzündung (S. 264). Außerdem sind Atropin und feuchte Wärme empfohlen worden. Keine Reizmittel, keine Operationen!

e) Keratitis punctata profunda. Wie bei schweren Hornhautentzündungen die Iris mehr oder weniger in Mitleidenschaft gezogen wird, so kann umgekehrt eine Entzündung der Iris auf die Hornhaut übergreifen. Es ist das ganz regelmäßig bei der Iritis serosa (S. 280) der Fall. Ja zuweilen ist die ganz eigenartige „Keratitis punctata profunda" geradezu das einzige Zeichen

jener Iritis. Die Veränderung der Hornhaut besteht in bald spärlichen, bald unzähligen Pünktchen auf der Rückfläche der Hornhaut, den sogenannten Beschlägen der DESCEMTI'schen Haut. Es
giebt größere und kleinere. Die größeren
sehen, natürlich bei Lupenvergrößerung,
wie gelbbraune Fetttröpfchen aus. Zuweilen sind die Beschläge in einem Dreieck
angeordnet (Fig. 88). Diese Beschläge
führen, wenn sie sehr lange bestehen, eine
Ernährungsstörung und daraus folgende

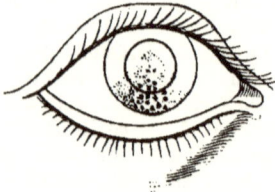

Fig. 88. Beschläge auf der Rück-   Trübung der hintersten Hornhautschich-
wand der Hornhaut, nach   ten herbei, die nicht immer wieder ver-
NETTLESHIP.   schwindet, wenn mittlerweile die Iritis
serosa geheilt und die Beschläge aufgesaugt sind.

„Die Beschläge der DESCEMETI'schen Haut" haben meist ein so eigenartiges
Aussehen, daß schon dies uns berechtigt, den Sitz der Trübungen auf die
Rückfläche der Hornhaut zu verlegen. Das entbindet aber den Augenarzt nicht
von der Pflicht, auch rein optisch den Sitz einer Trübung in den verschiedenen Hornhautschichten zu bestimmen. Mit Hilfe von seitlicher Beleuchtung,
Lupe, und Übung gelingt das ja auch. Hat man den geringsten Zweifel, so
rufe man noch „die parallaktische Verschiebung" zu Hilfe, d. h. Scheinverschiebung der Trübung gegen die Hornhautoberfläche infolge von
Kopfbewegungen des Arztes. Freilich muß dazu die Hornhautoberfläche
gut kenntlich sein. Sie ist das auch meist schon durch winzige Luftbläschen,
Epithelschüppchen, Fett- und Schleimklümpchen, die bei Lupenvergrößerung
ganz gut sichtbar sind. Sollte die Hornhautoberfläche einmal ausnahmsweise
sauber sein, so kann man sie durch einige Kalomel- oder Jodoformstäubchen
oder eine Spur gelber Salbe sehr leicht kenntlich machen.

II. Verletzungen.

Die Hornhaut wird ungemein häufig verletzt, einmal wegen
ihrer offenen Lage, andererseits wegen ihrer Spannung, die ein Ausweichen unmöglich macht. Naturgemäß ist fast stets der im Lidspalte zu Tage liegende Teil betroffen.

1. Wunden kommen auf mannigfache Weise zustande. Eine
davon ist die Kratzwunde, die kleine Kinder mit Fingernägeln
ihren Müttern oder Wärterinnen beibringen. Ähnliche Wunden
können durch kleine Baumzweige hervorgebracht werden, die
einem Spaziergänger im Walde unversehens gegen das Auge
schlagen. Größere Wunden entstehen durch das Ende einer kräftig
geschwungenen Peitschenschnur, oder durch einen Stock- oder Faust-

schlag, der ein Brillenglas zertrümmert und die Scherben gegen das
Auge schleudert. Die Zeichen der Hornhautwunde sind folgende:
Der Kranke kommt mit thränenüberströmtem, lichtscheuem Auge
und klagt über heftige Schmerzen oder auch über Kratzen und
Fremdkörpergefühl. Das Auge zeigt Rötung mit Stich ins Blaue,
Ciliarinjektion. Die Betrachtung der Hornhautoberfläche (S. 84)
zeigt einen Substanzverlust auf klarem, ungetrübtem Grunde.
Sollte der Substanzverlust zu klein sein, um ohne weiteres sichtbar
zu werden, so nehme man seitliche Beleuchtung und Lupe (S. 87)
oder die Fluorescinprobe zu Hilfe.

Die Vorhersage richtet sich nach Sitz, Tiefe der Wunde und
nach der Art einer etwaigen Infektion durch Spaltpilze. Ein bloßer,
nicht infizierter Epithelverlust heilt binnen 24 Stunden spurlos, ist
also auch dann unbedenklich, wenn er im Pupillargebiete sitzt.
Eine Wunde, die in die eigentliche Hornhaut hineinreicht, hinterläßt eine Narbe, ist also unbedenklich nur dann, wenn sie in den
optisch nicht mitwirkenden Randteilen sitzt. Ernster sind Wunden
durch die ganze Dicke der Hornhaut; man nennt sie durchbohrende (perforierende). Sofort nach erfolgter Durchbrechung der Hornhaut fließt das Kammerwasser ab, die Kammer ist aufgehoben. Durch
die Bespülung mit Kammerwasser trüben sich die Wundlippen und
schwellen an; auch kann sich diese Trübung, diffus und als Streifen,
mehr oder weniger weit in die Nachbarschaft fortsetzen. Meist erfolgt schnell eine Verklebung in den mittleren Schichten der Hornhaut, die Kammer stellt sich wieder her und die Iris geht in ihre
natürliche Lage zurück, das Epithel wächst von außen in die
Wundrinne hinein und unter dem Schutze der neugebildeten Decke
füllt sich die Rinne aus. War die Wunde groß, der Abfluß des
Kammerwassers ein plötzlicher, so fällt die Iris vor. Über die
Folgen dieses Ereignisses siehe S. 258.

Sehr häufig gelangen Spaltpilze in die Wunde, sei es, daß sie am
verwundenden Gegenstande hafteten, sei es, daß sie auf der Bindehaut
oder dem Lidrande hausten oder nachträglich durch schmutzige Finger,
Taschentücher oder schmutziges Waschwasser hineinbefördert werden.
Infolge davon infiltriert sich die Wunde, was sich als Trübung
des Grundes und der Umgebung zu erkennen giebt. Es sind dann
alle Zeichen eines Geschwüres vorhanden, Wundgeschwür, Keratitis
traumatica. Ein Bild von dem Aussehen und Verlaufe des Wund-
geschwüres läßt sich natürlich nicht geben, da dies ja ganz von
der Art und wohl auch der Menge der eingedrungenen Spaltpilze
abhängt. Hat der Verwundete z. B. eine Thränensackeiterung, so
entsteht ein „kriechendes Geschwür" (S. 228); ist ein gutartiger

alter Bindehautkatarrh vorhanden, so entsteht ein Geschwür, das
etwa einem katarrhalischen (S. 233) an die Seite zu stellen ist.

Für die Behandlung einer frischen, nicht infizierten und
kleinen Wunde genügt ein antiseptischer Schlußverband. Ist die
Wunde größer oder die Reizung sehr stark, so füge man Atropin
hinzu. Wenn Iris vorliegt, so kann man versuchen, sie mit Hilfe
eines kleinen Spatels in ihre Lage zurückzubringen
und durch Eserin, Verband und Bettruhe darin
zu erhalten. Gelingt das nicht, so faßt man das
vorgefallene Stück mit einer Irispinzette (Fig. 89),
zieht es an und schneidet mit einem Scherenschlage ab, kurz man vollzieht eine Irisausschneidung (S. 284).

2. Fremdkörper. Die weitaus häufigste
Hornhautverletzung besteht in dem Eindringen
eines Fremdkörpers, und zwar sind unter den
Fremdkörpern wiederum die Metallsplitter, besonders die kleinen Eisenspänchen das häufigste Vorkommnis. Jeder Fremdkörper bringt die oft erwähnten Zeichen der Hornhautentzündung hervor:

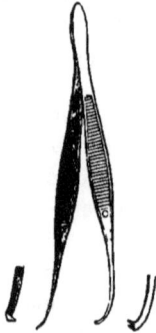

Fig. 89.
Irispinzette.

in welchem Maße, das hängt ganz von der Beschaffenheit des Fremdkörpers ab. War er mit Spaltpilzen beladen, wie das z. B. bei
Hackensplittern meist der Fall ist, so entsteht ein „kriechendes Geschwür". War er keimfrei, wie z. B. die in glühendem Zustande
aufliegenden Metallsplitter, so kommt nur die mechanische, thermische und chemische Wirkung in Betracht. Daß die thermische
Wirkung nicht über die unmittelbare Verbrennung hinausreicht,
ist durch zahllose Versuche mit der Glühschlinge bewiesen: kleine
keimfreie Brandwunden heilen ungemein schnell. Die chemische
Wirkung äußert sich bei einem Eisensplitter darin, daß er sich mit
einem braunen Ringe umgiebt, d. h. die unmittelbar angrenzende
Hornhaut mit Rost (Eisenoxyd) färbt. Auch die Entzündung darf
bei Eisen- und Kupfersplittern zum größten Teil der chemischen
Wirkung zugeschrieben werden. Wo eine solche ganz ausgeschlossen
ist, z. B. bei Glassplittern, genügt doch schon die mechanische
Wirkung, um Reizerscheinungen auszulösen, da Liddruck und Lidbewegungen den Fremdkörper in die nervenreiche Hornhaut hinein-
pressen.

Das Auffinden des Fremdkörpers ist keineswegs immer leicht,
besonders dann nicht, wenn der Kranke nicht weiß, daß er einen
Fremdkörper in der Hornhaut hat. Es kommt daher immer wieder
vor, daß Fremdkörper übersehen werden. Man entgeht dem am

sichersten durch strenges Einhalten der auf S. 131 empfohlenen planmäßigen Untersuchung von der Oberfläche in die Tiefe des Auges. Der Erfahrene wird auch ohne Angabe des Kranken auf das Vorhandensein eines Fremdkörpers durch eine eigentümliche zarte rosenrote Injektion aufmerksam gemacht. Man sieht dunkele Fremdkörper am besten gegen den verhältnismäßig hellen Hintergrund der Iris. Sollte der Fremdkörper bei der einfachen Betrachtung nicht gefunden werden, so greife man zur seitlichen Beleuchtung (S. 87), zur Durchleuchtung (S. 107) und endlich zur Fluorescinprobe; bei Anwendung des Fluorescins umgiebt sich der Fremdkörper mit einem verräterischen grünen Hofe.

Wird der Fremdkörper nicht entfernt, so heilt er nur ganz ausnahmsweise ein. Fast immer entsteht um ihn eine Zellinfiltration, die das unmittelbar angrenzende Gewebe einschmilzt, dadurch den Fremdkörper flott macht und seine Wegspülung durch die Thränen ermöglicht. Natürlich vollzieht sich dieser Vorgang unter entzündlichen Erscheinungen ziemlich langsam und öffnet einer Infektion Thür und Thor.

Die ärztliche Behandlung ist daher auf sofortige Entfernung des Fremdkörpers bedacht. Man führt sie mittels eines kleinen Hohlmeißels (Fig. 90) aus. Zuvor ist die Hornhaut durch keimfreie Cocainlösung unempfindlich zu machen. Dem Kranken wird irgend ein Punkt zum Fixieren angewiesen. Die linke Hand des Arztes hebt das obere Lid und drückt zugleich sanft auf den Augapfel, um zu seiner Ruhigstellung beizutragen. Sitzt der Fremdkörper sehr tief in der Hornhaut, so kann er durch ungeeignetes Vorgehen des Arztes in die vordere Kammer gestoßen werden. Das wäre ein sehr bedenklicher Zufall! Der Fremdkörper würde in die Kammerbucht fallen und damit dem Blicke des Arztes entzogen sein. Man soll deshalb bei tiefsitzenden oder gar in die vordere Kammer vorragenden Fremdkörpern ein schmales Lanzenmesser (Fig. 79 S. 211), wie zur Irisausschneidung, in die vordere Kammer einführen, mit der Fläche des Lanzenmessers gegen die Rückfläche der Hornhaut drücken und nunmehr auf der sicheren Unterlage der Lanzenklinge die Entbindung des Fremdkörpers vornehmen.

Fig. 90. Hohlmeißel.

Nach Entfernung des Fremdkörpers hat man eine Hornhautwunde vor sich und dieselbe nach eben gegebenen Regeln zu behandeln.

3. Verbrennungen der Hornhaut durch Wasserdämpfe, flüssige Metalle, Pulver- und Dynamitexplosionen und, im weiteren Sinne

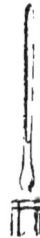

des Wortes, durch ätzende Chemikalien betreffen in der Regel gleichzeitig Lider und Bindehaut, ja die Bindehaut sogar meist stärker
als die Hornhaut. Es sei daher auf S. 214 verwiesen. Das Beteiligt-
sein der Hornhaut erkennt man an einer diffusen Trübung und
Unempfindlichkeit.

Die Vorhersage richtet sich nach Ausdehnung und Tiefe der
Verbrennung. Ist bloß das Epithel abgestorben, so erfolgt völlige
Wiederherstellung ohne bleibende Trübung. Ist eigentliche Horn-
hautsubstanz mit verschorft, so kommt es zur Abstoßung des toten
Gewebes und Heilung unter Narbenbildung. Der Grad der Unempfindlichkeit giebt einen Anhaltspunkt für die Tiefe der Verbrennung. Hinsichtlich der Behandlung siehe S. 214.

4. Erfrierungen. Es sind in den Fachschriften Mitteilungen
vorhanden über Geschwüre der Hornhautmitte, die nach Ansicht
des behandelnden Arztes durch die Einwirkung starker Winterkälte
entstanden waren.

III. Hornhauttrübungen nicht entzündlicher Natur.

1. Der Greisenbogen (Gerontoxon[1], arcus senilis). Bei alten, gelegentlich auch bei jüngeren Leuten entsteht eine ringförmige Trübung des Hornhautrandes, die sich von anderen randständigen Trübungen dadurch unterscheidet, daß der alleräußerste Rand der Hornhaut durchsichtig ist.
Man sieht demnach einen 1,5 bis 2 mm breiten grau-weißen Ring, von einem
äußerst schmalen dunkeln, an die Lederhaut grenzenden Ringe (der durchscheinenden Iris) umgeben. Das Epithel über dem Trübungsringe spiegelt
tadellos. Nach Fuchs beruht die Trübung auf Einlagerung hyaliner Schollen,
die sich aus dem ernährenden Saftstrome als unlösliche Form des Eiweißes
zwischen den Hornhautlamellen niedergeschlagen haben. Ein Nachteil erwächst
aus dem Greisenbogen in Anbetracht seiner Randständigkeit nicht.

Ich glaube, daß die gleiche Entartung auch in den mittleren Teilen der
Hornhaut vorkommt. Denn bereits zweimal habe ich Hornhauttrübungen ohne
irgendwelche Reizerscheinungen und ohne vorausgegangene Entzündung beobachtet, die sich von der „bandförmigen" (S. 254) durch tadellos spiegelndes
Epithel, Verschwommenheit der Grenzen und Verbreitung über den größten
Teil der Hornhaut unterschieden. Bei dem zweiten Falle traf diese doppelseitige Trübung mit Greisenbogen von ungewöhnlicher Breite und Sättigung
zusammen.

2. Cocaintrübung. Die segensvollste Bereicherung des neu-
zeitlichen augenärztlichen Arzeneischatzes darf man wohl in dem

---

[1] ὁ γέρων der Greis, τὸ τόξον der Bogen.

durch KOLLER eingeführten Cocain sehen. Aber auch dieses, jetzt schon unentbehrliche Mittel hat sich gelegentlich als verräterischer Freund bewiesen, indem es den Erfolg mancher Starausziehung durch eine unheilbare diffuse Hornhauttrübung zu nichte machte. Selbst wer diese schmerzliche Erfahrung nicht selber gemacht hat, wird häufig genug die ersten Anfänge einer Cocaintrübung als Mattwerden der Hornhautoberfläche beobachtet haben. Die Trübung hat, wie WÜRDINGER zeigte, zwei Ursachen, einmal die „lymphatische Anämie" und zweitens die Vertrocknung der nicht von Lidern bedeckten Hornhaut. Mit dem, nicht sehr treffenden, Ausdrucke „lymphatische Anämie"[1] bezeichnet WÜRDINGER die Thatsache, daß durch Cocain die Hornhaut, besonders die Hornhautmitte dünner und ärmer an Gewebssaft wird. Wenn ein solches Auge sich nicht schließen kann, so findet eine schnelle Vertrocknung statt. Dazu kommt, daß die Hornhaut in diesem Zustande außerordentlich geneigt ist, darüber gegossene arzeneiliche Flüssigkeiten, z. B. Sublimatlösung, aufzunehmen und sich infolgedessen noch stärker zu trüben. Um Cocaintrübungen zu vermeiden, soll man also zwischen je zwei Eintropfungen das Auge schließen lassen und mit einem nassen Wattebausch bedecken und während der Operation das Auge nicht länger als unumgänglich notwendig ist, offen halten. Leichte Grade von Cocaintrübung verschwinden spurlos. Die bleibenden waren wohl meist Cocain-Sublimattrübungen. WÜRDINGER zog daraus die Regel, die Desinfektion des Operationsfeldes thunlichst vor der Cocainisierung vorzunehmen.

3. Streifenkeratitis. Ein anderes Heilmittel, der Verband, ist gleichfalls imstande Hornhauttrübungen zu erzeugen, besonders dann, wenn er zu fest angelegt war. Sie zeigen sich als zarte hellgraue Streifen, welche die Hornhaut kreuz und quer durchziehen, so daß sie etwa das Aussehen einer von Sprüngen durchsetzten Eisfläche bekommt. Wahrscheinlich beruhen die Streifen auf Faltenbildungen in der Hornhaut. Am häufigsten bekommt man eine Streifenkeratitis nach Starausziehung zu sehen. Die Streifen stehen senkrecht auf dem Schnitte und ziehen von da leicht divergierend mehr oder weniger weit in die Hornhaut hinein, manchmal bis zum gegenüberliegenden Rande.

KNIES ist wohl der erste gewesen, der auch die Streifenkeratitis nach Staroperationen als Faltenbildung erklärt hat. HESS hat dann neuerdings den Beweis versucht, daß jene Streifen Falten der DESCEMETI'schen Haut seien. Sie pflegen im Laufe von ein bis zwei

---

[1] τὸ αἷμα das Blut!

Wochen zu verschwinden; doch sind auch Fälle beobachtet, wo sie dauernd blieben.

4. **Drucktrübung.** Wenn man ein Tierauge zwischen Daumen und Zeigefinger nimmt und kräftig drückt, so wird die Hornhaut weiß und undurchsichtig. Diese durch Druck entstehende Trübung kann auch beim Menschen beobachtet werden, wenn man mit einem nicht ganz spitzen Messer in die Hornhaut einzustechen versucht; die Hornhaut trübt sich dann in der Umgebung der Messerspitze. Der Trübung liegen keinerlei anatomische Veränderungen zu Grunde, was aus der augenblicklichen Wiederherstellung der Durchsichtigkeit bei Nachlaß des Druckes deutlich hervorgeht. Die Trübung beruht nach FLEISCHL auf der verschieden starken Spannung der einzelnen Fasern; die am stärksten gespannten sollen doppeltbrechend werden, und der Wechsel von stärker und schwächer brechenden Fasern die Durchsichtigkeit vernichten.

Die Vermutung liegt nahe, daß die Hornhauttrübung infolge von **Steigerung des Binnendruckes**, bei grünem Star, ebenso zu erklären sei. Indes hat eine Untersuchung von FUCHS gelehrt, daß dem nicht so ist. Schon der Umstand, daß die glaukomatöse Hornhauttrübung zwar schnell, aber nicht augenblicklich verschwinde, spreche gegen eine Wesensgleichheit. Dann aber habe sich als Ursache der glaukomatösen Hornhauttrübung eine anatomische Veränderung nachweisen lassen, die FUCHS als „Ödem aller Hornhautschichten" bezeichnet; die „eigentliche Hornhaut" zeigte statt des normalen dichten gleichmäßigen Gefüges ein aufgelockertes Aussehen; die Nervenkanäle seien erweitert; unter dem Epithel fanden sich Tröpfchen einer Flüssigkeit. Diesen Tröpfchen wird das matte oder gar gestichelte Aussehen einer glaukomatösen Hornhaut zugeschrieben. Es zeigt sich am stärksten in der Hornhautmitte.

5. **Die bandförmige Trübung** befällt den in der Lidspalte zu Tage liegenden Hornhautteil. In der Regel beginnt die Trübung an zwei Stellen, an der Schläfen- und an der Nasenseite der Hornhaut. Die beiden Trübungen wachsen sich entgegen, vereinigen sich in der Hornhautmitte und bilden nun das 3 bis 5 mm breite Band, das der Krankheit den Namen giebt. Die Trübung sieht schmutzig hellgrau und gleichmäßig aus; erst bei Lupenbetrachtung erkennt man Punkte und Streifen. Die Oberfläche der Hornhaut ist meistens matt und fein zerstippt. Die Krankheit befällt in der Regel beide Augen und braucht Jahre zu ihrer Entwickelung, die ohne jedes Zeichen von Entzündung vor sich geht. Die Sehstörung ist die einzige Klage der Kranken. Man nimmt an, daß eine kalkige Entartung der vordersten Hornhautschichten das Wesen dieser Krankheit ist. Sie tritt an sonst gesunden Augen älterer Personen auf oder an Augen, die durch grünen Star oder durch Iridocyklitis in ihrer Ernährung schon tief gestört sind.

Die **Behandlung** vermag wenig. Wenn grüner Star zu Grunde liegt, so kann eine Irisausschneidung Hilfe bringen. Bei sonst gesunden Augen hat man Abkratzung der oberflächlichen Trübungen versucht.

6. **Narbentrübung.** Alle Verletzungen und Geschwüre der Hornhaut, welche die BOWMANN'sche Haut durchsetzt und in die „eigentliche Hornhaut" übergegriffen haben, auch manche „Hornhautentzündungen ohne Geschwür" heilen mit Hinterlassung einer

Trübung, die man als Leukom,[1] Fleck (macula) und Wölkchen
(nubecula) unterscheidet. Leukom nennt man eine Trübung, die fast
alles auffallende Licht zurückwirft und daher dem Betrachter als
weißer Fleck erscheint. „Hornhautflecke" nennt man die weniger
dichten Trübungen, die einen großen Teil des auffallenden Lichtes
durchlassen, daher nicht weiß aussehen, sondern blaugrau, und überhaupt nur sichtbar sind, wenn das Auge so steht, daß die schwarze
Pupille den Hintergrund für den Fleck bildet. Das „Hornhautwölkchen"
ist eine durchscheinende, äußerst zarte Trübung, die fast alles auffallende Licht durchläßt und daher nur mit optischen Hilfsmitteln
(S. 87) nachzuweisen ist. Selbstverständlich kommen alle erdenklichen Übergänge vom Leukom bis zur Nubecula vor.

Besonders weiß sehen Narben aus, welche Bleiniederschläge enthalten.
Es wurden nämlich früher häufiger als jetzt gegen alle erdenklichen Augenentzündungen Bleiwasserumschläge angewendet. War ein Hornhautgeschwür
vorhanden, so heilte der Bleiniederschlag mit ein. Jedes Geschwür ver-
bietet daher unbedingt Bleilösungen.

Der Kranke sucht ärztliche Hilfe entweder wegen der Entstellung durch ein Leukom oder wegen der Sehstörung durch irgend
eine der Trübungen, oder endlich wegen eines auf der Narbe entstandenen Geschwüres, Narbenkeratitis. Selbstverständlich kennt
der Kranke bei Fleck und Wölkchen keineswegs immer den Grund
seines Schlechtsehens: ja er klagt wohl gar nicht über Sehschwäche,
sondern über „Kurzsichtigkeit", weil er unwillkürlich das Buch nahe
an die Augen hält, um den Druck unter möglichst großem Gesichtswinkel zu sehen. Man thut daher gut, vor jeder Augenspiegeluntersuchung und nach jeder „Sehschärfemessung
mit Fehlbetrag" die Hornhaut mit seitlicher Beleuchtung
genau abzusuchen.

Der Grad der Sehstörung hängt von Sitz und Natur der
Trübung ab. Eine randständige, neben der Pupille liegende Trübung schädigt natürlich an sich das Sehen gar nicht. Doch
büßen die klaren Hornhautteile bei der Heilung eines großen
randständigen Geschwüres, namentlich nach Durchbruch und Einheilung der Iris, meistens die Regelmäßigkeit ihrer Krümmung ein:
es entsteht unregelmäßiger Astigmatismus, der die Sehschärfe
erheblich schädigen muss. Trübungen, die ganz oder teilweise vor
der Pupille sitzen, stören je nach ihrer Art in sehr verschiedenem
Grade. Ein Leukom, das völlig scharf begrenzt, völlig undurchlässig
für Licht ist und nur einen Teil der Pupille verdeckt, würde die

---

[1] λεύκωμα weißer Fleck.

Sehschärfe gar nicht beschädigen, da neben diesem Leukome noch
genug Lichtstrahlen, und zwar mit normaler Brechung zur Netzhaut
gelangen könnten. Solche Leukome giebt es aber nicht; keines
ist völlig scharf begrenzt, keines ist völlig undurchlässig für Licht;
und endlich sind die unmittelbar angrenzenden durchsichtigen Hornhautteile stets unregelmäßig astigmatisch. Immerhin kann trotz
eines central gelegenen Leukomes eine ganz leidliche Sehschärfe
vorhanden sein. Hornhautflecke stören übrigens auch dadurch, daß
die einzelnen Teilchen des Fleckes gleichsam selbstleuchtend werden
und die ganze Netzhaut mit einem diffusen Lichtschimmer über-
fluten. Von dem Maße der Sehstörung kann sich der Arzt eine
ungefähre Vorstellung mit dem Augenspiegel verschaffen: je ver-
schleierter der Arzt den Augenhintergrund des Kranken sieht, desto
schlechter wird auch der Kranke die Außenwelt sehen.

Wie kann man einem solchen Kranken helfen? Gegen die Entstellung hat WECKER die Tätowierung ersonnen. Sie besteht darin,
daß man eine in Tusche oder Sepia getauchte Nadel, bezw. einen
Satz von Nadeln, selbstverständlich unter antiseptischen Vorsichtsmaßregeln, schräg in die weiße Hornhautnarbe einsticht. Jede Nadel
setzt eine gewisse Menge von Farbkörnchen in ihrem Stichkanale
ab, wo sie, zum Teile wenigstens, einheilen. Ein anderer Teil freilich wird durch den Lymphstrom verschleppt und deshalb muß die
Tätowierung mehreremals wiederholt werden, um eine dauernde
Schwärzung des Leukomes zu bewirken. In gut gelungenen Fällen
soll die Tätowierung auch auf das Sehvermögen günstig eingewirkt
haben, indem sie das vorher nur halb undurchsichtige Leukom völlig
undurchlässig für Lichtstrahlen machte.

Gegen die Sehstörung steht uns eine Reihe von Mitteln zu
Gebote. Vor allem muß man feststellen, ob die gerade vorliegende
Trübung auch wirklich eine reine Narbentrübung ist, oder ob sie
vielleicht zum Teile auf Resten entzündlicher Infiltration
beruht. In diesem Falle findet man das Auge nicht völlig reiz-
frei: es verrät sich das gerade bei einer länger dauernden Untersuchung gerne durch Auftreten von Ciliarinjektion. Man findet
ferner, daß die Oberfläche der getrübten Stelle feine Unregelmäßigkeiten zeigt, daß die Trübung nicht scharf begrenzt ist, sondern
sich allmählich ins Gesunde verliert, endlich — und dies ist wohl
das zuverlässigste Zeichen — daß noch Blutgefäße bis in die getrübte Stelle reichen. Falls auch nur Verdacht auf Reste von entzündlicher Infiltration vorhanden ist, soll man durch lange fortgesetzte Massage mit gelber Salbe aufhellen, was noch aufzuhellen
ist. Beiläufig sei bemerkt, daß bei sehr jungen Kindern selbst

wirkliches Narbengewebe im Laufe der Monate und Jahre noch
bedeutend heller werden kann, indem es dem eigentlichen Hornhautgewebe zwar nicht gleich, aber sehr ähnlich wird. Ist nun ein
endgültiger Zustand erreicht, so kann man den Versuch machen,
durch Hohlgläser die Sehschärfe zu bessern. Das gelingt zuweilen
trotz fehlender Kurzsichtigkeit deshalb, weil das Hohlglas eine
Accommodationsleistung und infolge davon eine Pupillenverengerung
auslöst, die durch Abblendung des diffusen Lichtes günstig wirkt. Endlich haben wir operative Hilfsmittel, „die optische Irisausschneidung“
und andererseits, das Aufpfropfen von durchsichtiger Hornhaut an
Stelle ganz oder teilweise getrübter, „die Keratoplastik“. Die optische Irisausschneidung hat nur dann Aussicht auf Erfolg, wenn
noch ein durchsichtiger Hornhautteil vorhanden ist, hinter dem
man eine künstliche Pupille anlegen kann. Dies zu entscheiden ist
nicht immer leicht, da zarte Trübungen gegen den verhältnismäßig
hellen Hintergrund der Iris nicht gut zu sehen sind. Zuweilen kann
man sich durch Erweitern der natürlichen Pupille und Verwendung
geeigneter Blenden ein Urteil bilden, welche Verbesserung der Sehschärfe von der künstlichen Pupille zu erwarten ist. Hat man die
Wahl, so soll man die optische Irisausschneidung nach unten innen
ausführen, weil die Gesichtslinie unten innen vom Hornhautcentrum
durch die Hornhaut geht (S. 74).

Falls die Wahl frei steht — was sehr selten der Fall — würde ich vor-
ziehen, die künstliche Pupille nach oben anzulegen, weil dann das obere Lid
die künstliche Pupille je nach Bedarf enger und weiter einstellen kann. Die
optische Irisausschneidung fällt nämlich fast immer größer und randständiger
aus, als vom Arzte beabsichtigt war. Deshalb hat SCHÜLER vorgeschlagen, statt
der optischen Irisausschneidung bloß den Irisschnitt (Iridotomie) zu machen.
Dadurch entstehe eine schlitzförmige Pupille, die namentlich beim Nahesehen
weit bessere Sehschärfe gebe, als die Irisausschneidung. Ob diese durch das
SCHÜLER'sche Verfahren verdrängt werden wird, ist noch zweifelhaft.

Die Pfropfung von durchsichtiger Hornhaut ist das Hilfsmittel
der Zukunft. Bis jetzt nämlich ist noch kein Verfahren gefunden,
mit dem man eine getrübte Hornhaut durch eine klare ersetzen
könnte. Der Ersatz selber ist zwar nicht schwer: die Anheilung
erfolgt ohne Schwierigkeit. Allein die angeheilte Hornhaut vermag
unter den neuen Verhältnissen ihre Durchsichtigkeit nicht zu be-
wahren; sie trübt sich und vereitelt also den Zweck des Eingriffes.
v. HIPPEL hat einigen Erfolg mit Hornhautpropfung erzielt, indem
er sich darauf beschränkte, ein Hornhautstückchen bis zur DES-
CEMETI'schen Haut mittels Trepanes herauszuschneiden und ein
entsprechendes Stückchen Kaninchenhornhaut aufzuheilen. Auch
KUHNT hat bei einem so operierten Falle guten Erfolg erzielt. Es

ist aber klar, daß das v. HIPPEL'sche Verfahren, selbst wenn es
Gemeingut der Augenärzte werden sollte, nur eine Abschlagszahlung
auf die eigentliche Keratoplastik ist, bei der die Hornhaut in ihrer
ganzen Dicke ausgeschnitten und durch tierische ersetzt wird.

Seit Jahren bemühe ich mich, durch Aufnähen embryonaler Hornhäute
zum Ziele zu kommen.

IV. Vorbauchungen der Hornhaut.

1. Staphyloma[1] corneae nennt man Hornhautnarben, die mit
Iris verwachsen und knopfförmig vorgebaucht sind. Man unterscheidet ein teilweises (partielles) und ein vollständiges (totales)
Staphylom, je nachdem ein Stück oder die ganze Hornhaut in
vorgebauchte Narbe verwandelt ist.

Über die Entstehung dieses Zustandes ist auf S. 224 und 225
schon einiges gesagt worden. Es bleibt hier nur noch zu erklären,
wie es kommt, daß die Hornhautnarbe nicht wie andere Narben sich
zusammenzieht, sondern im Gegenteile sich mehr und mehr vorbaucht und dadurch einer wachsenden Geschwulst ähnlich wird.
Durch die Anlötung der Iris an die narbige Hornhaut kommt es
zu einer Zerrung des Strahlenkörpers, jenes blut- und nervenreichen
Teiles der mittleren Augenhaut, von der das Kammerwasser abgesondert wird. Reizung des Strahlenkörpers — so denkt man —
vermehrt die Absonderung; dadurch steigt der Binnendruck des
Auges; der vermehrte Binnendruck baucht die Narbe stärker vor;
diese zerrt nun wieder stärker am Strahlenkörper und damit ist der
circulus vitiosus geschlossen.

Die Vorbauchung kann stille stehen, kann aber auch immer
weitere Fortschritte machen, bis endlich das Staphylom platzt. Dann
fließt das Kammerwasser ab und das Staphylom fällt zusammen.
Aber die Besserung ist nicht von Dauer. Die Durchbruchsstelle
schließt sich, der Raum zwischen Linse und Iris (die hintere Kammer)
füllt sich wieder und bald hat das Staphylom die alte Größe erreicht. Es kann sich dieser Vorgang mehreremals wiederholen, bis
endlich einmal die Durchbruchsstelle zur Eingangspforte für Spaltpilze wird und eine Vereiterung des Augapfels (Panophthalmitis) den
Abschluß bildet.

---

[1] ἡ σταφυλή, die Weintraube; manche Hornhautstaphylome haben wegen
des dunkelblau durchschimmernden Irispigmentes eine gewisse Ähnlichkeit mit
einer blauen Weinbeere.

Drucksteigerung als Folge von langdauernder mechanischer Reizung des Strahlenkörpers ist eine Annahme, keine unbestrittene Thatsache. Man kann die Drucksteigerung, bei manchen Staphylomen wenigstens, auch anders erklären. Wenn das Staphylom ein vollständiges ist, so fehlt eine vordere Kammer gänzlich; mithin ist auch die Kammerbucht, der physiologische Abflußweg des Kammerwassers nicht mehr vorhanden. Die Drucksteigerung wäre also nicht auf vermehrte Absonderung, sondern auf verhinderten Abfluß von Kammerwasser zu beziehen.

Das Erkennen eines Staphylomes ist leicht. Bei dem teilweisen (partiellen) bedeckt ein kegelförmiger Knopf einen Teil, und zwar in der Regel den unteren, der durchsichtigen Hornhaut. Die Farbe des undurchsichtigen Knopfes ist verschieden, je nachdem das Narbengewebe dicker oder dünner ist und demgemäß die mit ihm verwachsene Iris schwächer oder stärker durchschimmern läßt. Die Farbe des Narbengewebes ist weiß oder mattgelb, die des Irispigmentes schwarz; demnach giebt es Staphylome von weißer, gelber, blauweißer und blauschwarzer Färbung. Auch etwas Rot kann der Farbe des Staphylomes dadurch beigemischt sein, daß Blutgefäße von der Bindehaut des Augapfels in das Narbengewebe ziehen. Das vollständige (totale) Staphylom (Fig. 91) hat meist eine kugelige, gelegentlich auch eine unregelmäßige Gestalt. In der Regel ist der äußerste Hornhautrand bei der Vereiterung der Hornhaut nicht mit geschmolzen; er ist verhältnismäßig durchsichtig geblieben und läßt die Iris durchschimmern. Ist es zur Drucksteigerung gekommen, so verstreicht die Rinne zwischen Hornhaut und Lederhaut allmählich.

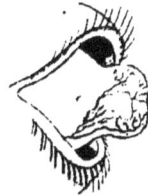

Fig. 91.
Totales Staphylom,
nach Sichel.

Der Besitzer eines Staphylomes ist übel dran. Die Entstellung ist noch das kleinste Unglück. Weit schlimmer ist die Beschädigung des Sehvermögens. Selbst ein teilweises Staphylom, das die Pupille ganz oder zum Teile frei läßt, bewirkt hochgradigen „unregelmäßigen Astigmatismus" und schädigt demgemäß das Sehvermögen. Bei einem vollständigen Staphylome ist von Sehen schon gar nicht mehr die Rede; nur hell und dunkel wird noch unterschieden. Wenn das andere Auge unversehrt ist, würde sich ja mancher mit dem kläglichen Zustande des kranken Auges abfinden. Aber es läßt dem Kranken keine Ruhe! Der vorspringende Knopf kommt beim Lidschlag und bei Augenbewegungen mit den Lidrändern in unsanfte Berührung, ja kann möglicherweise den vollständigen Lidschluß verhindern. Die Folge ist ein schmerzhafter Entzündungszustand, und bei mangelhaftem Lidschlusse Ver-

17*

trocknung oder gar Verschwärung des unbedeckten Staphylomteiles.
Dazu kommt die Erkrankung der tieferen Teile des Auges (Sekundär-
glaukom), die zu den heftigsten Schmerzen (Ciliarneuralgie) und zur
Atrophie des Sehnerven führt.

Die Behandlung hat am meisten Aussicht auf Erfolg, wenn
sie vom Kranken frühzeitig gesucht wird, d. h. zu einer Zeit, wo
man den Zustand noch als bloßen Irisvorfall bezeichnen darf. Durch
Abtragen des Vorfalles, Eserin, Bettruhe und lange fortgesetzte
Druckverbände gelingt es meist, eine flache und feste Narbe zu erzielen und das Auge endgültig zur Ruhe zu bringen.

Die Abtragung eines Irisvorfalles kann man nicht etwa mit einem Scherenschlage ausführen, da das glatte Knöpfchen den Scherenblättern regelmäßig
entschlüpft. Man muß vielmehr mit einem GRÄFE'schen Schmalmesser (Fig. 126,
S. 356) den Vorfall an seiner Grundfläche mitten durchstechen und in der Ebene
der Grundfläche ausschneiden. Das nunmehr freigewordene Läppchen faßt
man mit einer gezahnten Pinzette und schneidet es mit Messer oder Schere
vollends ab.

Ist diese erste Stufe schon überschritten und eine Fixierung
des Irisvorfalles durch Narbengewebe eingetreten, so versucht man,
durch eine Irisausschneidung den Binnendruck des Auges herabzusetzen und dadurch eine Abflachung der Narbe herbeizuführen.
Selbstverständlich wird man die Irisausschneidung da vornehmen,
wo eine künstliche Pupille dem Sehen voraussichtlich Vorteil bringt.
Wächst das Staphylom trotz Irisausschneidung und lange fortgesetzten Verbänden weiter, so schreitet man zur Abtragung des
Staphylomes selber. Bei einem „vollständigen Staphylom" giebt es
natürlich eine ziemlich große Wunde, in welcher die Linse offen zu
Tage liegt; da sie meist ohnehin schon getrübt ist, läßt man sie am
besten gleich heraus. Die klaffende Wunde wird mit zwei bis
drei Nähten geschlossen, entweder indem man die Schnittränder
aneinander näht, oder indem man die Bindehaut des Augapfels vom
Limbus gegen den Äquator zu frei macht und dann mit Nähten
über die Wunde zieht. Auf Wiederherstellung von Sehvermögen
wird dabei natürlich nicht gerechnet, sondern nur auf einen Stumpf
zum Tragen eines Glasauges.

In künftigen Tagen, wenn erst einmal die Keratoplastik erfunden ist, wird
man selbstverständlich an die Stelle des abgetragenen Staphylomes eine neue
durchsichtige Hornhaut aufnähen.

Kommt das Staphylom zur Behandlung, nachdem das Auge bereits durch Drucksteigerung und Sehnervenatrophie völlig erblindet
ist, so ist die Auskernung (enucleatio) des Auges in Erwägung zu
ziehen. Jedenfalls darf mit diesem Eingriffe nicht gezögert werden.

wenn ein schleichender Entzündungszustand des staphylomkranken
Auges die Befürchtung einer sympathischen Erkrankung des
zweiten nahe legt.

2. Hornhautkegel, „Keratokonus" (Fig. 92), nennt man die
Vorbauchung der Hornhaut in Form eines abgestumpften Kegels.
Die Hornhaut ist klar, die Iris in keiner Weise beteiligt. Die ab-
gerundete Spitze des Kegels nimmt etwa die Mitte der Hornhaut
ein und ist nur den dritten Teil so dick (0,3 mm) wie eine normale
Hornhautmitte (0,9 mm). Die Seitenwände des Kegels sind sogar
dicker als die Randteile einer normalen (1,1 mm) Hornhaut.

Läßt man ein Quartblatt oder das Quadrat des Keratoskopes
(S. 84) auf der Kuppe des Hornhautkegels sich spiegeln, so sieht
man ein sehr kleines Spiegelbild; die verschiedenen seitlichen
Punkte liefern von der Hornhautmitte nach dem Rande zu
immer größere Spiegelbilder. Daraus konnte in einem Falle
v. Gräfe's berechnet werden, daß die Hornhautmitte den Krümmungshalbmesser einer Erbse, die Randteile den einer kleinen Kartoffel
hatten. Eine so beschaffene Hornhaut kann scharfe Netzhautbilder selbstverständlich nicht liefern. Demgemäß sehen denn auch
die Kranken äußerst schlecht; z. B. S = $^1/_{36}$. Da auch seitlich gesehene Gegenstände sehr undeutlich erscheinen, so ist es dem Kranken
sehr erschwert, sich in fremder Umgebung zurecht zu finden. Die
ausdrückliche Klage des Kranken
lautet meist auf Vielfachsehen
(Polyopia monocularis) und auf
Reizbarkeit der Augen, die sich
aus der unvermeidlichen Blendung
leicht erklären läßt.

Um einen voll entwickelten
Hornhautkegel zu erkennen, braucht
man den Kranken nur von der
Seite zu betrachten; die zucker-
hutartig vorragende durchsichtige
Hornhaut (Fig. 92) macht den Sachverhalt sofort klar. Im Beginne
der Erkrankung dagegen kann die

Fig. 92. Keratokonus, nach A. v. Gräfe.

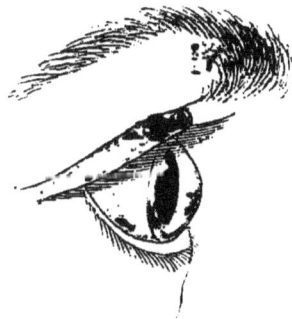

geringe Vorbauchung leicht übersehen werden; sorgfältige Anwendung
der Keratoskopie bezw. des Ophthalmometers wird davor schützen.
Auch auf der letzten Stufe der Entwickelung kann die Diagnose
schwierig werden, weil sich schließlich die Kuppe trübt und den
Gedanken an ein geheiltes Geschwür nahe legt.

Die Entwickelungsgeschichte des Hornhautkegels ist dunkel. Man weiß, daß er bei jugendlichen Personen, zwischen 15 und 25 Jahren, ohne jede entzündliche Erscheinung entsteht, daß seine Fortschritte äußerst langsam sind, zuweilen ganz plötzlich eine lebhafte Gangart einschlagen, daß die Entwickelung auf jeder Stufe stillstehen kann und daß Durchbrüche selbst bei stärkster Ausbildung nicht vorkommen. Man nimmt an, daß eine zu geringe **Dicke der Hornhautmitte** die Ursache sei. Ob die Hornhautmitte von Geburt an zu dünn ist und warum sie erst in der reiferen Jugend dem Binnendrucke der vorderen Kammer nachgiebt, das sind offene Fragen. Ein Versuch der Beantwortung ist von His gemacht worden. Er kratzte Kaninchen das Endothel der Hornhautmitte weg, fand, daß die hintersten Schichten der Hornhaut trüb wurden und gleichzeitig die ganze Hornhautmitte sich vorbauchte. Die Trübung verschwand, die Vorbauchung blieb. Vielleicht, daß auch beim Menschen eine **Erkrankung des Endotheles** die Widerstandskraft der Hornhautmitte untergräbt.

Behandlung. Meist läßt sich durch sehr starke Hohlgläser die Sehschärfe verbessern, weil die Hornhautkuppe optisch am einflußreichsten ist. Noch wirksamer sind die von RÄHLMANN ersonnenen **hyperbolischen** Brillengläser: sie zerstreuen Strahlen, welche durch die Mitte des Glases gehen, **stark**, Strahlen, die durch die seitlichen Teile gehen, **schwach**, gleichen also die ungleiche Sammlung von seiten der einzelnen Hornhautabschnitte wieder aus. Das Mißliche ist nur, daß ein solches hyperbolisches Glas mit der hyperbolischen Hornhaut ganz genau centriert sein muß; sobald der Kranke sein Auge hinter der Brille auch nur wenig seitwärts wendet, hört die Ausgleichung auf und er ist schlimmer daran als zuvor. Die besten Erfolge sind, wie es scheint, immer noch auf operativem Wege erzielt worden. Man zerstört die Kuppe des Kegels durch Ausschneiden oder Ätzen. An ihrer Statt entsteht dann eine widerstandsfähige Narbe. Aber freilich, die Narbe ist undurchsichtig und somit ein hoher Preis für die erzielte Abflachung der ganzen Hornhaut. Es muß daher eine optische Irisausschneidung nachgeschickt werden.

Ich habe vorgeschlagen, den Hornhautkegel mit „Kontaktbrille" zu behandeln, d. h. mit einem geschliffenen Gläschen, das die Form eines normal gebauten vorderen Augenabschnittes hat und auf das kranke Auge gelegt wird. Der Zwischenraum zwischen Glas und Hornhaut wird mit einer keimfreien Flüssigkeit vom Brechungsvermögen der Hornhaut gefüllt. Damit fällt jeder Einfluß der kegelförmigen Hornhaut auf den Gang der Lichtstrahlen weg. Die Verbesserung der Sehschärfe in geeigneten Fällen von unregelmäßigem Hornhautastigmatismus ist geradezu überraschend. Leider habe ich noch keinen geeigneten Fall für die Benutzung der Kontaktbrille gefunden.

— — Es giebt noch eine zweite Art von Vorbauchung durchsichtiger Hornhaut, die als **Keratoglobus** bezeichnet wird. Sie ist von kugeliger Form und nicht eine Krankheit für sich, sondern Teilerscheinung eines Zustandes, der später als „Kinder-Glaukom" beschrieben wird (S. 410).

Endlich giebt es Vorbauchungen narbiger, also getrübter Hornhaut, die mit Keratokonus und Keratoglobus die Nichtbeteiligung der Iris gemein haben. Man nennt sie Keratektasie.[1] Sie sind die Folge von Hornhautgeschwüren, die nicht zum Durchbruche, wohl aber zu einer Verdünnung der Hornhaut geführt haben, oder von Pannus und anderen nicht geschwürigen Hornhauterkrankungen.

Geschwülste, die von der Hornhaut selber ausgehen, sind die allergrößten Seltenheiten. Verhältnismäßig häufig kommen Neubildungen vor, die im Limbus der Bindehaut entstehen und dann auf die Hornhaut übergreifen. Sie sind auf S. 216 besprochen worden.

Krankheiten der Lederhaut.

I. Entzündungen.

Episkleritis. Entzündungen der Lederhaut sind in der Regel fortgeleitet und zwar von Hornhaut oder Strahlenkörper; sie haben neben der Hauptkrankheit wenig Bedeutung. Die selbständige Entzündung der Lederhaut ist selten. Sie ist eine Herderkrankung und besteht in einem flachen, etwa linsengroßen Buckel, der 3 bis 4 mm vom Hornhautrande entfernt sitzt. Seine Farbe ist gelbrot in der Mitte, blaurot am Rande und in der Umgebung. Bei genauerem Zusehen, etwa mit Hilfe einer guten Lupe erkennt man, daß der Bindehautüberzug des Buckels eine lichtrote Farbe hat. Entleert man die feinsten Bindehautgefäße durch sanften Fingerdruck, so sieht man die blauroten Lederhautgefäße um so deutlicher durchschimmern. Entleert man auch diese Gefäße durch einen etwas stärkeren Druck, so sieht man, daß der Buckel aus kleinsten Höckern von gelblicher Farbe besteht. Der Druck erzeugt mäßigen Schmerz. Der Zustand bleibt einige Wochen unter sehr geringen Beschwerden derselbe; dann verblaßt die Entzündungsröte allmählich, der Buckel flacht sich ab und verschwindet schließlich unter Zurücklassung einer schiefergrauen Verfärbung. Damit hat sich die Krankheit aber keineswegs erschöpft. Nach kürzerer oder längerer Zeit, nach Wochen, Monaten, selbst nach Jahren entsteht ein neuer Buckel neben dem Orte des früheren und hinterläßt gleichfalls einen schiefergrauen Fleck. So geht es weiter, bis schließlich nach Jahren der ganze Streif zwischen dem Hornhautrande und den Sehnenansätzen der vier geraden Augenmuskeln mit Flecken

[1] ἐκτείνω ich dehne aus.

besetzt ist; daher der Name Episkleritis migrans. Zuweilen beschränkt sich die Krankheit nicht auf die Lederhaut, sondern greift in die Hornhaut über. Man hat dann eine Keratitis vor sich, die auf S. 247 als sklerosierende beschrieben wurde. In anderen Fällen greift die Krankheit in die Tiefe, befällt den Strahlenkörper und den vorderen Teil der Aderhaut und wird dann als Sklerochorioiditis anterior (S. 294) bezeichnet. Übrigens ist es noch zweifelhaft, ob diese letztere Form ursprünglich in der Lederhaut sitzt oder von der Aderhaut bezw. dem Strahlenkörper ausgeht.

Die Episkleritis ist leicht zu erkennen, wenn schiefergraue Flecke gleichsam die Erläuterung zu dem gerade vorhandenen Buckel geben. Wenn dies nicht der Fall, kann Verwechselung mit einer Bindehautphlyktäne leicht vorkommen. Um dies zu vermeiden beachte man, daß die Phlyktäne ein mit Zellbrei gefülltes Bläschen der Bindehaut ist, demnach in seiner Mitte nicht mit Gefäßen übersponnen sein kann wie der episkleritische Buckel. Oder die Phlyktäne hat sich in ein seichtes Geschwür verwandelt; da dies bei Episkleritis nicht vorkommt, so ist jetzt die Unterscheidung erst recht leicht. Ferner berücksichtige man, daß bei Episkleritis der Buckel ringsum einen blauroten Entzündungshof zeigt, während bei einer Phlyktäne die nach der Hornhaut gerichtete Seite verhältnismäßig frei von Gefäßen bleibt. In zweifelhaften Fällen entscheidet der Verlauf der Krankheit; eine Phlyktäne hat eine kurze Lebensdauer, die Episkleritis eine lange.

Das Wesen der Krankheit ist dunkel. Man nimmt an, daß sie Folge von Allgemeinerkrankungen sei, und zwar von Gicht, Rheumatismus, Syphilis und Tuberkulose. In Fällen von Episkleritis hat man daher stets auf sonstige Äußerungen dieser vier Krankheiten zu fahnden und hiernach die Behandlung einzurichten.

Die Vorhersage ist günstig, indem zwar lange Dauer, aber wenig Beschwerden und keine Beschädigung des Auges zu gewärtigen sind; auch die Entstellung durch die graublauen Flecke ist nicht von Bedeutung. Die Behandlung ist in erster Linie eine allgemeine. Wenn Gicht nachweisbar ist, so muß die Lebensweise streng geregelt und eine Brunnenkur angeordnet werden. Wenn Gelenkschwellungen vorhanden sind, so ist von salicylsaurem Lithion oder Natron (2,0 bis 3,0 täglich) am meisten zu erwarten. Bei Syphilis und Tuberkulose gelten die bekannten Behandlungsregeln dieser Krankheiten. Gelingt der Nachweis einer der vier genannten Krankheiten nicht, so versuche man jedenfalls eine nachdrückliche Schwitzkur, etwa mit Hilfe von römisch-irischen Bädern. Für die örtliche Behandlung gilt der Grundsatz, daß Reizmittel zu vermeiden sind. Nur bei ganz

schleppendem Verlaufe kann man einen vorsichtigen Versuch mit
Massage (gelbe Salbe) wagen. Bei frischen Ausbrüchen der Krankheit ist von feuchter Wärme und Druckverband wohl am ehesten
etwas zu erwarten. Man kann ganz gut beides mit einander verbinden, indem man über Nacht einen feuchtwarmen Verband mit
Kautschukpapier anlegt. Atropin ist nur angezeigt bei Miterkrankung
der Gefäßhaut (Sclero-chorioiditis anterior). Hat man Grund anzunehmen, daß der Buckel tuberkulöser Natur ist, so schneidet man
die Bindehaut ein, löffelt das Granulationsgewebe aus und streut
Jodoform in die kleine Wunde.

2. Vorbauchungen.

Ektasie.[1] Die Form des Augapfels kann sich mannigfach
verändern. Dabei muß stets die Lederhaut in Mitleidenschaft gezogen werden. Doch wird man die Ausdehnung der Lederhaut bei
„Kinder-Glaukom" und bei Kurzsichtigkeit, das Einsinken der Lederhaut nach „Phthisis bulbi" nicht als Lederhautkrankheit aufführen,
da die Lederhaut hier eine durchaus nebensächliche Rolle spielt.
Streng genommen ist ganz das gleiche bei den Ektasien der Lederhaut der Fall. Denn auch sie sind Folgezustände von Erkrankungen
der mittleren Augenhaut, der Uvea. Gleichwohl sollen sie hier
kurz besprochen werden, da wenigstens auf einer gewissen Stufe der
Krankheit die Veränderungen an der Lederhaut am meisten ins
Auge fallen.

Die Ektasien eines Stückes der Lederhaut sitzen meist in der
Nähe der Hornhaut, selten am Äquator des Augapfels. Die vor-
gebauchte Lederhaut ist verdünnt. Daher schimmert das schwarze
Uveapigment durch und giebt dem Knopfe eine blaugraue, dunkel-
braune, selbst schwarze Farbe.[2] Die Dünnheit der vorgebauchten
Lederhaut ist für Ektasie entscheidend. Man kann sie durch Be-

---

[1] Von ἐκτείνω ich dehne aus.
[2] Wohl diesem Umstande zuliebe heißen die Ektasien der Lederhaut auch
„Staphylome". Das Wort Staphylom wird, wie schon Sämisch beklagt, in der
Augenheilkunde für mehrere Zustände gebraucht, die gar keine innere Verwandt-
schaft haben. „Hornhautstaphylom" ist eine vorgebauchte Hornhautnarbe
nach Durchbruch und Irisvorfall; „vorderes Skleralstaphylom" ist eine Vorbauchung von verdünnter Lederhaut; „Staphyloma posticum" bezeichnet eine
Lücke der Aderhaut, durch die man beim Augenspiegeln nackte Lederhaut
sehen kann. Es ist daher ratsam, wenigstens bei den Vorbauchungen der vorderen Lederhaut das Wort Staphylom durch Ektasie zu ersetzen. Es wird
dann gleich daran erinnert, daß die Ectasia corneae und die Ektasien der Lederhaut verwandte Zustände sind, nämlich verdünnte Vorbauchungen der nicht
durchgebrochenen „äußeren Augenhaut".

tasten mit einer Sonde nachweisen: die Wand giebt dem Sonden-
knopf leicht nach und kehrt elastisch wieder in die alte Lage zurück.
Beruhte die Vorbauchung auf einer Neubildung, etwa auf einem
Melanosarkome der Aderhaut, so würde die drückende Sonde einen
festen unnachgiebigen Widerstand finden. Eine andere Probe zum
gleichen Zwecke ist das Durchleuchten. Wenn man mit dem Augenspiegel durch die stark erweiterte Pupille Licht in der Richtung auf
die Ektasie wirft, so kann man von außen die verdünnte Lederhautstelle leuchten sehen. Falls dieser Versuch wegen Hornhauttrübung oder enger Pupille unausführbar ist, so beleuchte man die
der Ektasie gegenüber liegende Lederhautstelle
mittels einer Sammellinse möglichst kräftig: auch
jetzt wird die verdünnte Lederhautstelle etwas von
dem in das Innere des Augapfels gedrungenen
Lichte nach außen gelangen lassen. Natürlich
werden solche Durchleuchtungsversuche im Dunkelzimmer angestellt. Sie geben selbstverständlich
ein negatives Ergebnis, wenn die Vorbauchung von
einer Geschwulstbildung herrührt.

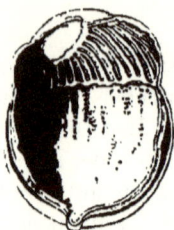

Fig. 93. Ectasia
ciliaris, nach PAGEN-
STECHER und GENTH.
Die ganze Ciliargegend
ist ausgebuchtet, beson-
ders stark nach außen.
Der Ciliarkörper in-
folge dessen stark ver-
längert. Im hinteren
Augenabschnitt
Netzhautblutungen.

Man unterscheidet je nach dem Sitze eine Ectasia
intercalata, eine ciliaris und eine aequatorialis. Was mit
den beiden letzteren gemeint ist, geht aus den Namen deutlich hervor. Unter der Ectasia intercalata versteht man
eine Vorbauchung, die in der Gegend des Ligamentum
pectinatum, also zwischen Iris und Strahlenkörper „interkaliert"[1] d. h. eingeschaltet ist. Die interkalierte Ektasie
kann gruppenweise auftreten und bildet dann eine dem
Hornhautrande parallele Wurst, deren Einkerbungen dem
ganzen Gebilde eine gewisse Ähnlichkeit mit einem Dickdarme geben, Ectasia
intercalata annularis.

Die Behandlung wird sich weniger mit der Ektasie selber,
als mit der verursachenden Krankheit der Gefäßhaut, bezw. der
Drucksteigerung zu befassen haben.

3. Wunden

der Lederhaut sind ohne Mitverletzung und Vorfall der Iris, der
Aderhaut, des Glaskörpers kaum möglich. Die Bedeutung der Lederhautwunde tritt dabei ganz gegen die sonstigen Verletzungen des

---

[1] Ursprünglich hat SCHIESS-GEMUSEUS mit „Interkalarstaphylom" eine Vor-
bauchung bezeichnet, die durch eine zwischen äußerer und mittlerer
Augenhaut eingeschobene, „interkalierte" Gewebsmasse bewirkt ist. Spätere
Schriftsteller benutzen das Wort interkaliert in dem obigen Sinne.

Auges zurück. Daher sei hier auf den Abschnitt „Verletzungen des Augapfels" (S. 422) verwiesen. Sollte man einmal eine frische Wunde der Lederhaut ohne Mitverletzung innerer Teile zu behandeln haben, so dürfte man die Vorhersage unbedenklich günstig stellen; denn die Lederhaut zeigt wenig Neigung, sich für eine erlittene Verletzung durch Entzündung zu rächen; die Heilung erfolgt schnell und leicht.

Die Behandlung ist die jeder anderen Wunde auch: Desinfektion, Schließen der Wunde, Verband. Wenn die Wundränder gut aneinander liegen, bedarf es zum Wundverschluß keiner besonderen Maßregel. Klafft die Wunde, so wird eine Bindehautnaht, schlimmstenfalls eine Lederhautnaht angelegt.

4. Neubildungen.

Geschwülste der Lederhaut gehen äußerst selten von der Lederhaut selber aus. Meist handelt es sich um Geschwülste des Limbus der Bindehaut (s. S. 216) oder des Augeninneren, die nachträglich auf die Lederhaut übergegriffen haben. Nicht so gar selten ist Verkalkung der Lederhaut. Sie wird gelegentlich bei alten Leuten und in atrophischen Augen gefunden.

Krankheiten der mittleren Augenhaut. Tunica media, Tunica uvea.[1]

I. Anatomische Vorbemerkungen.

Die mittlere Augenhaut ist keine geschlossene Kugelschale. Sie hat vorne ein Loch, die Pupille, zum Eintritt für die Lichtstrahlen und hinten ein zweites, zum Eintritt für den Sehnerv. Sie zerfällt in drei Abschnitte: 1) die Iris[2] oder Regenbogenhaut; 2) den Ciliarkörper, Corpus ciliare und 3) die Aderhaut, Chorioidea.[3]

Iris. Mit Hilfe einer guten Lupe kann man am Lebenden sehen, daß die Vorderfläche der Iris nichts weniger als eben ist. Es wechseln vielmehr Berg, Thal, Schluchten, selbst Höhlen mannigfach miteinander ab, so daß man von einem „Relief" der Iris reden darf. Am stärksten springt eine ringförmige Leiste vor, die in etwa 1 mm Abstand die Pupille umgiebt. Sie wird „der kleine Kreis" genannt, weil sie den circulus arteriosus iridis minor

---

[1] Uvea, von uva die Traube; weil ein der äußeren Augenhaut entkleidetes Auge wie eine (schwarze) Weinbeere aussieht.
[2] ἡ ἶρις der Regenbogen. Der Name wird zur Bezeichnung von etwas Kreisförmigem gebraucht, ist also nicht eine Anspielung auf die mannigfachen Farben der Regenbogenhäute.
[3] τὸ χόριον die Haut; εἴδω ich ähnele.

deckt. Der schmale Saum zwischen „dem kleinen Kreise" und der Pupille heißt
Pupillarteil, der ganze Rest Ciliarteil der Iris. Am Pupillarrande sieht
man einen braunen oder schwarzen Pigmentsaum, der bei enger Pupille sich wie
eine Hemdkrause in Falten legt, bei Erweiterung der Pupille dagegen ganz oder
teilweise verschwindet: er gehört zur schwarz pigmentierten hintersten Iris-
schicht (Fig. 94), die „Pars iridica retinae" heißt, weil sie entwickelungsgeschichtlich zur Netzhaut gehört. Vom „kleinen Kreise" nach außen zu dacht sich die
Iris ab, indem schwibbogenähnliche Züge dem Ciliarrande zustreben. Ferner
bemerkt man in den Randteilen der Iris ringförmige der Pupille konzentrische
Furchen; es sind dies Falten, in die sich die Iris bei der Pupillenerweiterung
legt. Die Iris erscheint auf der Nasenseite etwas schmaler als auf der Schläfenseite, m. a. W. die Pupille liegt excentrisch. Ihre Größe wechselt beständig,
durch das Spiel zweier glatter Muskeln; der eine heißt Sphinkter pupillae
und wird vom Nervus oculomotorius beherrscht; der andere heißt Dilatator
pupillae und ist dem Nervus sympathicus unterthan.

Der Sphinkter ist ein etwa 1 mm breites und 0,1 bis 0,25 mm dickes
Band, Fig. 4 S. 16. Es liegt unmittelbar um die Pupille und dicht an der Rückfläche der Iris. Der Dilatator ist eine einschichtige Lage von glatten
Muskelfasern, die aus dem Sphinkter entspringen und speichenartig gegen den
Ciliarrand zulaufen. Sie liegen dicht auf dem Pigmentblatte der Iris. Man hat
bis in die neueste Zeit die Muskelnatur dieser Fasern bestritten, wie mir
scheint mit Unrecht. Denn bei Leichen, wo der Sphinkter gelähmt ist und ein
rein elastisch ziehender Dilatator nach wie vor wirksam wäre, ist die
Pupille mittelweit, von etwa 4 mm Durchmesser: beim Lebenden dagegen
können wir durch Lähmung des Sphinkter mittels Atropins und gleichzeitige Reizung des Dilatator mittels Cocains eine Pupille herstellen, die
einen Durchmesser von 9 bis 10 mm hat.

Abgesehen von dem doppelten Pigmentbelage (Fig. 94) der Rückfläche und
dem Sphinkter iridis ist eine deutliche Schichtung der Iris nicht vorhanden. Man
schematisiert also ein wenig, wenn man von einer „Schicht" der Gefäße redet.
Sie sind sehr zahlreich, speichenförmig gestellt und mit außerordentlich dicken
Scheiden versehen, was offenbar verhindern soll, daß bei Ausspannung der Iris
die gedehnten Gefäße ihre Lichtung einbüßen. Auch mit Nerven ist die Regenbogenhaut reichlich ausgestattet; sie stammen aus denselben gemischten Ciliarnerven, die der Hornhaut eine so große Empfindlichkeit verleihen. Während
aber bei der Hornhaut Trigeminusfäden die erste, wo nicht einzige Rolle spielen,
sind in der Regenbogenhaut Trigeminus-, Oculomotorius- und Sympathicusfäden
vorhanden; dazu kommen in der Iris (auch in der Aderhaut) gelegene Ganglien,
allerdings von mikroskopischer Kleinheit. Das Stroma der Iris ist ein fibrilläres
Bindegewebe, das vorn einen lückenhaften Überzug von Endothelzellen besitzt.
In seinen vordersten Lagen kommen zahlreiche sternförmige Pigmentzellen vor,
deren Menge über die Farbe der Iris. oder, wie der Laie sagt, über „die Farbe
des Auges" entscheidet: blaue Irides haben keine Pigmentzellen; die blaue
Farbe ist eine Interferenzerscheinung und rührt von dem Pigmentbelage der
Rückfläche her.

Der Strahlenkörper besteht aus den Ciliarfortsätzen und dem Ciliarmuskel. Bei mikroskopischer Betrachtung sieht man, daß der Muskel aus
glatten Muskelfasern besteht, die nach drei verschiedenen Richtungen verlaufen (Fig. 94). Die äußerste Gruppe entspringt von der Innenwand des
Canalis Schlemmii und verläuft in der Richtung der Längenkreise nach hinten,

um in der Aderhaut zu endigen; sie wird BRÜCKE'scher Muskel oder Tensor chorioideae genannt. Eine zweite Gruppe entspringt ebenda, schlägt aber eine Richtung auf den Mittelpunkt des Auges ein, sogenannte Radiärfasern. Endlich

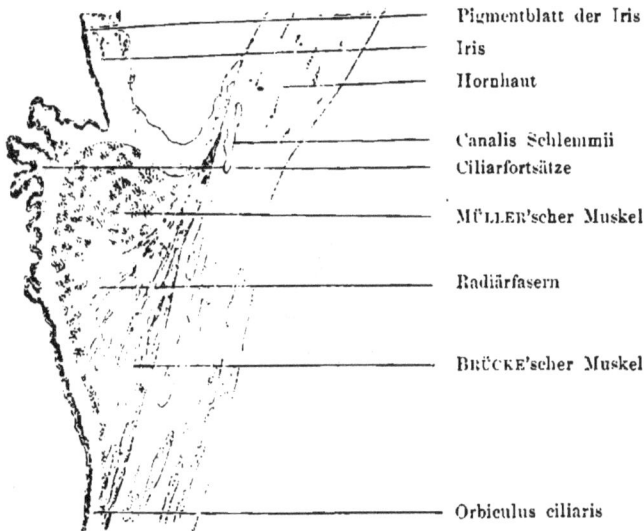

Pigmentblatt der Iris
Iris
Hornhaut

Canalis Schlemmii
Ciliarfortsätze

MÜLLER'scher Muskel

Radiärfasern

BRÜCKE'scher Muskel

Orbiculus ciliaris

Fig. 94. Strahlenkörper eines Übersichtigen, nach JWANOFF.

eine dritte Gruppe von Fasern hat einen ringförmigen Verlauf, erscheint also in Fig. 94 quer durchschnitten. Dieser Ringmuskel wird der MÜLLER'sche genannt.

Die Ciliarfortsätze (Fig. 94) bestehen zum größeren Teile aus Blutgefäßen, zum kleineren aus fibrillärem Bindegewebe und Pigmentzellen. Ihre Rückfläche ist von einer Glashaut und von einer doppelten Lage von Epithelzellen überzogen. Die eine, der Glashaut unmittelbar aufliegende Zelllage ist reichlich pigmentiert; sie ist eine Fortsetzung des Pigmentepitheles der Netzhaut. Die zweite, also (in Bezug auf das ganze Auge) innerste Lage besteht aus pigmentlosen Cylinderzellen. Aus entwickelungsgeschichtlichen Gründen werden die beiden Lagen als Pars ciliaris retinae bezeichnet.

Die Aderhaut ist ein nur 0,08 bis 0.16 mm dickes Häutchen, das größtenteils aus Gefäßen besteht. Auf Querschnitten sieht man zwischen den Gefäßlichtungen nur wenig Stroma aus elastischen Fasernetzen mit zahlreichen sternförmigen Pigmentzellen. Die Gefäße sind in Schichten geordnet. Zu äußerst liegen die größten; dann folgt eine Lage mittlerer Gefäße: zu innerst liegt die Choriokapillaris, ein engmaschiges Netz weiter Haargefäße, das um so enger gesponnen ist, je wichtiger die anliegende Netzhautstelle für das Sehen ist; daher fehlt die Choriokapillaris hinter den Ciliarfortsätzen, im sogenannten „Orbiculus ciliaris" gänzlich. Die Innenseite der Aderhaut ist von einer noch nicht ein Tausendstel Millimeter dicken Glashaut überzogen: die Außenfläche von einem mehrblätterigen lockeren Gewebe, dessen einzelne Lagen mit Endothelzellen überzogen sind; es wird Lamina suprachorioidea genannt.

Die Blutbahnen in der Uvea (Fig. 95). Im menschlichen Körper wird im allgemeinen eine Schlagader von zwei Venen begleitet, in denen das Blut jener Schlagader wieder zum Herzen zurückfließt. Nach ganz anderem Plane sind die Blutbahnen des Auges gebaut. Hier finden wir zwei getrennte Arteriengebiete, ein vorderes und ein hinteres, deren Blut durch ein zwischen ihnen gelegenes System von Venen wieder abgeführt wird. Das hintere arterielle Stromgebiet wird durch die Arteriae ciliares posticae breves gespeist, die mit etwa 20 Ästchen in der Umgebung des hinteren Augenpoles die Lederhaut

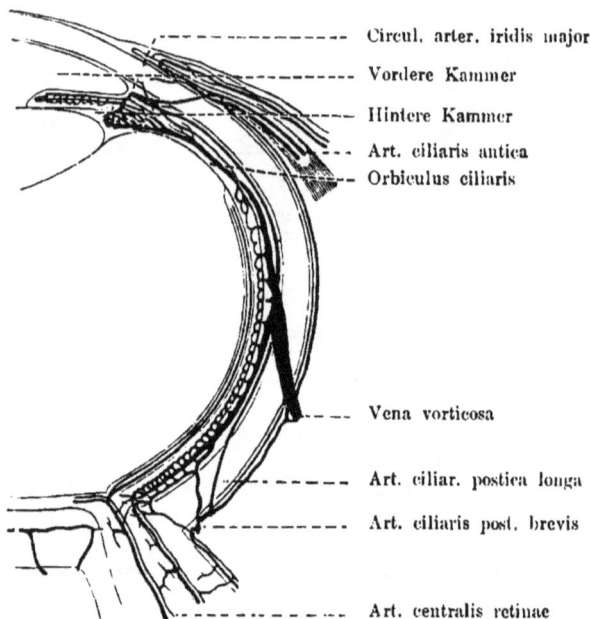

Circul. arter. iridis major

Vordere Kammer

Hintere Kammer

Art. ciliaris antica

Orbiculus ciliaris

Vena vorticosa

Art. ciliar. postica longa

Art. ciliaris post. brevis

Art. centralis retinae

Fig. 95.   Blutgefäße des Auges nach LEBER; Art.: rot, Venen: schwarz.

durchsetzen, um sich sofort in die Choriokapillaris aufzulösen. Das vordere arterielle Stromgebiet wird durch zwei Arteriae ciliares posticae longae und sieben Arteriae ciliares anticae gespeist. Die zwei langen hinteren treten gleichfalls am hinteren Augenpole durch die Lederhaut, laufen unverästelt auf der Nasen- und Schläfenseite des Auges zwischen Aderhaut und Lederhaut nach vorne und teilen sich auf dem Strahlenkörper in je einen aufsteigenden und einen absteigenden Ast; die beiden aufsteigenden einerseits, die absteigenden andererseits begegnen und vereinigen sich zum Circulus arteriosus iridis major. In den nämlichen Arterienkranz ergießen sich die sieben Arteriae ciliares anticae, die aus den Muskelarterien der Augenhöhle stammen und in der Nähe der Hornhaut-Lederhautgrenze die äußere Augenhaut durchbohren. Aus dem Circulus arteriosus entspringen nun die zahlreichen Schlagadern der Iris und des Strahlenkörpers. Nachdem das Blut hier venös geworden, sammelt es sich zu Venenstämmchen, die sich rückwärts wenden — auf vier bis sechs Punkte des Äquators zustreben. um hier zu je einem größeren Gefäße vereinigt die Lederhaut schief nach hinten zu durchsetzen. Den gleichen Punkten streben die Venen zu, die das Blut der Choriokapillaris, also des hinteren arteriellen Stromgebietes, gesammelt haben. Dadurch entsteht die Figur eines Strudels, weshalb man diese vier, fünf oder sechs Sammelvenen als Strudelvenen (Venae vorticosae) bezeichnet. Damit nun das allgemeine Gesetz des Gefäßverlaufes nicht ganz zu Schanden werde, fließt eine kleine Menge Blutes aus dem Augapfel durch „vordere und hintere Ciliarvenen" ab, die den gleichnamigen Schlagadern parallel laufen. Die vorderen sind am Lebenden durch die Bindehaut des Augapfels zu sehen, besonders deutlich bei einer Krankheit, die später als chronisch entzündliches Glaukom beschrieben wird. Ferner entspricht es den allgemeinen Regeln der Blutversorgung, daß das vordere und hintere Arteriengebiet mit einander zusammen hängen; die „Anastomose" wird durch Gefäßchen im Orbiculus ciliaris herbeigeführt.

2. Physiologische Vorbemerkungen.

Diese drei Abschnitte der Uvea haben, wie die Verschiedenheit ihres Baues vermuten läßt, sehr verschiedene Aufgaben, aber auch gemeinsame, wie man aus dem gleichmäßigen Reichtume an Pigment und an Blutgefäßen schließen darf. Der Pigmentreichtum dient optischen Zwecken. Alle optischen Geräte, das Mikroskop, das Fernrohr u. s. w. sind innen geschwärzt, um verirrte Lichtstrahlen aufzusaugen und dadurch unschädlich zu machen. Eine solche Schwärzung besitzt das Auge im Pigmente der Uvea. — Der Reichtum an Blutgefäßen befähigt die Uvea, eine dünnflüssige Lymphe abzusondern. Eigentliche Lymphgefäße besitzt das Auge nicht, wohl aber Lymphräume, deren Flüssigkeit nach zwei verschiedenen Richtungen strömt. Im Innern des Auges bilden die hintere und die vordere Kammer (Fig. 95) einen Lymphraum, der Canalis Cloqueti oder „Centralkanal des Glaskörpers" einen zweiten. Da der flüssige Inhalt dieser Lymphräume nur Spuren von Eiweiß enthält, also nicht ein einfaches Transsudat der Uveagefäße sein kann, so müssen wir ihn für ein Erzeugnis lymphabsondernder Zellen halten. Man nimmt an, daß die Pars ciliaris retinae, insonderheit die pigmentlosen Cylinderzellen auf der Innenfläche des Strahlenkörpers, dies Geschäft einer Drüse besorgen. Jedenfalls ist sicher, und durch Einbringen von Fluorescin in den Kreislauf bei Kaninchen leicht sichtbar zu machen, daß ein Flüssigkeitsstrom aus der hinteren Kammer durch die Pupille in die vordere geht. Hier geht der Strom von der Pupille zum Rande der vorderen Kammer und durch das Maschenwerk des Kammerwinkels in den Canalis Schlemmii und die vorderen Ciliarvenen. Vielleicht wird auch manches von dem Inhalte der vorderen Kammer von dem schwammigen Gewebe der Iris aufgenommen, in den Strahlenkörper und von da durch die Strudelvenen nach außen abgeführt. Die im Centralkanale des Glaskörpers befindliche Flüssigkeit stammt wahrscheinlich ebenfalls von den Cylinderepithelien des Strahlenkörpers ab. Sie fließt nach rückwärts, verläßt das Auge längs des Sehnerven und fließt in Lymphspalten zwischen den Scheiden des Sehnerven nach hinten weiter.

Die besondere Aufgabe der Regenbogenhaut ist eine optische, nämlich Regelung der in das Auge dringenden Lichtmenge. Ein leuchtender Punkt sendet unter sonst gleichen Umständen offenbar um so mehr Licht auf die Netzhaut, je weiter die Pupille ist. Da nun sehr helle Gegenstände bei weiter Pupille Netzhautbilder erzeugen könnten, deren Lichtstärke für die Netzhaut nachteilig wäre, so ist durch eine nervöse Verknüpfung dafür gesorgt, daß bei Lichteinfall ins Auge die Pupille enger, bei Abnahme der Lichtmenge weiter wird. War die Verengerung zu ausgiebig, so erfolgt sofort eine kleine Erweiterung, und so kann die Pupillenweite ein Weilchen hin und her schwanken, bis sie der gerade vorhandenen Beleuchtung entspricht.

Scharfe Netzhautbilder können nur von solchen Objektpunkten entstehen, die ihre Lichtstrahlen unter kleinem Einfallswinkel in die Hornhaut senden. Bei mittlerer Pupillenweite wird diese Bedingung für unendlich ferne Gegenstände durch die Iris erfüllt, welche die unter großem Einfallswinkel auftreffenden Randstrahlen abblendet. Wenn sich aber der Gegenstand dem Auge bis auf einige Decimeter nähert, so treffen die jetzt divergenten Lichtstrahlen den bisher nicht abgeblendeten Hornhautteil zum Teile unter großem Einfallswinkel. Es würde also jetzt ein unscharfes Netzhautbild entstehen, wenn nicht durch nervöse Verknüpfungen dafür gesorgt wäre, daß beim Fixieren naher Gegenstände eine Pupillenverengerung eintritt, wodurch die Hornhaut bis auf ein sehr kleines mittleres Stück abgeblendet wird, auf das die Lichtstrahlen trotz der Nähe des Objektes nahezu lotrecht auffallen. Die Pupillenverengerung wird übrigens nicht unmittelbar durch das Fixieren naher Gegenstände ausgelöst, sondern durch Vermittelung der Accommodation und Konvergenz. Wenn man die Accommodation durch passende Sammelgläser, die Konvergenz durch Prismen überflüssig macht, so verengt sich trotz Fixierens eines nahen Gegenstandes die Pupille nicht.

Die Pupillenverengerung durch Licht, Accommodation und Konvergenz erfolgt auf beiden Augen ganz gleichmäßig, auch wenn das eine Auge etwa durch Zudecken vom Sehen ausgeschlossen wird. Ungleichheit der Pupillen, Anisokorie [1], ist daher ausnahmslos krankhaft. Außer Licht, Accommodation und Konvergenz kommen noch andere Umstände für die Pupillenweite in Betracht. So bewirkt Blutandrang zu den Irisgefäßen eine Verengerung der Pupille, z. B. die systolische Blutwelle und die Steigerung des Blutdruckes durch Ausatmung. Andererseits bewirken starke Reizungen irgendwelcher Empfindungsnerven und starke Muskelanstrengungen eine Erweiterung. Auch rein seelische Vorgänge haben Einfluß. So erfolgt z. B. eine Pupillenverengerung, wenn man bei unverrücktem Auge die Aufmerksamkeit auf ein seitlich stehendes Licht wendet, HAAB'scher Reflex.

Augenärztlich spielen pupillenverengernde und pupillenerweiternde Arzneimittel eine große Rolle, da ihre Wirkung nicht bloß bei Einführung der Arznei ins Blut, sondern auch bei örtlicher Anwendung eintritt. Man bringt die Arzneimittel in Form von Tropfwässern, Salben oder auch trocken in den Bindehautsack. Es diffundiert dann etwas durch die Hornhaut in das Kammerwasser und kann so unmittelbar auf die Muskeln der Iris bezw. die Nervenendigungen in ihnen einwirken.

Erweiterer. Die gebräuchlichsten Erweiterer der Pupille sind das Atropinum sulfuricum, das Homatropinum hydrobromatum und das Cocainum muriaticum. Atropin und Homatropin lähmen den Sphinkter pupillae und reizen gleichzeitig den Dilatator. Das letztere nimmt man an, weil eine infolge von Oculomotoriuslähmung erweiterte Pupille durch Atropin noch stärker erweitert wird. Das Cocain wirkt hauptsächlich auf den Dilatator, und zwar

---

[1] ἄνισος ungleich, ἡ κόρη, das junge Mädchen: in der Pupille eines anderen Menschen sieht man „das Kindlein", d. h. sein eigenes stark verkleinertes Spiegelbild.

reizend. Man schließt dies aus dem Umstande, daß die durch Cocain erweiterte Pupille auf Licht, Accommodation und Konvergenz sich noch verengern kann; der Sphinkter ist also offenbar nicht wie bei Atropinwirkung gelähmt.

Außer auf die Pupillengröße wirken die Mydriatica[1] auch auf den Einstellemuskel (Musculus ciliaris). Und zwar erzeugt Atropin eine vollständige Lähmung und dadurch Einstellung des Auges auf seinen Fernpunkt, das Homatropin eine unvollständige Lähmung und das Cocain eine leichte Erschlaffung. Die Wirkung des stärksten Mydriaticums, des Atropins, dauert am längsten, etwa acht Tage; die des Homatropines etwa einen Tag und die des Cocaines einige Stunden. Selbstverständlich kommt dabei noch die Menge des verwendeten Mittels in Betracht. Andere Wirkungen der Erweiterer sind teils schon S. 226 erwähnt, teils werden sie S. 414 zur Sprache kommen. Hier sei nur erwähnt, daß die Reizung der Sympathicusenden durch Cocain auch eine Zusammenziehung des glatten Lidhebers (Fig. 57) und dadurch Erweiterung der Lidspalte hervorruft.

Verengerer, Miotica.[2] Die gebräuchlichsten sind das Eserinum sulfuricum, bezw. salicylicum und das Pilocarpinum muriaticum. Beide reizen den Sphinkter pupillae zu kräftiger tonischer Zusammenziehung, infolge deren die Pupille stecknadelkopfgroß wird. Sie ist aber nicht starr, sondern spielt, wenn auch natürlich in geringem Umfange. Auch der Ciliarmuskel wird zu krampfhafter Zusammenziehung gereizt und dadurch Einstellung für die Nähe bewirkt. Bei kleinen Gaben des Mittels, bezw. nach Ablauf des Krampfes zeigt sich eine Stärkung des Ciliarmuskels, die man an der Vergrößerung der Accommodationsbreite nachweisen kann. Die krampfhaften Muskelzusammenziehungen machen sich im Auge als „Ziehen", gelegentlich auch als „schmerzhaftes Zerren" bemerklich. Bei empfindlichen Personen entstehen zuweilen fibrilläre Zuckungen im Musculus orbicularis palpebrarum, die der Kranke fühlt und die man durch die Haut sehen kann. Die Reizung der Iris durch Eserin kann sich bis zu einer regelrechten Iritis steigern: bei Verwendung des milder wirkenden Pilocarpins ist das nicht zu fürchten. Über die Wirkung der Verengerer auf den Binnendruck des Auges siehe S. 414.

Außer den vorstehend erwähnten Erweiterern und Verengerern giebt es noch ähnlich wirkende Gifte, von denen das eine oder das andere gelegentlich als Ersatz für die gebräuchlicheren Mittel verwandt wird. So sind Morphium, Muskarin und Nikotin Verengerer, Hyoscyamin (einerlei mit Duboisin) und Gelsemin Erweiterer. Ferner tritt starke Pupillenerweiterung durch gewisse Ptomaine ein, die in verdorbenem Fleisch entstehen und durch den Magen in die Blutbahnen gelangen.

Bei der ärztlichen Anwendung der Mydriatica und Miotica darf man keinen Augenblick vergessen, daß diese Mittel starke Gifte sind, daß aus dem Bindehautsack Flüssigkeit durch die Thränenwege in Nase und Rachen fließen kann und daß manche Menschen besonders empfindlich gegen gewisse Gifte sind. Es kommt daher zuweilen zu Vergiftung, am häufigsten zu Atropinvergiftung. Sie äußert sich durch Kratzen und Trockenheit im Halse, Erbrechen, Durchfälle, Röte des Gesichtes, schnellen und unregelmäßigen Puls; selbst Todesfälle sind durch Eintropfungen in den Bindehautsack vorgekommen. Man kann, auch bei oft

---

[1] Mydriaticum, Mydriasis von ἡ μυδρίασις, Augensternerweiterung.
[2] Mioticum, Miosis, von ἡ μείωσις, die Verengerung.

wiederholten Einträufelungen, derartiges Unheil leicht verhüten, wenn man den Kranken anweist, etwa zehn Minuten lang nach jeder Einträufelung den Thränensack durch einen kräftigen Fingerdruck zusammenzupressen. Bei kleinen Gaben ist diese Vorsicht natürlich nicht nötig.

A. Krankheiten der Regenbogenhaut.

I. Hyperämie.

Hyperämie der Regenbogenhaut ist streng genommen keine Krankheit für sich, sondern ein Krankheitszeichen, das einer großen Zahl von Augenentzündungen zukommt. Gleichwohl empfiehlt es sich, sie gesondert zu beschreiben, da im Interesse einer richtigen Vorhersage zwischen Entzündung und Hyperämie der Iris streng unterschieden werden muß. Die Hyperämie giebt sich durch drei objektive Zeichen zu erkennen. Erstens durch Verengerung der Pupille; vielleicht ist sie rein mechanisch durch das Zuströmen von Blut in die Irisgefäße zu erklären: jedenfalls kann auf diese Weise die Pupille enger werden,[1] wie durch Einspritzen von Flüssigkeit in die Irisgefäße eines toten Auges leicht zu beweisen ist. Das zweite Zeichen ist die Verfärbung. Sie besteht in Beimischung von Rot zum Farbenton der Iris: demnach wird eine braune durch Hyperämie rötlich, eine blaue grünlich, eine grau-blaue grünlich-gelb. Das dritte Zeichen ist die ungenügende Wirkung des Atropins, das die Pupille nur etwa mittelweit macht: auch verschwindet diese halbe Mydriasis viel schneller wieder als unter normalen Verhältnissen. Außerdem äußert sich die Hyperämie durch Ciliarinjektion, Lichtscheu und Thränenträufeln. Hyperämie der Iris begleitet alle schweren Entzündungen der Bindehaut, z. B. akutes Trachom, Blennorrhoe, Diphtheritis, alle starken Reizungen der Hornhaut z. B. durch Fremdkörper und Geschwüre und alle Entzündungen des Strahlenkörpers und der Aderhaut.

---

[1] Schon die bloße Aufhebung des auf der Iris lastenden Flüssigkeitsdruckes genügt, um eine Verengerung der Pupille herbeizuführen. So kann man selbst an der Leiche Verengerung durch Ablassen des Kammerwassers bewirken. Erweiterung durch Einspritzen von Flüssigkeit in die vordere Kammer. Wie diese Druckänderungen wirken, scheint mir nicht ganz klar; jedenfalls stimmen die Erklärungen verschiedener Schriftsteller schlecht überein.

2. Entzündungen.

Wenn die Hyperämie der Iris so stark geworden ist, daß ein
Exsudat entsteht, so spricht man von einer Entzündung der Iris,
von Iritis. Je nach der Natur und dem Orte des Exsudates kann
man vier verschiedene Arten von Iritis unterscheiden. a) Ein äußerst
spärliches fibrinöses Exsudat wird auf die Vorder- und Rückfläche
der Iris abgesetzt und verklebt den Pigmentsaum des Pupillarrandes
an einzelnen Stellen mit der Linsenkapsel, Synechia[1] posterior:
diese Form der Entzündung heißt einfache oder plastische Iritis.
b) Ein zellarmes Entzündungsprodukt wird in die vordere Kammer
abgesetzt, mischt sich dem Kammerwasser bei und bildet Beschläge
auf der Rückfläche der Hornhaut: diese Form heißt Iritis serosa.
c) Das Entzündungsprodukt besteht aus Eiterzellen, die das Irisgewebe selbst dicht durchsetzen, zum Teil auch in das Kammerwasser übergehen und sich als Hypopyon auf dem Boden der Kammer
sammeln, eiterige Iritis. d) Endlich kommt es vor, daß Zellen
an einzelnen Punkten aufgehäuft werden und mit Hilfe einer spärlichen Zwischensubstanz Knötchen bilden; man darf daher wohl
von einer Knötcheniritis reden.

Selbstverständlich paßt nicht jeder Fall ganz genau in dies
Schema. Übergangsformen sind keine Seltenheit. So beginnt mancher
Fall als seröse Iritis und verwandelt sich im Laufe der Wochen
mehr und mehr in eine plastische. Andererseits sind bei ausgesprochen plastischer Iritis Beschläge auf die Rückfläche der Hornhaut keineswegs selten. Endlich vergesse man nicht, daß die hintere
Synechie, das Hauptzeichen der plastischen Iritis, bei jeder Form
von Iritis vorkommen kann.

a) Einfache oder plastische Iritis. Die Klagen des Kranken
lauten auf Schmerz, Lichtscheu, Thränenfluß und Trübsehen. Der
Schmerz äußert sich als die schon bei Hornhautkrankheiten erwähnte
Ciliarneuralgie; er strahlt vom Auge in Stirn und Schläfe, selbst in
Oberkiefer und Nase aus und wird nachts besonders heftig. Er
steht keineswegs immer im richtigen Verhältnis zur Schwere der
Erkrankung. In dieser Beziehung sind Thränenträufeln und Lichtscheu viel zuverlässigere Gradmesser. Manche Kranke wissen von
all diesen Beschwerden nichts und kommen lediglich mit der Klage,
daß das Auge verschleiert sei. Bei Betrachtung des kranken Auges
findet nun der Arzt 1) eine „pericorneale Injektion", deren rote
Farbe eine um so stärkere Beimischung von Blau enthält, je heftiger

---

[1] Von συνέχειν zusammenhalten.

die Entzündung ist; auch die Ausdehnung der Röte nach rückwärts
ist je nach der Heftigkeit der Erkrankung verschieden. Der Arzt
bemerkt 2) daß die Pupille ihre sammetartige Schwärze eingebüßt
hat: es ist dies die Folge einer leichten Trübung des Kammerwassers; man kann sie von Hornhauttrübungen mit Hilfe der seitlichen Beleuchtung (S. 87) unterscheiden. 3) Die Iris hat ihren
Glanz verloren, sieht verfärbt aus und läßt das „Relief" nicht so
gut erkennen wie sonst. Es ist dies die Folge eines zarten fibrinösen
Exsudates auf die Vorderfläche der Iris. 4) Die Pupille ist eng,
unbeweglich und nicht mehr rund. Die hinteren Synechien springen
nämlich als kurze braune Zacken in das Pupillengebiet vor. Nur
mit seitlicher Beleuchtung und Lupenvergrößerung ist dies deutlich
zu sehen, oder aber mit Hilfe von Atropin. Wenn man nämlich
ein solches Auge kräftig atropinisiert, so weicht der Pupillarrand da,
wo er nicht angelötet ist, zurück
und bildet hufeisenförmige Aus-
buchtungen (Fig. 96). Das Atropin ist demnach ein vorzügliches
Hilfsmittel zum Erkennen einer
Iritis. Leider wird seine Anwendung oft versäumt und mancher
Fall von Iritis kommt in augenärztliche Behandlung, der zuvor
schon als Conjunctivitis mit Zinkwasser und dergleichen bemiß-
handelt worden ist. Endlich 5)soll

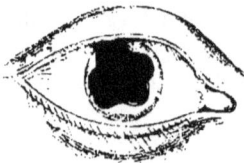

Fig. 96.   Hintere Synechien, bei Durchleuchtung, nach Atropinwirkung;
nach Jäger.

fast ausnahmslos eine Hyperämie der Sehnervenscheibe vorhanden sein. Ob sie auch immer durch die Trübungen in der Pupille hindurch nachzuweisen ist, muß ich nach meinen Erfahrungen
bezweifeln.

Verlauf und Ausgänge. Eine akute Iritis kann auch ohne
Behandlung in zwei bis vier Wochen ablaufen, ohne daß besondere
Störungen zurückbleiben müßten. Das Exsudat wird resorbiert, die
Verlötungen werden durch das Perpetuum mobile des Pupillenspieles
zerrissen. Nur der Augenarzt ist imstande, mit Hilfe der seitlichen
Beleuchtung und Lupe einige Pigmentfleckchen auf der vorderen
Linsenkapsel nachzuweisen, die nicht resorbierten Reste der Ver-
lötungen.[1]   Dieser günstige Verlauf wird aber bei unbehandelten

---

[1] Schubert hat darauf aufmerksam gemacht, daß fast bei jedem fünften
blauen Auge, bei jedem zweiten braunen von Gesunden eine Art von Pig-
mentstaub auf der vorderen Linsenfläche nachgewiesen werden kann, der
nichts mit den eben erwähnten krankhaften Pigmentfleckchen gemein hat.

Fällen die Ausnahme sein. Solchen Ausnahmen steht die Regel gegenüber, daß die Verklebungen der Iris mit der Linsenkapsel durch Umwandlung des Exsudates in Bindegewebe zu Verwachsungen werden: das neugebildete Bindegewebe sieht — bei seitlicher Beleuchtung — grauweiß aus. An und für sich ist nun eine solche Verwachsung kein großes Unglück und braucht das Sehvermögen nicht sonderlich zu schädigen. Indessen ist zu bedenken, daß die Iritis außerordentlich zu Rückfällen neigt und daß vorhandene Verwachsungen die Gefahren eines Rückfalles vermehren. Die unmittelbarste Gefahr für das Sehen liegt nämlich darin, daß sich bei einer heftigen Entzündung die ganze Pupille mit Exsudat füllt, daß dieses Exsudat sich zu einer bindegewebigen Schwarte organisiert, wodurch notwendigerweise das Sehen bis auf Lichtempfindung herabgesetzt wird: diesen Zustand nennt man Pupillarverschluß.

Er ist noch nicht einmal das schlimmste, was passieren kann. Denn der bloße Pupillarverschluß braucht keine weiteren Folgen zu haben; das Auge kann jahrelang im gleichen Zustande verharren und

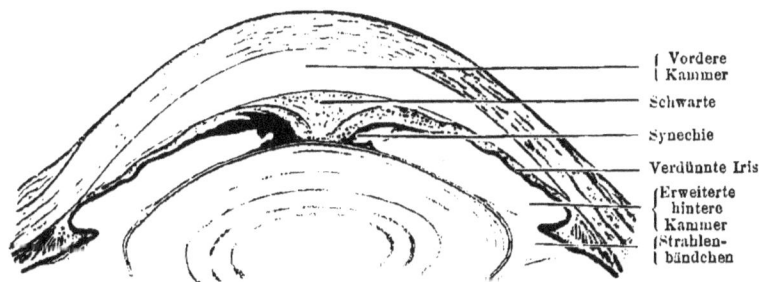

Fig. 97. Ringförmige Synechie mit Pupillarverschluß, nach PAGENSTECHER u. GENTH.

schließlich durch eine optische Irisausschneidung ein ganz leidliches Sehvermögen zurück erhalten. Ganz anders aber gestalten sich die Dinge, wenn neben dem Pupillarverschluß, oder auch ohne einen solchen, durch wiederholte Nachschübe eine ringförmige Verwachsung des Pupillarrandes mit der Linse erfolgt (Fig. 97). Jetzt ist dem in die hintere Kammer ergossenen Kammerwasser der Weg in die vordere gesperrt. Die Iris wird nach vorne vorgebaucht, der Binnendruck des Auges steigt, und wenn nicht rechtzeitig eine künstliche Pupille gebildet und dadurch die Verbindung zwischen vorderer und hinterer Kammer hergestellt wird, so geht das Auge an den Folgen der Drucksteigerung rettungslos zu Grunde. Es ist daher bei Behandlung der Iritis die Hauptaufgabe des Arztes, die

Verwachsungen der Iris mit der Linsenkapsel zu verhindern oder wenigstens auf das geringste Maß zu beschränken. Ursachen der Iritis überhaupt. Man hat selbständige (primäre) und fortgeleitete (sekundäre) Iritis zu unterscheiden. Die letztere entsteht durch das Übergreifen schwerer Entzündungen der Hornhaut, Lederhaut, des Strahlenkörpers und der Aderhaut: selbst Blennorrhoe, also eine Bindehautentzündung kann zu Iritis führen. Als ein Mittelding zwischen selbständiger und fortgeleiteter Iritis kann man die Verletzungsiritis (Iritis traumatica) bezeichnen. An und für sich bewirkt allerdings ein Schnitt, eine Zerrung, selbst eine Quetschung keineswegs Iritis: allein wenn die Verletzung nicht mit völlig keimfreien Instrumenten ausgeführt, oder wenn der Bindehautsack nicht keimfrei war, so entsteht eine Iritis, die übrigens keinen bedrohlichen Charakter zu haben braucht. Auch auf rein chemischem Wege, z. B. durch Berührung mit quellenden Linsenteilen oder einem sich oxydierenden Kupferstückchen (Zündhütchen) kann Iritis hervorgerufen werden.

Die selbständigen Iritiden, bei denen die Iris allein krank erscheint, sind wahrscheinlich alle die Folge bezw. Äußerung einer krankhaften Beschaffenheit des Gesamtkörpers.[1] Obenan als Ursache steht die Syphilis. Nach MAUTHNER sollen 60% bis 75 % aller Fälle von Iritis auf Syphilis beruhen. Andere Beobachter geben kleinere Zahlen. Jedenfalls darf man über die Hälfte aller Fälle der Syphilis zur Last schreiben. Manchmal, aber keineswegs immer, kann man der Iritis die syphilitische Abkunft schon ansehen. So sprechen kleine Höckerchen (Iritis papulosa) oder besonders breite Verlötungen, ferner Schwellungen beschränkter Abschnitte der Iris, und endlich ein massiges, sulziges Exsudat in die vordere Kammer sehr bestimmt für Syphilis.

Fast ebenso häufig wie Syphilis soll nach MICHEL Tuberkulose zu Iritis führen. Diese Ansicht scheint keineswegs allgemeinen Anklang zu finden. Beweisen, etwa durch Nachweis von Tuberkelbazillen, läßt sie sich ja für die große Mehrzahl der Fälle nicht, da die meisten Iritiden keine Gelegenheit zu anatomischen Untersuchungen geben. Doch werden wir weiter unten eine bestimmte Form von Iritis kennen lernen, die zweifellos tuberkulöser Natur ist. Schon seltener sind Gelenkrheumatismus, Gicht und gonorrhoische Gelenkentzündung die Ursache der Iritis: ebenso Zuckerharnruhr, BRIGHT'sche Nierenkrankheit und schwere Infektionskrankheiten, wie

---

[1] Der einzige Umstand, der mit dieser Ansicht nicht recht in Einklang steht, ist das oft einseitige Auftreten der Iritis.

Typhus. Pocken. Febris recurrens. Endlich kommen, und zwar gar nicht einmal selten, Iritiden vor, bei denen keine der aufgezählten Ursachen nachweisbar ist. Für diese Fälle hat dann der Laie eine Allerweltserklärung in irgend einer „Erkältung" zur Hand und der Arzt wenigstens einen Namen. Iritis idiopathica.

Behandlung der plastischen Iritis. Aus dem eben Gesagten ist klar, daß auch bei plastischer Iritis der Allgemeinzustand sorgfältig untersucht, besonders auf Syphilis gefahndet und dem etwaigen positiven Befunde gemäß gehandelt werden muß. Falls die Untersuchung verneinend ausfällt, so fange man mit der örtlichen Behandlung und zwar mit kräftiger Atropinisierung an. Man lege ein Körnchen des Atropinsalzes von der Größe eines Stecknadelkopfes in den Bindehautsack und lasse vom Kranken den Thränensack für eine Viertelstunde zupressen. Zerreißen hierdurch die Verlötungen, wird die Pupille weit und rund, so ist möglicherweise schon die Kraft der Krankheit gebrochen und sie geht in schnelle Heilung über. Wirkt dagegen das Atropin ungenügend, so tropfe man sofort fünfmal in Pausen von 3 bis 4 Minuten eine 5⁰/₀ Cocainlösung ein und lege hierauf ein zweites Atropinstückchen auf die Bindehaut, selbstverständlich unter den erwähnten Vorsichtsmaßregeln gegen Vergiftung. Kommt der Kranke am nächsten Tage ohne deutlichen Nachlaß der entzündlichen Erscheinungen mit ungelösten Synechien zurück, so lasse man sechs bis acht Blutegel an die Schläfe setzen und wiederhole darauf die vereinte Anwendung von Cocain und Atropin. Tritt auch jetzt die gewünschte Wirkung nicht ein, so verliere man keine Zeit, sondern beginne, selbst wenn Syphilis nicht nachweisbar ist, eine Schmierkur. Kräftige Männer, um solche handelt es sich ja besonders oft, läßt man 5,0 grauer Salbe (Ung. hydrarg. ciner.) täglich verreiben; schwächere Personen reiben kleinere Gaben ein, 3,0, 2,0 oder nur 1,0 täglich; bei sehr schwerer Iritis läßt man auch noch vor jeder neuen Einreibung warm baden und in nassen Tüchern schwitzen. Selbstverständlich wird der Mund überwacht und gepflegt. Während dessen wird die örtliche Behandlung mit Atropin und Cocain fortgesetzt. Die Wirkung einer solchen nachdrücklichen Quecksilberbehandlung ist ausgezeichnet; schon gegen Ende der ersten Woche pflegt selbst in den schwersten Fällen deutliche Besserung, Nachlaß der Entzündung, Lösung der oder wenigstens eines Teiles der Verlötungen, Steigerung der tief gesunkenen Sehschärfe einzutreten. In etwa vier Wochen ist die Heilung ziemlich vollendet. Die Schmerzen, die dem Kranken oft die nötige Nachtruhe rauben, bekämpft man durch lauwarme Umschläge auf das Auge, durch Chin. sulfur. 0,2 oder Antipyrin 0,5

mehreremals innerlich und schlimmstenfalls durch Morphium, 0,01
unter die Haut der Schläfe gespritzt. Versagt all dies, so kann man
durch den Hornhautstich und Ablassen des Kammerwassers
sofortige Linderung schaffen. Allerdings kehren die Schmerzen nach
Herstellung der früheren Druckverhältnisse wieder, aber meist doch
weniger stark; auch darf der Hornhautstich wiederholt werden. Ist
es schon zu einer ringförmigen Verlötung und infolge derselben zu
Drucksteigerung gekommen, so darf man sich durch die Entzündung
von einer Irisausschneidung nicht abhalten lassen. Ist dagegen
eine wenn auch noch so enge Verbindung zwischen hinterer und
vorderer Kammer vorhanden und somit eine unmittelbare Gefahr
für den Sehnerven ausgeschlossen, so wartet man mit der Irisausschneidung bis zum Abklingen der stürmischen Entzündung. Jedenfalls aber muß die Irisausschneidung vor der endgültigen Entlassung
des Kranken gemacht werden, falls so viele, bezw. so breite
Verwachsungen zurückgeblieben sind, daß bei Rückfällen
eine ringförmige Synechie droht. Schwere Fälle von Iritis
werden im Bette und im halbverdunkelten Zimmer behandelt; bei
leichteren Fällen darf der Kranke umhergehen, aber keinerlei Arbeit
thun, namentlich nicht lesen. Gegen grelles Licht hat er sich
durch eine rauchgraue Muschelbrille zu schützen. Alkoholische Ge-
tränke und üppige Mahlzeiten sind zu meiden.

b) Iritis serosa. Sie hat ein ausgesprochen schleichendes
Wesen. Demgemäß sind die Entzündungserscheinungen gering. Die
Umgebung der Hornhaut ist zart rosig gefärbt. Geklagt wird nur
über Nebel vor dem Auge und etwas Blendung. Die objektive Untersuchung zeigt, daß die Entzündungsprodukte, nicht wie bei einfach
plastischer Iritis auf die Iris und in die Pupille, sondern in die vordere
Kammer und auf die Rückfläche der Hornhaut abgesetzt sind (Fig. 88,
vergleiche auch den Text auf S. 247 und 248). Das Kammerwasser ist
leichtgetrübt und vermehrt; die Vermehrung ist an der größeren
Tiefe der vorderen Kammer und an der stärkeren Spannung des
Auges zu erkennen. Die Pupille ist mittelweit, die Iris leicht verfärbt
und träge in ihren Bewegungen. Die Sehnervenscheibe, die man
auf dieser Stufe der Krankheit noch gut sehen kann, ist deutlich
hyperämisch, die Netzhautvenen geschlängelt und geschwellt.

Macht die Krankheit weitere Fortschritte, so nehmen die Beschläge auf der Rückfläche der Hornhaut zu, fließen zusammen,
bilden halbmondförmige Streifchen. Gerade da, wo diese Streifchen
liegen, kommt es zu Trübungen in den hintersten Hornhautschichten,
die häufig nie mehr ganz verschwinden. Ferner kommt es zur Bildung hinterer Synechien und zu Glaskörpertrübungen. Die

letzteren beweisen, daß der Strahlenkörper mitergriffen ist, Irido-
cyklitis serosa.

Die Iritis serosa kommt meist bei jugendlichen Personen,
namentlich bei bleichsüchtigen jungen Mädchen vor; auch Uterus-
krankheiten und ererbte Syphilis werden als Ursachen genannt. Da
die Iritis serosa in der Regel doppelseitig auftritt, ist das Suchen
nach einer Allgemeinkrankheit doppelt gerechtfertigt. Übrigens
kommt Iritis serosa gar nicht selten als rein örtliche Krankheit
nach Starausziehung vor.

Die Vorhersage ist günstiger als bei plastischer Iritis
insofern, als eine völlige Heilung ohne Synechien oder sonstige
Überbleibsel häufiger vorkommt, andererseits ungünstiger durch die
größere Neigung der Iritis serosa, auf die hinteren Abschnitte der
Uvea überzugreifen und dann von dort aus das Auge tief zu schädigen
oder wohl gar zu Grunde zu richten. Auch ist der schleppende
Verlauf der Iritis serosa (6 bis 8 Wochen) in Anschlag zu bringen.

Behandlung. Wegen des schlechten Ernährungs- und Kräftezustandes der Kranken muß von einer eingreifenden Quecksilberbehandlung abgesehen werden. Vielmehr hat man auf Hebung des
Kräftezustandes durch passende Nahrung und Lebensweise hinzu-
wirken. Zur Aufsaugung der Entzündungsprodukte dienen kleine
Gaben von Jodkali, Jodeisen und Schwitzkuren. Örtlich ist Atropin
in geringer Menge, zweimal täglich ein Tropfen einer $\frac{1}{2}$ proc. Lösung,
am Platze, um die Pupille weit zu erhalten und etwaige Verlötungen
zu zerreißen. Sehr nützlich erweist sich wiederholtes Ablassen des
Kammerwassers mittels Hornhautstiches, da hierdurch die Beschläge
mechanisch entfernt und die Aufsaugung, sogar die von Glaskörpertrübungen, ersichtlich befördert wird.

c) Eiterige Iritis. Da das Entzündungsprodukt in Gestalt
von Eiterzellen in die Iris selbst abgesetzt wird, so fällt bei dieser
Form vor allem eine Dickenzunahme der Iris auf. Die Verfärbung ist stärker als bei den anderen Formen; sie geht meist ins
Gelbliche. Die Hyperämie ist so hochgradig, daß man mit der
Lupe deutlich Blutgefäße unterscheiden kann, ja daß einzelne
platzen und Blut in die vordere Kammer ergießen. Die Eiterzellen,
welche in die vordere Kammer übertreten, bilden ein Hypopyon,
das sich durch zweierlei vom Hypopyon des „Ulcus serpens corneae"
unterscheidet. Einmal besteht es ausschließlich aus Eiterzellen (nicht
wie beim Ulcus serpens aus Fibrin und Eiterzellen) und ändert
demgemäß seine Lage bei Neigung des Kopfes, was ein aus Fibrin
und Eiterzellen zusammengebackenes Gerinnsel natürlich nicht so
leicht kann; andererseits ist es einer so raschen Aufsaugung zu-

gänglich, daß man oft am nächsten Tage keine Spur mehr davon
sieht. Die Pupille ist durch ein fibrinöses oder auch eiteriges Exsudat verlegt. Diese Form ist jetzt selten, da eine Hauptquelle
für sie, die Infektion von Iriswunden durch die Antiseptica verstopft ist. Eine andere Quelle, die Zuckerharnruhr, fließt ja ohnehin spärlich.

Die Vorhersage ist zweifelhaft, da die Gefahr besteht, daß
die Krankheit auf die Aderhaut übergreift und zur Vereiterung des
Augapfels führt. Doch sieht man auch Fälle, von unbekannter Abkunft, bei denen das Hypopyon und die ganze Krankheit fast ebenso
schnell und geheimnisvoll verschwindet, wie sie gekommen ist.[1]
Ebenso ist eiterige Iritis infolge von Zuckerharnruhr meist gutartig.

Als Behandlung wird beschleunigte Schmierkur empfohlen.
Bei Zuckerharnruhr Natron salicylicum. Örtlich Atropin und nach
Ablauf der stärksten Entzündung Entleeren des trüben Kammer-
wassers und Hypopyons durch Hornhautstich.

d) Iritis mit Knötchen. Die Anhäufung von Zellen zu
kleinsten Knötchen kommt sowohl bei der plastischen als bei der
eiterigen Iritis vor, ohne dem betreffenden Falle ein eigenartiges
Gepräge zu geben. Es giebt aber andere Fälle, bei denen die
Knötchen die Größe eines Hirsekornes, einer Erbse, selbst einer
Bohne erreichen und die größte diagnostische Bedeutung deshalb
haben, weil sie auf sonst gesunder oder wenigstens verhältnismäßig gesunder Iris sitzen. Die Knötchen sind entweder kleine Gummata oder Tuberkelbildungen. Im ersteren Falle
spricht man von einer Iritis gummosa, im zweiten von einer
Iritis tuberculosa. Beide Arten lassen sich an folgenden Zeichen
unterscheiden.

Der Gummaknoten kommt fast stets einzeln, selten zu drei
oder vier vor. Er sitzt am Pupillarrande, seltener am Ciliarrande
der Iris; im letzteren Falle nach unten innen. Seine Größe ist,
nach ALEXANDER's Beobachtungen, die einer Erbse bis halben Haselnuß. Er hat eine braungelbe oder geradezu gelbe Farbe und ist
von einem braunroten, aus Blutgefäßen gebildeten Hofe umgeben.

Der Iristuberkel tritt in Gruppen auf. Die Knötchen sitzen
fern vom Pupillarrande, mit Vorliebe in der unteren Hälfte der
Iris. Ihre Farbe ist wesentlich heller als die des Gumma, grauweiß oder weißgelb. Die benachbarten Lymphdrüsen der gleichen,
oft beider Seiten sind geschwellt. Außerdem kommt für die ärzt-

---

[1] Dies ist z. B. bei einem Kranken mit Chorioretinitis syphilitica
der Fall, den ich eben in Behandlung habe.

liche Unterscheidung beider Formen noch der Allgemeinzustand des
Kranken, der Nachweis von Syphilis bezw. Tuberkulose an anderen
Körperstellen und das Alter in Betracht; Iritis tuberculosa befällt
nur jugendliche Personen bis zu 20 Jahren, Iritis gummosa meist
ältere.

Die Heilung der Iritis gummosa erfolgt so, daß die Zellen verschwinden, daß aber an ihre Stelle ein narbiges Bindegewebe
tritt. Das Aussehen der Iris wird dadurch wesentlich verändert;
die blaue Farbe ist grau, die braune graubraun geworden; die Zeichnung der Irisoberfläche ist nicht zu erkennen; die Beweglichkeit ist
vermindert oder ganz aufgehoben. Man nennt eine solche Iris
atrophisch. Atrophie der Iris ist immer dann zu befürchten, wenn
das Entzündungsprodukt in das Irisgewebe abgesetzt war.

Die Iritis gummosa ist wie das Gumma anderer Körperteile eine Äußerung
der Spätsyphilis (der tertiären) und daher nicht mit Quecksilber, sondern mit
Jodkali zu behandeln. Gegen die Entzündungserscheinungen wird örtlich wie
bei Iritis plastica vorgegangen.

Die Iritis tuberculosa zerfällt nach HAAB in zwei Gruppen. Bei der
kleineren Gruppe schießen Knötchen auf, vermehren sich, machen viel Beschwerden und verschwinden nach und nach wieder. Sie lassen das Auge in
leidlichem Zustande oder auch mit einer schleichenden Aderhautentzündung
zurück, die schließlich das Auge zu Grunde richten kann. Die andere, zahl-
reichere Gruppe äußert sich in regelrechten Wucherungen, welche die vordere
Kammer füllen, schließlich die Hornhaut durchbrechen und zu Schrumpfung
(Phthisis) des Auges führen. Diese Fälle sind früher als Granulom der Iris
bezeichnet worden.

Die Vorhersage ist bei Iritis tuberculosa ungünstig. In vielen
Fällen wird die Entfernung des Augapfels nicht zu umgehen sein.
In den leichteren Fällen darf man hoffen, durch geeignete Allgemeinbehandlung der Tuberkulose und natürlich auch örtliche Behandlung der Iritis die Sache zu günstigem Ende zu führen. Ob durch
frühzeitige Ausschneidung der Knötchen Heilung zu erzielen
ist, darüber sind die Meinungen noch geteilt. Die meisten Beobachter raten von der Operation ab.

3. Verletzungen und Fremdkörper.

Die Wunden der Iris galten früher irrtümlicherweise für besonders bedenklich. Man schrieb ihnen eben zur Last, was in Wirklichkeit die Folge einer Mitverletzung der Linse war. Wunden
der Iris werden entweder unmittelbar, durch ein eindringendes In-
strument, eine Gabel, Nadel, einen Stein- oder Eisensplitter, oder
aber mittelbar durch stumpfe Gewalt hervorgebracht. Man erkennt
die Iriswunde mit Hilfe der seitlichen Beleuchtung oder mittels

Durchleuchtung, wobei dann neben der rot aufleuchtenden Pupille ein gleichfalls rot leuchtendes Loch sehr deutlich sichtbar wird, vorausgesetzt natürlich, daß der dahinter liegende Linsenteil nicht bereits getrübt ist.

Die mittelbar entstandenen Iriswunden sind meist Los - reißungen des Ciliarrandes vom Ligamentum pectinatum und Strahlenkörper; Stockschläge, Prellschüsse. anschlagende Baumzweige und ähnliches können sie herbeiführen. Man nennt den Zustand Iridodialysis.[1] In der Regel ist die Blutung in die vordere Kammer, das „Hyphäma"[2] beträchtlich. Eine andere Verletzung kommt auf ähnlichem Wege zustande, die Umstülpung der Iris nach hinten. Ist die ganze Iris nach hinten umgeklappt. so glaubt man eine aufs äußerste erweiterte Pupille vor sich zu haben. Ist nur ein Teil der Iris umgestülpt, so entsteht das Bild eines Kolobomes.[3] Gleichfalls durch stumpfe Gewalt entsteht die Irislähmung, Iridoplegie.[4] Sie ist eigentlich eine Lähmung des Sphinkter pupillae und äußert sich demnach als Erweiterung der Pupille. Die Erweiterung verschwindet in der Regel nicht vollständig. obgleich nach einiger Zeit die Lähmung des Muskels geheilt ist.

Die weitaus häufigste Verwundung der Iris ist die zu Heilzwecken ausgeführte Irisausschneidung, Iridektomie.[5] Die Anzeige dazu ist sehr häufig gegeben und wird in den verschiedenen Abschnitten dieses Buches erwähnt. Hier nur einige Worte über die Ausführung. Man bedarf dazu eines Sperrlidhalters (Fig. 98) einer Fixierpinzette (Fig. 78, S. 211), eines geraden (Fig. 79, S. 211) oder abgeknickten (Fig. 99)Lanzenmessers. einer Irispinzette (Fig. 89. S. 250), Schere, eines DAVIEL'schen Löffels (Fig. 127, S. 356) und feinen Spatels (Fig. 100). Nach Öffnung der Lider mittels des Lidhalters faßt man eine Bindehautfalte in der Nähe der Hornhaut. gegenüber der Einstichstelle: hierauf sticht man im Skleralbord steil ein, legt, sobald die Messerspitze in die vordere Kammer gelangt ist, den Griff zurück, damit die Messerfläche der Irisfläche parallel steht und schiebt nun vor, bis die Wunde in der äußeren Augenhaut für den besonderen Fall genügend groß ist. Beim Herausziehen der Lanze lege man den Griff noch weiter zurück, damit die Messerspitze an der Rückfläche der Hornhaut

---

[1] διαλύω ich löse auf.
[2] ὑπό unten. τὸ αἷμα das Blut: es sammelt sich am Boden der vorderen Kammer.
[3] τὸ κολόβωμα das Verstümmelte.
[4] πλήττω ich schlage.
[5] ἡ ἶρις der Regenbogen, ἐκτέμνω ich schneide aus.

gleitet und eine Verletzung der sich vordrängenden Linse vermieden wird. Darauf übergiebt man dem Gehilfen die Fixierpinzette, führt die Irispinzette geschlossen bis zum Pupillarrande ein, öffnet sie, greift die sich zwischen ihre Arme legende Iris, zieht sie aus der

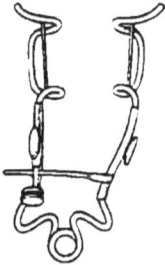 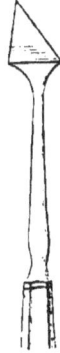 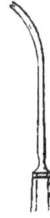

Fig. 98. Sperrlidhalter. Fig. 99. Abgeknicktes Lanzenmesser. Fig. 100. Spatel zum Zurückschieben d. Iris.

Wunde heraus und so stark an, daß man die pigmentierte Rückfläche der Iris sieht und schneidet nun unter kräftigem Andrücken der Schere an den Augapfel mit einem der Wunde parallelen Scherenschlage ab. Fig. 101 zeigt das Ergebnis einer gut gelungenen Ausschneidung. Fig. 102 zeigt den sehr häufigen Fall, daß eine Ecke des Pupillarrandes gegen die Wunde gezogen ist.

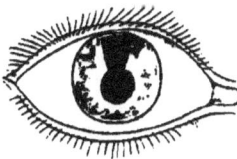 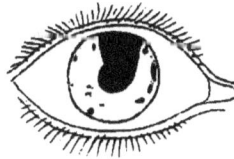

Fig. 101. Schlüssellochpupille mit richtigstehenden Irisschenkeln. Fig. 102. Einklemmung des nach rechts gelegenen Irisschenkels.

Man muß jetzt die Ecke durch Streichen der Hornhaut mit dem Daviel'schen Löffel zurückzubringen suchen oder mit dem Spatel in die Kammer eingehen und die Iris unmittelbar zurückschieben. Gelingt das nicht, so greift man nochmals zur Irispinzette und Schere, zieht das eingeklemmte Stück vor und schneidet es ab. Die antiseptischen Vorsichtsmaßregeln und Nachbehandlung siehe bei der Starausziehung (S. 360).

Die häufigsten Fremdkörper der Iris sind Kupfer-, Holz-, Stein- und Eisensplitter: Wimpern und Rampenhaare gehören zu den Seltenheiten. Ein aseptisch auf oder in die Iris gelangter Fremdkörper kann jahrelang vertragen werden. Man kann aber nicht sicher darauf rechnen. In der Regel stellt sich sehr bald Entzündung ein. Da dann wegen Trübung des Kammerwassers und anderem Exsudat die Entfernung schwierig ist, so soll jeder Fremdkörper auf Iris und in der vorderen Kammer sofort entfernt werden. Die Aufgabe ist oft dadurch erschwert, daß der Fremdkörper in der Kammerbucht liegt. Zur Entfernung des Fremdkörpers macht man einen Schnitt im Skleralbord mit dem GRÄFE'schen Schmalmesser (Fig. 126, S. 356) und sucht mit einem DAVIEL'schen Löffel, einer Pinzette, einer Sonde oder bei Eisensplittern mit dem Elektromagneten den Fremdkörper herauszubefördern. Wenn dies nicht gelingt oder nach der ganzen Sachlage, z. B. wegen bereits eingetretener Iritis, aussichtslos erscheint, so führt man eine Irispinzette offen ein, faßt die Iris rechts und links neben dem Fremdkörper, wickelt ihn gleichsam in die Falten ein und iridektomiert.

Über Parasiten der Iris siehe Abschnitt „Schmarotzer des Auges" (S. 418).

4. Neubildungen.

a) Cysten. Es giebt zwei Arten von Iriscysten, eine wirkliche und eine nur so genannte. Die wirkliche sprießt als weißlichgraues durchscheinendes Knötchen aus der Iris hervor; es hat hellen flüssigen Inhalt und eine Wand, die aus stark verdünntem, inwendig mit Epithelzellen ausgekleidetem Irisgewebe besteht. Die uneigentlichen Iriscysten heißen auch Perlgeschwülste. Sie sind rund, gelb, nicht durchscheinend, haben keinen flüssigen, sondern breiigen Inhalt, der wesentlich aus konzentrisch gelagerten Epidermiszellen besteht.

Die Entstehung dieser Gebilde ist vielfach erörtert, aber noch nicht endgültig festgestellt. Doch weiß man bestimmt, daß ein Teil derselben, namentlich wohl alle die Perlgeschwülste durch Einimpfung von Hornhautepithelien in die Iris entstehen. Die Perlgeschwülste und auch die Mehrzahl der Irisblasen entwickeln sich nämlich nach vorausgegangenen durchbohrenden Hornhautwunden, bei denen Epithelzellen der Hornhaut in die Iris geschleudert werden. Eine frühere Verletzung ist daher ein äußerst wichtiger Umstand, wenn es zu entscheiden gilt, ob man Perlgeschwulst oder eine andere Knotenbildung vor sich hat.

Diese Neubildungen gefährden bei ihrem Wachstume das Auge durch Erregung von Entzündung und Drucksteigerung. Man muß sie daher beizeiten mit Hilfe einer ausgiebigen Irisausschneidung vollständig zu entfernen suchen.

b) Sarkome. Sehr seltene Vorkommnisse sind pigmentierte oder nicht pigmentierte Geschwülste, die sich durch schnelles Wachstum als bösartig, und durch ihren histologischen Bau als Sarkome, meist Melanosarkome, seltener

Leukosarkome erweisen. Auch gutartige pigmentierte Geschwülstchen sind an der Iris bezw. frei in der vorderen Kammer beobachtet worden. So zeigt z. B. der Pigmentsaum der Pupille hier und da kleine Pigmentknötchen, die bei manchen Tieren, z. B. beim Pferde regelmäßig vorhanden sind und sich durch das Pupillenspiel loslösen können. Entscheidend für die Bösartigkeit einer Geschwulst ist schnelles Wachsen.

5. Angeborene Missbildungen.

a) Weißsucht. Albinismus. Das Wesen dieses Zustandes besteht in einem Mangel an Pigment, der sich übrigens nicht bloß auf die Iris beschränkt, sondern alle Teile des Körpers heller als normal, ja geradezu weiß erscheinen läßt. Der Pigmentmangel in der mittleren und inneren Augenhaut erzeugt Blendung und daher Lichtscheu. Ferner leiden die Weißlinge (Albinos) oft an sehr lebhaften Irisbewegungen, an Augenzittern (Nystagmus) und an Herabsetzung der Sehschärfe. Man erklärt sich die Weißsucht als Hemmungsbildung, indem man daran erinnert, daß die Pigmentbildung erst in den letzten Monaten des Fötallebens und nach der Geburt stattfindet, daß also jeder Embryo auf einer gewissen Entwickelungsstufe albinotisch ist.

b) Scheckenbildung. Heterochromia.[2] Hier und da bekommt man einen Menschen zu sehen, dessen beide Augen verschiedene Farbe haben. Bei Anderen ist eine Iris aus verschiedenfarbigen Sektoren zusammengesetzt. Endlich kommt scheckiges Aussehen dadurch zustande, daß dunkele, in anderen Fällen weiße Flecke unregelmäßig über die Regenbogenhaut verteilt sind. Manche dieser Schecken gelangten dadurch zu Berühmtheit, daß phantasievolle Beobachter in den Flecken einen Namenszug, z. B. „Napoleon" zu erkennen glaubten. Aufmerksame Mütter beobachten zuweilen bei ganz jungen Kindern die Entstehung solcher dunkelen Irisflecke und verlangen vom Arzte Abhilfe.

c) Irislücke, Coloboma iridis ist die häufigste Mißbildung des Auges. Durch die Lücke in der Iris bekommt die Pupille eine ei- oder birnförmige Gestalt. Die Lücke liegt regelmäßig nach unten oder unten innen (Fig. 103). Sie entsteht durch unvollständigen Verschluß der fötalen Augenspalte. Zuweilen verschwindet die Lücke bis auf Andeutungen im Laufe der Jugendjahre. Sehstörungen entstehen durch die angeborene Irislücke in der Regel nicht. Wenn deren vorhanden sind, so beruhen sie meist auf gleichzeitig vorhandenem Coloboma chorioideae, bezw. oculi, S. 306.

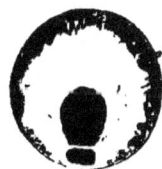

Fig. 103. Angeborenes Brückencolobom, nach SÄMISCH.

d) Korektopie[3] heißt eine Verlagerung der Pupille. Sie findet meist nach unten innen statt, ist also gewissermaßen eine Übertreibung der normalen Excentricität (S. 268); seltener kommt Verlagerung nach oben, bezw. oben außen vor.

e) Irismangel, Irideremie[4] heißt das gänzliche Fehlen oder nur andeutungsweise Vorhandensein der Iris. Der Zustand kommt stets auf beiden Augen vor, während Irislücke fast immer einseitig ist. Die außerordentlich

---

[2] ἕτερος ein anderer, τὸ χρῶμα die Farbe.
[3] ἡ κόρη das junge Mädchen, ἐκ außerhalb, ὁ τόπος der Ort.
[4] ἡ ἐρημία der Mangel.

288   Krankheiten der Regenbogenhaut.

große Pupille erscheint nicht tiefschwarz, sondern leicht graulich, selbst rötlich.[1] Die Blendung und Verminderung der Sehschärfe sind sehr beträchtlich.

f) **Membrana pupillaris perseverans.** So nennt man Fäden, die von den Firsten der ringförmigen Irisleiste, also von der Vorderfläche der Iris entspringen und sich an der Vorderfläche der Linse ansetzen (Fig. 104). Man darf sie nicht, wie früher geschah, als eine nach innen gerichtete Fortsetzung der Iris betrachten. Vielmehr sind sie Überreste einer gefäßreichen Gewebsschicht, die beim Embryo die Linse umhüllt und zwar ehe eine Iris gebildet ist. Die Fäden sind so lang und dehnbar, daß sie das Pupillenspiel nicht hindern. Auch Sehstörungen machen sie in der Regel nicht.

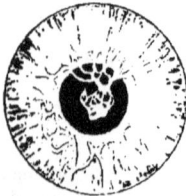

Fig. 104. Membrana pupillaris perseverans; nach WICHERKIEWICZ.

6. Störungen der Pupillenweite und des Pupillenspieles.

Die Pupillenweite und auch ihre Beweglichkeit schwanken bei Gesunden innerhalb so weiter Grenzen, daß schon eine sehr beträchtliche Erweiterung bezw. Verengerung vorhanden sein muß, um den Zustand ohne weiteres als krankhaft bezeichnen zu dürfen. Warum der eine Mensch enge, der andere unter den gleichen Beleuchtungs-. Accommodations- und Konvergenzverhältnissen weite Pupillen hat. weiß man nicht. Doch ist so viel bekannt, daß Neugeborene sehr enge, daß jugendliche Personen weite Pupillen mit lebhaftem Spiel. und endlich daß alte Personen enge Pupillen und träges Spiel besitzen. Gleichwohl ist es leicht. eine Störung in der Größe und Beweglichkeit einer Pupille zu entdecken, wenn ein Vergleich mit der gesunden zweiten möglich ist. Man achte daher stets auf eine etwaige Ungleichheit der beiden Pupillen (Anisokorie).

Die erste Frage nach Feststellung einer Anisokorie lautet: Welches Auge ist krank, das mit der weiten oder das mit der engen Pupille? Zur Beantwortung setze man das Pupillenspiel in Bewegung; das Auge, dessen Pupille bei Wechsel der Belichtung, bei abwechselndem Fixieren naher und ferner Gegenstände die kleineren Schwankungen zeigt, darf man in der Regel als das kranke ansprechen.

Hierauf kommt die weitere Frage: Worin besteht die Erkrankung? Ist eine Pupille krankhaft weit durch Lähmung des Verengerers oder durch Krampf des Erweiterers? Ist eine andere krankhaft eng durch Krampf des Verengerers oder durch Läh-

[1] Die optischen Gründe dieser Erscheinung sind in den Auseinandersetzungen über Augenleuchten S. 91 enthalten.

mung des Erweiterers? Alle diese Möglichkeiten kommen thatsächlich vor. Die Entscheidung wird durch Versuche herbeigeführt oder aus Nebenumständen erschlossen. Nehmen wir an, ein Kranker kommt mit einer erweiterten und starren Pupille zu uns, so liegt offenbar Lähmung des Verengerers (Sphinkter) vor. Unter den Ursachen dieser Lähmung ist Atropin weitaus die häufigste. Jedenfalls darf man niemals versäumen, den Kranken genau auszuforschen, ob sein Auge nicht schon von irgend Jemandem behandelt ist.[1] Kann Atropin nebst den übrigen auf S. 273 angeführten Erweiterern ausgeschlossen werden, so denke man 1) an Glaukom (S. 402), 2) an Verletzungen (S. 422) und 3) an Erkrankung des Nervus oculomotorius (S. 441). Mit der Lähmung des Sphinkter pupillae ist in der Regel auch eine Lähmung des Ciliarmuskels, Accommodationslähmung, verbunden.

In Fällen, wo die Pupille durch Krampf des Erweiterers (Dilatator) weit ist, kommt meistens der Kranke nicht zum Arzte, sondern der Arzt zum Kranken. Es handelt sich nämlich um Geisteskranke im tobsüchtigen Zustande, um hochgradig Dyspnoische, um Kranke in urämischen, epileptischen oder eklamptischen Krämpfen, also um Kranke, bei denen die Pupillenerweiterung ein nebensächliches Krankheitszeichen ist. Natürlich kann auch eine krampfige Erweiterung der Pupille durch leichtere Krankheiten hervorgebracht werden, die den Nervus sympathicus reizen; man wird dann eben noch andere Zeichen von Sympathicusreizung nachweisen können, z. B. Blässe der kranken Gesichtshälfte, Erweiterung der Lidspalte (Reizung des vom Sympathicus versorgten MÜLLER'schen Lidmuskels). Als Ursachen leichter Sympathicusreizung werden unter anderem Würmer im Darmkanale angeschuldigt.

Seltener als die krankhaft weite ist die krankhaft enge Pupille. Durch Krampf des Verengerers (Sphinkter) wird sie hervorgerufen als Folge von Eserin und Pilokarpinwirkung, als Folge von Irishyperämie oder beginnender Iritis und endlich als Folge von Oculomotoriusreizung durch Entzündungen des Hirnes und seiner Häute. In der Regel besteht gleichzeitig Krampf des Musculus ciliaris, Accommodationspasmus. Durch Lähmung des Erweiterers wird sie hervorgerufen bei schweren Erkrankungen des Halsmarkes

---

[1] Kürzlich wurde ein Kind zu mir gebracht mit weiter und starrer Pupille. Ich sagte dem Vater, es müsse Atropin oder ein ähnlich wirkendes Gift in das Auge gekommen sein. Der Vater erklärte das für unmöglich. Ich antwortete, forschen Sie nach, es wird sich schon was finden. Am folgenden Tage kam er zurück und sagte, dem Kinde sei Saft von Stechapfel ins Auge gespritzt.

und verlängerten Markes (Verletzungen, Entzündungen): daher man diese Verengerung geradezu als „spinale Miosis" bezeichnet.

Endlich sei noch erwähnt, daß bei einseitiger Blindheit die Pupille des blinden Auges durch Lichteinfall nicht verändert wird, bei Belichtung des gesunden Auges dagegen, sowie bei Fixieren eines nahen Gegenstandes sich mit verengt. Umgekehrt muß selbstverständlich dem gesunden Auge die „konsensuelle Bewegung", d. h. die Verengerung infolge von Belichtung des anderen Auges fehlen. Auch bei sehtüchtigen Augen kommt „reflektorische Pupillenstarre" vor, d. h. Fehlen der Pupillenverengerung auf Lichteinfall, trotz Vorhandenseins der Verengerung auf Accommodation und Konvergenz. Ein solcher Befund ist von sehr übler Vorbedeutung, da er ein Zeichen beginnender Rückenmarksdarre, Tabes dorsalis, ist.

Hippus[1] heißt ein klonischer Krampf des Sphinkter pupillae, durch den ohne äußeren Grund ein schneller Wechsel in der Pupillengröße hervorgebracht wird. Die Krankheit kommt in der Regel in Verbindung mit Augenzittern (Nystagmus) vor. Sie kann ohne jede Störung des Sehens vorhanden sein.

Iris tremulans, Iridodonesis.[2] Daß die Iris für gewöhnlich nicht schwankt oder schlottert, verdankt sie dem Umstande, daß ihr die Linse eine feste und glatte Unterlage bietet, auf der sie hin und her gleiten kann. Wenn nun die Linse ungewöhnlich stark nach hinten tritt, wie z. B. bei Kurzsichtigen, oder infolge von Glaskörperschrumpfung, oder wenn die Linse schrumpft wie bei überreifen Staren, oder wenn sie ganz fehlt, wie bei Staroperierten, so sind die Bedingungen für Irisschlottern gegeben.

B. Krankheiten des Strahlenkörpers.

I. Cyklitis.[3]

Die Entzündungen des einzelnen Uveaabschnittes haben eine außerordentlich große Neigung, auf den benachbarten Abschnitt überzugreifen. Am deutlichsten zeigt sich dies bei Entzündungen des Strahlenkörpers. Fast stets ist die Iris mehr oder weniger mitergriffen, so daß die Entzündung des Strahlenkörpers von vielen Schriftstellern als Irido-cyklitis, und bei Mitbeteiligung der Aderhaut als Irido-cyklo-chorioiditis bezeichnet wird.

Die Cyklitis ist stets eine sehr ernste, oft eine verhängnisvolle Krankheit des Auges und muß daher von der verhältnismäßig gut-

---

[1] ὁ ἵππος das Pferd: der Name Hippus vergleicht die Irisbewegung mit dem Springen eines Pferdes.

[2] δονέω ich schwanke.

[3] ὁ κύκλος der Kreis.

artigen Iritis getrennt werden. Die Trennung ist deshalb nicht ganz
leicht, weil sie die meisten Krankheitszeichen wie Schmerz, Lichtscheu, Thränen und Trübsehen mit einander gemein haben. Man
muß daher auf die Zeichen fahnden, die der Cyklitis allein zukommen, und das sind

1) Druckempfindlichkeit der Ciliargegend;
2) Trübungen im vordersten Teile des Glaskörpers;
3) beträchtlichere Änderungen des intraocularen Druckes,
Steigerung im Anfange, Minderung auf den späteren Stufen der
Krankheit.

Die Druckempfindlichkeit ist oft so bedeutend, daß der Kranke
schon bei leichter Berührung der Ciliargegend, besonders häufig
der oberen äußeren, seufzend zurückfährt oder wohl gar ohnmächtig umsinkt.

Man pflegt eine seröse, eine plastische und eine eiterige
Form[1] zu unterscheiden. Die erstere ist verhältnismäßig gutartig,
tritt unter dem Bilde der Iritis serosa (S. 280) auf und ist von
dieser nicht streng zu unterscheiden.

Die schlimmste Form der
Cyklitis ist die plastische.
Sie tritt unter schweren
Entzündungserscheinungen mit
entzündlicher Schwellung der
Bindehaut und Lidränder auf.
Das Entzündungsprodukt wird
hauptsächlich in die hintere
Kammer und in den vordersten
Teil des Glaskörpers abgesetzt.
Es führt zu Verlötung der hinte-
ren Irisfläche mit der Linse
(Fig. 105); dann organisiert es
sich zu einer bindegewebigen
Schwarte und erzeugt eine
Flächenverwachsung der Iris
und Linse, die man als totale
hintere Synechie bezeichnet.

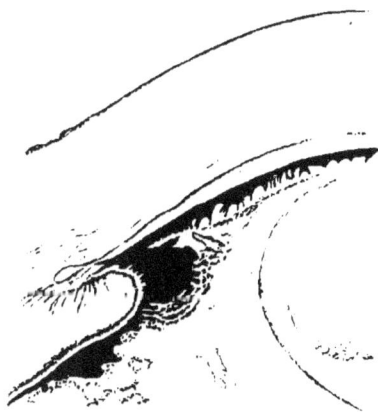

Fig. 105. Totale hintere Synechie, nach
PAGENSTECHER und GENTH.
Wegen der Flächenverwachsung zwischen Iris
und Linse fehlt die hintere Kammer.

Sie verrät sich durch das Tieferwerden der vorderen Kammer,
besonders der Kammerbucht. Auch im Glaskörper kommt es

---

[1] Man könnte auch noch von einer Knötchencyklitis reden. Denn es sind
Gummata beschrieben worden, die vom Strahlenkörper ausgingen und erst nach-
träglich auf die Randteile der Iris übergriffen. Doch sind das die größten
Seltenheiten.

19*

zu Schwartenbildung. Die Ernährung der Linse muß darunter schwer leiden, so daß vollständige oder wenigstens teilweise Linsentrübung unvermeidlich ist. Das Schrumpfen der Schwarten führt aber noch zu Schlimmerem, zu Netzhautablösung und Schrumpfung des Auges. Die Cyklitis plastica entsteht in weitaus der Mehrzahl aller Fälle in unmittelbarem oder mittelbarem Anschluß an eine Verletzung des Strahlenkörpers; besonders die Fremdkörper im Innern des Auges führen fast stets auf dem Wege einer plastischen Cyklitis den Untergang des Auges herbei (siehe „Verletzungen des Augapfels" S. 422). Für „von selbst" entstandene Fälle werden Syphilis, Tuberkulose und Gebärmutterkrankheiten als Ursache genannt.

Die eiterige Cyklitis verläuft stürmisch. Sie unterscheidet sich von der Iritis plastica durch ein Hypopyon, sowie durch ein eiteriges Exsudat hinter der Linse, das man früher als Hypopyon posticum bezeichnet hat. Eigenartig ist bei der eiterigen Cyklitis, daß das Hypopyon ungemein schnell kommt und geht; es verschwindet z. B. manchmal in wenigen Stunden. Greift die eiterige Cyklitis auf die Aderhaut über, so droht ein Zustand, der als Panophthalmitis [1] bezeichnet wird, in eiteriger Entzündung des ganzen Auges besteht und daher mit Schrumpfung des Auges endigt. Dieser Ausgang ist fast immer unvermeidlich, wenn die eiterige Cyklitis im Anschluß an eine Verletzung, z. B. Operation, also infolge von Infektion entstanden ist. Auch bei schweren Allgemeininfektionen (Pocken, Scharlach) sollen eiterige Cyklitiden mit Ausgang in Schrumpfung vorkommen. Gutartig sind eiterige Cyklitiden aus unbekannten inneren Ursachen.

Die Behandlung der Cyklitis ist im großen und ganzen dieselbe wie bei Iritis. Doch soll man mit Atropin vorsichtig sein, da es bei Cyklitis zuweilen schlecht vertragen wird. Bei Cyklitis serosa fordert die häufig auftretende Drucksteigerung besondere Beachtung. Zur Herabsetzung des Druckes dient die örtliche Anwendung von Cocain, ferner Schwitzkuren durch Pilokarpineinspritzung unter die Haut; wirkt das nicht, so mache man den Hornhautstich; er kann gegebenenfalls jeden zweiten Tag wiederholt werden. Gegen plastische und eiterige Cyklitis soll eine nachdrückliche Schmierkur (Ung. hydrarg. ciner.) eingeleitet werden: ob sie wirklich nützt, ist noch keineswegs sicher. Nach vollständigem Ablaufe der entzündlichen Erscheinungen soll man iridektomieren. Die Krankheit macht nämlich immer wieder Rückfälle, selbst nach jahrelangen Pausen, und eben diese hofft man durch eine Irisausschneidung zu verhindern. Leider hat aber sehr häufig

---

[1] πᾶς, πᾶν ganz. all.

der Eingriff nicht den gewünschten Erfolg, indem sich die Irislücke wieder schließt oder die Entzündung wieder angefacht wird. Eiterige Cyklitis nach Operationen kommt dank der antiseptischen Wundbehandlung jetzt nur selten vor; natürlich würden in solchem Falle selbst die Verehrer des Hg an eine Schmierkur nicht denken, sondern sich auf örtliche Behandlung, Atropin, antiseptische Spülungen und warme Umschläge beschränken.

In neuester Zeit hat man Sublimateinspritzungen unter die Bindehaut des Augapfels versucht, etwa 0,00003 Sublimat, in Zwischenräumen von mehreren Tagen. Über den Wert dieses Verfahrens läßt sich zur Zeit noch nicht sicheres sagen. Meine eigenen Erfahrungen sind nicht sehr ermutigend.

2. Lähmung und Krampf des Ciliarmuskels.

Die Lähmung (Paralyse) oder Schwäche (Parese) des Ciliarmuskels äußert sich als Aufhebung bezw. Verminderung der Accommodationsbreite. Da die Accommodationsbreite durch die Altersveränderung der Linse (S. 35) kleiner wird, so darf man eine Lähmung des Ciliarmuskels erst dann annehmen, wenn bei gesunder Linse die Accommodationsbreite nachweisbar kleiner ist als dem Alter des Kranken entspricht. Gewöhnlich, aber keineswegs immer, ist mit Schwäche oder Lähmung des Ciliarmuskels auch Pupillenerweiterung (S. 273) verbunden. Über die optischen Folgen giebt der Abschnitt „Accommodationsbreite" (S. 31) Auskunft.

Als eine weitere gelegentliche Folge ist Kleinsehen, Mikropsie[1] zu erwähnen. Das Kleinsehen erklärt sich folgendermaßen. Die Größe eines Gegenstandes schätzen wir erstens nach der Größe seines Netzhautbildes; zweitens nach der Entfernung, in der wir ihn vermuten. Ein Gegenstand wird uns also, bei unveränderter Größe seines Netzhautbildes bald groß bald klein vorkommen, je nachdem wir ihn für fern oder nahe halten. So hält man z. B. manchmal eine in der Luft schwebende Mücke für einen großen, in der Ferne schwebenden Vogel. Bei der Schätzung der Entfernung eines gesehenen Gegenstandes spielt nun das Gefühl der Anstrengung mit, die wir zwecks genauer dioptrischer Einstellung zu machen haben. Da aber ein Mensch mit geschwächtem Ciliarmuskel eine große Anstrengung machen muß, um sich für einen gewissen Gegenstand einzustellen, so hält er ihn für viel näher, als der Gegenstand thatsächlich ist. Befände sich der Gegenstand wirklich an dem vermeintlichen Orte, so würde sein Netzhautbild viel größer sein, als es jetzt ist. Demnach kommt dem Kranken der Gegenstand kleiner wie sonst vor.

Die Ursachen können peripher und central sein, d. h. es kann der Ciliarmuskel selber (bezw. die in ihm endenden Nervenfasern) gelähmt oder aber das Zufließen von Nervenreiz verhindert sein. Peripher ist z. B. die Atropinlähmung, central die Lähmung, die bei

---

[1] μικρός klein, ἡ ὄψις das Sehen.

Erkrankung des Oculomotoriuskernes auftritt (vergl. Augenmuskellähmungen S. 445). Endlich kommen Lähmungen durch Vergiftungen
(Wurstgift, nach Diphtheritis) und bei Schwächezuständen (zu lange
fortgesetztes Stillen. Ausschweifungen, Blutverluste, erschöpfende
Krankheiten) vor, wobei der Sitz vorläufig zweifelhaft bleibt.
Die Behandlung richtet sich nach den Ursachen, ist also in
der Regel eine allgemeine. Örtlich kommen Brillen (vergl. S. 36
und „Brechfehler"), Eserin und der galvanische Strom zur Verwendung.

Wenn Krampf des Ciliarmuskels vorhanden ist, so rückt der
Fernpunkt des Auges herein, d. h. es bekommt der Emmetrop eine
scheinbare Kurzsichtigkeit, der Kurzsichtige eine stärkere Kurzsichtigkeit, der Übersichtige eine schwächere Übersichtigkeit als dem
Bau des Auges entspricht. Auch der Nahepunkt rückt etwas herein,
aber weniger stark als der Fernpunkt. Die Accommodationsbreite
ist demnach verkürzt, aber nicht aufgehoben. Da ein schwächerer
Impuls wie sonst genügt, eine gewisse Accommodationsleistung
hervorzubringen, so werden Gegenstände für ferner gehalten als sie
sind und demgemäß zu groß geschätzt, „Makropsie".[1]

Als Ursachen sind Eserin und Pilokarpin zu nennen. Ferner
die Überanstrengung der Accommodation infolge von Übersichtigkeit oder zu starker Annäherung der Bücher, oder infolge von
Schwäche der Konvergenzmuskeln; wenn nämlich die richtige Konvergenz durch einen besonders kräftigen Willensakt erzwungen werden
muß, so geht gleichzeitig ein übertrieben starker Anstoß zum Accommodationsmuskel. Endlich kommt Krampf des Ciliarmuskels mit
Miosis als Zeichen schwerer Rückenmarkskrankheiten vor.

Behandlung. Der Krampf des Ciliarmuskels läßt sich durch
Atropin lösen. Bei centraler Ursache kehrt aber natürlich der
Krampf nach dem Abklingen des Mittels wieder zurück.

C. Krankheiten der Aderhaut.

I. Sklerochorioiditis anterior.

Bei dieser Krankheit handelt es sich um den vordersten, dem
Augenspiegel nicht zugänglichen Teil der Aderhaut. Die Entzündung
ist anfangs eine herdförmige und führt zur Entwickelung eines epi-
skleritischen Buckels (S. 263). Auf dieser Stufe ist eine Unterscheidung

[1] μακρός; lang, groß.

der Sklerochorioiditis anterior von der Episkleritis schwer oder unmöglich. In der Folge dagegen wird die Unterscheidung leicht. Während nämlich die Episkleritis eine gutartige Herderkrankung ist und bleibt, zeigt die Sklerochorioiditis anterior ausgesprochene Neigung, sich nach der Fläche auszudehnen, auf die Hornhaut und Iris überzugreifen, Trübungen im vordersten Abschnitte des Glaskörpers hervorzubringen, den Binnendruck des Auges zu steigern und Sklerektasien (S. 265) herbeizuführen. Der Verlauf zieht sich, unter zeitweiligen Besserungen, selbst Stillständen, über Jahre hin und führt durch Abflachung und Trübung der Hornhaut, durch Drucksteigerung und Formveränderung zu Erblindung des Auges. Die Ursachen der Krankheit sind dunkel; man fahnde auf Rheumatismus, Gicht und Syphilis. Die Behandlung verspricht nur ganz im Anfange Erfolg. Sie soll in Quecksilber- und Schwitzkuren bestehen. Der Binnendruck des Auges ist sorgfältig zu überwachen und gegebenenfalls durch wiederholten Hornhautstich oder durch Irisausschneidung herabzusetzen. Zuweilen gelingt es hierdurch, eine bereits beginnende Sklerektasie zur Rückbildung zu bringen.

Sklerochorioiditis posterior, Sklerektasia posterior. Staphyloma posticum wird in dem Abschnitte „Brechfehler", bei Kurzsichtigkeit erwähnt werden (S. 379).

2. Exsudative Aderhautentzündung.

Diese Krankheit ist nicht, wie man nach dem Namen wohl erwarten könnte, ein Seitenstück zu der plastischen Iritis und Cyklitis. Ein solches Seitenstück, d. h. eine mit Schmerzen und reichlichen Exsudaten in den Glaskörper (Opacitates corporis vitrei) verbundene Aderhautentzündung giebt es allerdings auch. Aber es lohnt nicht, sie gesondert zu beschreiben, da sie stets Teilerscheinung einer Entzündung der ganzen Gefäßhaut (Irido-cyklo-chorioiditis) ist und wegen der Trübungen im vorderen Augenabschnitt mit dem Augenspiegel nicht verfolgt werden kann, daher im einzelnen Falle eigentlich nur aus dem Mißverhältnisse zwischen Sehvermögen und Trübungen des vorderen Augenabschnittes erschlossen wird.

Die verschiedenen Krankheitsbilder, die unter dem Namen „Exsudative Aderhautentzündung" zusammengefaßt werden, unterscheiden sich von jener ganz wesentlich dadurch, daß sie ohne Schmerzen, ohne Rötung des Auges, kurz ohne jedes äußerlich wahrnehmbare Zeichen der Entzündung verlaufen. Der Kranke wird deshalb in vielen Fällen erst durch die Sehstörung, durch die Miterkrankung der Netzhaut aufmerksam. Doch kommen auch Fälle

vor, wo Flimmern vor den Augen, Funkensehen und Nachtblindheit den Kranken zum Arzt führen: sowohl Flimmern und
Funkensehen als auch die Nachtblindheit deuten erfahrungsgemäß
auf Erkrankung der Aderhaut hin. Der Arzt kann dem kranken
Auge äußerlich nichts ansehen, mit Hilfe des Augenspiegels aber
und mit Hilfe der Sehschärfe- und Gesichtsfeldmessung die Krankheit
nach Art, Sitz und Umfang auf das genaueste erkennen. Je nach dem
ophthalmoskopischen Befunde unterscheidet man eine Chorioiditis
disseminata, eine areolaris FÖRSTER und eine circumscripta
centralis sive Chorioretinitis centralis.

Die Chorioiditis disseminata äußert sich durch zahlreiche
über den Augenhintergrund zerstreute Flecke (Fig. 106), die in der
Gegend des Äquators dicht gesät liegen, mehr nach rückwärts
spärlicher werden, den hinteren Pol, also die Umgebung der Sehnervenscheibe und des gelben Fleckes verhältnismäßig frei lassen.
Dieser Befund läßt vermuten, daß die Krankheit in den Randteilen
der Aderhaut beginnt und erst im weiteren Verlaufe die für das
Sehen wichtigsten Teile in Mitleidenschaft zieht. Wenn dies geschehen ist, so spricht man wohl von einer Chorioiditis diffusa.

Die frischen Flecke sind rund, unscharf begrenzt und klein,
wesentlich kleiner als die Sehnervenscheibe; sie sehen gelbrot aus,
sind also heller wie der Augenhintergrund. Bei ihrer histologischen
Untersuchung findet man flache Knötchen, die aus lymphoiden Zellen
bestehen und in den innersten Schichten der Aderhaut liegen; die
benachbarten Pigmentepithelzellen der Netzhaut sind gebleicht. Außerdem findet sich eine diffuse Infiltration lymphoider Zellen besonders
längs der Gefäße, die infolgedessen als gelbweiße Streifen ophthalmoskopisch sichtbar werden können. Macht die Krankheit Fortschritte,
so werden die Flecke größer, fließen zusammen und bilden dann
unregelmäßig begrenzte Figuren. Im weiteren Verlaufe werden die
Exsudate aufgesogen, gleichzeitig aber wuchert das Pigmentepithel
der Netzhaut, was sich ophthalmoskopisch durch das Auftreten
unregelmäßig zackiger schwarzer Kleckse zu erkennen giebt. Im
günstigsten Falle sind sie das einzige Zeichen der abgeheilten
Aderhautentzündung. In weitaus der Mehrzahl jedoch tritt mit dem
Verschwinden des Exsudates ein Schwund des Aderhautgewebes auf,
mit oder ohne Neubildung von Bindegewebe. Ophthalmoskopisch
giebt sich das durch hellgelbe oder weiße Flecke zu erkennen, weil
die Lederhaut sichtbar wird oder die Narbe das Licht stark zurückwirft. Weiße, unregelmäßig begrenzte und schwarzgerän-
derte Flecke sind also Zeichen einer an dieser Stelle abgelaufenen
Aderhautentzündung (Fig. 106). Das Bild ist um so leichter und

deutlicher zu sehen, als Glaskörpertrübungen bei der Chorioiditis disseminata in der Regel nicht auftreten. Der Sehnerv dagegen ist meistens miterkrankt, was sich anfangs durch eine leichte Rötung und Trübung der Sehnervenscheibe zu erkennen giebt.

Die Sehstörung steht mit den auf dem Hintergrunde sichtbaren Veränderungen in keinem Verhältnisse. Es kann noch nahezu normale Sehschärfe vorhanden sein, wenn der Hintergrund schon so bunt ist wie eine Landkarte. Selbstverständlich muß aber die Sehschärfe schließlich leiden, wenn die Macula lutea miterkrankt und der Sehnerv atrophisch wird. Sie sinkt dann bis auf Fingerzählen und erlischt schließlich

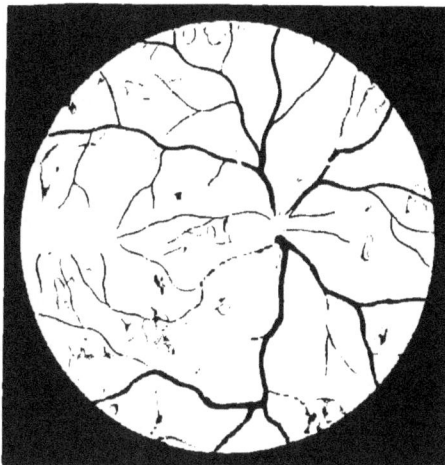

ganz. Ähnlich verhält es sich mit dem Gesichtsfelde. Eine unregelmäßige Einengung und hier und da ein Dunkelfleck (Skotom) wird wohl immer nachzuweisen sein. Nur darf man nicht meinen, daß auch das sorgfältigst aufgenommene Gesichtsfeld einen Abdruck des Augenspiegelbildes darstelle. Man darf eben nicht vergessen, daß der Dunkelfleck einer funktionsunfähigen Netzhautstelle, der ophthalmoskopische Fleck einer

Fig. 106.   Augenspiegelbild bei Chorioiditis disseminata; nach JÄGER.

veränderten Aderhautstelle entspricht. Die Krankheit befällt in der Regel beide Augen. Ihr Verlauf ist ein ungemein schleppender. Zwischen den ersten Sehstörungen und der schließlichen Erblindung liegen Jahrzehnte. Die Krankheit macht eben oft jahrelange Stillstände, kann wohl auch dauernd zum Stillstand kommen. Nicht selten führt der atrophische Zustand der Aderhaut zu Trübungen in der Linse, die ja von der Gefäßhaut aus ernährt wird (vergl. S. 352).

Die als Chorioiditis areolaris FÖRSTER bezeichnete Form ist sehr selten. Sie beginnt nicht mit hellen, sondern mit schwarzen Flecken, kleinen zackig begrenzten Pigmentklecksen. Sie werden größer, rundlicher, bekommen in der Mitte einen gelblichen, später weißen Fleck und wachsen sich allmählich zu papillengroßen weißen, schwarz geränderten Flecken aus. Die Chorioiditis areolaris unterscheidet sich noch durch einen anderen wichtigen Umstand von der disseminata: sie beginnt in der Gegend des hinteren Augenpoles und

gefährdet also das centrale Sehen viel unmittelbarer als die disseminata.
Trotzdem ist auch bei dieser der Arzt oft ganz verblüfft, eine Sehschärfe zu
finden, die den gröbsten Veränderungen in unmittelbarer Nähe des Centralgrübchens geradezu Hohn zu sprechen scheint. Freilich kann dieser günstige,
vielleicht seit 30 Jahren bestehende Zustand durch ein ganz plötzlich einsetzendes
schnelles Sinken der Sehschärfe zu Ende gehen.

Die Chorioiditis centralis circumscripta oder Chorioretinitis
centralis macht sich wegen ihres Sitzes in dem gelben Flecke frühzeitig bemerklich. Der Kranke sieht einen grauen Fleck, „positives Skotom", der sich
immer auf die Stelle legt, die er deutlich sehen will. Ferner bemerkt er beim
Lesen, daß die Linien verbogen scheinen, Krummsehen, Metamorphopsie.[1]
Im weiteren Verlaufe der Krankheit verändert sich der positive Dunkelfleck in
einen negativen, d. h. der Kranke hat eine Lücke im Gesichtsfelde, ohne daß
sie aus einem schwarzen Fleck zu bestehen schien. Ophthalmoskopisch findet
man ähnliche Veränderungen, wie die vorstehend beschriebenen, aber lediglich
im gelben Fleck; der ganze Rest des Augenhintergrundes ist normal.

Die exsudative Aderhautentzündung ist Folge einer Allgemeinerkrankung. Leider gelingt es aber selbst bei der genauesten
Untersuchung nicht immer, jene Allgemeinerkrankung ausfindig zu
machen. In einem Teile der Fälle liegt Syphilis zu Grunde. Dies
ist besonders dann zu vermuten, wenn Glaskörpertrübungen vorhanden sind, oder wenn eine Keratitis parenchymatosa vorausgegangen ist. Ferner werden Tuberkulose, Skrofulose und Chlorose
als Ursachen genannt.

Die Behandlung hat sich nach einer etwa aufgefundenen
Grundkrankheit zu richten. Hat sich eine solche nicht auffinden
lassen, so soll man gleichwohl nach Ansicht vieler Augenärzte eine
Schmierkur versuchen. Ich befolge diesen Rat nur, falls der Kranke
kräftig und die Erkrankung frisch ist. Anderenfalls beschränke ich
mich auf Schwitzkur, Jodkali und Schutz der Augen vor Arbeit und
grellem Licht, Dunkelbrille. Eigentliche Dunkelkuren sind überflüssig.
Die Behandlung erzielt oft sehr erhebliche Besserung der Sehschärfe,
ohne daß sich am Spiegelbefunde das mindeste geändert hätte.

3. Chorioretinitis syphilitica (Förster).

Mit diesem Namen wird eine klinisch wohl gekennzeichnete,
pathologisch-anatomisch aber noch wenig erforschte Krankheit bezeichnet, die zweifellos auf Syphilis beruht und ziemlich oft von
einer leichten Iritis eingeleitet wird, was bei den verschiedenen
Formen der exsudativen Chorioiditis nicht der Fall ist. Sie macht
sich dem Kranken durch subjektive Lichterscheinungen (helle
Flecken und Scheiben, Flimmern) und durch Abnahme der Seh-

---

[1] μεταμορφόω ich gestalte um, ἡ ὄψις das Sehen.

schärfe bemerklich. Die objektive Untersuchung giebt dem Arzte, wenigstens im Beginne der Krankheit, nur spärliche Ausbeute. Das wichtigste ist eine äußerst feine staubförmige Glaskörpertrübung, die den Anblick der Sehnervenscheibe und der Netzhautgefäße leicht verschleiert und nur bei erweiterter Pupille und schwacher Beleuchtung (Planspiegel) gut zu sehen ist: dazu Gruppen von hellroten oder weißlichen Fleckchen in der Macula lutea. Auf dem Höhepunkt der Krankheit können die Glaskörpertrübungen sehr reichlich werden. Als Folgezustände sind sehr bedeutende Veränderungen im Augenhintergrunde vorhanden, die hauptsächlich in mannigfach geformten schwarzen Pigmentflecken und einer graugelben Verfärbung der Sehnervenscheibe (Atrophie) bestehen. Die subjektive Untersuchung giebt desto reichlichere Ausbeute, vor allem die Herabsetzung der Sehschärfe auf $^3/_4$ oder $^1/_2$, ja auf $^1/_{10}$ bis $^1/_{100}$, ohne daß deshalb der Hintergrund stärker verändert zu sein braucht. Durch Versuche mit Scharen von Parallellinien kann man feststellen, daß der Kranke die Linien auf die fixierte Stelle zu eingebogen sieht, Metamorphopsie. Die Accommodationsbreite ist herabgesetzt, was allerdings bei großer Sehschwäche nicht nachzuweisen ist. Die eigenartigsten Zeichen aber sind Nachtblindheit (S. 393) und gürtelförmige Dunkelflecke des Gesichtsfeldes. Mit dem letzteren Ausdruck wird die Thatsache bezeichnet, daß das Centralgrübchen einerseits und die Seitenteile der Netzhaut andererseits verhältnismäßig normal arbeiten, daß dagegen zwischen Mitte und Rand größere oder kleinere funktionsunfähige Stellen liegen, die sich zuweilen zu einem halben oder auch ganzen Ringe zusammenschließen (Fig. 107). In ungünstig verlaufenen Fällen der Krankheit ändert sich dann das Gesichtsfeld so, daß in dem ganz dunkel gewordenen Gesichtsfelde einzelne helle Stellen inselförmig ausgespart sind, „Visus reticulatus".

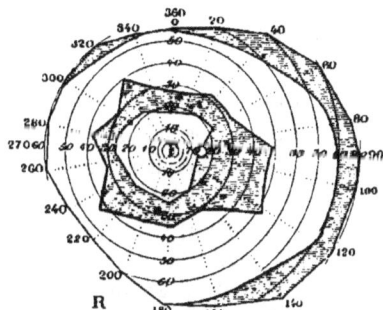

Fig. 107. Gesichtsfeld bei Chorioretinitis syphilitica, nach WILBRAND. Die schraffierten Flächen sind die fehlenden Stellen des Gesichtsfeldes.

Die Krankheit ist der Behandlung sehr zugänglich. Eine nachdrücklich betriebene Schmierkur mit gleichzeitiger völliger Ruhe der Augen bringt im Laufe mehrerer Wochen meistens bedeutende Besserung, zuweilen völlige Wiederherstellung. Doch sind Rückfälle nicht selten.

4. Eiterige Aderhautentzündung (Chorioiditis suppurativa).

Sie ist eine der schwersten Augenkrankheiten, die nur einen
oder einige Tage braucht, um das Augenlicht für immer auszulöschen,
aber Wochen und Monate, bis das Auge bezw. sein geschrumpfter
Rest in schmerzfreiem Zustande ist. Die Krankheit beginnt mit
Blutungen in Netzhaut und Aderhaut; dann folgt eine massenhafte
Ansammlung von Eiterzellen, die zunächst in den innersten Schichten
der Aderhaut und längs der Gefäße sitzt, bald aber auf die ganze
Aderhaut, Netzhaut und den Glaskörper übergreift. Von außen betrachtet bietet das erkrankte Auge folgenden Anblick: Die Lider
sind gerötet und geschwollen; die Bindehaut desgleichen; sie sondert
schleimigen Eiter ab; die Hornhaut ist leicht getrübt, ihre Oberfläche matt; in der vorderen Kammer befindet sich Eiter, Hypopyon;
die Iris ist verfärbt, gequollen, an einzelnen Stellen mit der Linse
verlötet; aus der Tiefe der Pupille kommt ein gelblicher Schein,
nemlich Licht, das der eiterig infiltrierte Glaskörper reflektiert; der
Augapfel ist hart. Der Kranke klagt über heftige Schmerzen in Auge
und Stirn: er ist auf dem erkrankten Auge vollständig blind; sein
Allgemeinbefinden ist schlecht, er fiebert. Das hier geschilderte
Bild kann den Höhepunkt der Krankheit ausmachen und es kann
unter Nachlaß der Entzündung im Laufe einiger Wochen Heilung
eintreten; freilich nur Heilung der Entzündung, nicht der Erblindung;
wohl nur in Ausnahmefällen stellt sich ein Restchen von Sehvermögen
wieder her.

Meistens ist der eben geschilderte Zustand noch nicht der
Höhepunkt der Krankheit. Das Fieber steigt, die Schmerzen werden
unerträglich, Erbrechen stellt sich ein: die eiterige Entzündung
greift auf die Umgebung des Augapfels über. Dadurch tritt das
Auge hervor, Exophthalmus, und wird unbeweglich. Der Zustand heißt jetzt Panophthalmitis. Das Auge ist nun gleichsam
in einen Abszeß verwandelt, aber der Abszeß steckt in Lederhaut,
deren Durchbrechung noch viel Zeit und Schmerzen kostet. Endlich
erfolgt der Durchbruch des Eiters, damit lassen die Schmerzen nach
und es kommt zur Schrumpfung des Auges und Genesung des
Kranken.

Die eiterige Aderhautentzündung und ihre Tochter, die Panophthalmie werden durch Eindringen von Spaltpilzen (Staphylokokken,
Streptokokken, Bazillen) hervorgerufen. In einem Teile der Fälle
werden die Krankheitserreger durch den Blutstrom aus anderen
Körperstellen herbei- und in die Kapillaren der Aderhaut einge-

schwemmt. septische Embolie.[1] Es kommt das hier und da bei
Puerperalfieber, Pyämie und zahlreichen anderen schweren Infektionskrankheiten vor; da die Kranken dem Hauptleiden in der Regel
bald erliegen, so spielt die Augenkrankheit nur eine untergeordnete
Rolle. In anderen Fällen kommen die Spaltpilze von außen ins
Auge, bei Augenoperationen oder auch zufälligen Verletzungen, besonders leicht mit Fremdkörpern, die ins Innere des Auges eindringen. Auch verdünnte Narben sollen als Eintrittspforte für
Spaltpilze dienen können.

Die Behandlung wird sich darauf beschränken müssen, die
Schmerzen des Kranken durch Narkotika, örtlich durch Atropin und
lauwarme Umschläge zu mildern oder durch Operation abzukürzen.
Die Operation besteht in einem Einschnitt unten außen, zwischen den
Sehnen des äußeren und des unteren M. rectus. Sicherer wirkt die
Ausräumung des Augapfels, Exenteratio bulbi. Das gründlichste
Mittel ist das Herausnehmen des Augapfels im ganzen, die Auskernung (enucleatio); sie war früher bei Panophthalmitis geradezu
verboten, weil danach Todesfälle durch Meningitis vorgekommen sind;
im Vertrauen auf die antiseptische Wundbehandlung sind indessen
neuerer Zeit Hunderte von Auskernungen mit bestem Erfolge mitten
während der Panophthalmie ausgeführt worden.

Außer der eben beschriebenen akuten giebt es auch eine chronische
eiterige Aderhautentzündung, bei der äußerlich kein Zeichen von Entzündung vorhanden zu sein braucht. Erst mit Hilfe des Augenspiegels sieht
man die Wirkungen der Krankheit, eine gelbliche, hauptsächlich aus Eiterzellen bestehende Masse, die von der Aderhaut unter die Netzhaut bezw. in
den Glaskörper ausgeschieden ist. Sie kann zu Verwechslung mit Gliom der
Netzhaut führen (S. 326).

5. Tuberkulose der Aderhaut.

Sie tritt in zwei verschiedenen Formen auf. Einmal als Teilerscheinung
einer allgemeinen Miliartuberkulose. Da dies eine schwere, meist zum Tode
führende Krankheit ist, so kommt der Kranke nicht zum Augenarzte, sondern „der behandelnde Arzt" unternimmt oder veranlaßt eine Augenspiegeluntersuchung, weil der Nachweis von Aderhauttuberkeln etwaige Zweifel über die
Natur des Allgemeinleidens heben kann, z. B. wenn die Diagnose zwischen
Typhus und Miliartuberkulose schwankt. Die Tuberkeln sitzen in der mittleren Schicht der Aderhaut, und zwar in der Gegend des hinteren Augenpoles: mit dem Augenspiegel erkennt man sie als kleine, rundliche oder
eiförmige, weißlich-gelbe oder geradezu weiße Fleckchen; die kleineren sind
unscharf begrenzt, die größeren dagegen scharf; manche sind mit Pigment
gesäumt. An solchen, die zufällig von einem Netzhautgefäße gekreuzt werden,
läßt sich besonders leicht nachweisen, daß sie in das Innere des Auges etwas vor-

[1] Daher die Namen Chorioiditis embolica, septica, metastatica.

springen. Die Zahl der mit dem Augenspiegel sichtbaren Knötchen ist vielleicht nur $\frac{1}{10}$ der wirklich vorhandenen, was ohne Zweifel so zu erklären ist, daß die meisten zu klein sind oder zu tief liegen, um mit ihrer Kuppe das Pigmentepithel der Netzhaut zum Schwunde zu bringen. Auffallend ist ihre schnelle Entwickelung bezw. ihr Wachstum: binnen 24 Stunden hat man neue entstehen sehen. Ihr histologischer Bau ist der des Miliartuberkels, mit der Besonderheit, daß seine (übrigens spärlichen) Riesenzellen Pigment enthalten, was sonst als ausschließliches Vorrecht der Miliartuberkeln in der Lunge galt; zwischen den Tuberkelknötchen ist die Aderhaut hyperämisch und diffus mit Rundzellen infiltriert.

Die zweite Form hat mehr augenärztliches Interesse. Sie äußert sich durch die Entwickelung einer Geschwulst („konglobirter Tuberkel"), die eine Netzhautablösung bewirkt und zur Erblindung führt, auch das Auge in Entzündung versetzt, was sich durch hintere Synechien, Glaskörpertrübungen und Schmerzen zu erkennen giebt. Derartige Fälle sind bei Leuten beobachtet worden, die von sonstigen Zeichen der Tuberkulose anscheinend frei waren. Aber nach kürzerer oder längerer Zeit kam bei den meisten doch eine Tuberkulose der Hirnhäute oder der Lungen zum Ausbruche, die den Kranken hinwegraffte. Die Diagnose wird, falls der Einblick in das Innere des Auges noch möglich ist, zwischen Tuberkel und Sarkom zu entscheiden haben. Für Tuberkel spricht jugendliches Alter und der Nachweis von etwaigen sonstigen tuberkulösen Herden, geschwollenen Lymphdrüsen, helle Färbung der Geschwulst und Umgebensein von kleineren Knötchen. Sollte die Entscheidung nicht möglich sein, so wäre das für den Kranken kein Unglück. Denn in beiden Fällen ist Auskernung des Auges unbedingt angezeigt. Der Tuberkelknoten wächst nämlich nicht bloß nach dem Glaskörper zu, sondern durchwuchert auch die Lederhaut, verbreitet sich im Zellgewebe der Augenhöhle, ja kann sich sogar längs des Sehnerven nach rückwärts weiter entwickeln. Das Auge ist also verloren und das Leben gefährdet.

6. Sarkom der Aderhaut.

Die Krankheit ist sehr selten; sie kommt auf 10000 Augenkranke 5- bis 7mal vor. Sie beruht auf der Entwickelung einer anfangs langsam, später immer schneller um sich greifenden Geschwulst, die aus einem zarten bindegewebigen Gerüst und massenhaften eingelagerten runden, vieleckigen oder spindelförmigen Zellen besteht. Sie haben das Aussehen embryonaler Zellen und können sich wie diese zu verschiedenen Geweben der Bindesubstanzengruppe entwickeln. In etwa 90% der Fälle enthalten die Sarkomzellen Pigmentkörnchen; das Sarkom heißt dann Melanosarkom im Gegensatze zum Leukosarkom[1], dessen Zellen pigmentfrei sind. Wahrscheinlich entspringt das Sarkom stets in der Schicht der großen Gefäße. Die Ursachen der Geschwulstbildung sind dunkel.

Nach KNAPP und FUCHS hat man vier Stufen des Krankheitsverlaufes zu unterscheiden. Die erste Stufe ist die des reizlosen

---

[1] μέλας schwarz, λευκός weiß.

Verlaufes. Das einzige subjektive Krankheitszeichen ist Sehstörung.
Wenn das Sarkom sich, was meistens der Fall, in der Gegend des
hinteren Augenpoles (Fig. 108) entwickelt, so
wird sich die Sehstörung als Abnahme der
Sehschärfe. Verminderung des Brechzustandes, z. B. Verwandelung von Kurzsichtigkeit in Übersichtigkeit und als Verzerrtsehen
bemerklich machen: sitzt das Sarkom in den
Seitenteilen des Auges, so besteht die Sehstörung
in einem Dunkelflecke. Manche Kranke bemerken übrigens die allmählich eingetretene
Sehstörung nicht und kommen deshalb auf der
ersten Stufe noch nicht zum Arzte. Objektiv

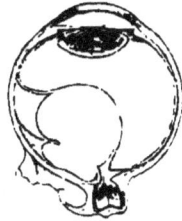

Fig. 108. Sarkom der
Aderhaut, nach PAGEN-
STECHER und GENTH.

läßt sich die Geschwulst mit dem Augenspiegel nachweisen. Es besteht eine Netzhautablösung (S. 322), deren buckelförmige, an den
Seiten steil abfallende Form die dahinter sitzende Geschwulst
vermuten läßt. In manchen Fällen sieht man die Geschwulst gelbrot oder braun, mit einem eigenen Gefäßnetz übersponnen, durch die
noch ziemlich durchsichtige Netzhaut hindurchschimmern. Kommt
es nun zu einem Flüssigkeitserguß zwischen Geschwulst und Netzhaut, so verwischt sich das eigenartige Bild und man kann mit
dem Augenspiegel nur die Netzhautablösung selber nachweisen. Die
Dauer der ersten Stufe schwankt zwischen $\frac{1}{2}$ und 4 Jahren.

Die zweite Stufe wird als die entzündliche bezeichnet. Sie
macht sich dem Kranken durch heftige Schmerzen bemerklich. Die
Schmerzen beruhen in der Mehrzahl der Fälle auf einer durch die
Geschwulst hervorgerufenen Drucksteigerung (S. 411), weshalb man
die zweite Stufe auch geradezu als glaukomatöse bezeichnet hat. In
einer Minderzahl beruhen die Schmerzen auf einer Iridocyklitis (S. 290).
Hand in Hand mit den Schmerzen geht eine Verminderung der Sehschärfe bis zur vollständigen Erblindung, da mit der Drucksteigerung
meist auch die Netzhautablösung eine vollständige wird. Die Erkennung der Geschwulst kann auf dieser Stufe der Krankheit durch Trübung der brechenden Mittel unmöglich werden. Die Dauer der zweiten
Stufe ist kürzer als die der ersten, im Durchschnitt etwa 1 Jahr.

Auf der dritten Stufe erfolgt die Durchbrechung der Lederhaut durch die jetzt unaufhaltsam wuchernde Geschwulst. Der Durchbruch kündigt sich durch das Auftreten dunkeler, harter Hügel auf
der Lederhaut an und macht sich dem Kranken durch Nachlassen
der Schmerzen wohlthuend bemerklich. Erfolgt der Durchbruch im
hinteren, der Betrachtung nicht zugänglichen Teile der Lederhaut,
so wird der Zustand erst klar, wenn durch Weiterwachsen der Ge-

schwulst Beweglichkeitsbeschränkung und Glotzauge entsteht. Die Entwickelung schlägt nun immer schnellere Gangart ein; das Auge geht ganz in Geschwulstmasse auf, die Geschwulst wächst aus der Lidspalte hervor, macht Schmerzen, Blutungen und reichliche Absonderung, so daß die Kranken selbst ohne Metastasen an Erschöpfung zu Grunde gehen können.

Die Metastasen bezeichnen die vierte und letzte Stufe. Durch den Blutstrom werden kleinste Teilchen verschleppt, besonders häufig nach Leber und Lunge und entwickeln sich dort zu neuen Geschwülsten, die rettungslos zum Tode führen.

Aus dem Gesagten ergiebt sich, daß das Erkennen der Krankheit bald leicht, bald schwer, ja zuweilen für den Augenblick unmöglich ist. Eine wesentliche Erleichterung ist eine genaue Krankheitsgeschichte, bezw. Anamnese. Verwechselungen können am leichtesten vorkommen mit Netzhaut- und Aderhautablösung und mit primärem (akutem) Glaukom und „konglobirtem Tuberkel" (S. 302). Gegen Netzhaut- und Aderhautablösung spricht die vom Sarkom hervorgerufene Drucksteigerung. gegen primäres Glaukom der etwaige Nachweis einer Netzhautablösung; auch ist zu beachten, daß Sarkom fast ausnahmslos einseitig auftritt, ein primäres Glaukom dagegen, das schon zu Erblindung geführt hat, im anderen Auge wenigstens andeutungsweise vorhanden ist.

Die Vorhersage ist ohne Behandlung unbedingt tödlich, mit rechtzeitiger Behandlung immerhin noch sehr ungünstig. Die Behandlung muß selbstverständlich in der operativen Entfernung alles Erkrankten bestehen, also in Auskernung des Auges (S. 433) auf der ersten und zweiten, in Ausräumung der Augenhöhle (S. 478) auf der dritten Stufe. Die Erfahrung hat ergeben, daß die Gefahr eines örtlichen Rückfalles gleich Null ist, wenn auf der ersten Stufe der Krankheit das Auge entfernt wird, sehr gering, wenn auf zweiter, schon recht ansehnlich (22 %), wenn auf dritter Stufe. Daraus darf man nun keineswegs schließen, daß die Aussichten des frühzeitig operierten Kranken völlig günstig seien. Denn wenn ihm auch kein örtlicher Rückfall droht, so drohen ihm Metastasen. Ja, Fuchs hat sogar gefunden, daß die Gefahr, an Metastasen zu erkranken, durch den Zeitpunkt der Operation nicht wesentlich beeinflußt werde. Man hat sich vorzustellen, daß auch von kleinen, noch in geschlossener Augenkapsel befindlichen Sarkomen Keime durch den Blutstrom verschleppt werden können. Auch das Umgekehrte kommt vor. Verschleppung von Keimen bösartiger Geschwülste aus anderen Körperteilen, z. B. der Brustdrüse in die Aderhaut. Gerade in neuerer Zeit sind wiederholt Fälle von metastatischem Krebs der Aderhaut beobachtet worden.

7. Aderhautrisse.

Aderhautrisse sind sehr häufig, nach v. WECKER sogar ein ganz regelmäßiges Vorkommnis bei Verletzungen des Auges durch stumpfe Gewalt. Gleichwohl ist die ärztliche Bedeutung des Aderhautrisses gering, da er sich ja stets in sonst noch schwer verletzten Augen findet und wegen Blutungen in den Glaskörper und anderen Trübungen zunächst wenigstens gar nicht nachgewiesen werden kann. Hat sich der Glaskörper wieder geklärt, so erkennt man den frischen Riß als einen gelblichen, blutig gesäumten Streifen, der meist zwischen gelbem Fleck und Sehnervenscheibe liegt und die letztere in flachen Bogen umkreist. Den Sitz des Aderhautrisses am hinteren Augenpole schreibt man dem Umstande zu, daß hier die Aderhaut durch die eintretenden Ciliargefäße festgehalten wird, also nicht wie an den weiter nach vorne gelegenen Teilen eine Verschiebung auf der Unterlage gestattet. Ältere Aderhautrisse sehen heller, mehr weißlich aus und sind mit schwarzem Pigment gesäumt (Fig. 109). Kleinere Risse können sich übrigens wieder völlig schließen. Die Folgen eines Aderhautrisses für das Sehvermögen hängen wesentlich von der Mitbeteiligung der Netzhaut, namentlich ·von der betroffenen Netzhautstelle ab; je näher dem gelben Flecke, desto verhängnisvoller für das Sehen. Die Behandlung besteht in Atropin und Ruhe.

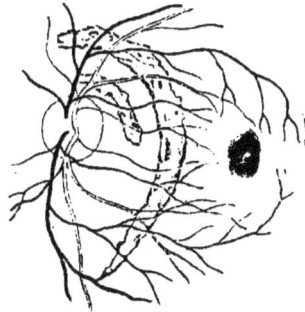

Fig. 109. Zwei Aderhautrisse, nach KNAPP. Die Netzhautgefäße ziehen unverändert über die Aderhautrisse weg. Der dunkle Fleck rechts ist eine Blutung.

8. Aderhautablösung.

Eine Aderhautablösung giebt sich ophthalmoskopisch als kugelige, braunrote, glatte Geschwulst im äquatorialen Teile des Auges zu erkennen. Die darüber liegende Netzhaut ist leicht getrübt, verhindert aber meist nicht das Durchschimmern der eigenartigen Aderhautgefäße. Während Netzhautablösungen (S. 321) bei Bewegungen des Auges in zitternde oder schwankende Bewegung geraten, ist dies bei Aderhautablösungen nicht der Fall. Gegen Verwechselung mit Geschwülsten schützt man sich durch Messung des intraocularen Druckes, der bei Geschwülsten — in der Regel — erhöht, bei Aderhaut- (und Netzhaut-) Ablösung vermindert ist. Aderhautablösungen können wieder vollständig heilen. Die bis jetzt beobachteten Aderhautablösungen waren zum Teil infolge von Glaskörperverlust bei Staroperation entstanden; andere Fälle indessen ohne vorausgegangene Verletzung. Behandlung: Ruhe.

9. Angeborene Aderhautlücke (Koloboma chorioideae).

Wie an der Iris kommen auch an der Aderhaut als Bildungsfehler Lücken vor. Sie liefern ein sehr leicht kenntliches Augenspiegelbild. Man findet auf dem Boden des Augapfels, drei bis vier Papillenbreiten nach unten von der Papille, einen großen, glänzend weißen, bläulich schimmernden Fleck. Seine Form ist unregelmäßig, zuweilen lappig, meist eirund mit der Längsachse in der Richtung eines Längenkreises des Auges. Die Ränder sind mit Pigment gesäumt. Netzhautgefäße sowohl, als auch der Lederhaut angehörige ziehen über den weißen Fleck hin. Die der Aderhautlücke anliegende Netzhaut ist wesentlich verändert und entartet und funktioniert deshalb nur unvollkommen. Doch sind auch Fälle beschrieben, wo ein der Aderhautlücke entsprechender Dunkelfleck nicht vorhanden war. Auch die Sehschärfe kann normal sein: z. B. war S = ⁴/₅ in einem von Sämisch beschriebenen Falle. In anderen Fällen sind neben der Aderhautlücke noch andere Mißbildungen des Auges vorhanden und das Auge ist wenig leistungsfähig.

10. Drusen oder Warzen.

Bei älteren Leuten kommt es nicht selten in der Gegend des Äquators zu Verdickungen der Lamina vitrea der Aderhaut. Sie springen knopfförmig vor und haben einen konzentrisch geschichteten Bau und einen lückenhaften Überzug von Pigmentepithelzellen. Ophthalmoskopisch stellen sie sich als kleine runde, eiförmige oder unregelmäßig begrenzte helle Fleckchen dar, die das Licht stark reflektieren, „wellenförmiger Reflex". Sehstörungen machen sie wegen ihrer Randständigkeit nicht; sie sind meist zufällige Befunde. Ausnahmsweise kommen sie auch in der Gegend des hinteren Augenpoles vor und beschädigen dann mehr oder weniger die Sehkraft.

Krankheiten der Netzhaut und des Sehnerven.

Vorbemerkungen.

Die dritte und innerste Augenhaut heißt Netzhaut (Retina). Sie überzieht die Innenfläche der Gefäßhaut bis an den Pupillarrand. Mit dem Strahlenkörper und der Iris ist sie fest verwachsen, desgleichen mit der Eintrittsstelle des Sehnerven; der Aderhaut dagegen liegt sie nur lose an. Man unterscheidet 1) einen optischen Teil, 2) einen ciliaren und 3) einen Iristeil. Nur der optische spielt beim Sehen eine Rolle und soll hier erörtert werden. Sein Bau ist außerordentlich verwickelt. Auf meridianalen Durchschnitten durch die „Pars optica retinae" (siehe Fig. 110) erkennt man zehn Schichten, die der Wand des Auges parallel liegen. Außerdem sieht man Fasern, die senkrecht auf der Wand des Auges stehen; es sind dies die Müller'schen Stützfasern, ein bindegewebiges Fachwerk, in dem die nervösen Bausteine untergebracht sind. Über die Rollen der einzelnen Teile beim Sehakte ist wenig bekannt. Als sicher darf gelten, daß die Stäbchen und Zapfen lichtempfindlich sind,

d. h. daß in ihnen der physikalische Vorgang der Atheroscillationen sich
in einen physiologischen Vorgang umsetzt.

Früher hat man geglaubt, daß der in einem Stäbchen oder Zapfen durch das
Licht hervorgebrachte Reiz-
zustand durch die nervösen
Teile der Netzhaut und einen
Faden des Sehnerven wie
durch einen Telegraphen-
draht zur Hirnrinde, d. h. zum
Sitze des Bewußtseins fortgeleitet werde. Die neueren
histologischen Untersuchungen haben aber gelehrt, daß
die Sache bei weitem nicht
so einfach liegt. Ein Blick
auf die Fig. 111 lehrt, daß
die Sehzellen (Stäbchen und
Zapfen) mit dem Gehirne
überhaupt nicht in unun-
terbrochener Verbindung
stehen. Ein Lichtreiz, der
den (einzigen) Zapfen der
Fig. 111 getroffen hat, erfährt
schon in der äußeren retikulierten Schicht eine Umschaltung. Hier und in der inneren Körnerschicht liegen Zellen gangliöser Natur, deren
Wurzeln in dem Gewirre der

Fig. 110. Netzhaut, nervöse, epitheliale und Binde-
hautelemente; Übersichtsbild; nach SCHULTZE.

äußeren retikulierten Schicht und zwischen den Kernen der Sehzellen stecken, und
deren Achsencylinder in das Gewirre der inneren retikulierten Schicht führen,
hier sich zu Endbäumchen auflösen oder auch wie bei Zelle *b* direkt in die
Nervenfaserschicht und den
Sehnerven umbiegen. Eine
Reizwelle, die in das Gewirre
der inneren retikulierten
Schicht gelangt ist, erfährt
hier eine zweite Umschaltung.
Denn hier betritt die Reizwelle ein zweites „Neuron",[1]
eine Ganglienzelle, deren
Endbäumchen im äußeren
Kniehöcker des Gehirnes
liegt (Fig. 113). Dort erfolgt
eine dritte Umschaltung, indem neue Ganglienzellen den
Reiz aufnehmen und durch
die „Sehstrahlung" zu den

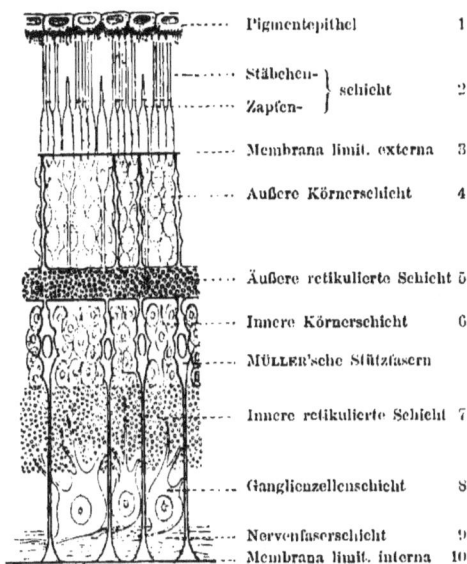

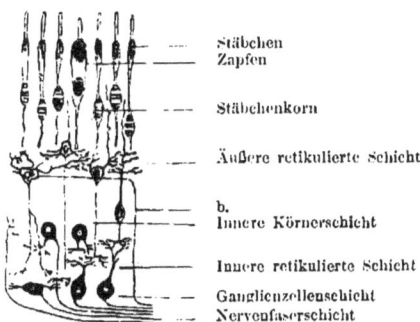

Fig. 111. Nervöse und epitheliale Elemente der
Netzhaut; nach STÖHR.

---

[1] So nennt man die entwickelungsgeschichtliche Einheit: Ganglienzelle —
Achsencylinder — Endbäumchen.

Endbäumchen in der Hirnrinde des Hinterhauptlappens leiten. In den Ganglienzellen der Hirnrinde wird nun die Reizwelle zu einer Gesichtswahrnehmung
umgewandelt.

Kehren wir noch einmal zu der innersten oder Nervenfaserschicht der
Netzhaut zurück. Sie besteht in der Mehrzahl aus Achsencylindern, deren
Ganglienzellen in der Netzhaut, deren Endbäumchen im äußeren Knichöcker
liegen; man hält sie deshalb für centripetal leitende Fasern. Eine Minderzahl hat
umgekehrt ihre Ganglienzellen im Knichöcker, das Endbäumchen in der Netzhaut
(innere Körnerschicht); sie werden deshalb von manchen Forschern als centri-
fugale Fasern angesehen. Die Fäden der Nervenfaserschicht konvergieren nun
gegen das Foramen sclerae, sammeln sich hier zum Schnervenkopfe, d. i. dem Anfange des Schnerven (Fig. 50, S. 112). Dieser hat vom Austritte aus dem Augapfel
bis zum Eintritte in den Canalis opticus eine Länge von 28 bis 29 mm. Vermöge
dieser ansehnlichen Länge liegt er nicht gerade, sondern S förmig gekrümmt und
besitzt hierdurch eine Abrollungsstrecke, ohne die er bei Drehungen des Auges
als Hemmungsband wirken müßte. Er ist von drei Scheiden umhüllt, einer
eng anliegenden und fest verwachsenen Pialscheide, einer lose anliegenden
Duralscheide (Fig. 50, S. 112); zwischen Pial- und Duralscheide bleibt ein Lymphraum frei, der durch ein äußerst dünnes Häutchen, die Arachnoidealscheide,
in zwei Fächer geteilt wird. Der Schnerv selber ist aus Bündeln sehr verschieden dicker Nervenfasern zusammengesetzt und so reichlich mit eirunden Kernen
gespickt, daß sie schon für entzündliche Zellinfiltration angesehen worden sind.
Die Zahl der Nervenfäden schätzt Krause auf „400 000 stärkere und feinere,
nebst einer vielleicht nicht geringeren Zahl allerfeinster". Man darf annehmen,
daß sie sehr ungleich über die Netzhaut verteilt sind. Am reichlichsten mit
Nervenfäden ausgestattet ist die Gegend zwischen Macula und Papille. Man
bezeichnet die dahin führenden Nervenfasern als Papillo-Macularbündel.
Hart hinter dem Augapfel liegt es auf der Schläfenseite des Schnerven, um
weiter rückwärts in die Mitte des Schnervenquerschnittes zu rücken.

Eine wichtige Frage ist, ob der Schnerv eines Auges nur zum Hirne der
entgegengesetzten Seite oder auch der gleichnamigen Seite führt, m. a. W.
ob die Schnerven des Augenpaares im Chiasma eine vollständige oder
eine Teilkreuzung eingehen. Es ist ein allgemeines und wie es scheint noch
wenig bestauntes Gesetz, daß die Nervenbahnen von den Centren zu den randständigen Endorganen gekreuzt verlaufen. Von den niedersten Wirbeltieren bis
hinauf zum Menschen wird in dem rechten Hirn empfunden, was die linke Körper-
hälfte gereizt hat, und wird von den rechten Gliedmaßen ausgeführt, was das linke
Hirn befohlen hat. Dies Gesetz gilt auch für den Gesichtssinn. Bei Fischen z. B.,
deren Augen an den Seiten des Kopfes liegen und völlig getrennte Gesichtsfelder besitzen, ist die Kreuzung der Schnerven eine vollständige: und es ist
das auch ganz leicht festzustellen, da beim Hering z. B. eine Durchflechtung
nicht vorhanden ist, vielmehr der eine Schnerv als Ganzes durch einen
Schlitz des anderen hindurchtritt. Verwickelter wird die Sache bei den höheren
Tieren, bei denen die Augen mehr und mehr nach vorne rücken, also die
Eigenschaft eines rechten und linken Seitenorganes verlieren. Wenn man sich
bei ihnen eine Medianebene durch den Körper gelegt denkt, so wird offenbar
das linke Auge einen großen Teil der Dinge sehen, die rechts von der Medianebene liegen und umgekehrt; mit anderen Worten, bei den höheren Tieren und
dem Menschen fallen die Gesichtsfelder beider Augen in größerer oder geringerer
Ausdehnung zusammen. Fände nun eine vollständige Kreuzung der Schnerven
statt, so würde das rechte Hirn einen Teil der rechts gelegenen Außenwelt

sehen. Thatsächlich ist das aber nicht der Fall. Denn die Erfahrung hat gezeigt, daß wenn das rechte Hirn, etwa durch eine Blutung funktionsunfähig wird, nicht das linke Auge erblindet, sondern der vom Fixierpunkte nach links gelegene Teil beider Gesichtsfelder ausfällt. Es wird also alles, was vom fixierten Punkte aus nach rechts liegt, von dem linken, was nach links liegt, von dem rechten Hirne gesehen. Das ist aber offenbar nur dann möglich, wenn das linke Hirn mit der Schläfenhälfte der linken und der Nasenhälfte der rechten Netzhaut verknüpft ist und umgekehrt das rechte Hirn mit den nach rechts gelegenen Hälften beider Netzhäute (Fig. 112). Folglich muß jeder Sehnerv einen Teil seiner Fasern ins rechte, einen anderen Teil ins linke Hirn senden; es muß eine teilweise Kreuzung der Sehnervenbahnen vorhanden sein. Der Ort dieser Kreuzung ist nun wieder eine Frage für sich. Es liegt nahe, das Chiasma für den Ort der Teilkreuzung zu halten. Die neuesten nach den verschiedensten Methoden angestellten Untersuchungen des Faserverlaufes im Chiasma haben diese Ansicht auch vollkommen bestätigt,[1] freilich ohne daß der Widerspruch gegen diese Lehre ganz aufgehört hätte.

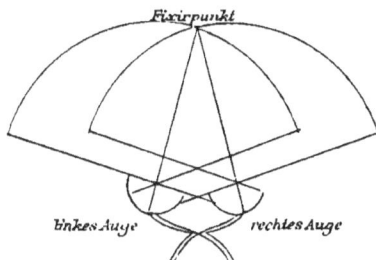

Fig. 112. Das zweiäugige Gesichtsfeld, nach FÖRSTER. Rot sind die vom rechten Hirn, blau die vom linken Hirn kommenden Bahnen und die zugehörigen Netzhaut- und Gesichtsfeldhälften.

Die von den Augen herkommenden Sehfasern ziehen nun vom Chiasma an im Tractus opticus weiter und münden, wie bereits erwähnt, zum größten Teile im äußeren Knichöcker (Fig. 113). Nur ein kleiner Teil geht zu den vorderen Vierhügeln. Es sind das die Fasern, die das reflektorische Pupillenspiel vermitteln. Dies ist nämlich dem Willen des Menschen völlig entrückt, wird also nicht wie die anderen Augenbewegungen von der Hirnrinde aus in Gang gesetzt. Es bleibt deshalb auch bestehen, selbst wenn ein Mensch durch Erkrankung der Rinde beider Hinterhauptslappen vollständig erblindet (seelenblind) ist. In einem solchen Falle wird eben ein Lichtreiz von der Netzhaut durch die eben erwähnten Fasern in die vorderen Vierhügel geleitet, von da auf den vordersten Oculomotoriuskern übertragen und schließlich zu der Irismuskulatur, auf dem Wege des N. oculomotorius fortgeleitet.

Die Netzhaut hat ein eigenes Gefäßsystem. Es wird von der Arteria centralis retinae mit Blut gespeist, einem Ästchen der Arteria ophthalmica, das etwa 15 mm hinter dem Auge von unten her in den Sehnerven eindringt. Von der Papille aus verzweigt sich die Centralarterie über die Netzhaut (s. Fig. 51, S. 113). Nachdem das Blut ein weitmaschiges Netz engster Haargefäße passiert hat, fließt es durch die Netzhautvenen in die Vena centralis retinae ab, die neben der Schlagader im Sehnerven nach hinten verläuft. Mit Hilfe des Augenspiegels kann man die Netzhautgefäße durch die brechenden Mittel hindurch sehen und wegen jener brechenden Mittel sogar ansehnlich vergrößert. Die Vergrößerung genügt aber nicht, um das Strömen des

---

[1] Schon VESAL glaubte die Teilkreuzung durch Nachweis eines ungekreuzt verlaufenden Bündels endgültig bewiesen zu haben.

Blutes in den Gefäßen sichtbar zu machen, wie das z. B. bei den Glaskörper-
gefäßen des Frosches der Fall ist. Doch kann man beim Menschen sehr leicht
Pulserscheinungen wahrnehmen. Der **Venenpuls** ist sehr häufig zu sehen
und als physiologisches Vorkommnis zu betrachten. Man sieht ihn am centralsten Ende der Netzhautvenen, da wo sie aus der Fläche der Sehnervenscheibe rechtwinkelig umbiegen, um sich in den Sehnerven einzusenken. Der
Puls äußert sich als ein taktmäßiges Erblassen jener centralsten Venenstückchen;

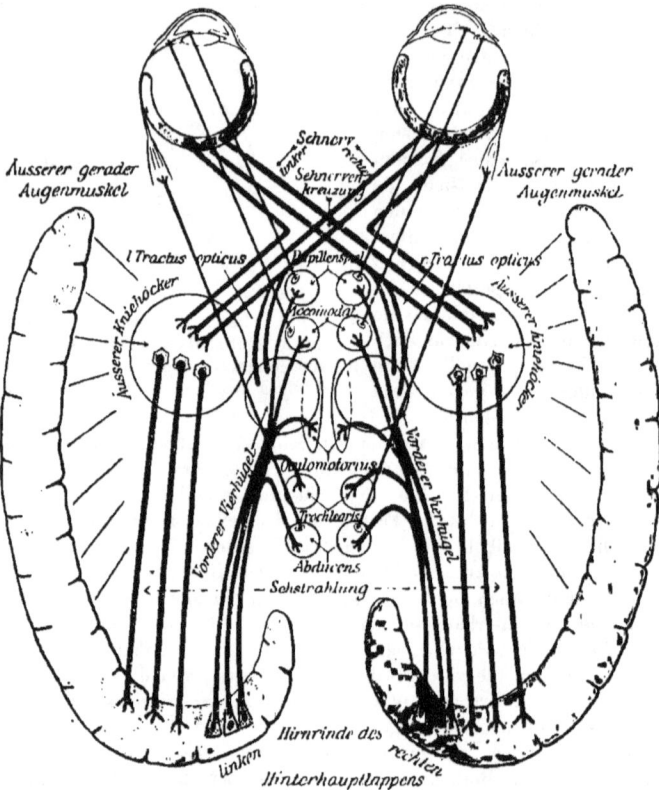

Fig. 113. Schema der optischen Bahnen, nach v. MONAKOW.

der Betrachter bekommt den Eindruck, als zöge sich die Blutsäule jedesmal
peripheriewärts zurück. Das Erbleichen der Vene fällt nicht mit dem Radial-
pulse, also nicht mit der Systole des Herzens zusammen, sondern geht ihr ein
wenig voraus. Wie der Venenpuls zu erklären ist, darüber sind die Ansichten
noch sehr geteilt. Einen sichtbaren Puls der **Schlagadern** kann man durch
sanften und anhaltenden Fingerdruck auf den Augapfel hervorbringen. Er
beschränkt sich keineswegs wie der Venenpuls auf die Mitte der Papille, sondern äußert sich in einer taktmäßigen Anschwellung der Schlagadern bis weit
in die Netzhaut; dies Anschwellen macht auf den Betrachter den Eindruck

eines Vorschnellens in der Richtung des Gefäßes. Man erklärt die Erscheinung
so, daß bei erhöhtem Binnendruck des Auges der Blutdruck in den Schlagadern
nicht genügt, um ein dauerndes Einfließen zu bewirken, daß vielmehr nur im
Augenblicke der Herzsystole das Blut stoßweise einströmen kann. Arterienpuls
ist daher stets krankhaft und deutet auf ein Mißverhältnis zwischen arteriellem
Blutdrucke und Binnendruck des Auges.

Der Sichtbarkeit der Netzhautgefäße ist es zu danken, daß gewisse Erkrankungen des Gesamtkörpers mit dem Augenspiegel zu erkennen sind.
Es sind dies Krankheiten, bei denen die Gefäßwände oder die Menge, Beschaffenheit und Verteilung der Blutmasse Veränderungen erlitten haben. Es
muß daher als unverbrüchliche Regel gelten, bei jedem pathologischen Spiegelbefunde an der Netzhaut den ganzen Körper, besonders aber Nieren und Gefäße, einschließlich des Herzens genau zu untersuchen. Man wird dann
zuweilen Gelegenheit finden, bei einem Menschen, der wegen einer leichten
Sehstörung zum Augenarzte geht und sich sonst ganz wohl fühlt, eine tödliche
Nierenkrankheit zu erkennen.

Andererseits gilt die Regel, bei krankhaften Spiegelbefunden an der
Papille eine genaue Untersuchung des Nervensystemes vorzunehmen, da
Erkrankungen des Hirnes und Rückenmarkes sehr häufig die Sehnerven in
Mitleidenschaft ziehen, ja sich zuweilen hier zuerst bemerklich machen.

A. Krankheiten der Netzhaut.

I. Hyperämie.

Sie äußert sich durch ein Größerwerden der Netzhautgefäße
und eine lebhaftere diffuse Rötung der Sehnervenscheibe; die Haargefäße der Netzhaut selber sind nämlich zu dünn und bilden zu
weite Maschen, um die Farbe des Hintergrundes wesentlich zu
beeinflussen. Das Größerwerden der Gefäße besteht in Dickenzunahme, die man an der dunkleren Farbe des Gefäßes und an
dem breiteren Reflexstreifen erkennt, und in Zunahme der Länge,
die man an stärkerer Schlängelung erkennt. Man unterscheidet eine
Hyperämie durch Stauung und eine durch Reizung. Die Stauungshyperämie beruht auf Erschwerung des Abflusses aus den Netzhautvenen. Demgemäß sind diese verbreitert und geschlängelt; ja wenn
gleichzeitig der Zufluß des arteriellen Blutes erschwert ist, so erscheinen die Schlagadern dünner und gestreckter als normal, das Mißverhältnis zwischen Dicke der Venen und der Schlagadern wird dann
also besonders auffallend. Die Feststellung einer Netzhauthyperämie
ist oft recht schwierig, weil die Farbe der Papille und das Aussehen der Netzhautgefäße innerhalb der Grenzen des Normalen erheblich schwankt; so haben z. B. junge Menschen durchschnittlich
rötere Wangen und Papillen als ältere. Man vergleiche deshalb,

falls nur ein Auge krank ist, mit dem gesunden, und ferner achte
man auf die Eintrittsstelle der Gefäße in den Sehnerven;
sie sieht bei Gesunden sehr hell aus und läßt daher eine etwaige
Hyperämie besonders leicht erkennen.

Die Reizungshyperämie ist meistens Begleiterscheinung einer
Entzündung der Hornhaut, Iris oder selbst der Bindehaut; oder
Teilerscheinung einer Erkrankung der Netzhaut selber. In anderen und nicht allzu seltenen Fällen ist sie eine selbständige
Erkrankung und durch Überanstrengung der Augen hervorgerufen: Menschen, die an Brechfehlern, an Schwäche der Recti
interni, oder an alten Bindehautkatarrhen, kurz an Zuständen leiden,
die den Augen die Arbeit erschweren, neigen besonders zu Netzhauthyperämie. Die von ihr hervorgerufenen Beschwerden bestehen in
Empfindlichkeit gegen helles Licht, Mangel an Ausdauer bei Nahearbeit, ja selbst in Schmerzen und Gefühl von Druck und Spannung
in der Tiefe des Auges, nervöse Asthenopie.

Bei der Behandlung sind selbstverständlich etwaige Brechfehler, Bindehautleiden u. s. w. besonders zu berücksichtigen. Gegen
die Netzhauthyperämie selber ist Schutzbrille und Schonung der
Augen zu empfehlen. Die Stauungshyperämie hat meist nur symptomatische Bedeutung.

2. Netzhautblutungen.

Sie sind meistens nur Krankheitszeichen und kommen z. B.
bei fast allen Entzündungen der Netzhaut vor. In anderen Fällen
sind sie mehr selbständigen Wesens. Zunächst ein Wort über ihre
Entstehung. Da der Binnendruck des Auges dem Platzen einer
Ader hindernd im Wege steht, auch mit dem Augenspiegel nichts
zu sehen ist, was auf Berstung eines Gefäßes deutete, so nimmt
man an, daß die Netzhautblutungen in der Regel „per diapedesin"
entstehen und daß die Ursache in einer krankhaften Durchlässigkeit der Gefäßwand für Blutkörperchen zu suchen ist. Sie entsteht, abgesehen von den bereits erwähnten Entzündungen und von
Verletzungen, durch Arteriosklerose, Gelbsucht, perniciöse
Anämie, Diabetes, Skorbut, Purpura hämorrhagica, alles Zustände,
die auch in anderen Organen zahlreiche Blutungen herbeiführen.
Eine weitere Gruppe von Netzhautblutungen ist auf Verstopfungen
(Embolie, Thrombose) zurückzuführen, durch die der Blutumlauf gestört und deshalb die Gefäßwand ungenügend ernährt wird. Die
Form des Blutfleckes ist verschieden, je nach der Netzhautschicht, in
die sich das Blut ergießt. In der innersten verbreitet es sich in der

Richtung der Nervenfasern, und daher nimmt der Blutfleck eine
meridianal gestreifte Form an; in den mittleren und äußeren
Schichten der Netzhaut folgt das Blut den senkrecht zur Netzhautfläche stehenden MÜLLER'schen Stützfasern, erscheint daher dem
Betrachter als rundlich oder unregelmäßig begrenzter Fleck. Aus
der Farbe des Blutfleckes läßt sich auf sein Alter schließen: frische
Blutergüsse sehen blutrot auf dem heller roten Hintergrunde aus,
ältere dagegen braunrot.

Die Zahl und Größe der Blutungen ist in den einzelnen Fällen
ungemein verschieden. Erscheinen sie in sonst unveränderter Netzhaut, so diagnosticiert man „Netzhautblutung". Ist dagegen die Netzhaut und Papille getrübt, vielleicht noch ein oder der andere weiße
Fleck vorhanden, so spricht man von „Retinitis hämorrhagica".
In beiden Fällen hat man streng genommen nur ein Krankheitszeichen gefunden und es gilt noch, die Ursache aufzufinden, um
über die eigentliche Krankheit und die Zukunft des Kranken ins
Klare zu kommen. In der Mehrzahl der Fälle können Arteriosklerose oder eine Herzkrankheit nachgewiesen werden, und man
darf sie unbedenklich als Ursache der Netzhautblutungen ansprechen, besonders wenn diese einseitig aufgetreten sind.

Die Vorhersage ist ungünstig, da erfahrungsgemäß auf Netzhautblutungen früher oder später Hirnblutungen zu folgen pflegen.
Die Sehstörung richtet sich nach Sitz und Größe der Blutung, ist
z. B. unbedeutend bei randständigem Sitze. Mit der Aufsaugung der
Blutung kann die Sehstörung vollständig schwinden. Übrigens hat
das Auftreten sehr zahlreicher Blutungen auch örtlich eine üble
Vorbedeutung als Vorläufer eines hämorrhagischen Glaukomes,
das fast regelmäßig zur Erblindung führt.

Die Behandlung hat sich mit dem Allgemeinzustande zu beschäftigen. Als örtliches Mittel wird der Druckverband empfohlen:
er soll die Aufsaugung des Blutes befördern. Selbstverständlich muß
das Auge geschont werden.

3. Netzhautentzündung (Retinitis).

Die Netzhaut ist wenig zu selbständigen Erkrankungen geneigt. Besonders ihre Entzündungen sind fast immer Folge einer
Krankheit des Gesamtkörpers. Je nach der Natur dieses Allgemeinleidens zeigt die entzündete Netzhaut ein verschiedenes Aussehen,
so daß es zuweilen möglich ist, durch einen Blick mit dem Augenspiegel festzustellen, ob man es mit einer albuminurischen,
leukämischen oder syphilitischen Retinitis zu thun hat. In anderen

Fällen freilich hat der Spiegelbefund nichts Kennzeichnendes und
in ganz seltenen Fällen wird sogar das der einen Krankheit eigene
Hintergrundsbild von einer anderen hervorgerufen. Der jeweilige
Spiegelbefund ist daher nur Wegweiser, die Entscheidung darüber,
ob eine albuminurische, diabetische, syphilitische u. s. w. Retinitis
vorliegt, wird durch die Allgemeinuntersuchung gebracht.

a) Retinitis albuminurica. Die Krankheit ist fast stets eine
doppelseitige. Sie läßt Lichtsinn, Farbensinn und Gesichtsfeld unverändert. Sie schädigt die Sehschärfe bei manchen Kranken gar
nicht, so daß zuerst die Nierenentzündung und erst hinterdrein die
Netzhauterkrankung erkannt wird; bei anderen leicht, so daß feinerer
Druck wie durch einen Schleier gelesen wird; bei wieder anderen
schwer, so daß nur Finger gezählt werden; zu vollständiger Erblindung kommt es nicht; wenn sie ausnahmsweise doch eintritt,
so beruht sie nicht auf den Netzhautveränderungen, sondern auf
Urämie (urämische Amaurose S. 398). Der Spiegelbefund ist bei einer
Krankheit, die sich über Monate und Jahre hinzieht, natürlich verschieden, je nach der Stufe der Krankheit. Alle Stufen haben

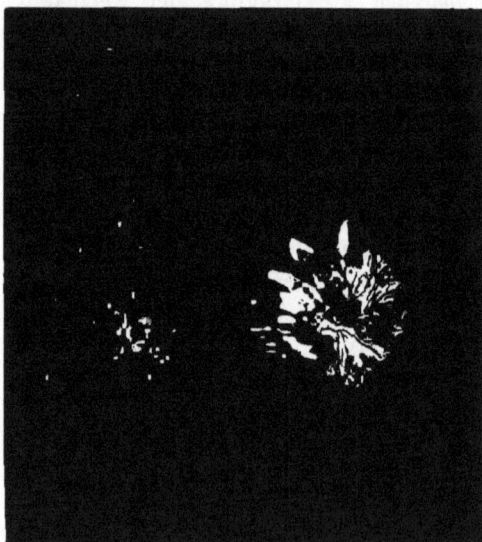

Fig. 114.   Papilloretinitis bei BRIGHT'scher Nierenkrankheit, nach LIEBREICH.

gemein, daß die Veränderungen des Augenhintergrundes auf den
hinteren Augenpol und seine Umgebung von 3 bis 4
Papillenbreiten Durchmesser beschränkt sind. Anfangs herrschen Hyperämie und Trübung der Sehnervenscheibe sowie Blu-

tungen vor; sie liegen in der Nervenfaserschicht, sind daher streifig
und zur Papille speichenförmig geordnet. Im weiteren Verlaufe
treten weiße Flecke auf, die im Kreise um die Papille gelagert
sind, den gelben Fleck aber frei lassen; dafür ist dieser durch feine
weiße Fleckchen gezeichnet, die der dunkleren Macula das Aussehen
geben, als ob sie mit weißer Farbe (Fig. 114) bespritzt sei. Die
Spritzer bilden eine Sternfigur, deren Mittelpunkt das Centralgrübchen ist. Sie sind fettinfiltrierte Stellen der MÜLLER'schen Stützfasern. Die größeren weißen Flecke sind fettig entartete Stellen
der beiden Körnerschichten. Auf der letzten Stufe der Krankheit
sind die Blutungen und Fettherde verschwunden und dafür weiße
Verfärbung der Papille nebst Enge der Gefäße, d. h. Zeichen
der Atrophie entstanden. Die letzte Stufe wird freilich meist nicht
erreicht, da der Kranke zuvor stirbt.

Zuweilen äußert sich die albuminurische Netzhautentzündung
nicht durch viele weiße Flecke und wenige Blutungen, sondern
durch starke Schwellung und Rötung der Papille, durch eine „Papillitis" (Fig. 114), oder durch zahlreiche, über den ganzen Hintergrund zerstreute Blutungen. Retinitis hämorrhagica. Ferner sei
ausdrücklich erwähnt, daß Blutungen und Hyperämie gleichzeitig
mit Fettherden vorkommen können.

Der innere Zusammenhang zwischen Nieren- und Netzhauterkrankung ist noch nicht ganz klar. Manche nehmen an, daß die
Retinitis durch die Nierenerkrankung verursacht sei; Andere,
z. B. MICHEL, daß beide Erkrankungen auf dem gleichen Boden
wachsen, nämlich auf einer hyalinen Entartung der Ader- und
Netzhaut- bezw. der Nierengefäße.

Die Vorhersage ist ungünstig, weniger für die Sehkraft, als
für das Leben. Die Retinitis albuminurica kommt nämlich am
häufigsten bei Schrumpfniere vor, einer schleichenden Nierenkrankheit, die im Laufe einiger Jahre zum Tode führt. Selbst in
diesen Fällen ist eine zeitweilige Besserung der Retinitis nicht ausgeschlossen. Falls die Retinitis albuminurica bei akuter Nephritis
auftritt, kann mit Heilung des Nierenleidens auch die Netzhaut
wieder völlig gesunden.

Die Behandlung der Retinitis fällt mit der des Grundleidens
zusammen: durch eine planmäßige Schwitzkur in Verbindung mit
reiner Milchnahrung ist wohl am ehesten Besserung zu erzielen.

b) Retinitis diabetica. Das stetigste Zeichen der durch Zuckerharnruhr hervorgerufenen Netzhautentzündung sind Blutungen, hämorrhagische
Retinitis. Das zweite ebenfalls fast regelmäßige Zeichen sind Glaskörpertrübungen, die wahrscheinlich durch Blutungen in den Glaskörper zustande

kommen. Weniger regelmäßig sind weiße Flecken, die ein der Retinitis albuminurica ähnliches Bild hervorbringen können. Demnach könnte man aus dem Spiegelbefunde allein eine Retinitis diabetica nicht erkennen. Allein Hirschberg hat in neuerer Zeit behauptet, daß eine Form der Retinitis diabetica vorkomme, die mit anderen Netzhautentzündungen, namentlich mit der Retinitis albuminurica nicht zu verwechseln sei. Er nennt sie Retinitis centralis punctata diabetica. Die wichtigsten Zeichen wären 1) Freisein der Sehnervenscheibe, 2) zahlreiche sehr kleine weiße Fleckchen im gelben Flecke und seiner nächsten Umgebung, 3) zahlreiche sehr kleine punkt- und strichförmige Blutungen zwischen den weißen Fleckchen und nach außen davon. Doch wird selbstverständlich auch ein derartiger Befund uns von der Untersuchung des Harnes auf Zucker nicht entbinden. Die Krankheit tritt beidseitig auf, wenn auch in verschiedenem Grade. Bezüglich der Sehstörung und der Vorhersage gilt dasselbe wie bei Retinitis albuminurica. Doch giebt es, namentlich in höherem Alter, auch leichte Fälle von Zuckerharnruhr. Auch ist die Behandlung nicht ganz ohnmächtig. Eine vorwiegende Fleisch- und Fettnahrung, Hautpflege, Muskelarbeit, sowie eine Karlsbader oder Neuenahrer Trinkkur können den Harn zuckerfrei machen und Stillstand, wo nicht Heilung der Krankheit herbeiführen.

c) Retinitis leucämica. Bei ausgesprochenen Fällen von Leukämie ist die veränderte Blutbeschaffenheit an der auffallend hellen Färbung des Augenhintergrundes zu erkennen. Statt rot oder rotbraun sieht er orangegelb aus; die Schlagadern der Netzhaut sind blaßgelb, die Venen blaß rosenrot von weißen Streifen begleitet; die Netzhaut selbst ist leicht getrübt. In etwa einem Drittel der Fälle kommt es nun zu einer Retinitis, und zwar auf beiden Augen. Falls sie in typischer Form auftritt, ist sie an rundlichen Blutungen und weißen, hervorragenden, blutgeränderten Flecken leicht zu erkennen, die nicht um die Papille, sondern umgekehrt in den Randteilen der Netzhaut sitzen. Doch ist das keineswegs immer der Fall. Die Retinitis leucämica kann auch unter dem Bilde der „hämorrhagischen" auftreten. Der Entscheid für die Diagnose muß durch die mikroskopische Untersuchung des Blutes herbeigeführt werden, indem man die verhältnismäßige Zunahme der weißen und Abnahme der roten Blutkörperchen feststellt.

d) Die Retinitis syphilitica ist, im Gegensatze zu den vorerwähnten drei Herderkrankungen, eine diffuse Netzhautentzündung. Sie tritt sowohl einseitig als zweiseitig auf. Sie äußert sich als mehr oder weniger dichte Trübung, die um den Sehnerveneintritt am dichtesten ist, den Papillenrand völlig verschleiert und allmählich abnehmend ziemlich weit in die Netzhaut reicht. Sie folgt dabei den größeren Gefäßen, die sie in Form von weißen Streifen begleitet, hier und da auch bedeckt oder verschleiert. Die Streifen sind der ophthalmoskopische Ausdruck einer Rundzelleninfiltration in und längs der Gefäßwände. Die eigentlichen Randteile des Augenhintergrundes sind frei. Blutungen und Zeichen stärkerer Hyperämie fehlen meistens. Falls gleichzeitig Glaskörpertrübungen vorhanden sind, so hat man es mit der Chorioretinitis syphilitica (Förster) zu thun (S. 298), auf die auch bezüglich der Vorhersage und der Behandlung verwiesen werden kann.

4. Verstopfungen der Netzhautgefässe.

a) Embolie der Arteria centralis retinae. Die Netzhautgefäße bilden ein Stromgebiet für sich, das nur in der Umgebung des Sehnerven durch kapillare Anastomosen mit den hinteren Ciliararterien zusammenhängt (Fig. 95, S. 270). Infolgedessen hört bei Verstopfung der Arteria centralis die Ernährung der Netzhaut auf, da die anatomische Voraussetzung für Entwickelung eines Kollateralkreislaufes fehlt. Es würde nun aus den Venen das Blut rückwärts in die leeren Netzhautschlagadern fließen und hier einen „hämorrhagischen Infarkt" erzeugen, wenn nicht der Binnendruck des Auges höher wäre als der Blutdruck in den Venen, und deshalb den Rückfluß hemmte. Der Augenspiegel zeigt daher bei einer frisch entstandenen Embolie der Centralarterie höchstgradige Ischämie, nämlich die Papille blaß, die Schlagadern fadenartig dünn und ohne Reflexstreifen, die Venen gleichfalls verdünnt (wenn auch nicht in dem Maße wie die Schlagadern) und ohne Puls. Die aufgehobene Blutspeisung der Netzhaut bewirkt nun, manchmal binnen wenigen Stunden, ophthalmoskopisch sichtbare Veränderungen, nämlich eine streifige Trübung der Papille und eine milchweiße Trübung des gelben Fleckes, auf dem sich das Centralgrübchen als blutroter Punkt grell abhebt. Hier ist nämlich die Netzhaut so dünn, daß das Rot der Aderhaut durchschimmert; der rote Punkt ist demnach keine Blutung, sondern eine Kontrasterscheinung. Außerdem finden sich kleine punktförmige oder streifige Blutungen, meist zwischen Sehnerv und gelbem Fleck. Im Laufe der nächsten Wochen stellt sich der Blutumlauf, wenn auch nur unvollkommen, wieder her, die Netzhauttrübung nebst Rotfärbung des Centralgrübchens verschwindet, aber gleichzeitig entwickeln sich deutliche Zeichen der Atrophie: die Papille wird weiß und die Gefäße verwandeln sich in dünne weiße Stränge. Man kann sich denken, was die Embolie für das Sehen zu bedeuten hat! In dem Augenblicke, wo der Blutumlauf zum Stehen kommt, erlischt auch das Sehen, das Auge erblindet. Zuweilen geht das so schnell, daß ein Mensch sich gesund bückt, um etwas aufzuheben, und sich beim Aufrichten auf einem Auge blind findet. Vielleicht kommt es im Laufe der nächsten Woche zu einer vorübergehenden Besserung. Aber das Ende ist unheilbare Erblindung, Amaurose.

Die Diagnose dieser seltenen Krankheit beruht also auf plötzlicher Erblindung eines Auges, dem eigenartigen Spiegelbefunde und dem Nachweise einer Quelle für den Embolus, also einer Endocarditis, eines Aneurysmas oder wenigstens eines Klappenfehlers. Nun läßt sich aber nach einer Zusammenstellung von KERN dieser

Nachweis nur in $\frac{1}{3}$ der Fälle bringen. Es liegt daher die Vermutung nahe, daß in der Mehrzahl ($\frac{2}{3}$) der Fälle der Blutumlauf nicht
durch einen Embolus, sondern durch eine örtliche Erkrankung
der Centralarterie unterbrochen wird. Man hätte sich etwa vorzustellen, daß durch eine Endoarteriitis (infolge von Syphilis, Arteriosklerose, Nierenkrankheiten) plötzlich ein Thrombus entsteht, der ja
mechanisch ebenso wirken muß wie ein Embolus. Ferner ist hier an die
von v. Gräfe ausgesprochene Vermutung zu erinnern, daß durch eine
stürmische Entzündung des Sehnerven und daraus folgender Zu-
sammendrückung der Schlagader die Embolie vorgetäuscht
werden kann.

b) Embolien einzelner Äste der Netzhautschlagader sind wiederholt beobachtet und beschrieben worden. An der Stelle, wo der Embolus sitzt,
erscheint die Schlagader spindelförmig angeschwollen; jenseits davon faden-
förmig verdünnt oder sogar vollständig blutleer. Die Bedingungen zur Entstehung des hämorrhagischen Infarktes sind natürlich weit günstiger als bei
Verstopfung des Stammes und demgemäß treten auch im Gebiete des ver-
stopften Astes zahlreiche Netzhautblutungen auf; dazu Trübung der Netzhaut
und später Atrophie. Das Bild entspricht also ganz der „Retinitis hämorrhagica"
und man begreift, daß Leber die Retinitis hämorrhagica auf vielfache Embolien
kleinerer Äste zurückführt. Die Sehstörung beschränkt sich — von einer anfänglichen und bald vorübergehenden Verdunkelung des centralen Sehens abgesehen — auf einen Teil des Gesichtsfeldes. Ist der obere oder untere Haupt-
ast verstopft, so weist das Perimeter einen unteren oder oberen Ausfall nach.
Ist ein Ast zweiter Ordnung verstopft, so ergiebt sich ein entsprechend gelegener
Dunkelfleck (Skotom) von der Form eines Sektors. Kommt der Fall ganz
frisch in Behandlung, so kann man versuchen, durch Massieren des Auges oder
durch Herabsetzung des Augendruckes (Sklerotomie) den Embolus in eine
kleinere Schlagader zu treiben.

c) Septische Embolie. Wenn der verstopfende Pfropf aus Spaltpilzen
besteht oder deren enthält, so wirkt er nicht bloß mechanisch, sondern auch
septisch, d. h. es entsteht eine eiterige Infiltration zunächst der innersten Netzhautschichten, dann der ganzen Netzhaut und schließlich des Auges, also ein
Zustand, der als Panophthalmitis bezeichnet wird (S. 300).

d) Thrombose der Vena centralis. Michel hat einige Fälle beobachtet und beschrieben. Die Krankheit verrät sich durch Zeichen der stärksten Stauung in den Venen der Netzhaut, die schwarzrot, stark geschlängelt und verbreitert erscheinen: die „Eintrittsstelle des Sehnerven und
nächste Umgebung ist wie in eine Blutlache untergetaucht", an der übrigens doch
noch eine leichte Streifung zu erkennen ist; die ganze übrige Netzhaut ist besät mit größeren und kleineren teils klumpigen, teils streifigen Blutungen.
Trübung der Netzhaut und später Atrophie sind die Folgen der Thrombose.
Sie führt nicht wie Embolie zu sofortiger Erblindung, wohl aber zu schwerer
Sehstörung, die allmählich in Erblindung übergehen kann, die aber auch einer
gewissen Besserung fähig ist, wenn der Blutumlauf sich einigermaßen wieder
herstellt. Die Ursache sucht Michel in Arteriosklerose und schlechtem
Kräftezustand der Kranken, und rechnet die Krankheit daher zu den ma-
rantischen Thrombosen.

5. Pigmententartung (Retinitis pigmentosa).

Diese Krankheit besitzt drei Kennzeichen, die ihr ein ungemein deutliches Gepräge geben. Es sind 1. Nachtblindheit, 2. konzentrische Gesichtsfeldeinengung, 3. ein eigentümlicher Spiegelbefund. Die Nachtblindheit (S. 393) ist in der Regel das, was dem Kranken bezw. seinen Angehörigen zuerst auffällt und ihn zum Arzte führt. Sie macht ihn eben des Abends blind und hilflos bei einer Beleuchtung, die für Gesunde zum Zurechtfinden völlig ausreicht. Auch

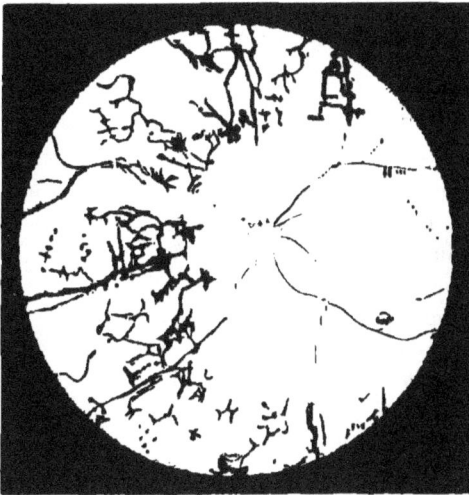

Fig. 115. Retinitis pigmentosa, nach LIEBREICH. Die Papille ist atrophisch, die Gefäße sind verengt.

bei Tageslicht läßt sich der „Nachtschatten", d. h. die Unterempfindlichkeit der Netzhaut für schwache Lichtreize leicht nachweisen (s. Lichtsinn S. 43).

Ein Kranker gab mir an, daß er, während ich mit dem Rücken gegen das Fenster stand, nur die Ränder meiner Ohren sehen könne, sobald mein Gesicht aber gut beleuchtet war, sogar alle Einzelheiten.

Die konzentrische Gesichtsfeldeinschränkung wird im Verlaufe der Krankheit so hochgradig, daß der Kranke trotz hellen Tageslichtes und trotz einer vielleicht noch recht guten Sehschärfe sich nicht allein zurechtfinden kann (vergl. S. 53), daß er keinen Druck liest und gleichwohl nicht imstande ist, allein über die Straße zu gehen. Übrigens ist doch auch das centrale Sehen in der Mehrzahl der Fälle recht beträchtlich, auf $\frac{1}{4}$ bis $\frac{1}{6}$ und noch mehr herabgesetzt; ja es kommt vor, daß gerade die Abnahme der centralen

Sehschärfe den Kranken zum Arzte führt. Die starke Herabsetzung
der Sehschärfe ist öfters mit Augenzittern gepaart.

Der Augenhintergrund giebt folgendes Bild: die Sehnervenscheibe sieht gelblichgrau oder rötlichgrau aus; ihr Rand ist leicht
verschleiert: die Gefäße sind eng, von feinen weißen Streifen begleitet und nicht soweit randwärts zu verfolgen wie unter normalen
Verhältnissen; in den Randteilen der Netzhaut sind zahlreiche schwarze
Pigmentflecke zu sehen von „Knochenkörperchen"form (Fig. 115); die
Ausläufer dieser zackigen Gebilde hängen zusammen, so daß ein
schwarzes Netzwerk entsteht. Die Pigmentflecke folgen den Netzhautgefäßen, deren Teilungsstellen besonders bevorzugt werden. Im Laufe
der Krankheit nähern sich die Pigmentnetze mehr und mehr dem
hinteren Augenpole.

Anatomische Untersuchungen haben gezeigt, daß die Gefäßwände verdickt sind und die Lichtung der Gefäße verengt; daß
das Bindegewebe der Netzhaut gewuchert ist und die nervösen Teile
und besonders die Stäbchenzapfenschicht, geschwunden; endlich daß
Pigmentzellen in die Netzhaut, selbst bis in die innerste Schicht
vorgewuchert sind.

Die Anfänge der Krankheit reichen in der Regel bis vor die
Geburt zurück; das Ende, d. h. die vollständige Erblindung der
beiden Augen, wird vielleicht erst nach einem halben Jahrhundert
erreicht. Doch giebt es auch Fälle, bei denen das Leiden nicht
angeboren, sondern zwischen dem 15. und 20. Jahre entstanden ist.
Dabei ist nun freilich noch der Zweifel erlaubt, ob nicht dies oder
jenes vorher übersehen worden ist.

Die Ursachen der Krankheit sind unbekannt. Das Angeboren-
sein, ferner der Umstand, daß die Pigmententartung häufig bei Ge-
schwistern und in Verbindung mit Taubheit, Idiotismus und Mißbildungen vorkommt, legt es nahe, die Ursache bei den Eltern der
Kranken zu suchen. Man nimmt an, daß Blutsverwandtschaft der
Eltern von Bedeutung sei; vielleicht spielt auch Syphilis eine Rolle.
Jedenfalls vermag erworbene Syphilis durch Chorioretinitis
(S. 298) das Auge in einen Zustand zu versetzen, der einer Pigmententartung täuschend ähnlich sieht. Eine genaue Anamnese wird
die Trennung beider Zustände ermöglichen.

Eine Behandlung, die mehr leistet, als den Kranken zu
trösten und mit trügerischen Hoffnungen hinzuhalten, giebt es nicht.

6. Netzhautablösung.

Unter Netzhautablösung versteht man die Abhebung der Netzhaut von ihrer natürlichen Unterlage, der Aderhaut. Jede Netzhaut-

ablösung beginnt als eine teilweise; viele derselben dehnen sich allmählich aus und werden schließlich zur vollständigen (Fig. 116). Dann hängt die Netzhaut nur noch hinten am Sehnerven und vorne am Strahlenkörper 'fest und bildet einen Trichter, den man mit einer Windenblüte zu vergleichen pflegt.

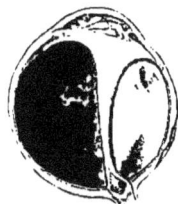

Gewöhnlich gehen einer Ablösung Vorboten voraus, nämlich Flimmern, Funkensehen und Verdunkelungen. Dann setzt die Ablösung plötzlich ein und wird von dem Kranken als eine dunkle Wolke bemerkt, die ihm das Gesichtsfeld einengt. Der abgelöste Teil der Netzhaut ist, dank der Ernährung durch eigene Gefäße,

Fig. 116. Strangförmige Netzhautablösung, nach PAGENSTECHER und GENTH.

zunächst nicht leistungsunfähig, sondern nur geschädigt. Das abgelöste Stück tritt vor die hintere Brennfläche des (emmetropischen) Auges, empfängt also unscharfe dioptrische Bildchen, wie ein übersichtiges Auge bei Accommodationsruhe. Es entsteht also eine Veränderung des Brechzustandes, die bei stark Kurzsichtigen zuweilen den Glauben an Heilung ihrer Kurzsichtigkeit hervorruft. Das abgelöste Stück liegt der hinteren Brennfläche nicht mehr parallel, sondern in Falten; demnach erscheinen die Gegenstände der Außenwelt krumm und verzerrt, Metamorphopsie.[1] Endlich liegt es nicht still, sondern schwankt bei Bewegungen des Auges hin und her, weil Flüssigkeit vor und hinter der abgelösten Netzhaut ist; demgemäß erscheinen die gesehenen Gegenstände durch einander zu wogen und zu schwanken. Bei längerem Bestehen einer Ablösung verschwinden diese Erscheinungen, weil die abgelöste Stelle allmählich leistungsunfähig wird. Das Perimeter weist dann einen der Ablösung ungefähr entsprechenden Dunkelfleck nach.

Auch der nicht abgelöste Teil der Netzhaut zeigt sich in der Regel geschädigt, was sich durch Herabsetzung der centralen Sehschärfe und durch „Torpor retinae", Unterempfindlichkeit gegen schwache Lichteindrücke zu erkennen giebt. Diese subjektiven Erscheinungen wechseln mannigfach, da die Ablösung in der Regel ihren Ort ändert. Wenn sie wie gewöhnlich zuerst oben aufgetreten ist, so senkt sie sich allmählich nach unten; die obere Netzhauthälfte legt sich wieder an, bekommt ihre Leistungsfähigkeit zurück und unter Funkensehen und ähnlichen Lichterscheinungen wird die untere Netzhauthälfte teilweise und später ganz leistungsunfähig.

---

[1] μεταμορφόω ich gestalte um, ἡ ὄψις das Sehen.

Objektiv ist eine Netzhautablösung nachgewiesen, wenn man
mit Hilfe des Augenspiegels eine Haut vor dem Augenhintergrunde sieht, die durch ihre Blutgefäße als Netzhaut gekennzeichnet ist. Die Farbe der abgelösten Netzhaut ist weiß
bis blaugrau. Nur selten ist von Pigment etwas zu sehen, was wohl
mit dem Umstande zusammenhängt, daß das Pigmentepithel in der
Regel auf der Aderhaut sitzen bleibt. Die Oberfläche des abgelösten Netzhautstückes ist vielfach gefaltet, oft in regelmäßigen
Streifen, so daß das Bild einer Treppe entsteht; sie wogt und
schlottert bei Augenbewegungen; oft findet man einen Einriß mit
nach einwärts umgeschlagenen Rändern. Die Gefäße sehen auffallend dunkel, fast schwarzrot aus und besitzen keine Reflexstreifen;
wo sie über eine Falte hingehen, sehen sie wie abgebrochen aus.
Die Betrachtung dieses Bildes wird zuweilen durch Glaskörpertrübungen gestört, die mehr oder weniger bei fast allen Ablösungen
zu finden sind. Der Binnendruck des Auges ist in der Regel, bei
älteren Fällen wohl immer herabgesetzt.

Netzhautablösungen kommen bei sehr verschiedenen Krankheiten
vor. So bei Verletzungen des Auges, frischen sowohl als alten: bei
den letzteren handelt es sich dann um Zugwirkung narbigen, im
Innern des Auges entstandenen Bindegewebes. Ferner kommen
schleichende Entzündungen des Auges, auch der Netzhaut allein in
Betracht. Die häufigste Ursache der Ablösung ist Erkrankung der
Aderhaut und mittelbar des Glaskörpers infolge von hochgradiger
Kurzsichtigkeit. Endlich ist an Neubildungen (Sarkome, Tuberkel)
und an Schmarotzer der Aderhaut (Cysticerken S. 418) zu denken.
Wenn von all diesen Zuständen nichts nachzuweisen ist, so hat
man es mit „idiopathischer" Ablösung zu thun, d. h. mit einer, deren
Ursache unbekannt ist. Man darf wohl vermuten, daß manchmal
ein Fadenwurm oder anderer Schmarotzer die unbekannte Ursache
ist (vergl. S. 422).

Die Mechanik der Netzhautablösung ist trotz zahlreicher mühevoller
Untersuchungen noch nicht ganz aufgeklärt. Am klarsten liegen die Verhältnisse bei Verletzungen. Wenn bei einer Starausziehung oder sonst einer
Eröffnung der Augenkapsel ein Teil des Glaskörpers abfließt, so fällt der Binnendruck des Auges, der sonst die Netzhaut gegen die Aderhaut anpreßt, fort und
verhindert demnach nicht mehr, daß eine durch die Verletzung herbeigeführte
Blutung hinter der Netzhaut diese gegen das Innere des Auges vorbaucht.
Falls durch Erkrankung der Gefäßwände eine besondere Neigung zu Blutaus-
tritten gegeben ist, bedarf es nicht einmal des Glaskörperverlustes: es genügt
schon die plötzliche Herabsetzung des Binnendruckes infolge von Abfließen des
Kammerwassers, weshalb auch eine Operationsregel sagt, daß man bei Irisausschneidung wegen Glaukomes das Kammerwasser ganz allmählich abfließen
lassen soll. Selbst ohne Eröffnung der Augenkapsel, z. B. durch Anprallen von

Schaumweinpfropfen gegen das Auge kann es zu kleineren Blutungen hinter die Netzhaut und zu Netzhautablösung kommen. Merkwürdigerweise ist nach solchen Verletzungen der Binnendruck des Auges vermindert. Man sollte das Gegenteil erwarten, da eine Blutung hinter die Netzhaut den Inhalt des Augapfels, sei es auch nur um wenige Tropfen, vermehrt. Ebenso sollte man Drucksteigerung erwarten bei Ablösungen durch andere Ergüsse (seröse, eiterige) hinter die Netzhaut. Doch ist dies, ausgenommen bei Neubildungen, nicht der Fall. Nach Leber hat man sich den scheinbaren Widerspruch folgendermaßen zu erklären. Die letzte Ursache der Ablösung ist in der Regel eine Schrumpfung des Glaskörpers. Dadurch kommt es zunächst zu einer „Glaskörperablösung", d. h. es entsteht zwischen dem schrumpfenden Glaskörper und der Netzhaut ein mit Serum gefüllter Raum (Fig. 138, S. 380). Nun sind aber die schrumpfenden Bindegewebsfibrillen des Glaskörpers an einzelnen Stellen mit der Netzhaut verwachsen, nehmen daher bei ihrer Verkürzung die Netzhaut mit, Netzhautablösung, oder reißen sie gar ein, Netzhautriß. Durch das Loch in der Netzhaut kann nun die vor der Netzhaut befindliche Flüssigkeit hinter die Netzhaut treten und so die Ablösung noch vergrößern.

Mit der hier geschilderten Lehre liegt „die Diffusionstheorie" in vorläufig noch unentschiedener Fehde. Wenn man einen Augapfel in starken Alkohol legt, so entsteht regelmäßig Netzhautablösung. Das ist auch vollkommen verständlich. Der bis zur Netzhaut eingedrungene Alkohol zieht Wasser aus dem Glaskörper; der Glaskörper nimmt dadurch an Masse ab, die zwischen Netz- und Aderhaut befindliche Flüssigkeit nimmt an Masse zu und die Folge ist Vortreibung der Netzhaut in den Glaskörperraum. In ähnlicher, aber allerdings bei weitem nicht so klarer und durchsichtiger Weise soll die Netzhautablösung im lebenden Auge durch Diffusion entstehen. Die Grundlage der „Diffusionstheorie" ist 1) in der Thatsache zu sehen, daß die hinter der abgelösten Netzhaut befindliche Flüssigkeit sich als stark eiweißhaltig erwies, während Glaskörper nur Spuren von Eiweiß ($1^o/_{oo}$) enthält; und 2) in der Thatsache, daß künstlich, durch Einspritzen von Kochsalzlösung in den Glaskörper und gleichzeitiges Eintauchen der bloßgelegten Aderhaut in eine Eiweißlösung eine Netzhautablösung hervorgerufen werden kann. Man hätte sich nun den Zusammenhang der Dinge so vorzustellen: den Anfang macht eine, ihrer chemischen Natur nach noch unbekannte, Erkrankung des Glaskörpers, die sich übrigens ophthalmoskopisch als „Glaskörperverflüssigung" (S. 371) zu erkennen giebt. Die diffundierenden „Glaskörpersalze" bewirken Ansammlung einer stark eiweißhaltigen Flüssigkeit hinter der Netzhaut. Indem nun durch Diffusion immer neue Bestandteile des Glaskörpers hinter die Netzhaut treten, wird die Netzhaut mehr und mehr einwärts gedrängt, bis sie schließlich platzt.

Für die Diffusionstheorie und gegen die Leber'sche wird von Kuhlmann eine Reihe von klinischen und pathologisch-anatomischen Thatsachen ins Feld geführt. So z. B. die klinischen Thatsachen, daß Netzhautablösung nicht bloß in weichen, sondern auch in normal gespannten, ja selbst in harten (glaukomatösen) Augen beobachtet worden ist, daß sie plötzlich, oft über Nacht entsteht, daß sie nicht selten abwärts wandert (die eiweißreiche Flüssigkeit sei spezifisch schwerer als Glaskörper), daß ganz von selbst die abgelöste Netzhaut sich wieder anlegen und anheilen kann (wenn das eiweißreiche Exsudat durch Aufsaugung weggeschafft ist). Ferner die pathologisch-anatomischen Thatsachen, daß fibrilläre Glaskörperschrumpfung und Verwachsung des Glaskörpers mit der Netzhaut nicht in allen untersuchten Fällen von Netzhautablösung vorhanden,

21 *

und daß andererseits bei nachgewiesener Glaskörperschrumpfung nicht immer Ablösung eingetreten war.

Die Vorhersage hängt von der Ursache ab. Verhältnismäßig am besten ist sie bei Schmarotzern im Auge, da durch frühe Ausziehung derselben Heilung eintreten kann. Recht ernst ist sie bei hochgradiger Kurzsichtigkeit, da sie trotz aller Vorsicht beide Augen nacheinander befallen und allmählich blind machen kann. Auch bei unbekannter Ursache sind die Aussichten bedenklich. Ganz schlecht ist die Vorhersage natürlich bei Sarkom und Tuberkulose der Aderhaut (S. 303).

Die Behandlung richtet sich nach den Ursachen. Wo die Ursache unbekannt ist oder keinen Angriffspunkt bietet, versuche man mehrwöchentliche Bettruhe und Druckverband, dazu Natron salicylicum innerlich (bis zu 4,0 täglich) oder Pilokarpin. muriat. unter die Haut (0,02 einmal täglich): beide Mittel bewirken reichliche Schweißabsonderung und wirken dadurch „aufsaugend". Führt diese Behandlung nicht zum Ziele, so kommen Operationen in Betracht. Schon Sichel empfahl einen Einstich durch die beiden äußeren Augenhäute, durch den dann die „subretinale" Flüssigkeit abfließt. Schöler spritzt einige Tropfen Jodtinktur in den Glaskörper, vor die abgelöste Netzhaut. Der Sichel'sche Heilplan ist ebenso leicht, wie der Schöler'sche schwer zu begreifen. Gleichwohl werden von beiden gute, ja glänzende Erfolge berichtet. Daneben aber auch glänzende Mißerfolge: so verursachte einst eine Jodeinspritzung den Tod des Kranken. Der Wert dieser Behandlungsarten ist um so schwerer festzustellen, als gar nicht so selten auch ohne jede Behandlung die abgelöste Netzhaut sich wieder anlegt und zeitweilige Heilung eintritt.

7. Markschwamm der Netzhaut (Glioma[1] retinae).

Das Bindegewebe des Centralnervensystemes wird als „Neuroglia" bezeichnet. Da die Netzhaut entwickelungsgeschichtlich ein Hirnteil ist, so ist auch ihr Bindegewebe „Neuroglia". Eine Geschwulst, die sich aus den Zellen dieser Neuroglia entwickelt, wird Gliom benannt. Sie ist weich und blutreich: histologisch hat sie große Ähnlichkeit mit den Sarkomen: denn sie besteht, wie viele Sarkome, fast nur aus rundlichen kleinen Zellen mit großem Kern und spärlichem Protoplasma, die durch äußerst spärliche Zwischensubstanz verbunden sind, und sie gehört, wie die Sarkome, zu den bösartigsten

---

[1] γλια Leim.

Geschwülsten. Man hat daher das Gliom auch als Neuroglia-
Sarkom bezeichnet.

Der erste Anfang des Markschwammes besteht in einem flachen
Knötchen in einer der inneren Netzhautschichten, besonders häufig
der inneren Körnerschicht. Indem das Knötchen nach außen zu
wuchert, gelangt es auf die Außenfläche der Netzhaut und bewirkt
Netzhautablösung, der häufigere Fall; oder aber das Wachstum
geht in der entgegengesetzten Richtung; dann kommt es zu einem
in den Glaskörper ragenden Buckel oder wolkigem Gebilde. Nun
entwickeln sich alle die Zeichen einer Geschwulst im Auge, die
beim „Sarkom der Aderhaut" ausführlich beschrieben sind (S. 302).
Mit dieser Krankheit hat der Markschwamm mancherlei gemein, so
die Erblindung, das Durchbrechen der Augenwand, das Übergreifen
auf die Umgebung, die Metastasen in entfernten Körperteilen und
den tödlichen Ausgang. Andererseits sind einige Unterschiede vorhanden, die wohl weniger auf der Natur der Geschwülste, als auf
dem Umstande beruhen, daß der Markschwamm ausschließlich bei
Kindern, meist bei ein- bis vierjährigen, das Sarkom der Aderhaut
dagegen bei bejahrten Personen, 40 bis 60jährigen, vorkommt.

Die erste Stufe der Krankheit wird meist gänzlich übersehen,
da die kleinen Kinder das vorläufig einzige subjektive Zeichen, die
Sehstörung, nicht bemerken. Erst wenn die Geschwulst bezw. die
abgelöste Netzhaut so weit vorgedrungen ist, daß das von ihr ab-
prallende Licht als ein heller Schein in der Pupille sichtbar wird,
werden die Eltern aufmerksam und finden nun, daß das Auge
schon blind[1] ist. Der Augenspiegel zeigt im Innern des Auges
einen rötlich- oder gelblich-weißen Buckel, von kleineren blaßgelben
Knötchen umgeben. Zahlreiche und stark ausgedehnte Netzhautgefäße ziehen zu der Geschwulst. Die Netzhaut außerhalb des Ge-
schwulstbereiches kann bei der ersten Untersuchung noch in normaler Lage oder auch schon abgelöst sein.

Auf der zweiten Stufe kommt es, wegen der Dehnbarkeit der
kindlichen Lederhaut nur langsam, zu Drucksteigerung und ihren
Folgen (S. 303), oder es treten die Zeichen einer inneren Entzündung
auf, Trübung der Hornhaut und des Kammerwassers, zuweilen hintere

---

[1] Daher der Name „amaurotisches Katzenauge". Bei der Katze wird
nämlich von einer als „Tapetum cellulosum" bezeichneten Aderhautschicht Licht
nach außen reflektiert, was bei erweiterter Pupille zu der Erscheinung des
Augenleuchtens führen kann. Blindheit in Verbindung mit Pupillenleuchten
kann aber auch durch andere Krankheiten bedingt sein; es ist deshalb nicht
zweckmäßig, den Ausdruck „amaurotisches Katzenauge" als gleichbedeutend
mit „Gliom der Netzhaut" zu verwenden.

Synechien, Erweiterung der Blutgefäße der Bindehaut und selbst der Lider. Auf dieser Stufe kann es zu Verschwärung der Hornhaut und nach geschehenem Durchbruche zu Schrumpfung des Auges kommen. Indessen hält dieser Zustand nicht lange vor. Nach kürzerer oder längerer Pause gerät die Geschwulst in schnelles Wachstum und wuchert durch die Durchbruchstelle oder auch auf selbst gebahntem Wege durch die Lederhaut nach außen, dritte Stufe. Eine schwammige, leicht blutende, an der Oberfläche jauchende Geschwulst wächst nun zwischen den Lidern vor, Exophthalmia fungosa. Gleichzeitig wuchert die Geschwulst im Sehnerven nach hinten in die Schädelhöhle. Durch Erkrankung des Chiasmas kann es zu doppelseitiger Erblindung kommen. Die Metastasen, vierte Stufe, entwickeln sich meist in den benachbarten Lymphdrüsen und Knochen. Verhältnismäßig häufig (in $18^0/_0$) entwickelt sich auch im zweiten Auge ein Gliom. Dies ist nicht als Metastase, sondern als selbständige Neubildung aufzufassen.

Die Erkennung der Krankheit ist von der zweiten Stufe ab leicht. Verwechselungen kommen wohl nur auf der ersten Stufe, und zwar am häufigsten mit schleichender eiteriger Aderhautentzündung (Pseudogliom) vor, die sich zuweilen infolge einer Meningitis oder Cerebrospinalmeningitis entwickelt; ferner mit Glaskörperabszeß. Als Unterscheidungsmerkmale beachte man, daß bei Aderhautentzündung erst Entzündung, dann Erblindung aufgetreten ist, bei Markschwamm umgekehrt; daß nach Aderhautentzündung das Auge weich, bei Markschwamm gespannt ist; endlich daß bei Markschwamm mit dem Augenspiegel buckelförmig vortretende Geschwulstknoten zu sehen sind. Sollte einmal die Unterscheidung unmöglich sein, so wird man, Erblindung vorausgesetzt, so behandeln, als ob Markschwamm vorläge. Denn die unnötige Auskernung eines blinden Auges ist kein allzu großes Unglück; die Unterlassung oder Verspätung der Auskernung bei Markschwamm dagegen würde dem Kranken das Leben kosten.

8. Verletzungen.

Verletzungen der Netzhaut sind in der Regel mit Verletzungen anderer Teile des Auges verbunden und werden deshalb bei den Erkrankungen des Auges im ganzen (S. 422) Miterwähnung finden. Hier sollen nur zwei Verletzungen der Netzhaut besprochen werden.

a) Commotio retinae, Berlin. Nach Verletzungen des Auges durch stumpfe Gewalt kommt eine Trübung der Netzhaut vor, die in der Gegend der Papille beginnt und sich verschieden weit nach der

Peripherie erstreckt. Sie ist sehr bald nach der Verletzung nachweisbar, nimmt im Laufe des nächsten Tages zu, um nach 24 bis 36 Stunden ihren Höhepunkt zu erreichen und sich dann in etwa drei Tagen zurückzubilden. Wahrscheinlich beruht sie auf einem Ödem der Netzhaut, das von einer Blutung zwischen Aderhaut und Lederhaut herrührt. Die Sehschärfe ist auf $^{15}/_{40}$ bis $^{15}/_{100}$ herabgesetzt, der Lichtsinn vermindert, im Gesichtsfeld sind Dunkelflecke. Außerdem finden sich noch andere Zeichen der Verletzung am Auge, so Blutungen in die vordere Kammer, Verengerung oder Erweiterung der Pupille, episklerale Injektion.

Die Vorhersage ist günstig; die Behandlung kann sich auf Abhaltung von Schädlichkeiten beschränken.

b) Blendung. Um eine Sonnenfinsternis gefahrlos zu beobachten, muß man sich ein mit Ruß geschwärztes Glas oder einen Satz komplementär gefärbter Gläser vor das Auge halten. Diese Vorsichtsmaßregel wird immer wieder vernachlässigt. Daher kommen nach jeder Sonnenfinsternis Kranke zu den Augenärzten, die sich durch Betrachten der Sonne mit ungeschütztem Auge einen Schaden zugezogen haben. Die Kranken klagen, daß ihnen ein schwarzer Fleck vor dem Auge schwebe und daß ihre Sehkraft herabgesetzt sei. Bei den schwereren Fällen sieht man mit dem Augenspiegel ein weißgraues Fleckchen in der Mitte des „gelben Fleckes". Bei der Sonnenfinsternis von 1890 sah Haab acht solcher Geblendeter; bei dreien davon war das grauweiße Fleckchen ein treues Optogramm der Sonne, das den rundlichen der Mondscheibe entsprechenden Ausschnitt deutlich erkennen ließ. Man nimmt an, daß das graue Fleckchen durch Gerinnung von Eiweißkörpern entsteht. In den leichteren Fällen geht die Störung wieder zurück. In schweren bleibt dauernd ein centraler Dunkelfleck. Die Behandlung besteht in Ruhe und Aufenthalt im Dunkeln.

9. Altersveränderungen.

a) Drusen der Glashaut, s. S. 306.

b) Die senile Makulaerkrankung ist ein ziemlich häufiges Vorkommnis und macht manche Hoffnung zu nichte, die der Arzt und der Kranke an eine Starausziehung knüpfen. Sie besteht aus hellen gelbroten Fleckchen, die in einem schwarz getüpfelten Felde sitzen. Später werden die Fleckchen weiß. Die Sehstörung ist beträchtlich, viel größer als bei Drusen in der Gegend des gelben Fleckes.

10. Markhaltige Nervenfasern.

Sie sind fast stets gelegentlicher Spiegelbefund, machen also keinerlei Beschwerde und mindestens in der überwiegenden Mehrzahl der Fälle auch

keine Sehstörung. Wenn das mit ihnen ausgestattete Auge eine unternormale
Sehschärfe besitzt, so liegt dies an Brechfehlern und anderen krankhaften Zuständen. Dagegen findet man bei der Gesichtsfeldmessung einen Dunkelfleck
bezw. einen vergrößerten MARIOTTE'schen Fleck, dessen Grenzen dem Gebiete
der markhaltigen Nervenfasern entsprechen.

Der kennzeichnende Spiegelbefund ist folgender: Von der Papille aus
ziehen nach oben und nach unten, seltener nach innen, am seltensten nach
außen glänzend weiße, streifige Flecke mit ausgefransten Rändern;
sie folgen gern der Richtung der Hauptgefäße; zu Verwechselung mit krankhaften Veränderungen (Fettherden) geben sie wohl nur dann Anlaß, wenn sie,
was gelegentlich auch einmal vorkommt, nicht von der Papille entspringen, sondern von ihr durch einen normal aussehenden Streifen getrennt sind. Übrigens
ist selbst dann der Glanz, die Streifung und die geflammte Gestalt zur
Unterscheidung ausreichend. Die Netzhautgefäße liegen teils auf dem weißen
Fleck, teils tauchen sie in ihm unter und sehen dann wie abgebrochen aus.
Die ganze Erscheinung beruht darauf, daß ein Teil der Fäden des Sehnerven
ihre undurchsichtigen Markscheiden nach dem Durchtritte durch die Siebplatte
für eine kurze Strecke zurückerhalten. Der Zustand ist als ein Bildungsfehler zu betrachten und kommt öfters in Verbindung mit Mißbildungen des
Schädels, des Rückgrates und mit Schielen vor. In der Kaninchennetzhaut
sind markhaltige Nervenfasern normales Vorkommnis.

Schmarotzer siehe S. 418.

B. Krankheiten des Sehnerven.

I. Stauungspapille.

Sie beginnt ziemlich unscheinbar mit Hyperämie und leichter
Verschleierung der Papillengrenzen. Erst nach und nach kommt
es zu einer deutlichen Anschwellung und Trübung der Papille
und ihrer unmittelbaren Umgebung. Bei vollentwickelter Krankheit
findet sich folgendes Augenspiegelbild[1]: Die Papille scheint bedeutend
größer als normal; sie ragt in den Glaskörper vor, was sich durch
die „parallaktische Verschiebung" verschiedener Abschnitte des nämlichen Gefäßes (S. 126) nachweisen läßt; ihre Ränder fallen steil
gegen die Netzhaut ab; eine scharfe Papillengrenze ist nicht zu
sehen; die Farbe ist rötlich-weiß, das Aussehen radiärstreifig; die
Schlagadern sind eng, im Gebiete der Papille undeutlich oder selbst
unsichtbar; die Venen sind dunkel, verbreitert, geschlängelt, sie beginnen auf der Papille mit einem blassen zugespitzten Ende; zuweilen sind kleine Blutungen am Rande der Papille vorhanden.

---

[1] Die in Fig. 114 S. 314 abgebildete Papillitis nephritica giebt gleichzeitig
eine ungefähre Vorstellung von dem Aussehen einer Stauungspapille.

Nachdem dieser Zustand verschieden lang, oft viele Monate lang gewährt, beginnt ganz allmählich die Rückbildung, die sich durch Flacher- und Bleicherwerden der Papille zu erkennen giebt.
Sehstörungen macht die Stauungspapille an und für sich nicht.
Sie beruht eben nicht auf entzündlicher Rundzelleninfiltration, sondern auf Erweiterung von Gefäßen, seröser Durchtränkung und Verdickung (Hypertrophie) der marklosen Nervenfasern. Erst später

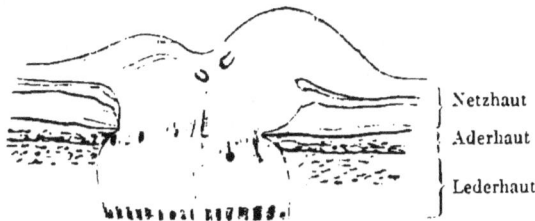

Fig. 117. Meridianaler Schnitt durch eine Stauungspapille, nach PAGENSTECHER und GENTH. Die Schwellung fällt rechts steiler, links seichter ab.

kommt es zu wirklicher Entzündung, nämlich zu Infiltration mit Rundzellen und zu Wucherung des interstitiellen Bindegewebes. Zuletzt schrumpft das neugebildete Bindegewebe und bringt durch Druck die Nervenfasern zum Schwinden. Dadurch entsteht eine Sehschwäche, die ganz allmählich in völlige Erblindung übergehen kann. Die Beschädigung des Sehvermögens äußert sich

1. als Abnahme der centralen Sehschärfe;
2. als Einengung des Gesichtsfeldes in verschiedener Gestalt;
3. als Farbenblindheit oder zunächst wenigstens -stumpfheit.

Die Abnahme der Sehschärfe ist eine allmähliche, wird aber hier und da durch Anfälle von Verdunkelung selbst von Blindheit unterbrochen, die oft nur teilweise wieder zurückgehen.

Die Stauungspapille tritt erfahrungsgemäß fast immer beidseitig auf und zwar als Folge einer Hirngeschwulst.

Es ist viel darüber gestritten worden, wie man sich den Zusammenhang zwischen einer an der Hirnrinde oder gar im Kleinhirne wachsenden Geschwulst und der Stauungspapille denken soll. Gegenwärtig ringen zwei Ansichten um die Palme der Alleinherrschaft. Nach MANZ und SCHMIDT-RIMPLER erzeugt die Geschwulst eine Steigerung des in der Schädelkapsel herrschenden Druckes. Infolgedessen wird Cerebrospinalflüssigkeit zwischen den Scheiden des Sehnerven nach vorne getrieben, erzeugt einen „Hydrops der Sehnervenscheiden" (Fig. 118); die seröse Durchtränkung der Nervenfasern führt nun in den engen Maschen der Siebplatte zur Einklem-

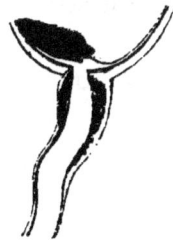

Fig. 118. Neuritis optica mit Hydrops der Sehnervenscheiden, nach PAGENSTECHER und GENTH.

mung, wodurch der Rückfluß des venösen Blutes gehindert und somit Stauung herbeigeführt wird. Diese Erklärung halten DEUTSCHMANN, HAAB und Andere nicht für genügend, da sich bei einer etwas älteren Stauungspapille regelmäßig die Zeichen wirklicher Entzündung finden. Sie nehmen daher an, daß der aus dem Hirne absteigende Lymphstrom Spaltpilze oder chemisch reizende Stoffe mitbringe, die den Sehnervenkopf in Entzündung versetzen.

Wenn die MANZ-SCHMIDT-RIMPLER'sche Lehre richtig ist, so muß die Stauungspapille nicht bloß bei Hirngeschwülsten, sondern bei jeder beliebigen Raumbeschränkung in der Schädelkapsel vorkommen. Das ist in der Regel auch der Fall und man hat daher bei einer doppelseitigen Stauungspapille auch an andere Herderkrankungen des Hirnes zu denken, z. B. an Hirnabszeß, an Schmarotzer wie Cystizerken und Echinokokken, an Blutungen durch Schädelbruch, an Hydrocephalus internus. Die Unterscheidung dieser verschiedenen Krankheiten ist nur durch eine genaue Allgemeinuntersuchung möglich, deren Beschreibung nicht hierher gehört.

Einseitige Stauungspapille ist in der Regel durch Geschwülste oder Entzündungen in der Augenhöhle hervorgerufen. Die Erkennung ist leicht, da außer der Einseitigkeit auch das Vorhandensein von Glotzauge (Exophthalmus) auf die Augenhöhle hinweist. Endlich sei noch einmal daran erinnert (S. 314), daß in seltenen Fällen auch die Retinitis albuminurica unter dem Bilde der Stauungspapille verläuft.

Die Vorhersage ist ungünstig. In der Regel führt die Hirngeschwulst nach einigen Monaten oder Jahren zum Tode. Während dieser Zeit kann sich das Bild der Stauungspapille in das der Sehnervenatrophie umgewandelt haben. Nur bei Neubildungen, die oberflächlich sitzen und deren Standort man genau feststellen kann, könnte eine operative Behandlung in Frage kommen. Ist die Neubildung ein syphilitisches Gumma, so kann durch eine nachdrückliche Quecksilber- und Jodkalikur (wenigstens vorübergehende) Heilung der Hirngeschwulst bewirkt werden. Dann bildet sich natürlich auch die Stauungspapille zurück und das Sehvermögen kann dauernd ein erträgliches bleiben.

2. Entzündung des Sehnerven (Neuritis optica, Papillitis).

Eine Unterscheidung dieser Krankheit von der Stauungspapille durch den Augenspiegel ist nicht immer möglich. Der Augenspiegel zeigt bei Neuritis optica eine getrübte und geschwellte Papille (Fig. 114 S. 314). Die Schwellung ist geringer wie bei Stauungspapille und setzt sich weiter und deshalb flacher in die Netzhaut fort, so daß der Betrachter nicht so deutlich den Eindruck bekommt, daß eine Vorragung vorhanden ist. Die Schlagadern sind wenig oder gar nicht verengt, die Venen geschlängelt und erweitert. Setzt sich die Trübung tief in die Netzhaut, meist längs der Gefäße, fort, so spricht man von einer Papilloretinitis. Bei der schleichend verlaufenden Papillo-

retinitis werden auch Blutungen und weiße Flecke in der Netzhaut
gefunden, also ein ähnlicher Zustand wie bei Retinitis albuminurica.
Doch kann man Verwechselung leicht vermeiden, wenn man beachtet, daß bei der Neuritis optica der Schwerpunkt der Veränderungen in der Papille, bei Neuritis albuminurica, in der Regel
wenigstens, in der Netzhaut liegt. In zweifelhaften Fällen entscheidet die ja ohnehin unerläßliche Allgemeinuntersuchung.

In manchen Fällen sind längs der Gefäße eigentümliche Glanz-
lichter zu sehen, die sich bei Spiegeldrehungen bewegen und dem
Hintergrunde Seidenglanz verleihen. Die Erscheinung kommt bei
Kindern öfters vor, ohne krankhaft zu sein. Doch ist sie verdächtig, falls sie in Verbindung mit Sehschwäche auftritt.

Die Sehstörungen (Stumpfsichtigkeit, Beschränkung des Gesichtsfeldes. Störung des Farbensinnes) sind bei den einzelnen Fällen
sehr verschieden und stehen oft zu den sichtbaren Veränderungen an
der Papille in keinem Verhältnisse. Die Erkrankung betrifft eben
den ganzen Sehnerven, während der Augenspiegel selbstverständlich nur über den Zustand des peripheren Endes Auskunft giebt.
Als allgemeine Regel darf gelten, 1. daß die Sehstörungen früher
auftreten wie bei Stauungspapille und 2. daß die Krankheit, häufiger
wie Stauungspapille, zu Schrumpfung des Nerven und also zu Erblindung führt.

Die Entzündung des Sehnerven ist in der Mehrzahl der Fälle
eine fortgeleitete, und zwar vom Hirn und seinen Häuten aus;
sie wurde deshalb von GRÄFE als Neuritis descendens bezeichnet.
Als verursachende Hirnkrankheiten sind aufzuzählen die tuberkulöse
Basilarmeningitis der Kinder, die epidemische Cerebrospinalmeningitis,
Meningitis durch eiterige Ohrenkrankheiten und durch akute Infektionskrankheiten. Die letzteren können übrigens auch unmittelbar eine Sehnervenentzündung herbeiführen. Das gleiche gilt von
Syphilis und von Blutvergiftung.

Der anatomische Befund ist je nach der verursachenden Krankheit ein ziemlich verschiedener. Bei tuberkulöser Basilarmeningitis
z. B. finden sich Tuberkeln in den drei Häuten des Sehnerven. Bei
eiteriger Meningitis ist das auffallendste eine reichliche Ansammlung
von Eiterkörperchen in den beiden Scheidenräumen und in dem
Bindegewebssystem des Sehnerven. Bei syphilitischer Neuritis fällt
am meisten die außerordentliche Verdickung des Sehnerven auf, die
durch Wucherung und Zellinfiltration des interstitiellen Bindegewebes und der Piascheide bedingt ist.

An diese Sehnervenentzündungen mit bekannter Ursache reihen
sich nun Fälle an, deren Ursachen unklar sind. Dahin gehört die

„Neuritis durch Heredität". Die Thatsache ist, daß in manchen
Familien vorzugsweise die männlichen Mitglieder zwischen dem 18.
und 24. Jahre von einer beidseitigen Sehnervenentzündung befallen
werden. Eine Ursache ist damit nicht gefunden. Denn die Eltern
der Erkrankten können völlig gesund sein. Es handelt sich also
gar nicht um eine unmittelbare Vererbung. Und selbst wenn dies
der Fall, so wäre die Frage nach der Ursache um ein Geschlecht
rückwärts verschoben, aber nicht gelöst. Ebenso dunkel sind die
Entzündungen durch „Erkältung" und durch „Unterdrückung ge-
wohnter Abscheidungen", z. B. der Menstruation. Bei den zahllosen
Gelegenheiten zu Erkältung und bei der Seltenheit, mit der ein
Sehnerv davon Gebrauch macht, liegt die Vermutung nahe, daß es
bereits (latent) kranke Sehnerven sind, die auf eine Erkältung
mit Entzündung antworten.

Endlich giebt es Fälle von Neuritis optica, bei denen auch
nicht einmal eine „Erkältung", geschweige denn eine unfragliche
Ursache aufzufinden ist. LEBER hat den Gedanken ausgesprochen,
daß sie vielleicht auf einer latenten Meningitis beruhen.

Die Vorhersage ist zweifelhaft; Heilungen mit Wiederherstellung der vollen Sehschärfe, Heilungen mit Schwachsichtigkeit
jeden Grades und endlich Übergang in völlige Erblindung kommen
vor. Die Behandlung richtet sich nach der Ursache der Krankheit. Wo eine faßbare Ursache nicht vorhanden ist, sind Schwitzkuren und bei Gefahr im Verzuge Quecksilber- und Jodkalikuren
am Platze. Manche rühmen auch Blutentziehungen an der Schläfe
oder am Warzenfortsatze mittels des HEURTELOUP'schen Blutegels.
Bei den Mitteilungen über die „Erfolge" der Behandlung soll man
aber stets in Anschlag bringen, daß die gutartigeren Fälle ganz von
selber heilen können.

3. Retrobulbäre[1] Neuritis.

Wenn der Sehnerv jenseits des Auges entzündlich erkrankt,
so braucht an der Papille, zunächst wenigstens, eine Veränderung gar
nicht einzutreten. Demgemäß findet man auch im Beginne einer
retrobulbären Neuritis den Hintergrund des Auges normal oder
höchstens etwas Hyperämie mit leichter Trübung der Papillengrenze.
Auf einer späteren Stufe der Krankheit dagegen stellt sich ein sehr
kennzeichnender Spiegelbefund ein, nämlich eine Verfärbung der
temporalen Papillenhälfte, deren Grauweiß von dem schmutzigen

---

[1] Hinter dem Augapfel.

Rot der etwas kleineren Nasenhälfte lebhaft absticht. Die Atrophie kann so weit gehen, daß die Siebplatte der Lederhaut, die sogenannte Lamina cribrosa sichtbar wird.

Unter diesen Umständen wird man häufig die Diagnose lediglich auf Grund der subjektiven Zeichen stellen müssen, was bei deren Eigenartigkeit auch ganz gut möglich ist. Der Kranke kommt mit der Klage, daß er schlechter sehe, besonders schlecht bei hellem Tageslichte, etwas besser bei abgedämpftem Lichte, Tagblindheit (Nyktalopie)[1]. Untersucht man ihn mittels Leseprobe und Perimeter, so zeigt sich, daß die Herabsetzung der Sehschärfe auf einem Dunkelflecke der Netzhautmitte beruht und daß das periphere Sehen, also namentlich auch die Ausdehnung des Gesichtsfeldes normal oder wenigstens nahezu normal ist. Die Form des Dunkelfleckes ist ein liegendes Eirund, das den Fixierpunkt einschließt und sich von da zum MARIOTTE'schen Flecke erstreckt. Anfangs handelt es sich nur um ein Farbenskotom,[2] indem innerhalb des kleinen Gebietes grün und rot als grau erscheinen. Mit dem Fortschreiten der Krankheit aber nimmt im Gebiete des Dunkelfleckes der Farbensinn sowohl als der Lichtsinn mehr und mehr ab, so daß schließlich ein „absoluter" Dunkelfleck vorhanden ist. Das Fixieren ist dann unmöglich, der Blick irrt hin und her, und es stellt sich Augenzittern ein. Allmählich kommt dann auch Gesichtsfeldbeschränkung hinzu, ja die Krankheit kann mit Erblindung endigen.

Das Wesen der Krankheit besteht in einer entzündlichen Wucherung des Bindegewebes, das später durch narbige Schrumpfung die Nervenfäden zum Schwinden bringt. Doch gehen nach UHTHOFF nicht alle Nervenfäden eines erkrankten Nervenstückchens zu Grunde. Anfangs beschränkt sich die Krankheit auf das „papillomakulare Bündel" (S. 308). Die Krankheit ist in der Regel beidseitig und befällt ganz vorwiegend Männer in der Blüte der Jahre. Sie tritt entweder akut auf und kann dann in wenigen Tagen zur Erblindung führen, oder schleichend und braucht dann Wochen und Monate, selbst Jahre, ehe sie den Kranken dahin bringt, ärztlichen Rat zu suchen. Bei der akuten Form sind auch Schmerzen in der Tiefe der Augenhöhle vorhanden, sowohl bei Bewegungen der Augen, als bei Druck auf dieselben.

Als Ursachen der Neuritis retrobulbaris werden genannt:

[1] ἡ νύξ die Nacht, ἀ privativum, ἀλαός blind, bei Nacht nicht blind = tagblind; das Wort ist ebenso geschraubt, als überflüssig.
[2] Nach BRAUCHLIs Erfahrungen ist übrigens außer dem centralen Farbenskotom auch regelmäßig eine Einengung der Farbengrenzen nachzuweisen.

akute Infektionskrankheiten, Syphilis, Bleivergiftung, Erkältung (?).
Unzweifelhaft haben die aufgezählten Umstände zusammengenommen
nicht entfernt so viele Erkrankungen verschuldet als der Mißbrauch
von Tabak und Alkohol. Die Krankheit wird daher auch vielfach geradezu als Tabak- und Alkoholamblyopie oder Intoxikationsamblyopie [1] bezeichnet. Gewöhnlich werden nämlich beide
Genußmittel nebeneinander ge- und mißbraucht; doch kann auch
jedes für sich allein die retrobulbäre Neuritis hervorrufen.

Die Vorhersage ist günstig insofern, als man in frischen Fällen
dem Kranken vollständige Genesung versprechen kann, falls er sich
des Tabakes und Alkoholes enthält; sie ist schlecht, weil eine der
unheilvollsten Folgen lange fortgesetzten Alkoholmißbrauches der
Verlust an Willenskraft ist. Die Kranken werden daher meistens
rückfällig, wenn sie durch einige Wochen Enthaltsamkeit gebessert
sind und das Gespenst der Erblindung nicht mehr stets vor Augen
haben. Merkwürdigerweise tritt trotz der Rückkehr des Kranken
zu seinen üblen Gewohnheiten keineswegs immer ein Rückfall
der Neuritis ein.

Eine örtliche Behandlung der Augen ist überflüssig; die Enthaltung von Tabak und Alkohol genügt. Dagegen ist es meist angezeigt, den chronischen Magenkatarrh zu behandeln, an dem fast
alle Trinker leiden, und der sehr häufig die unmittelbare Veranlassung zum Ausbruch der Augenkrankheit gewesen ist. In den
wenigen Fällen, in denen die retrobulbäre Neuritis auf anderen
Ursachen beruht, gelten die auf S. 332 erwähnten Behandlungsregeln.

4. Atrophie. [2]

Die Sehkraft eines Auges wird vernichtet sein, wenn die Fasern
seines Sehnerven an irgend einer Stelle atrophisch und damit leistungsunfähig geworden sind. Es ist also für das Sehen einerlei, ob die
Atrophie am peripheren Ende des Sehnerven, oder in seinem orbi-
talen Teile oder im Canalis opticus sitzt. Nicht aber für den Augenspiegelbefund! Denn wenn die Papille sich entzündet und in der
Folge atrophiert, so sieht man mit dem Augenspiegel ein Bild, das

---

[1] Manche Forscher trennen die „Intoxikationsamblyopie" als besonderes
Krankheitsbild von der anderweitig verursachten „Neuritis retrobulbaris".
[2] ἀ priv., τρέφειν ernähren. Atrophie bedeutet also Nichternährung;
das Kennzeichen der Atrophie ist das Kleinerwerden der Elemente. Nun wird
aber das Wort Atrophie (nicht ganz richtig) auch zur Bezeichnung von Zuständen gebraucht, die pathologisch-anatomisch als Degeneration, Entartung
zu bezeichnen wären.

auf Schwund von Nervenfasern und gleichzeitiger Anwesenheit neugebildeten und dann geschrumpften Bindegewebes beruht. Wenn dagegen die Unterbrechung der Sehnervenbahn von einer Entzündung, Verletzung oder Pressung des Nerven weit hinter dem Auge herrührt, so wird die Papille zunächst ganz unverändert aussehen und erst allmählich ein „atrophisches" Aussehen gewinnen, weil der Schwund der Nervenfasern von der verletzten, entzündeten oder gedrückten Stelle aus allmählich bis zur Papille hinabsteigt (Atrophia descendens). Das Aussehen der Papille wird aber jetzt anders sein wie bei „papillitischer" Atrophie, weil an der Papille die Nervenfasern und Capillargefäße geschwunden sind, neugebildetes Bindegewebe aber nicht vorhanden ist.

Außer der papillitischen und der absteigenden giebt es noch eine „einfache" Atrophie, bei der eine Entzündung irgend eines Abschnittes des Sehnerven nicht vorausgegangen ist. Vielmehr äußert sich die Krankheit von vornherein als Atrophie, d. h. als Schwund des Nervenmarkes und Umwandlung der Achsencylinder in leitungsunfähige Fasern. Ein so umgewandelter Nerv sieht grau und durchscheinend aus, weshalb der Vorgang als „graue Degeneration" bezeichnet und mit entsprechenden Umwandlungen gewisser Bahnen des Hirnes und Rückenmarkes zusammengestellt wird. Diese dritte Form von Atrophie wird für den Augenspiegel das gleiche Bild erzeugen wie eine „absteigende". Endlich ist an die Möglichkeit einer „aufsteigenden" Atrophie zu denken. Wenn die Netzhaut funktionsunfähig geworden ist, so wird ohne Zweifel der Sehnerv schwinden und die Papille nach einiger Zeit das Bild der „reinen Atrophie" zeigen, vorausgesetzt natürlich, daß die Papille überhaupt noch zu sehen und an der Erkrankung der Netzhaut nicht unmittelbar beteiligt ist. So sieht man z. B. nach Embolie der Centralarterie regelmäßig das Bild der „einfachen Atrophie"; auch nach albuminurischer Retinitis ist einige Male ein gleiches beobachtet worden.

Wodurch unterscheiden sich nun ophthalmoskopisch die papillitische Atrophie einerseits und die einfache und die fortgeleitete andererseits voneinander? Einmal durch die Farbe und zweitens durch das Fehlen bezw. Vorhandensein einer „atrophischen Excavation" (S. 407). Bei papillitischer Atrophie finden wir die Sehnervenscheibe mattweiß, ihren Rand besonders auf der Nasenseite verschwommen, zuweilen unregelmäßig begrenzt; ein Niveauunterschied zwischen Papille und Umgebung ist nicht vorhanden; die Siebplatte der Lederhaut ist nicht sichtbar; die Netzhautgefäße sind eng. (Hatte sich die papillitische Atrophie an eine Retinitis pigmen-

tosa oder an eine Chorioretinitis syphilitica angeschlossen, so sieht
die Papille wachsartig und graugelb aus.)

Bei reiner, bezw. „einfacher" Atrophie hat die Sehnervenscheibe eine reinweiße oder bläulichweiße Farbe. Da der durch das
Schwinden der Nervenfasern frei gewordene Raum nicht durch neugebildetes Bindegewebe ausgefüllt ist, so ist die Papille etwas eingesunken, „excaviert", und läßt das Maschenwerk der Siebplatte
deutlich durchscheinen. Die Papille sieht rund, regelmäßig und
scharf begrenzt aus. Die Netzhautgefäße sind, anfangs wenigstens,
normal.

Nach diesem Überblick wenden wir uns zu einer kurzen Besprechung

a) der einfachen,

b) der absteigenden Atrophie vom klinischen Standpunkte.

Zu a). Die erstere wird auch als „progressive Amaurose"[1]
bezeichnet. Sie macht sich den Kranken als Sehstörung um so
früher bemerklich, da sie beidseitig auftritt. Die Untersuchung
zeigt, daß die Sehstörung in Herabsetzung der centralen Sehschärfe und in Einengung des Gesichtsfeldes besteht. Die
Form des letzteren ist sehr verschieden, bald koncentrisch eingeengt,
bald mit Ausschnitten versehen; in der Regel sind die äußeren und
oberen Teile des Gesichtsfeldes stärker eingeengt, als die unteren
und inneren. Auch der Farbensinn leidet frühzeitig; grün geht
zuerst verloren, dann rot, dann gelb, und blau zuletzt. Der Lichtsinn bleibt am längsten erhalten. Der Ausgang ist vollständige
Erblindung.

Die überwiegende Mehrzahl aller Fälle tritt in Verbindung mit
Hirn- und Rückenmarkskrankheiten, besonders gern syphilitischen,
auf und zwar sind es von seiten des Hirnes die inselförmige Sklerose,
die progressive Paralyse und die Erweichungsherde, von seiten des
Rückenmarkes die Tabes dorsalis, die den größten Beitrag liefern.[2]
Man wird also in jedem Falle von Sehnervenatrophie auf Krankheiten des Hirnes und Rückenmarkes fahnden müssen, bezw. einen
Nervenarzt mit der Untersuchung betrauen, falls man selber das
verwickelte Verfahren zur Ermittelung von Lähmungen, Anästhesien,
Par- und Hyperästhesien nicht völlig beherrschen sollte. Bei Tabes
tritt die Sehnervenatrophie erst auf, nachdem die Krankheit sich

[1] ἀμαυρός; nicht glänzend, dunkel, blind.
[2] Über die Natur des Zusammenhanges zwischen Hirn- und Rückenmarkskrankheit einerseits, der Sehnervenatrophie andererseits läßt sich zur Zeit etwas
Bestimmtes nicht aussagen.

schon durch andere Zeichen, durch die blitzähnlichen Schmerzen,
das Fehlen des Patellarreflexes, ungleiche Pupillen, ataktischen Gang
verraten hat. Bei der progressiven Paralyse dagegen soll zuweilen
umgekehrt die Sehnervenatrophie das erste Symptom sein. Doch
wird man wohl auch in diesen Fällen bei genauer Nachforschung
schon allerhand seelische Störungen, z. B. hypochondrische Ver-
stimmung. Reizbarkeit. Urteils- und Gedächtnisschwäche nachweisen
können. Bei einem Teile der Fälle von fortschreitender Atrophie des
Sehnerven ist ein Hirn- oder Rückenmarksleiden nicht vorhanden, das
Augenleiden also selbständig. Als Ursachen werden Erkältungen (??),
Ausschweifungen, übermäßige körperliche und geistige Anstrengungen
und Aufregungen und die Syphilis genannt.

Die Vorhersage ist trostlos, die Behandlung erfolglos.
Manche wollen mit dem konstanten Strome Stillstand und Besserung
erzielt haben. Doch vermögen diese „Erfolge" nicht, den Ausgang
in völlige Erblindung zu verhindern.

Zu b). Die absteigende Atrophie braucht desto mehr Zeit,
um die Papille zu erreichen und ophthalmoskopisch sichtbar zu
werden, je centraler sie begonnen hat und je älter die betroffene Person ist. Wenn z. B. ein Erweichungsherd in der optischen Hirnrinde
sitzt, so steigt die Atrophie durch die „Sehstrahlung" (Fig. 113 S. 310)
abwärts in den äußeren Kniehöcker, der, wie v. MONAKOW gezeigt hat,
so stark schwindet, daß man schon mit bloßem Auge die Volums-
abnahme erkennen kann. Von da setzt sich der Schwund durch
Tractus, Chiasma und Nervus opticus weiter fort und würde nach
Jahren an der Papille sichtbar werden, wenn der Kranke inzwischen
nicht stürbe. Sitzt die verursachende Krankheit am Sehnerv selber,
z. B. da, wo der Sehnerv durch den Canalis opticus geht, so kann die
absteigende Atrophie schon nach einigen Wochen an der Papille sichtbar werden. Eine abgestiegene und dadurch ophthalmoskopisch sichtbar gewordene Atrophie wird demnach in der Regel auf Krankheiten
in der Augenhöhle, im Canalis opticus und an der Hirnbasis zu
beziehen sein. In der Augenhöhle handelt es sich um Verletzungen
und Geschwülste; entscheidend für die Diagnose sind, neben der Einseitigkeit der Atrophie, die Anamnese im ersten, der Exophthalmus
im zweiten Falle. Im Canalis opticus kann eine syphilitische Bein-
haut- und Knochenentzündung den Raum so weit beengen, daß Druckschwund des Nerven eintritt. An der Hirnbasis können Entzündungen des Keilbeines, Aneurysmen der Carotis interna zu Leitungs-
unterbrechung, ferner Blutungen in die Umgebung des äußeren
Kniehöckers zu Erweichung der primären optischen Centren führen.
Selbstverständlich werden bei derartigen Zuständen außer der Seh-

störung noch andere Funktionsstörungen vorhanden sein, aus deren
Nebeneinander man den Ort der Erkrankung erschließen kann.

Endlich sei erwähnt, daß sich nach schweren Blutungen, besonders nach Magenblutungen, zuweilen Blindheit oder wenigstens
hochgradige Schwachsichtigkeit entwickelt; der Spiegelbefund ist anfangs normal, aber wenige Wochen später erkennt man an der Papille die Zeichen der Atrophie. Als Ursache dieser offenbar „herab-
gestiegenen" Atrophie betrachten die Einen eine fettige Entartung,
die Anderen eine interstitielle Entzündung des retrobulbären Sehnerven.

Die Vorhersage ist nicht ganz so schlecht, wie bei der „einfachen Atrophie", da wenigstens manche der zu absteigender
Atrophie führenden Krankheiten, z. B. die syphilitische Knochen-
erkrankung, der Behandlung zugänglich sind. Natürlich können
bereits atrophierte Fasern nicht wieder hergestellt werden. Aber die
Atrophie kann zum Stillstand kommen und damit das noch vorhandene
Sehvermögen dauernd erhalten bleiben.

Krankheiten der Linse.

Vorbemerkungen.

Die Linse, Lens crystallinea, besteht aus einer durchsichtigen Masse, die
in eine gleichfalls durchsichtige, völlig homogene Kapsel eingeschlossen ist.
Mit der Rückfläche ruht sie in der tellerförmigen Grube (Fossa patellaris)
des Glaskörpers; mit der Vorderfläche lehnt sie sich an die Rückfläche der Iris
(Fig. 4 S. 16). Man unterscheidet
einen vorderen (b) und einen hinteren (c) Pol (Fig. 49 S. 108), sowie
einen Äquator (d). Am vorderen
Pole hat die Kapsel eine Dicke von
0,016 mm, am hinteren nur etwa
halb so viel. Der Durchmesser des
Äquators beträgt etwa 9 mm, der Abstand des vorderen Poles vom hinteren, also die Linsendicke 4 mm.

Die erste Andeutung einer Linse
im Embryo besteht in einer Verdickung des äußeren Keimblattes
über der primären Augenblase
(Fig. 119). Diese Anhäufung von
Epithelzellen wächst nach innen und stülpt dadurch eine dünne Lage des mittleren Keimblattes und die vordere Wand der primären Augenblase ein.
Jetzt ist die Linse ein hohles Bläschen, dessen Wand aus Epithelzellen be-

Vorderhirn

Augenblasenstiel
Primäre Augenblase

Äußeres Keimblatt

Mittelhirn

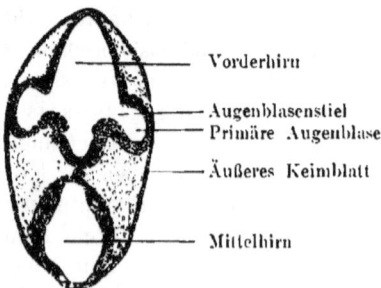

Fig. 119.   Erste Anlage des Auges beim
Hühnchen, nach KÖLLIKER.

steht. Die Zellen der Rückwand wachsen nun nach vorne zu langen, auf dem Querschnitte sechsseitigen Gebilden, den Linsenfasern aus und nehmen dabei ihre Kerne (Fig. 120) ziemlich weit nach vorne mit. Dadurch verschwindet allmählich der Hohlraum des Linsenbläschens und die ganze Linse besteht nun einerseits aus den in Fasern umgewandelten Epithelzellen der Rückwand und andererseits aus den unveränderten Epithelzellen der Vorderwand. Gleich-

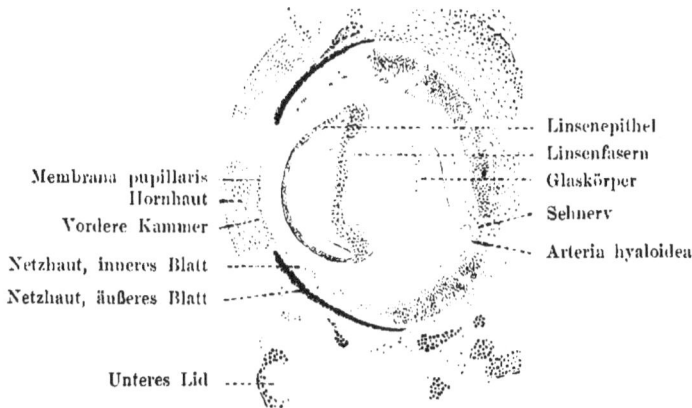

Membrana pupillaris
Hornhaut
Vordere Kammer
Netzhaut, inneres Blatt
Netzhaut, äußeres Blatt

Linsenepithel
Linsenfasern
Glaskörper
Sehnerv
Arteria hyaloidea

Unteres Lid

Fig. 120. Entwickelung der Linse, bei Katze. Nach einem Präparate von Prof. STÖHR, mit einer Änderung.

zeitig entwickelt sich die Linsenkapsel, die von Manchen als Abkömmling des mittleren Keimblattes, von Anderen als Cuticularbildung der Epithel- bezw. Linsenzellen betrachtet wird. Mit der Geburt ist die Linsenentwickelung noch nicht beendigt. Sie setzt sich vielmehr bis etwa zum 25. Jahre fort, indem am Äquator die Umwandelung von Epithelzellen in Linsenfasern ihren Fortgang nimmt. Die anatomischen und physikalischen Folgen davon sind S. 28 erörtert worden.

Nach dem Gesagten ist ohne weiteres verständlich, daß nur die vordere Kapsel auf ihrer Innenfläche mit Epithelzellen bekleidet ist, daß es dagegen an der hinteren Kapsel Epithelzellen normalerweise nicht giebt.[1] Der Verlauf der Linsenfasern geht innerhalb der einzelnen Kugelschalen vom vorderen zum hinteren Linsenpole. Da aber nicht alle Fasern einer Linsenschicht in einem einzigen Punkte, sondern nur längs gewisser Linien zusammentreffen können, so entstehen an den Linsenpolen Nahtlinien, die man an gehärteten Linsen als „Linsenstern" sehen kann. Sie haben beim Neugeborenen die Figur eines Y und bekommen im späteren Leben durch allerhand Ausläufer und Seitenzweige eine verwickeltere Gestalt. Der vordere Linsenstern ist bei bejahrten Menschen auch während des Lebens mit Hilfe der seitlichen Beleuchtung sehr schön zu sehen.

Die Linse des völlig ausgewachsenen Menschen verharrt nun keineswegs in dem einmal erreichten Zustande. Es erfolgt vielmehr bis in das höchste

---

[1] Als krankhafter Befund kommen epithelartige Zellen auf der Innenfläche der hinteren Kapsel vor.

22*

Alter hinein eine stetige Umwandlung, die man als Kernsklerose bezeichnet
(vergl. S. 27). Der Vorgang besteht darin, daß von frühester Jugend an die
innersten und also ältesten Linsenfasern dichter und wasserärmer werden, daß
immer neue Schichten der Linsenrinde der Sklerosierung verfallen und daß
demnach der Kern stetig zu, die Rinde stetig abnimmt. Ja es kann vorkommen, daß der ganze Inhalt der Linsenkapsel zu einem homogenen harten Körper
zusammenbäckt. Ein sklerosierter Linsenkern sieht bernsteingelb aus. Die
Farbe wird um so dunkeler, je dichter und härter der Kern ist. Sie kann bei
sehr großen Kernen rotbraun, bei Sklerosierung des ganzen Inhaltes der Kapsel
sogar dunkelbraun[1] werden. Die bei seitlicher Beleuchtung wahrnehmbare
Farbe des Linsenkernes gestattet also einen Schluß auf seine Größe.

Zur Befestigung der Linse dient das Strahlenbändchen (Fig. 4, S. 16 und
Fig. 97, S. 277; Zonula Zinii, Ligamentum suspensorium lentis), ein glashelles, aus
zahlreichen Fasern zusammengesetztes und mit Lücken durchsetztes Häutchen,
das sich von den Processus ciliares zur Linse hinüber spannt und teils vor, teils
hinter, teils in dem Linsenäquator mit der Linsenkapsel verschmilzt. Zwischen
den Falten der Zonula soll ein Kanälchen (Canalis Petiti)[2] den Linsenäquator
umkreisen. Man denkt sich den Petit'schen Kanal mit einer Flüssigkeit gefüllt,
die den Stoffwechsel der Linse vermittelt. Die ernährende Flüssigkeit betritt
nach Magnus die Linse in zwei gürtelförmigen Zonen, die eine hart hinter,
die zweite hart vor dem Linsenäquator; außerdem soll in der Gegend des hinteren Poles ein Saftstrom eintreten. Den Austritt des Saftstromes vermutet
man auf Grund klinischer Beobachtungen in der Umgebung des vorderen
Linsenpoles.

I. Grauer Star (Katarakt).[3]

I. Allgemeines.

Alle krankhaften Veränderungen in der Linse vermindern ihre
Durchsichtigkeit. Sobald auch nur eine kleine Stelle der Linse
undurchsichtig ist, spricht man von grauem Star. Trübungen an der

---

[1] Selbstverständlich ist dann das Sehvermögen äußerst gering. Man nennt
diesen Zustand, im Gegensatz zum grauen Star, Cataracta nigra. Beim
grauen Stare sieht nämlich die Pupille im auffallenden Lichte weißlich grau,
bei der Cataracta nigra dagegen schwarz aus. Gleichwohl ist die Pupille bei
Cataracta nigra mit dem Augenspiegel nicht zu erleuchten. Das einfallende
Licht wird eben von der Linse verschluckt, also weder nach außen zurückgeworfen, noch zur Netzhaut durchgelassen, wie unter normalen Verhältnissen.

[2] Andere leugnen diesen Canalis Petiti und belegen gewisse Ausbuch-
tungen der hinteren Kammer mit jenem Namen. Wieder andere nennen Canalis
Petiti die Spalte zwischen Glaskörper und Rückfläche der Zonula.

[3] ὁ καταρράκτης der Wasserfall. Der Name hängt mit der irrigen Vorstellung
zusammen, die man bis tief ins vorige Jahrhundert über die Natur des Stares
gehabt hat. Man glaubte nämlich, der Star sei ein vor der Linse herabge-
flossener und dann zu einem Häutchen erstarrter Tropfen. Das Wort Star
kommt aus dem Gotischen, von stairan = starren.

Linsenkapsel nennt man Kapselstar, Trübungen des Kapselinhaltes Linsenstar. Der Linsenstar ist ein Rindenstar oder ein Kernstar. Falls beide Teile, Rinde sowohl als Kern getrübt sind, spricht man von Totalstar. Tritt der Star in Verbindung mit bezw. als Folge von anderen Augenkrankheiten auf, so heißt er Cataracta complicata; bestehen Verwachsungen zwischen Iris und Strahlenkörper (Corpus ciliare) einerseits und der starkranken Linse andererseits, so spricht man von Cataracta accreta.

Welchen Einfluß hat eine Linsentrübung auf das Sehvermögen? Bald gar keinen, bald einen sehr beträchtlichen; es hängt das ganz von der Größe, dem Orte und der Art der Trübung ab. Trübungen z. B., die in den peripheren, von der Iris bedeckten Teilen der Linse sitzen, stören in der Regel gar nicht. Allerdings darf man nicht vergessen, daß die Pupille bald enger, bald weiter ist; demnach kann ein und dieselbe Linsentrübung bald stören, bald unschädlich sein. So erklärt sich der Einfluß der Beleuchtung auf das Sehen der Starkranken. Manche sehen besser in der Dämmerung; es sind das die mit Trübungen im Pupillargebiet und freier Peripherie. Andere sehen schärfer bei sehr heller Beleuchtung, also enger Pupille; das sind diejenigen, deren Trübungen bis in die Nähe der Linsenpole reichen, diese aber frei lassen.

Selbst Trübungen, die an den Linsenpolen oder auf der Verbindungslinie der Pole liegen, werden wenig schaden, wenn sie klein, dicht und scharf begrenzt sind, viel dagegen, wenn sie wie ein durchscheinender Schleier das ganze Pupillargebiet einnehmen (vergl. S. 255 über optische Wirkung von Hornhauttrübungen). Selbst eine vollständig getrübte Linse macht das Sehen nicht ganz unmöglich. Wenn auch der größte Teil der auffallenden Lichtstrahlen von der Linse verschluckt wird, bezw. nach außen zurückprallt, so dringt doch noch ein Rest durch die Linse hindurch, und zwar zum Teil auf demselben Wege, den unter normalen Verhältnissen die ganze auf die Linse gefallene Lichtmenge nehmen würde. Es wird also dem Starkranken möglich sein, trotz vollständiger Trübung auch die Richtung zu erkennen, aus der die Lichtstrahlen kommen und demnach den Ort der Lichtquelle richtig anzugeben. Man kann daher das Gesichtsfeld aufnehmen und etwaige Einengungen desselben, sowie ausgedehntere Dunkelflecke trotz der getrübten Linse nachweisen. Natürlich muß als Marke ein hell leuchtender Gegenstand, z. B. eine brennende Kerze im Dunkelzimmer verwandt werden. Häufig begnügt man sich, mit dem Augenspiegel von verschiedenen Richtungen aus in das Auge hinein-

zuleuchten und den Kranken sagen zu lassen, wo das Licht her-
komme. Wird schnell und richtig geantwortet, so nimmt man an,
daß Netzhaut und Sehnerv gesund sind. Wenn man ganz sicher
gehen will, muß man den Lichtsinn des Kranken untersuchen.
Ein Starkranker mit völlig getrübter Linse muß etwa ebenso lichtempfindlich sein, wie ein Gesunder bei geschlossenen Augenlidern.
Eine gewöhnliche Kerzenflamme soll der Starkranke im Dunkelzimmer auf mindestens 6 m erkennen, die „kleinste Lampe“ auf
0,3 m; mit kleinster Lampe ist das Licht einer Lampenflamme gemeint, die so niedrig geschraubt ist, daß sie nur blau brennt. Auch
das Pupillenspiel ist zu beachten: bei normaler Lichtempfindlichkeit
des Starkranken soll sich seine Pupille kräftig verengern, wenn
das Auge plötzlich hell beleuchtet wird.

Auch Farben werden trotz vollständiger Linsentrübung erkannt.
Nur macht der Starkranke bestimmte Fehler in der Benennung,
falls er einen sklerosierten und daher gelben oder gar braunroten
Kern hat. Er sieht dann eben die Farben so, wie sie ein Gesunder
durch ein gelbes bezw. braunrotes Glas sehen würde.

Weitere Anhaltspunkte für Beurteilung des Zustandes, in dem
sich die inneren Teile des Auges befinden, liefert uns die Augenspiegeluntersuchung des anderen Auges, vorausgesetzt natürlich,
daß hier der Einblick noch möglich ist.

Der objektive Nachweis einer Linsentrübung ist zuweilen schon
mit bloßem Auge möglich. Wenn z. B. die Gegend des vorderen
Linsenpoles getrübt ist, so sieht die Pupille, nicht wie unter normalen Verhältnissen schwarz, sondern grauweiß aus. Man darf aber
nicht glauben, daß jede graue Verfärbung der Pupille auf Linsentrübung beruhe. Das Grausein beweist eben weiter nichts, als daß
Licht von der Linse diffus nach außen geworfen wird. Es ist das
vielleicht nur ein winziger Bruchteil des einfallenden Lichtes, dessen
Hauptmasse ungehindert bis zur Netzhaut weiter geht. So sehen
z. B. die Pupillen älterer Leute fast nie rein schwarz, sondern
meistens, besonders wenn sie erweitert sind, grau oder graugelb aus;
der sklerosierte Linsenkern reflektiert eben diffuses Licht nach
außen. Erst dann sind wir berechtigt, eine Linsentrübung anzunehmen, wenn ein und dieselbe Stelle in auffallendem Lichte
grau oder weiß, in durchfallendem schwarz erscheint. Die
Untersuchung im auffallenden Lichte wird mit Hilfe der seitlichen
Beleuchtung (S. 87), die im durchfallenden mittels des Augenspiegels (S. 107) vorgenommen.

Um die ganze Linse der Betrachtung zugänglich zu machen,
muß man die Pupille mit Cocain oder Homatropin erweitern. Selbst

mit diesem Hilfsmittel bleibt der Linsenrand meist noch verborgen. Dagegen ist er in der Regel sichtbar bei Augen, an denen eine bis zum Rande reichende Irisausschneidung vorgenommen worden ist. Bei seitlicher Beleuchtung erscheint er als goldglänzender Ring, bei Durchleuchtung (mit dem Augenspiegel) als dunkles breites Band.

Der Star kommt in jedem Lebensalter vor, am häufigsten bei Greisen, am zweithäufigsten bei jungen Kindern, am seltensten in der Blüte der Jahre. Die Wahrscheinlichkeit an Star zu erkranken, nimmt vom 50. Jahre an schnell zu und erreicht ihren Höhepunkt im achten Jahrzehnt.

2. Verschiedene Starformen.

a) Der Greisenstar, Cataracta senilis. Der Greisenstar entwickelt sich meist zwischen dem 50. und 70. Lebensjahre, also in Linsen, die bereits einen sklerosierten Kern haben. Der harte, aber ungetrübte und durchsichtige Kern und die weiche, aber getrübte und daher undurchsichtige Rinde sind kennzeichnend für Altersstar. Er befällt beide Augen, aber meist nicht ganz gleichzeitig. Dem Stare gehen zuweilen Vorboten voraus, z. B. das Vielfachsehen mit einem Auge (Polyopia monocularis). Es beruht auf einer Zerklüftung der Rinde in Sektoren. Da diese Sektoren nicht ganz symmetrisch zur Sehachse stehen, so entwirft jeder Sektor von dem gerade fixierten Gegenstande ein eigenes Bild und diese verschiedenen Bilder fallen nicht zusammen. Ein anderer Vorbote ist das Auftreten von Kurzsichtigkeit, und zwar nicht der scheinbaren, die auf Herabsetzung der Sehschärfe beruht, sondern einer wirklichen, d. h. dem Hereinrücken des Fernpunktes. Es kann dies auf Änderung des Brechungsexponenten oder auch auf Blähung der Linse und dadurch bewirktem Vorrücken der vorderen Linsenfläche beruhen.

Wenn Kurzsichtigkeit durch Verdichtung des Linsenkernes hervorgebracht wird, so müßte eigentlich bei jedem alternden Auge Kurzsichtigkeit entstehen. Bekanntlich ist das nicht der Fall. Im Gegenteil, viele alternde Augen verlieren an Brechkraft (S. 27 und 35). Man könnte sich die Sache so zurecht legen: Die Verdichtung des Linsenkernes erhöht seinen Brechungsexponenten und folglich auch die Brechkraft des Auges; während sich aber der Kern verdichtet, flacht er sich gleichzeitig durch die Anlagerung sklerosierter Rindenschichten ab und verliert dadurch an sammelnder Kraft. Halten sich Verdichtung und Abflachung das Gleichgewicht, so bleibt der Brechzustand unverändert. Überwiegt die Verdichtung, so entsteht Kurzsichtigkeit.

Mit oder ohne vorausgegangene Zerklüftung stellen sich keil-

förmige Trübungen ein, die mit der Spitze nach dem Linsenpole,
mit dem breiten Ende nach dem Äquator gerichtet sind (Fig. 121);
je schlanker die Keile, desto langsamer die Fortschritte der Starbildung. Diesen speichenför-
migen Trübungen gesellen sich
nun bald Striche, Punkte,
Flecken und Wolken hinzu.
Die ersten Speichen sind,
wie Förster nachgewiesen hat,
nur Spalten und Risse, die
mit Flüssigkeit von anderem
Brechungsexponenten wie die
Umgebung erfüllt sind. Diese
Flüssigkeit gerinnt zu „Mor-
gagni'schen Kugeln." Bei der
Weiterentwickelung des Stares

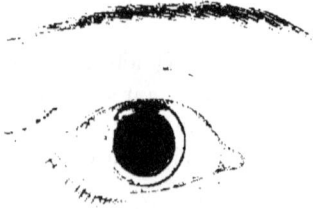

Fig. 121. Beginnender Star, bei Durchleuchtung,
nach Erweiterung der Pupille; nach Jäger.

kommt es zu einer Entartung der Linsenfasern, die sich
mikroskopisch als feine Punktierung, als „molekulare Trübung" zu
erkennen giebt. Die Pünktchen fließen zu Tröpfchen zusammen und
blähen die Linsenfaser dermaßen auf, daß sie schließlich platzt. Die
Pünktchen haben das Aussehen von Fetttröpfchen und werden für
Myelin gehalten. Sie sind auch nach dem Zerfall der Linsenfaser in der umgebenden Flüssigkeit an ihrem starken Lichtbrechungs-
vermögen leicht zu erkennen. Daneben sieht man „Bläschenzellen",
d. h. mannigfach geformte, aufgequollene Epithelien von beträchtlicher Größe.

In dem Maße wie die Trübungen an Zahl und Größe
zunehmen und das Pupillargebiet erreichen, nimmt die Sehschärfe
ab. Die Kranken, die meist alterssichtig sind und schon seit Jahren
Lesebrillen tragen, kommen dann in der Regel mit der Klage, daß
ihnen die Brille nicht mehr „diene". Oder sie klagen über „schwarze
Flecke" vor dem Auge, d. h. über die bei Augenbewegungen über
die Netzhaut gleitenden Schatten der Linsentrübungen. Der Arzt
diagnostiziert jetzt beginnenden Star (Cataracta incipiens) und
hat nun zu erwägen, ob er diese für den Kranken sehr nieder-
drückende Diagnose aussprechen oder verschweigen soll. Entscheidend
ist der Zeitraum der voraussichtlich noch verstreichen wird, ehe man
an eine Operation denken kann. Das kann man dem Stare oft,
aber keineswegs immer ansehen. Schmale Speichen von graugelber
Farbe sprechen für langsamen Verlauf, breite bläulich-weiße und
seidenglänzende für schnellen. Ferner spricht hohes Alter für langsames Fortschreiten. Bei sehr alten Leuten wird die Trübung

meist überhaupt nicht vollständig. Falls das Aussehen des Stares
nicht entscheidend ist, wird man gut thun, die Größe und Lage der
wichtigsten Trübungen aufzuzeichnen, ferner die Sehschärfe genau
zu messen und dann den Kranken nach zwei bis drei Monaten abermals zu untersuchen. Zeigt sich jetzt eine Abnahme der Sehschärfe
und Zunahme der Trübungen, so ist ein schnelles Fortschreiten erwiesen. Bei langsamem Fortschreiten nämlich ändert sich in Monaten. selbst in Jahren die Sachlage nicht merklich.

Während sich nun die Trübungen vermehren und das Sehvermögen entsprechend sinkt, schwillt die Linse auf. Man erkennt
dies am Seichtwerden der vorderen Kammer. Die „Blähung"
beruht auf Quellung der Linsenrinde durch aufgenommenes Wasser.
Der Star heißt jetzt maturescens oder nondum matura, d. h.
noch nicht reif für die Ausziehung. Daß die Rinde noch nicht
vollständig getrübt ist, erkennt man am „Schlagschatten der Iris".
Damit ist folgendes gemeint: Wenn man ein Auge von der einen
Seite mit Hilfe einer Sammellinse beleuchtet und von der anderen
Seite in das Auge hineinblickt, so wird man bei vollständiger
Linsentrübung das Weiß der reflektierenden Linse und den dunkel-
braunen Pigmentsaum der Iris unmittelbar aneinander stoßen
sehen. Wenn dagegen die äußerste Rindenschicht noch ungetrübt
ist und demgemäß kein Licht reflektiert, so sieht man zwischen dem
Grauweiß der Pupille und dem Pigmentsaum der Iris einen dunkelen
Zwischenraum als Ausdruck der Thatsache. daß die Iris und der
diffus reflektierende Teil der Linse nicht aneinander liegen.

Nach kürzerer oder längerer Zeit ist die Stufe der Reife erreicht, Cataracta matura. Die Rinde ist jetzt vollständig getrübt;
die „Blähung" ist verschwunden und demgemäß die vordere Kammer
wieder von normaler Tiefe; die Iris wirft keinen Schlagschatten
mehr. Das Sehvermögen ist auf Fingerzählen oder gar auf das Erkennen von Handbewegungen gesunken; der Schein einer Kerze wird
bei im übrigen gesundem Auge in 6 bis 10 m erkannt. Je
dicker die getrübte Rindenschicht, d. h. je jünger der Kranke, desto
schlechter das Sehen.

Wird jetzt der Star nicht operiert, so verwandelt er sich allmählich in einen überreifen, Cataracta hypermatura. Die Überreife
äußert sich als Volumabnahme der Linse, infolge deren die
vordere Kammer tiefer ist als normal und die Iris schlottert. Dazu
bemerkt man, daß die speichenförmigen Trübungen durch Quer-
striche gekreuzt und verbunden sind.

Der Zustand der überreifen Linsenmasse ist sehr verschieden.

α) Entweder ist der Inhalt des Kapselsackes wasserarm und hart,

„wie getrockneter Tischlerleim“, Cataracta dura hypermatura. Diese
Beschaffenheit des Kapselinhaltes wirkt als Entzündungsreiz auf das
Epithel der vorderen Kapsel, das infolgedessen wuchert und dadurch
Kapselstar erzeugt. Der Name Kapselstar ist nicht gerade glücklich
gewählt, da nicht die Kapsel selbst trüb wird, sondern das innerhalb
der Kapsel gelegene, von dem Epithele neugebildete Gewebe. Der
Kapselstar sieht kreideweiß aus, ist nicht durchscheinend, zeigt
keine Speichen und Striche, sondern gleichmäßige Ausbreitung nach
der Fläche, und er liegt, was die Hauptsache, in der Pupillenebene. Er könnte daher mit Auflagerungen auf die vordere Kapsel
verwechselt werden. Um dem zu entgehen, beachte man, daß Auflagerungen ihrem Ursprunge gemäß mit dem Pupillarrande der Iris
in Verbindung stehen und grauweiß aussehen, was beides bei
Kapselstar nicht der Fall.

β) Oder aber die Überreife führt zu Verflüssigung der Rinde.
Die Speichen und Striche verschwinden, die Rinde verwandelt sich
in einen gleichartigen grangelben Brei, in dem ein bräunlicher Kern
schwimmt, und bei gewissen Kopfhaltungen mit einem Stücke seines
Randes sichtbar wird. Dieser Zustand wird Cataracta Morgagniana genannt. Auch hierbei kommt es zu tiefer Kammer,
selbst Irisschlottern und zu Kapselstar. Das Sehen ist aus nahe-
liegenden optischen Gründen bei Cataracta dura hypermatura besser,
bei Cataracta Morgagniana schlechter als bei „reifem Altersstar“.

b) Der Jungstar, weicher Star jugendlicher Personen
(Phakomalacie).[1]

Auch jugendliche Personen erkranken, freilich viel seltener als alte,
an grauem Star. Da ihre Linsen noch keinen harten Kern besitzen, so nimmt
die Entwickelung des Stares einen etwas anderen Verlauf. Während beim
Altersstar der Kern in der Regel unverändert bleibt und ebenso aussieht wie
bei einem Gesunden von gleichem Alter, erfährt beim Jungstar auch der Linsenkern die ganze Reihenfolge der Veränderungen, nämlich Zerklüftung, Zerfall der
Fasern, Verflüssigung und vielleicht Aufsaugung. Beim Jungstar ist das
Auftreten der ersten Trübungen nicht an die Gegend des Äquators gebunden.
Vielmehr kann jeder Ort der Linse, auch der Kern mit punktförmigen Trübungen ausgestattet sein. In gewissen Fällen ist der hintere Pol der Ausgangspunkt; von da aus verbreitet sich die Trübung in der hinteren Rinde
(hinterer Corticalstar, Fig. 122), um dann allmählich die ganze Linse undurchsichtig zu machen.

Die Ausgänge des Jungstares sind Schrumpfung, Verflüssigung oder
Verkalkung. Bei geschrumpftem, weichem Star findet man im Kapselsack
einen eingedickten Brei, der aus Myelin, Fett, Cholestearin, Kalk und Detritus
besteht. Bei verflüssigtem findet man die gleichen Bestandteile, nur sind sie
in Wasser aufgeschwemmt; auch überwiegen die Kalkkörner dermaßen, daß der

_____
[1] ὁ φακός die Linse, μαλακός weich.

Inhalt des Kapselsackes wie Milch aussieht, Cataracta lactea. Endlich bei Verkalkung ist die ganze Linse in eine höckerige feste Masse verwandelt, Cataracta calcarea oder gypsea.

In seltenen Fällen kommt der Kapselinhalt des geschrumpften und des verflüssigten Jungstares zur Aufsaugung. Dann bleibt nur der Kapselsack selbst übrig, Cataracta membranacea, mit gewuchertem Epithel (Kapselstar) und Resten des Starbreies bezw. der Star milch. Einzelne Stellen eines solchen häutigen Stares werden sogar wieder durchsichtig, so daß das bisher blinde Auge einen Teil seiner Sehkraft zurückerhält.

Die Diagnose des Jungstares kann auf Grund des Aussehens gestellt werden. Breite Speichen, tiefe Zerklüftung und bläulich-weiße Farbe beweisen, daß viel und weiche Rinde vorhanden ist. Außerdem beweist das jugendliche Alter des Kranken, daß ein harter Kern noch nicht vorhanden sein kann. Diese Starform kommt auch angeboren vor und zwar auf allen Stufen seiner Entwickelung.

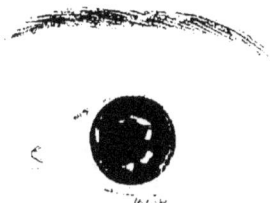

Fig. 122. Centraler hinterer Corticalstar; die mit der Spitze nach einwärts gerichteten Speichen sitzen teils in der vorderen, teils in der hinteren Rinde; nach JÄGER.

c) **Verletzungsstar, Cataracta traumatica.** Wenn die vordere Linsenkapsel verletzt wird und infolgedessen die Linsenfasern mit Kammerwasser in Berührung kommen, so werden sie trüb und quellen auf. Die aufgequollene Linsenmasse ragt dann durch die Kapselwunde in die vordere Kammer vor und zerschmilzt hier allmählich. War die Kapselwunde klein oder durch Iris verlegt, so kann es dabei sein Bewenden haben, indem die Kapselwunde zuheilt und der Rest der Linse unversehrt bleibt; eine Kapselnarbe bleibt dann als Andenken zurück. War die Kapselwunde aber größer, so trübt sich die ganze Linse; immer neue Flocken von Linsenmasse treten in die vordere Kammer, werden dort aufgelöst und das Spiel wiederholt sich, bis der ganze Inhalt der Kapsel verschwunden ist.

Die zufälligen Kapselverletzungen haben den Ärzten einen Weg gezeigt, auf dem man auch den getrübten Inhalt einer Linsenkapsel zum Verschwinden bringen kann. Doch hat der Kapselschnitt (Discission, S. 355) seine Gefahren. Durch die Berührung mit dem Kammerwasser kommt nämlich das Epithel der vorderen Kapsel ins Wuchern und erzeugt einen Nachstar, Cataracta secundaria (S. 362), der aus neugebildetem Gewebe und der nicht auflösungsfähigen Kapsel besteht. Ist die Kapselwunde sehr groß, so kann die Aufquellung zu stürmisch werden und Iritis und Drucksteigerung, das „Sekundärglaukom" (S. 411) herbeiführen.

Bei den Gefahren eines Wundstares spielt das Alter des Kranken eine wichtige Rolle. Je jünger er ist, desto schneller erfolgt die Trübung und Aufsaugung und desto weniger Neigung zu Entzündung und Drucksteigerung ist vorhanden. Je älter der Kranke, desto langsamer vollzieht sich die Trübung und desto größer die Gefahr der Entzündung und Drucksteigerung. Auf vollständige Aufsaugung ist nicht mehr zu rechnen, sobald ein sklerosierter Kern vorhanden ist.

Nach Linsenverletzungen kommt es gar nicht selten vor, daß ein bereits getrübter Teil sich wieder aufhellt, so z. B. bei Fremdkörperverletzungen. Ein Eisensplitterchen ist durch die ganze Linse geschlagen. Der Durchschlagsweg ist getrübt; bald dehnt sich die Trübung über einen größeren Teil der hinteren Rinde aus (Fig. 122, S. 347). Mittlerweile hat sich die vordere und hintere Kapselwunde geschlossen, der Arzt hat den Fremdkörper entfernt. Einige Wochen später findet man die hintere Rinde klar und die Trübung auf den Weg des Splitters beschränkt.

Wenn ein sehr kleiner, keimfrei ins Auge gedrungener Splitter in der Linse stecken bleibt, so entsteht zuweilen der Star so allmählich, daß der Kranke die Verletzung schon wieder vergessen hat, wenn die zunehmende Sehstörung ihn zum Arzte führt. So wird über Fälle berichtet, wo bei der Ausziehung eines vermeintlichen Greisenstares der vergessene Fremdkörper gefunden wurde.

Auch ohne Kapselwunde, lediglich infolge einer heftigen Erschütterung kann Star entstehen (siehe Ursachen, S. 351).

d) Stationäre Stare.

Die bis jetzt besprochenen Starformen haben gemein, daß die Erkrankung, wenn auch erst nach Jahren oder selbst Jahrzehnten in der Regel die ganze Linse (bezw. die ganze Rinde) undurchsichtig macht. Es giebt nun eine andere Gruppe, bei der es sich nicht um allmählich fortschreitende Trübungen, sondern um abgelaufene Vorgänge, um fertige, das ganze Leben hindurch unverändert fortbestehende Trübungen handelt. Beispiele hierfür werden durch kleine Kapselverletzungen geliefert. Ein weiteres Beispiel ist bei den Hornhautkrankheiten als vorderer Centralkapselstar erwähnt worden (S. 225). Er besteht aus einer kleinen rundlichen, glänzend weißen Trübung am vorderen Pole der Linse. Zuweilen ragt die Trübung deutlich in die vordere Kammer vor und wird dann als Cataracta pyramidalis bezeichnet. Man darf hieraus aber nicht schließen, daß die getrübte Masse sich außerhalb der Kapsel befinde. Das Gegenteil ist der Fall. Alle Untersucher stimmen darin überein, daß die „Pyramide" von epithelloser, aber unversehrter Kapsel überzogen wird; die Kapsel ist da, wo sie sich aus der normalen Fläche zur Pyramide erhebt, leicht gefaltet. Die getrübte Masse besteht aus spindelförmigen Zellen, den Abkömmlingen der fehlenden Epithelzellen. Der vordere Centralkapselstar kommt auch angeboren vor, wahrscheinlich als Folge einer intrauterinen Hornhautentzündung. Die Sehstörung

hängt wesentlich von der Größe des Stares und von der Faltung der Kapsel ab.
BECKER und Andere haben Fälle mit normaler Sehschärfe gesehen.

Eine ganz ähnlich aussehende Starform wird am hinteren Linsenpole gefunden und hinterer Polarstar, Cataracta polaris posterior genannt. Auch er
ist eine glänzend weiße, rundliche Trübung. Bei seitlicher Beleuchtung kann
man sehen, daß er ein nach vorne gerichteter kleiner Hohlspiegel ist. Er darf
nicht mit hinterem Rindenstar (Cataracta corticalis posterior, Fig. 122) verwechselt werden. Dieser hat ja eine ganz andere, nämlich strahlige Form, eine
gelbliche Farbe und ist vor allen Dingen nicht „stationär". Anatomische Untersuchungen haben gezeigt, daß der hintere Polarstar gar keine eigentliche Linsentrübung, sondern eine Auflagerung auf die hintere Kapsel ist, also ein Seitenstück zu den iritischen (S. 277) Auflagerungen auf die vordere. Er entsteht
durch Erkrankungen der fötalen Arteria centralis corporis vitrei.

Wieder eine andere Form ist der angeborene Kernstar, Cataracta
centralis. Er giebt sich als weiße kreisförmig begrenzte Trübung in der Tiefe
der Pupille zu erkennen. Das Sehen kann vortrefflich sein, da der Kranke
neben dem getrübten Kerne vorbei sieht und dieser wegen der Dichtigkeit der
Trübung nur lichtentziehend, nicht aber blendend wirkt.

Die häufigste Form des stationären Stares ist der Schichtstar.
Er stellt sich als zartgraue, völlig gleichmäßige Trübung dar. Bei
erweiterter Pupille erkennt man, daß die kreisförmig begrenzte
Trübung von einem mehr oder weniger breiten, tiefschwarzen Saume
umgeben ist. Mit Hilfe der seitlichen Beleuchtung kann man feststellen, daß die Linsenrinde klar ist: der ins Auge fallende Strahlenkegel erfährt nämlich an der vorderen Kapsel einerseits, an der
getrübten, nach vorne gewölbten Schicht andererseits, Reflexion;
der Abstand dieser beiden Reflexe giebt einen Anhaltspunkt für die
Entfernung der Linsenoberfläche von der getrübten Schicht. Falls
die Trübung zart ist, gelingt es, sie zu durchleuchten und die
andere, hinter dem Kerne liegende, nach vorne hohle Trübungs-
schale nachzuweisen. Weitere Aufklärung verschafft der Augenspiegel. Leuchtet man mit ihm gerade in die Pupille hinein, so
sieht man die kreisförmige und scharf begrenzte Trübung dunkel, aber
nicht gleichmäßig, wie im auffallenden Lichte, sondern in der Mitte
bräunlich-rot;[1] die im auffallenden Lichte schwarze Äquatorial-
zone erscheint jetzt leuchtend rot. Daraus geht hervor, daß Kern

---

[1] Nach v. GRÄFE hätte man sich die Erscheinung folgendermaßen zu er-
klären. Bei dem geraden Hineinleuchten wird die Mitte der Trübung von den
Lichtstrahlen senkrecht getroffen, der Rand der Trübung dagegen schief.
Folglich werde am Rande der Trübung mehr Licht zurückgeworfen und am
Eintritt in das Innere des Auges verhindert. Ebenso verhalte es sich mit dem
Lichte, das vom Augenhintergrunde zurückkehrt und die Pupille rot erscheinen
läßt. — — Die hellere Mitte unterscheidet den Schichtstar vom Kernstar;
der letztere ist selbstverständlich in der Mitte am wenigsten durchsichtig und
erscheint also bei Durchleuchtung in der Mitte am dunkelsten.

und Rinde durchsichtig sind und daß die Trübung auf eine in
sich geschlossene Schicht zwischen Kern und Rinde beschränkt ist.

Das Ergebnis der klinischen Untersuchung ist durch die anatomische
bestätigt worden (siehe Fig. 123). Deutschmann fand nämlich in einem Falle
den Kern klar, dicht umgeben von einer dünnen Schicht getrübter Rinde. Die
Trübung beruhte auf Spalten und Lücken
zwischen den Linsenfasern, gefüllt mit fein-
körnigem Detritus und Myelintropfen: die
Linsenfasern selbst unversehrt, aber mit zahlreichen „Vakuolen" und Myelintropfen durchsetzt. Auf die Trübung folgte eine Zone klarer
Rinde und dann ein zweiter Trübungsgürtel,
der aber nicht geschlossen war. Endlich folgte

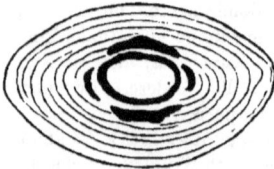

Fig. 123. Schichtstar, nach   die Hauptmasse der vollkommen normalen Rinde.
DEUTSCHMANN.   Spätere Untersucher fanden, daß auch im Lin-
                                  senkerne Vakuolen vorkommen, aber nicht in
solcher Menge, daß der Kern trüb erscheint. Wo dies der Fall, hat man es mit
stationärem Kernstare zu thun, einem nahen Verwandten des Schichtstares.

Nicht in allen Fällen von Schichtstar ist die Rinde klar. Vielmehr finden sich darin, besonders in der Gegend des Äquators,
Punkte oder Speichen, die letzteren wohl auch in Form von Gabeln,
die mit der einen Zinke in die vordere, mit der anderen in die
hintere Rinde reichen; sie werden „Reiterchen" genannt, weil die
Gabel gleichsam auf dem Rande des Schichtstares reitet. Schirmer
erklärt sie für Spalten, die infolge von abnorm starker Schrumpfung
des Kernes entstehen. Die Anwesenheit dieser Trübungen legt stets
den Verdacht nahe, daß der Schichtstar aufgehört hat, „stationär"
zu sein und daß eine vollständige Linsentrübung im Anzuge ist.
Je dicker die Punkte und je breiter die Speichen, desto schneller
die voraussichtlichen Fortschritte der Starbildung.

Der Schichtstar tritt fast immer doppelseitig auf. Er kommt
angeboren vor oder entwickelt sich in den ersten Lebensjahren. Erkannt wird er freilich in der Regel erst später, z. B. wenn das Kind
sich unfähig zeigt, den Ansprüchen der Schule zu genügen. Eine
jetzt vorgenommene Untersuchung ergiebt bedeutend verminderte
Sehschärfe ($^{20}/_{70}$ bis $^{20}/_{200}$ nach Becker's Erfahrungen), eine auffallend kleine Accommodationsbreite und mäßige Kurzsichtigkeit.

Verminderung der Accommodationsbreite kommt auch bei anderen Starformen zur Beobachtung, z. B. bei Greisenstar in stärkerem Maße als dem
Alter des Kranken entspricht. Die starkranke Linse verliert also die Fähigkeit,
ihre Form zu verändern.

Die Kurzsichtigkeit bei Schichtstar soll zuweilen auf sphärischer Aberration beruhen. Wenn nämlich die getrübte Schale so klein ist, daß der Kranke
an ihr vorbei sehen kann, so werden Lichtstrahlen zur Bilderzeugung benutzt,

die durch die Seitenteile der Hornhaut und Linse eingetreten sind und wegen
fehlender bezw. unvollständiger Aplanasie stärker gebrochen werden, als mit
centralen Strahlen der Fall sein würde. Doch kann selbstverständlich die Kurzsichtigkeit auch auf Langbau des Auges beruhen.

3. Ursachen der Starbildung.

Es ist begreiflich, daß ein aus Zellen zusammengesetztes durchsichtiges
Gebilde gleichsam im labilen Gleichgewichte ist, d. h. seine Durchsichtigkeit
sofort einbüßt, wenn das Nebeneinander der Zellen, der Aggregatzustand ihres
Inhaltes oder ihre chemische Zusammensetzung irgend welche Änderung erfährt.
So ist es z. B. ohne weiteres verständlich oder entspricht wenigstens den Vor-
gängen des täglichen Lebens, daß durch Kälte sich eine Linsentrübung erzeugen läßt, die in der Wärme wieder rückgängig wird. Offenbar handelt es
sich dabei um Gerinnung gewisser Körper, vielleicht Verbindungen von Fett
und Eiweiß.

Auch das Entstehen des Nachstares nach Kapselverletzung bedarf keiner
besonderen Erklärung, da gar nicht zu erwarten ist, daß die gewucherten und
veränderten Epithelzellen ein durchsichtiges Gewebe bilden werden. Aber
auch ohne eigentliche Verwundung der Kapsel kommen Linsentrübungen durch
Verletzung zustande. Hier liegt die Erklärung nicht so ganz auf der Hand.
Man hat sich vorzustellen, daß die Linse durch ihre Kapsel keineswegs wasser-
dicht gegen die Umgebung abgesperrt wird, daß vielmehr ein Austausch von
Flüssigkeit zwischen der Linse einerseits, der vorderen Kammer, dem Glaskörper
und den Spalten des Strahlenbändchens andererseits stattfindet. Die größere
Dicke der vorderen Kapsel und ganz besonders das hier vorhandene Epithel
sorgen dafür, daß der Flüssigkeitsverkehr nicht zu lebhaft wird; auf der Rückseite der Linse ist diese Gefahr wegen der nur halbflüssigen Beschaffenheit des
Glaskörpers viel geringer. Wenn nun die Linse durch eine Verletzung aus
ihren normalen Verbindungen gerissen wird, oder wenn ein Teil der schützenden
Epithelzellen abstirbt, so hört der normale Flüssigkeitsaustausch auf; eine Ernährungsstörung tritt ein und hat Trübung zur Folge. So wird z. B. eine
luxierte Linse regelmäßig trüb und selbst eine nur teilweise Zerreißung des
Strahlenbändchens kann zu Star führen. Endlich soll der durch Blitzschlag
entstandene graue Star das Beispiel dafür liefern, daß der Untergang von
Epithelzellen zu Trübung führt.

Wenn die eben angeführte Ansicht über die Beziehungen der Linse zu
ihrer Umgebung richtig ist, dann muß auch jede qualitative Veränderung
des Kammerwassers, des Glaskörpers und des Strahlenbändchens eine Gefahr
für die Linse sein. Das ist auch in der That der Fall. Man weiß, daß Linsentrübungen 1) durch chemische Änderungen in der Säftemasse des Gesamtkörpers
und 2) durch Krankheiten der Uvea hervorgebracht werden.

Beispiele für 1) sind der Salzstar, der Naphthalinstar und der
Zuckerstar. Den Salzstar erzeugt man bei Fröschen durch Einspritzen von Kochsalz oder eines anderen rasch diffundierenden Salzes unter die Haut. Kleinste
Mengen des Salzes gelangen in die Linse und erzeugen hier mit den vorhandenen Stoffen eine chemische Verbindung, die undurchsichtig ist. Der
Naphthalinstar ist bei Kaninchen durch Naphthalinfütterung hervorgebracht
worden. Er beginnt ähnlich wie der Greisenstar des Menschen mit Strichen
und Speichen in der Rinde des Äquators. Der Zuckerstar (Cataracta diabetica)

wird beim Menschen infolge von Zuckerharnruhr beobachtet. Man nimmt an,
daß nicht das Eindringen von Zucker in die Linse, sondern der Zuckergehalt des
Glaskörpers, des Kammerwassers und des Strahlenbändchens die Trübung hervorruft. Das wie ist freilich noch dunkel, da im Kammerwasser denn doch nicht
so viel Zucker gefunden wurde, daß man an Trübung der Linse durch Wasser-
entziehung denken könnte.

Beispiele für 2) sind die zahlreichen Fälle von Star, die als Folge-
krankheit einer akuten oder schleichenden Entzündung oder auch entzündungslosen Augenkrankheit auftreten. Unter ihnen spielen die Erkrankungen der
Uvea (Iritis, Iridocyklitis, Chorioiditis) und die Kurzsichtigkeit die Hauptrolle,
was ja ohne weiteres begreiflich ist, da die Entzündungsprodukte in den Glaskörper, in die vordere und hintere Kammer, also rings um die Linse abgesetzt werden. Ferner wären zu nennen die Retinitis pigmentosa, die Netzhautablösung und das Glaukom.

Das Vorstehende erklärt die Entstehung einer ganzen Reihe von Starformen: aber gerade die häufigsten, der Greisenstar und der Schichtstar sind
nicht berührt worden. Beide Formen kommen in der Regel bei gesunden Personen und in sonst gesunden Augen vor. Bezüglich des Schichtstares hat aber
doch die klinische Beobachtung Andeutungen über die Entstehung gegeben
Man hat nämlich gefunden, daß bei etwa $^4/_5$ der an Schichtstar Erkrankten
Zeichen einer überstandenen Rhachitis vorhanden sind, so namentlich mangel-
hafte Entwickelung des Zahnschmelzes, oder Mißbildungen des Schädels, oder
Auftreibungen an den Gelenkenden der Röhrenknochen oder „rhachitischer
Rosenkranz" an den Rippenknorpeln, oder endlich mehrere dieser Zeichen zusammen. Man faßt daher den Schichtstar als rhachitische Augenerkrankung
auf und stellt sich vor, daß die während der Rhachitis gebildete Rindenschicht
durch Ernährungsstörung trüb wird, die später nach geheilter Rhachitis auf-
gelagerten Schichten dagegen wieder klar sind. Wie nun der Mangel an Erd-
salzen in den Körpersäften — das ist ja das Wesen der Rhachitis — zur Bildung getrübter Linsenfasern führt, ist freilich nicht recht klar.

Endlich für den Greisenstar fehlt es zur Zeit vollständig an einer
allgemein angenommenen Erklärung. Wir wissen nur so viel, daß das Alter
für Star „prädisponiert". Der Grund ist nicht bekannt. Man könnte an Alters-
atrophie gewisser Abschnitte der Uvea denken und eine hierdurch bewirkte
Unterernährung der Linse. Oder man könnte die Sache mechanisch erklären.
So nimmt Becker an, daß bei der Sklerose des Linsenkernes eine Schrumpfung
stattfinde, der die Äquatorialgegend nicht so gut zu folgen vermöge wie die
Gegenden der Pole: es komme daher am Äquator zu Spaltenbildung. Dies
leite die Starbildung ein, deren eigentliche Ursache in einer, einstweilen noch
unbekannten, „Ernährungsstörung" bestehe. Auch der Umstand, daß Star in
manchen Familien erblich ist, lichtet das Dunkel seiner Herkunft nicht. Die
Ansicht von Schön, daß der Altersstar die Folge von übermäßigen Accommo-
dationsanstrengungen sei, hat bis jetzt wenigstens mehr Widerspruch als Zu-
stimmung gefunden. Ebensowenig ist die Lehre Michel's durchgedrungen, daß
Starbildung mit Atherom der Schlagadern in ursächlichem Zusammenhange stehe.

4. Behandlung des Stares.

Eine einmal entstandene Linsentrübung läßt sich nicht wieder
aufhellen. Hiervon giebt es nur wenige Ausnahmen. Eine solche

wurde bereits S. 348 erwähnt. Andere sollen beim diabetischen Star vorkommen: manche Ärzte wollen nach Karlsbader Kuren Aufhellung der Trübungen gesehen haben. Mittelbar kann Aufhellung dadurch zustande kommen, daß die getrübten Massen durch Aufsaugung ganz oder teilweise verschwinden (S. 347). (Eine andere Art von Selbstheilung entsteht durch Senkung der Linse, S. 367.) Bei unreifem Stare hat sich demnach die Behandlung auf Verordnung von passenden Brillen oder von „Lesegläsern", d. i. Lupen mit Handgriff, zu beschränken. Zuweilen erweisen sich Dunkelbrillen nützlich, durch Verminderung der Blendung, über die hier und da geklagt wird, oder durch die reflektorisch eintretende Pupillenerweiterung (S. 341). Auch Atropin kann aus demselben Grunde eine Zeit lang gute Dienste leisten. Das Allgemeinbefinden des Kranken muß überwacht und gegebenenfalls behandelt werden, da der Star erfahrungsgemäß nach schwächenden Krankheiten plötzlich schnelle Fortschritte macht.

Die eigentliche Behandlung des Stares kann nur in Entfernung der getrübten Linse bestehen, also nur eine operative sein. Welche Stare darf man operieren? Auszuschließen von jeder Operation sind die Stare, durch deren Entfernung ein brauchbares Sehvermögen doch nicht zu erzielen ist, weil hinter der getrübten Linse noch eine andere Krankheit (der Netzhaut, Aderhaut oder des Sehnerven) verborgen ist. Man kann die Anwesenheit von „Komplikationen" zuweilen schon aus dem Aussehen des Stares erschließen; so kommt z. B. Cataracta calcarea fast nur in völlig blinden Augen vor. Außerdem können viele Komplikationen durch Untersuchung der Lichtempfindlichkeit und des Gesichtsfeldes (S. 341 und 342) aufgedeckt werden. Ferner sind nicht zu operieren stationäre Stare, bei denen die vorhandene Sehschärfe für die Berufsarbeiten des Kranken ausreicht oder durch eine künstliche Pupille ausreichend gemacht werden kann. Endlich ist die Staroperation zu unterlassen, wenn nur das eine Auge erkrankt, das andere dagegen völlig gesund ist. Denn der Vorteil des erweiterten Gesichtsfeldes wiegt doch wohl nicht die Gefahren auf, die eine Staroperation sogar für das andere Auge mit sich bringt. Und sonstige Vorteile bringt eben auch die gelungene Operation nicht. So ist namentlich wegen der großen optischen Ungleichheit des operierten und des nicht operierten Auges auf Wiederherstellung eigentlichen Binocularsehens nicht zu rechnen. Wenn dagegen das andere Auge an beginnendem Stare leidet oder aus anderen Gründen unbrauchbar ist, so soll man das erste operieren.

Ist man sich darüber klar, daß operiert werden soll, so kommt die Frage nach dem richtigen Zeitpunkte für die Operation. Überreife und reife Stare kann man sofort in Angriff nehmen. Bei unreifen dagegen warte man zu, da die Aussichten auf guten Erfolg bei unreif operierten Staren schlechter sind als bei reifen. In Fällen, wo die Reifung gar zu langsame Fortschritte macht oder der Kranke aus diesem oder jenem Grunde nicht warten kann, wendet man das Förster'sche Verfahren der künstlichen Reifung an. Es besteht darin, daß man eine Irisausschneidung vornimmt oder wenigstens durch einen Hornhautstich das Kammerwasser abfließen läßt und nun mit einem Schielhaken auf der Hornhaut herumreibt; dadurch wird die Rinde in der unversehrten Kapsel zertrümmert und die Trübung macht nun schnelle Fortschritte.

Übrigens operieren viele Augenärzte auch unreife Stare, vorausgesetzt, daß der Kranke über 60 Jahre alt ist. Es ist eben bei alten Leuten eine leichte Entbindung auch der nicht völlig getrübten Linse zu erwarten, besonders wenn auch in den äußersten Rindenschichten wenigstens vereinzelte Trübungen zu sehen sind. Wichtiger noch als das Alter des Kranken ist nach Landolt das Alter des Stares: je länger der unreife Star bereits besteht, desto eher ist eine leichte Entbindung zu gewärtigen.

Hat man einen reifen oder wenigstens operablen Star vor sich, so gilt es die Operationsmethode zu wählen. Es stehen drei verschiedene Wege zu Gebote.

1. Man kann die getrübte Linse in unversehrter Kapsel versenken, d. h. mittels einer durch Hornhaut oder Lederhaut eingestochenen Nadel aus dem Pupillargebiet weg und in den Glaskörper hineindrücken, Depression, bezw. Reklination;

2. Man kann die vordere Kapsel mit einer Starnadel anritzen und den Kapselinhalt der allmählichen Aufsaugung überlassen, Discission;

3. Man kann die getrübte Linse aus dem Auge entfernen, indem man sie

a) durch eine Hohlnadel ansaugt, Suktion, oder

b) durch einen Schnitt aus dem Auge austreten läßt, Starausziehung, Extraktion.

Das erste Verfahren kann ganz außer Betracht bleiben. Es war früher das allgemein geübte, wird jetzt aber bei uns gar nicht mehr oder wenigstens nur äußerst selten angewandt, da so operierte Augen nicht bloß selber durch schleichende Entzündung zu erblinden pflegen, sondern auch das andere Auge durch sympathische Entzündung mit ins Verderben ziehen. Das Verfahren ist allenfalls zulässig bei geschrumpften Staren, die wenig Masse haben und nicht quellungsfähig sind.

Auch die Suktion spielt keine nennenswerte Rolle, da sie ja

doch nur bei flüssigen Staren ohne Kern anwendbar wäre. Man
hat also im allgemeinen zwischen Ausziehung und Discission
zu wählen.

Die Discission paßt für weiche Stare ohne harten Kern, wie
sie bei jugendlichen Personen, etwa bis zum 25. Jahre die Regel
sind. Es wird daher bei Schichtstar fast regelmäßig discidiert.
Das Verfahren ist folgendes: Die Pupille wird mit Atropin möglichst
stark erweitert. Falls die Erweiterung nicht sehr bedeutend ausfällt,
verzichte man lieber auf die Discission. Die nötigen Instrumente sind Sperrlidhalter (Fig. 98, S. 285), Fixierpinzette
(Fig. 78, S. 211) und Discissionsnadel (Fig. 124). Der Einstich
der Nadel findet nach unten außen von der Hornhautmitte
statt, senkrecht zur Oberfläche der Hornhaut; nachdem
die Nadel in die vordere Kammer gelangt, wird sie vor-
geschoben, bis die Spitze der Nadel die Linsenkapsel
einige Millimeter jenseits des vorderen Poles erreicht;
nun hebt man den Griff und zieht gleichzeitig ein wenig
zurück, so daß die Spitze der Nadel die Kapsel zer-
schneidet, ohne tief in die Linse oder gar in den Kern

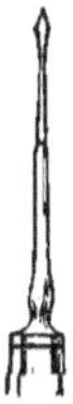

Fig. 124.
Discissions-
nadel.

einzudringen; dann zieht man die Nadel so heraus, wie man sie
eingestochen hat, um das Abfließen des Kammerwassers möglichst
zu vermeiden. Tiefes Einschneiden in die Linse würde eine zu
stürmische Quellung herbeiführen, deren Gefahren bereits oben (S. 347)
erwähnt wurden. Das Abfließen des Kammerwassers bringt eine
Pupillenverengerung hervor und damit die Gefahr, daß die Iris
mit der Kapselwunde in Berührung kommt und verwächst. Aus dem
gleichen Grunde muß durch fortgesetzte nachdrückliche Atropinisierung die Pupille weit erhalten werden. Geht die Quellung zu
stürmisch vor sich, so sind Eisumschläge angezeigt; falls dessenungeachtet der Augapfel hart wird, müssen die gequollenen
Linsenmassen durch einen etwa 5 mm langen Hornhautschnitt
herausgelassen werden, einfache Linearextraktion.[1] Sehr
häufig macht die Aufsaugung der Linsenmassen nach einiger
Zeit keine rechten Fortschritte mehr, entweder weil die Kapselwunde sich verlegt hat, oder weil das Kammerwasser mit gelöster
Linsenmasse gesättigt ist. Für die letztere Annahme scheint wenigstens zu sprechen, daß eine Entleerung der vorderen Kammer durch
den Hornhautstich meistens die stockende Aufsaugung wieder in

---

[1] Die einfache Linearextraktion paßt auch für völlig getrübte Stare
jugendlicher Personen. Nur muß natürlich nach dem linearen Schnitte
die Kapsel noch geöffnet werden, was mit dem Lanzenmesser selbst geschehen
kann.

Gang bringt. War die Kapselwunde geschlossen und wurde sie durch die Entleerung der vorderen Kammer nicht gesprengt, so hat man die Discission zu wiederholen. Die Heilung eines Stares durch Discission nimmt stets eine Reihe von Monaten in Anspruch.

Als Behandlungsmethode des Greisenstares bezw. der Stare mit sklerosiertem Kerne überhaupt kommt im allgemeinen nur die Ausziehung (Extraktion) in Betracht. Und zwar hat man die Wahl zwischen zwei Arten der Ausziehung, der DAVIEL'schen oder Lappenextraktion und der v. GRÄFE'schen oder peripheren Linearextraktion; die letztere ist mit einer Irisausschneidung verbunden, die erstere nicht.

a) Lappenextraktion nach unten. Instrumente: Lidsperrer (Fig. 98, S. 285), Fixierpinzette (Fig. 78, S. 211), v. GRÄFE'sches (Fig. 126) oder BEER'sches (Fig. 125) Starmesser, DAVIEL'scher Löffel mit v. GRÄFE'scher Fliete (Cystitom) (Fig. 127). Der Kranke liegt, der Arzt steht zu seinen Häupten, wenn das rechte, er sitzt an seiner Seite, wenn das linke Auge zu operieren ist. Nachdem der Arzt den Lidsperrer eingelegt und eine Bindehautfalte gefaßt hat, sticht er bei a (Fig. 128),

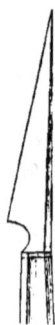

Fig. 125. BEER'sches
Messer. ¹⁄₁

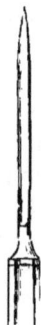

Fig. 126. v. GRÄFE's
Schmalmesser. ¹⁄₁

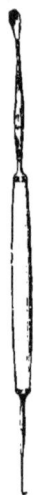

Fig. 128. DAVIEL's Lappenschnitt.

Fig. 127. DAVIEL'scher Löffel mit
scharfem Häkchen zum Zerreißen
der Kapsel; verkleinert.

d. h. etwa 0,5 mm einwärts vom Hornhautrande ein und führt das Messer parallel zur Irisebene durch die vordere Kammer; bei b erfolgt der Ausstich und unter Vorschieben des BEER'schen oder unter sägenden Zügen mit dem GRÄFE'schen Messer wird der Schnitt nach unten vollendet; die rote Linie zeigt seine Lage. Jetzt führt der Arzt die Fliete, flach und mit ihrem Rücken voran, in die vordere Kammer und bis an den Rand der Pupille, dreht die Spitze gegen die Kapsel und reißt diese unter sanftem Andrücken ein: ein zweiter Kapselschnitt in einer auf den ersten senkrechten Richtung vervollständigt die Kapselöffnung. Nun werden alle Instrumente entfernt und die Entbindung der Linse dadurch bewerkstelligt, daß der Arzt den Zeigefinger der einen Hand an das untere Lid, den Daumen der anderen an das obere Lid legt und durch sanften Druck mit dem letzteren auf den oberen Teil der Hornhaut die Linse „stürzt", d. h. um ihre wagerechte Achse dreht; sie stellt sich dann mit ihrem unteren Rande in der Wunde ein und wird durch Nachschieben mit dem oberen Lide herausgestreift. Die etwa vorgefallene Iris wird mit einem Spatel oder dem Daviel'schen Löffel zurückgeschoben, etwaige Linsenreste durch Eingehen mit dem Daviel'schen Löffel herausgeschöpft.

Dies Verfahren hat die bis Mitte des 18. Jahrhunderts allein herrschende Depression nach und nach aus dem Felde geschlagen. Glänzende Erfolge wurden mit dem neuen Verfahren erzielt: aber in mindestens $^{1}/_{10}$ der Fälle führte es zu Hornhautvereiterung oder wenigstens zu Entzündung des Auges und zu völliger und hoffnungsloser Erblindung. Da man sich die Hornhautvereiterungen durch die Lostrennung des Hornhautlappens von seinem ernährenden Boden erklärte, so vermied v. Gräfe die Bildung eines Hornhautlappens, indem er 1) den Schnitt in die Lederhaut und 2) in die Richtung eines „größten Kreises" legte. Da nun bei dieser Schnittführung die Iris vorfiel, so mußte notwendigerweise eine Irisausschneidung mit ihr verbunden werden. Damit die Irislücke keine Blendung verursache, wurden Schnitt und Irisausschneidung nach oben gelegt, wo sie durch das obere Lid gedeckt werden. Der Erfolg entsprach den Erwartungen. Die Hornhautvereiterungen wurden bedeutend, die Verluste etwa um die Hälfte seltener. Dagegen waren schleichende Iritis und Cyklitis bei diesem Verfahren häufiger als früher und führten sogar hier und da zu sympathischer Entzündung des anderen Auges.

b) v. Gräfe's periphere Linearextraktion. Instrumente: Sperrer. Fixierpinzette, v.Gräfe's Schmalmesser, Irispinzette und Schere, Pincete, zwei Daviel'sche Löffel und Weber'sche Schlinge (Fig. 129) oder Linsenlöffel (Fig. 130). Der Arzt steht für das rechte Auge zu Häupten des Kranken, für das linke steht oder sitzt er links neben ihm. Der Einstich erfolgt bei a (Fig. 131) in der Richtung auf die Mitte der vorderen Kammer, damit die Wunde an der Innenfläche der Lederhaut ebenso groß ausfalle wie an der Außenfläche. Nachdem die Messerspitze in der Mitte der Pupille angekommen ist, wird sie nach dem Ausstichspunkte b geführt und dann der Schnitt durch

Fig. 129.
Weber'sche Schlinge. $^{1}/_{1}$

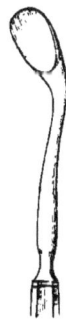

Fig. 130.
Linsenlöffel. $^{1}/_{1}$

sägende Züge vollendet. Würde man dabei das Messer parallel zur Irisebene führen, so würde der Ausschnitt in der rot gestrichelten Linie erfolgen; da dies nicht beabsichtigt ist, so muß man das Messer während des Schnittes

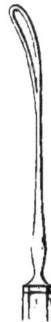

„aufrichten", d. h. so um seine Längsachse drehen, daß die Schneide allmählich immer mehr nach vorne bezw. nach oben sieht. Nachdem die Lederhaut durchtrennt ist, wird das Messer wiederum gedreht, nämlich so, daß es der Lederhaut parallel liegt und infolgedessen die Bindehaut von der Lederhaut abtrennt; nachdem dies 2 bis 3 mm breit geschehen ist, wird das Messer abermals aufgestellt und der Bindehautlappen abgeschnitten. Er dient zum unmittelbaren Verschluß der Lederhautwunde.

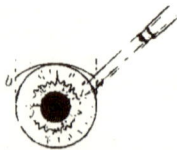

Der Schnitt ist nicht streng „linear", d. h. er fällt nicht mit einem größten Kreise zusammen. Vielmehr ist er ein Lappenschnitt mit allerdings sehr geringer Lappenhöhe, von 1,5 bis 2 mm.

Fig. 131. v. Gräfe's periphere Linearextraktion.

Nun folgt der zweite Akt, die Irisausschneidung. Zuweilen ist die Iris nach Vollendung des Schnittes durch das Kammerwasser herausgeschwemmt worden. Man faßt sie mit einer Irispinzette (Fig. 89, S. 250), zieht sie an und schneidet sie mit einer über die Fläche gekrümmten Schere mit einem Schlage ab. Die Schere steht dabei der Lederhautwunde parallel und wird kräftig gegen das Auge angedrückt. Der dritte Akt besteht in Öffnung der Linsenkapsel. Zu dem Ende wird eine Fliete (Fig. 127) von dem rechts gelegenen Wundwinkel aus schräg nach links bis zum Irisrande eingeführt, dann mit der Spitze gegen die Kapsel gedreht und wagerecht über sie weggeführt: die Spitze der Fliete hakt sich in die vordere Kapsel ein und reißt eine große Zipfelwunde. Der vierte Akt ist die Entbindung. Zu dem Ende legt man den einen Daviel'schen Löffel parallel zur Wunde auf die obere Wundlippe, mit dem anderen drückt man sanft auf das untere Drittel der Hornhaut, bis die Linse mit ihrem größten Umfange aus der Wunde getreten ist. Dann läßt man mit dem Drucke nach und schiebt die Linse von unten her vollends heraus. Etwaige Reste von Rinde werden durch Streichen mit dem Daviel'schen Löffel über die Hornhaut herausbefördert. Nun sieht man nach, ob nicht Iris in die Wunde eingeklemmt ist. Wenn dies der Fall, muß sie in die Kammer zurückgeschoben, und falls das nicht gelingt, mit der Irispinzette gefaßt, angezogen und noch einmal abgeschnitten werden. Kommt Glaskörper zum Vorschein, ehe die Linse entbunden ist, so werden alle Instrumente, die das Auge drücken könnten, entfernt, und die Linse wird durch Eingehen mit der Drahtschlinge (Fig. 129) oder dem Löffel (Fig. 130) herausgeholt.

Die Fortschritte der letzten 20 Jahre haben gelehrt, daß bei den Hornhautvereiterungen die schlechte Ernährung des Lappens jedenfalls nicht die Hauptrolle spielt, sondern Infektion der Wunde! Da man nun heutzutage eine Infektion fast mit Sicherheit verhindern kann, so ist der Streit zwischen Daviel's und v. Gräfe's Operation (der längst zu Gunsten v. Gräfe's entschieden schien) von neuem entbrannt. Zu Gunsten der Daviel'schen spricht einmal die Erhaltung einer runden und beweglichen Pupille, die schöner aussieht. keine Blendung verursacht und die fehlende Accommodation bis zu einem gewissen Grade dadurch ersetzt, daß sie beim Betrachten naher Gegenstände reflektorisch enger wird; auch ist das seitliche

Sehen bei runder und enger Pupille besser als bei Irislücke; endlich spricht für DAVIEL die geringere Gefahr sympathischer Entzündung des anderen Auges. Andererseits spricht gegen DAVIEL die Gefahr des Irisvorfalles mit allen seinen Folgen.

LANDOLT hat über das für und wider eine Umfrage bei Augenärzten vieler Länder veranstaltet. Als Ergebnis der Umfrage sowohl als seiner eigenen Erfahrung stellt LANDOLT den Satz auf, daß die Operation ohne Irisausschneidung nur für die besten Fälle paßt. also für Stare, die eine vollständige und glatte Linsenentbindung erwarten lassen und einem gesunden, vernünftigen und ruhigen Kranken angehören.

Ich habe bis jetzt stets mit Irisausschneidung operiert und werde vorläufig auch dabei bleiben. Es scheint nämlich, daß ein „voller Erfolg" nach DAVIEL's Verfahren für den Kranken allerdings etwas mehr wert ist als die gleiche Sehschärfe nach einer v. GRÄFE'schen Operation, daß man aber weniger Aussicht hat, auf DAVIEL's Weg dies Ziel zu erreichen. Zudem lassen sich ja die Gefahren des zu peripheren v. GRÄFE'schen Schnittes wesentlich mindern, indem man den JAKOBSON'schen Schnitt im Hornhautlimbus (Fig. 132) anwendet.

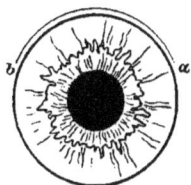

Fig. 132. JAKOBSON'-scher Schnitt.

Die Länge des Schnittes richtet sich nach der Größe des Kernes. Falls man diese nicht im voraus abschätzen kann, lege man lieber den Schnitt so groß an, daß auch ein sehr großer Kern (von 7 bis 8 mm Durchmesser) austreten könnte.

Das Ideal einer Staroperation ist ohne Zweifel die Ausziehung der Linse in geschlossener Kapsel. Das Verfahren ist von den Brüdern PAGENSTECHER ausgebildet und empfohlen worden. Es weicht von der gewöhnlichen v. GRÄFE'schen Ausziehung nur darin ab, daß man nach Beendigung der Irisausschneidung mit einem Löffel hinter den oberen Linsenrand geht und nun durch leichten Druck auf das untere Drittel der Hornhaut die Linse zum Austritte zu bewegen sucht. Gelingt der Versuch nicht, so schiebt man den Löffel tiefer hinein, etwa bis zum hinteren Linsenpole und schleift die Linse unter leichtem Andrücken an die Rückwand der Hornhaut heraus. Das Verfahren ist anwendbar, wenn die Linsenkapsel derb, das Strahlenbändchen (Zonula Zinnii) schwach und etwas Flüssigkeit zwischen Glaskörper und Linse vorhanden ist. Erfahrungsgemäß findet sich Derbheit der Kapsel und Lockerung der Zonula bei überreifen Staren. Lockerung der Linse in der tellerförmigen Grube darf man bei Cataracta accreta und bei überreifen mit Glaukom gepaarten Staren erwarten. Die wenigen Fälle, die

ich nach PAGENSTECHER operiert habe, zählen zu meinen besten
Erfolgen.

5. Vor- und Nachbehandlung.

Die größte Gefahr bei einer Starausziehung droht von Infektion.
Der Arzt hat daher seine ganze Umsicht aufzubieten, um etwaige In-
fektionsquellen ausfindig und unschädlich zu machen. Besondere
Beachtung verlangen die Thränenwege und Nase, die Bindehaut und
die Lidränder. Krankheiten dieser Teile sind zunächst, nach früher
gegebenen Regeln, zu behandeln und zu heilen. Leider nimmt das
bei den Thränenschlauchleiden sehr lange Zeit in Anspruch. Deshalb ziehen Manche vor, den Thränensack vom Bindehautsack abzusperren, EVERSBUSCH durch Unterbindung der Thränenkanälchen,
HAAB durch galvanokaustisches Zubrennen der Thränenpunkte:
andere schneiden den Thränensack auf und füllen ihn mit Jodoform oder exstirpieren ihn. Auch die chronischen Bindehautkatarrhe alter Leute kann man oft nur bessern, nicht heilen. Man
muß dann die Desinfektion unmittelbar vor der Operation besonders
gründlich vornehmen.

Auch der Allgemeinzustand des Kranken bedarf der Berücksichtigung. Man weiß, daß alte, besonders etwas herabgekommene
Leute durch ruhiges Imbettliegen leicht eine hypostatische Lungenentzündung bekommen. Ferner ist bekannt, daß das Zubinden beider
Augen zu Geistesstörung führen kann; Trinker sind besonders gefährdet. Viele alte Leute leiden an chronischen Bronchialkatarrhen
mit Husten, oder an Harnbeschwerden, alles Umstände, durch die
ein wirkliches Stilleliegen im Bette erschwert oder unmöglich gemacht wird. Man wird sich also in solchen Fällen mit etwas
kürzerer oder weniger strenger Bettruhe begnügen müssen: Trinkern
ist eine mäßige Menge Wein oder Bier zu gestatten. Für reichlichen Stuhlgang vor der Operation ist in allen Fällen zu sorgen.

Die unmittelbare Vorbereitung besteht in gründlicher Abseifung
des ganzen Körpers einschließlich des Haupthaares im warmen Bad
und in nassem Sublimatschlußverband des zu operierenden Auges.
Auf dem Operationstisch wird der Verband entfernt, der behaarte
Kopf in ein mit Sublimatlösung befeuchtetes Tuch eingepackt, die Umgebung des Auges mit Sublimatlösung von 1:1000 gründlich abge-
rieben und ein zweites Sublimattuch, mit einem passenden Ausschnitt
für das Auge, über das Gesicht gebreitet. Nun folgt die Cocainisierung
des Auges, fünfmal alle Minuten 1 Tropfen einer 5 proc. Lösung;
dann wird der ganze Bindehautsack, besonders aber die Karunkel

und ihre Umgebung mit feuchter Sublimatwatte von 1:1000 ausgewischt, und schließlich mit Sublimatlösung von 1:5000 reichlich ausgeschwemmt. Nun beginnt die Operation. Während derselben wird, zur Vermeidung von Hornhauttrübungen, Sublimat nicht mehr verwendet, sondern reichlich mit 3 proc. frisch gekochter, lauwarmer Borsäurelösung berieselt. Falls Bindehaut oder Thränenwege in nicht ganz tadellosem Zustande waren, wird nach Beendigung der Operation die Wunde und der innere Winkel des Auges mit keimfreiem Jodoform[1] gepulvert. Daß Cocainlösung, Tropfglas, Instrumente und Hände des Arztes und Gehilfen keimfrei sein müssen, versteht sich von selbst. Die Instrumente entnimmt man unmittelbar aus einer 4 proc. Karbolsäurelösung und schüttelt die anhängenden Tropfen etwas ab. Der Verband besteht aus Watte, die in Sublimat 1:1000 getaucht ist, und aus Gazebinde. Zur Vermeidung von Entropium wird auf das untere Lid ein wurstförmiges Röllchen von feuchter Watte gelegt.

Mit diesen und ähnlichen Vorsichtsmaßregeln gelingt es, die gefürchtete Wundeiterung sicher zu verhindern. Bezüglich der Iritis und Cyklitis ist das, wenigstens nach meinen Erfahrungen, nicht ebenso sicher der Fall. Man sieht sie sogar in Fällen, wo die Wunde beim ersten Verbandwechsel geschlossen war und blieb, die Wunde selbst also nicht infiziert worden ist. Man muß für solche Fälle die Annahme machen, daß mit einem der Instrumente Keime in das Innere des Auges gebracht worden sind, ohne an der Lederhautwunde zu haften. Außerdem ist daran zu erinnern, daß auch auf chemischem Wege Entzündung entstehen kann, z. B. durch zurückgebliebene und im Kammerwasser quellende Linsenreste. Selbst mechanisch, durch Zerrung eingeheilter Kapselzipfel oder Irisecken kann vielleicht eine Iritis bezw. Cyklitis entstehen.

Da eine leichte adhäsive Iritis keineswegs sonderliche Schmerzen verursacht, ja zuweilen vorhanden ist, ohne daß der Kranke irgendwie klagt, so öffne ich den Verband regelmäßig am Nachmittage des nächsten Tages, d. i. etwa 30 Stunden nach der Operation. Findet man ihn trocken, die Lidränder nicht gerötet, das Auge ohne Lichtscheu, so darf man annehmen, daß eine Wundinfektion nicht stattgefunden hat, selbst wenn das Auge stark gerötet und die Binde-

---

[1] Die Sterilisierung des Jodoforms lasse ich vom Apotheker ausführen; etwa 5,0 Jodoform werden mit etwa 10,0 keimfreien Wassers in ein Fläschchen mit weiter Öffnung gefüllt und eine Stunde lang im Wasserbade gekocht. Darauf wird das Wasser aus dem Fläschchen abgegossen und das nun noch feuchte Jodoform im gleichen Fläschchen unter Wattepfropf durch Erhitzen im Wasserbade getrocknet.

haut etwas geschwellt (chemotisch) sein sollte; das letztere kann
nämlich bloße Sublimatwirkung sein. Es wird nun keimfreies Atropin
eingetropft und frisch verbunden. Das gleiche geschieht an den
folgenden Tagen. Wenn alles glatt geht, darf der Kranke am 3. Tage
im Bette aufsitzen, am 5. oder 6. aufstehen. Das gesunde Auge
wird etwa 5 Tage lang mit verbunden. Im Anfange der 2. Woche
darf auch vom operierten Auge der Verband wegbleiben. Gegen
grelles Licht ist es durch eine Dunkelbrille zu schützen; die Ruhe
des Ciliarmuskels und der Iris ist durch fortgesetzte Atropingaben
sicher zu stellen. Nach 2 bis 3 Wochen wird der Kranke entlassen.
vorausgesetzt, daß mittlerweile das Auge auch in der Gegend des
Schnittes blaß geworden ist. Brauchen soll der Kranke das Auge
noch nicht. Die Starbrille und damit die Erlaubnis zur Benutzung
des Auges bekommt der Kranke erst zwei Monate nach der Operation. Wenn die Heilung nicht glatt verläuft. Iritis und Cyklitis
oder gar Wundeiterung eintritt, so muß den gegebenen Umständen
gemäß eingegriffen werden. Nachdrückliches Atropinisieren und lauwarme Umschläge mit Borsäurelösung sind die Hauptmittel gegen
Iritis und Cyklitis; Desinfektion, gegebenenfalls mit dem Galvano-
kanter, ist das wirksamste Mittel gegen Wundeiterung. Die Streifenkeratitis (S. 253) bedarf keiner besonderen Behandlung.

Die Erfolge der Starausziehung sind sehr gut. In der vor-
antiseptischen Zeit hatte man durchschnittlich 5 bis 6 % Verluste.
Als verloren wird ein Auge gebucht, das nach der Operation nicht
imstande ist. Finger zu zählen. Dank der Antiseptik ist die Ver-
lustziffer bedeutend gesunken, bei manchen Operateuren bis nahezu
auf Null. Als „ungenügender Erfolg" gilt es, wenn der Kranke
weniger als $1/_{10}$ Sehschärfe besitzt; als „voller Erfolg", wenn er mehr
als $1/_{10}$ besitzt. Bei etwa ein Viertel der Operierten soll die Sehschärfe = 1 erzielt werden.[1]

In einer recht erheblichen Zahl von Fällen nimmt die anfängliche Sehschärfe allmählich wieder ab. Es beruht das auf der
Entwickelung von Nachstar.

6. Nachstar (Cataracta secundaria).

Nach der Starausziehung ziehen sich, falls alles nach Wunsch
geht, die Zipfel der vorderen Kapsel aus dem Pupillarbereich zurück,

---

[1] Nach meinen Erfahrungen ist es doch recht selten, daß ein Operierter
die Reihe 4 auf 4 m Abstand fehlerlos abliest; man bucht eben wohl S = ⁴/₄.
wenn auch nur einer oder einige Buchstaben der mit 4 bezeichneten Reihe
richtig genannt bezw. erraten werden.

legen sich an die hintere Kapsel an und verlöten mit ihr. Das Kapselepithel und etwaige Starreste sind also der reizenden Wirkung des Kammerwassers entzogen. Die Bildungszellen des Linsenäquators kommen zwar ins Wuchern, aber sie wandeln sich, wenn nicht der Form, doch den physikalischen Eigenschaften nach, in normale Linsenfasern um. Der Inhalt der Kapselnische besteht also aus neugebildeter durchsichtiger Linsenmasse und aus Starresten; er wird Krystallwulst (Fig. 133) genannt. Ein operirtes Auge, das sich in diesem musterhaften Zustande befindet, zeigt eine

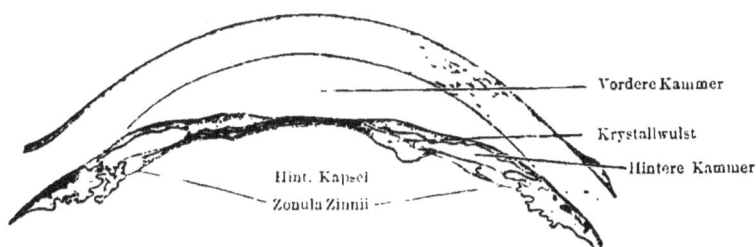

Fig. 133. Pupillarverschluß nach Starausziehung; nach PAGENSTECHER und GENTH.

schwarze Pupille und nur bei seitlicher Beleuchtung hinter der Irisebene ein zartes, gestreiftes, seidenglänzendes, manchmal zitterndes Häutchen, die hintere Kapsel. Leider ist nun dieser Musterzustand keineswegs die Regel. Die Zipfel der vorderen Kapsel ziehen sich eben nicht immer aus dem Pupillargebiete zurück, sie verlöten nicht rechtzeitig mit der hinteren Kapsel; deshalb quellen die Starreste im Kammerwasser auf, die Kapselepithelien wuchern und als Erfolg dieser Thätigkeit erscheint in der anfangs schwarzen Pupille ein zarteres oder derberes graues Häutchen, der einfache Nachstar. Das Sehvermögen kann dadurch recht beträchtlich, selbst bis auf Fingerzählen herabgesetzt werden. Aber das ist noch nicht das schlimmste. In vielen Fällen sind die Kapselzipfel mit der Iris oder der Schnittnarbe verwachsen, was als Cataracta secundaria accreta bezeichnet wird. Die Schrumpfung in der Schnittnarbe, die Bewegungen der Iris und des Ciliarmuskels zerren also beständig an dem Nachstar, der unter diesem Reize allmählich an Mächtigkeit gewinnt; die Schrumpfung im Nachstar zerrt andererseits wieder an dem Strahlenbändchen und dem Strahlenkörper und hält eine schleichende Cyklitis im Gange. Infolgedessen kann sich der angewachsene Nachstar zu einer derben Schwarte entwickeln und das Auge durch Schrumpfung zu Grunde gehen. Glücklicherweise beruhigt sich aber doch in den meisten Fällen nach einigen Monaten das Auge, so daß man an die operative Behandlung des Nachstares denken darf.

Seine Behandlung besteht in der Discission. Nach gründlicher Atropinisierung reißt man mit Hilfe einer Discissionsnadel oder schneidet mit einem GRÄFE'schen Messer genau in der Mitte ein möglichst großes Loch in das Häutchen. Ist es so derb, daß bei dem Eingriff eine bedenkliche Zerrung des Strahlenkörpers zu befürchten ist, so wendet man die Zerreißung, Dislaceration, an. Sie besteht darin, daß man zwei Nadeln in die Mitte des Häutchens einsticht und nun durch hebelnde Bewegungen von der Mitte nach dem Rande zu ein möglichst großes Loch reißt. Obgleich die Verletzung an sich gering, ist doch durch Nachstaroperationen zuweilen Cyklitis mit Ausgang in Phthisis bulbi, ja sogar Panophthalmitis herbeigeführt worden. Man hüte sich daher, zu operieren, ehe der von der ersten Operation herrührende Reizzustand vollständig abgeklungen ist. Andererseits warte man aber auch nicht unnötig lange, da der frische Nachstar zarter ist als ein alter, und weil die Schrumpfungsvorgänge eine frühzeitig gesetzte Lücke offen halten oder sogar erweitern. Bei glatter Wundheilung der ersten Operation dürfte der richtige Zeitpunkt für die Discission des Nachstares zwei Monate nach der ersten Operation sein.

—

II. Aphakie.[1]

Ein Auge, dessen Krystallinse aus dem dioptrischen Systeme entfernt ist, wird aphakisch genannt. Alle staroperierten Augen sind in dieser Lage. Das Fehlen der Linse giebt sich durch Tiefe der vorderen Kammer zu erkennen, ferner durch Iriszittern, falls nicht die Iris mit dem Nachstar verwachsen ist. Der eigentliche Beweis für Aphakie liegt in dem Nachweise, daß die PURKINJE-SANSON'schen Linsenbildchen nicht vorhanden sind. Bei der Leichtigkeit, mit der gerade der Augenarzt die Linsenbildchen hervorrufen kann (S. 89), ist der Nachweis der Aphakie leicht. Bei seitlicher Beleuchtung sieht man in der Pupille die schillernden Streifen der hinteren Kapsel oder die weißlich grauen der vorderen. Selbst nach Entfernung der Linse in ihrer Kapsel findet an der Grenze von Kammerwasser und Glaskörper eine geringe Spiegelung statt. Mit

---

[1] ὁ φακός die Linse.

den Linsenbildchen ist sie natürlich nicht zu verwechseln. Dieser
sind es ja zwei; sie sind von ungleicher Größe, und es macht das
vordere gleichsinnige, das hintere gegensinnige Verschiebungen, wenn
man die Beleuchtungslinse in ihrer eigenen Ebene hin und her
bewegt. Die Brechkraft der Krystallinse im Auge ist etwa 10 Dioptrien.
Dieser Betrag an Brechkraft geht dem Auge bei der Starausziehung
verloren. Ein emmetropisches Auge wird also durch Aphakie in
ein- übersichtiges von 10 Dioptrien verwandelt. Ein achsenmyo-
pisches z. B. von 4,0 Dioptrien Kurzsichtigkeit in ein übersichtiges
von 10 − 4 = 6 Dioptrien. Endlich ein übersichtiges von 4,0 Dioptrien Übersichtigkeit in ein übersichtiges von 10 + 4 = 14 Dioptrien.

Auch die Art, wie das Auge seiner Linse beraubt wird, hat
noch eine besondere Wirkung auf den Brechzustand. Ein wagerechter Starschnitt flacht nämlich bei seiner Heilung fast stets die
Hornhaut im senkrechten Hauptlängenkreise ab und bewirkt dadurch Hornhautastigmatismus, im besten Falle regelmäßigen, im
schlimmsten unregelmäßigen, meistens beides.

Ein Aphakischer kann, falls er nicht vor der Operation zufällig
Kurzsichtigkeit von 10,0 Dioptrien besaß, nicht einmal in die Ferne,
geschweige in die Nähe deutlich sehen. Erst die Starbrille setzt
ihn dazu in Stand. S. 28 u. ff. Wenn regelmäßiger Astigmatismus vorhanden ist, muß die Starbrille sphärisch-cylindrisch geschliffen
werden. Geringe Grade von regelmäßigem Astigmatismus kann
übrigens der Linsenlose durch Schrägstellung des Brillenglases
ausgleichen, S. 388. Mit seiner Linse verliert das Auge die Fähigkeit, sich für die Nähe einzustellen. Der Ersatz dafür muß
künstlich beschafft werden, entweder durch Abrücken der Fernbrille vom Auge oder durch Vertauschen der „ausgleichenden" Brille
mit einer stärkeren. Wenn z. B. der Aphakische 10 Dioptrien Übersichtigkeit hat, so wird er durch ein Glas von + 15 Dioptrien auf
1/5 m eingestellt. Gewöhnlich lernen es die Kranken ganz von
selbst, sich durch Abrücken der Fernbrille wenigstens für mittlere
Entfernungen einzustellen.

Der Satz, daß die Wirkung eines Sammelglases durch Abrücken vom Auge
vermehrt wird, ist nicht allgemein gültig, sondern nur unter der Voraussetzung, daß das Objekt sich in größerem Abstande als die doppelte
Brennweite der Linse befindet. Bei Aphakischen ist diese Bedingung auch erfüllt; bei emmetropischen Presbyopen aber nicht; daher wirkt bei diesen das Abrücken ihrer Brille nicht vermehrend, sondern im Gegenteil vermindernd auf
die Sammlung der Lichtstrahlen. Beispiel: Ein früher emmetropisch gewesener
Aphakischer liest mit + 14,0 Dioptrien in 25 cm; das Buch befindet sich also
außerhalb der doppelten Brennweite der Linse; denn die Brennweite ist

$^{100}\!_{14} = 7$ cm, das doppelte $= 14$ cm. Ein emmetropischer Alterssichtiger liest mit $+ 4.0$ Dioptrien in 25 cm; das Buch befindet sich also innerhalb der doppelten Brennweite, denn $^{100}\!_4 = 25$ cm. und das doppelte davon ist 50 cm.

Daß durch Abrücken der Brille vom Auge ihre Wirkung vermehrt wird, falls das Objekt außerhalb der doppelten Brennweite liegt, beruht auf folgender experimentell leicht beweisbaren Thatsache: Wenn das Objekt links in großer Entfernung steht, so erzeugt eine Sammellinse ein Bild rechts nahe bei ihrem Brennpunkte; rücke ich jetzt die Linse nach links, so wandert das Bild — zwar von der Linse gerechnet nach rechts, aber — im Raume mit der Linse nach links, und zwar so lange, bis der Abstand zwischen Objekt und Linse gleich der doppelten Brennweite ist: rückt die Linse jetzt noch weiter nach links, so entfernt sich das Bild von der Linse nach rechts in dem Maße, daß es nunmehr auch im Raume nach rechts wandert.

Der Beweis dieses Satzes ist auf elementarem Wege nicht zu geben.

Die Sehschärfe eines Aphakischen erscheint bei der üblichen Leseprobe größer, als sie in Wirklichkeit ist, weil er die Buchstaben vergrößert sieht. Es liegt nämlich der Knotenpunkt des dioptrischen Systemes „Starbrille plus linsenloses Auge" weiter vor der Netzhaut, als im normalen Auge, und deshalb erscheint dem Aphakischen alles unter größerem Gesichtswinkel.

Das linsenlose Auge leidet zuweilen unter Blendungserscheinungen. Sie sind zum Teil durch die Irislücke bedingt, die bei vielen Starausziehungen gesetzt wird. Ein anderer Grund mag in der Spiegelung liegen, die an den gewölbten Flächen der Starbrille stattfindet. Manche Staroperierte klagen über gelegentliches Rotsehen, Erythropsie.[1] Es tritt anfallsweise auf beim Betrachten heller Flächen. Vielleicht ist auch das Rotsehen eine Art Blendungserscheinung. Sie verschwindet mit der Zeit von selbst. In einem Falle meiner Beobachtung trat schnelle Besserung unter dem Gebrauche kleiner Gaben von Jodkali ein. Suggestion?

III. Lageveränderungen der Linse.

1. Angeborene Verschiebung, Ectopia lentis. Sie ist in der Regel beidseitig und symmetrisch; am häufigsten nach oben. Als Grund wird von Becker eine ungleichmäßige Entwickelung des Strahlenbändchens angegeben. Die Verschiebung der Linse macht eine sehr beträchtliche Sehstörung, die zuweilen durch Hohlgläser, in anderen Fällen durch Cylindergläser gebessert werden kann. Wenn die Pupille so weit oder die Verschiebung so bedeutend ist, daß der

---

[1] ἐρυθρός rot.

Linsenrand das Pupillengebiet (Fig. 134) schneidet, so entsteht
„Doppeltsehen mit einem Auge", freilich ohne daß dem Kranken
die Doppelbilder deutlich zum Bewußtsein kommen müssten. Je nach
der Entfernung des Gegenstandes ist nämlich das eine Bild verwaschener als das andere und wird
deshalb vernachlässigt, „exkludiert".
Die Lichtstrahlen, welche aus unendlicher Entfernung kommen und
durch den linsenlosen Teil der
Pupille gehen, zielen ja auf einen
Punkt hinter der Netzhaut, während umgekehrt die durch den
Linsenrand gehenden Strahlen
sich vor der Netzhaut schneiden
können. Wenn der fixierte Gegenstand in einer passend gewählten Ent-

Fig. 134. Verschiebung der Linse nach
unten, bei Durchleuchtung; nach JÄGER.

fernung steht, so werden die durch den Linsenrand gebrochenen
Strahlen gerade in der Netzhaut ein Bild erzeugen, der Gegenstand wird mithin scharf gesehen. Andererseits kann man durch
ein passend gewähltes Konvexglas die durch den linsenlosen Teil
der Pupille tretenden Lichtstrahlen zu scharfen Bildpunkten in der
Netzhaut vereinigen.

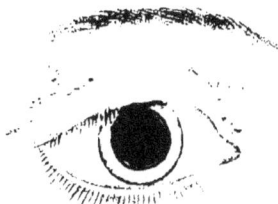

Die objektive Untersuchung zeigt, daß die vordere Kammer ungleich tief ist: der tiefer liegende Teil der Iris schlottert bei Augenbewegungen. Bei Durchleuchtung mit dem Augenspiegel sieht man
den Linsenrand als schwarzen Ring (Fig. 134). Den Augenhintergrund sieht man im aufrechten Bilde verschieden stark vergrößert,
je nachdem man an der Linse vorbei sieht oder (mit Hohlgläsern)
durch den Linsenrand blickt.

2. Von selbst entstandene Verschiebung, Luxatio lentis
spontanea. Die subjektiven und objektiven Erscheinungen sind,
Durchsichtigkeit der Linse vorausgesetzt, dieselben wie bei der
Ektopia. Nur die Entstehung ist anders. Man nimmt zwei Arten der
Entstehung an. Einmal durch Glaskörperverflüssigung, Synchysis
corporis vitrei. Man stellt sich vor, daß die gleiche (unbekannte)
Ursache, die den Glaskörper verflüssigt, auch zur Einschmelzung des
Strahlenbändchens führt. Die andere Ursache ist die Überreife
eines Stares. Das von dem Kapselepithele neugebildete Gewebe
schrumpft und zerrt dadurch an dem mit der vorderen Kapsel verwachsenen Strahlenbändchen; Lockerung ist die Folge: ein gelegentliches Nießen, Erbrechen oder sonst eine mäßige Erschütterung des
Körpers thut das übrige. Beide Ursachen bewirken Verschiebung

nach unten, weil die Linse spezifisch schwerer ist als Kammer-
wasser und Glaskörper. Nach der Senkung fällt natürlich die vom
Star verschuldete Sehstörung fort. Die Senkung ist also eine Art
Selbstheilung des grauen Stares.

3. **Verschiebung der Linse durch Verletzung**, Luxatio
lentis traumatica, kann mit und ohne Verletzung der äußeren Augenhaut durch Schlag, Stoß oder Fall auf das Auge entstehen. Die
Verschiebung ist eine vollständige oder eine unvollständige,
Subluxation. Bei der vollständigen ist das Aufhängeband mindestens
im größten Teile seines Umfanges zerrissen und die Linse in den
Glaskörper versenkt, oder in die Pupille eingeklemmt, oder in die
vordere Kammer verschoben, oder durch eine Wunde der Lederhaut
aus dem Augapfel unter die Bindehaut gerutscht, oder endlich durch
eine gleichzeitig vorhandene Wunde der Bindehaut überhaupt ganz
und gar entfernt. Jede aus ihren natürlichen Verbindungen ge-
rissene Linse wird bald langsamer, bald schneller trüb.

4. **Freibeweglichkeit der Linse.** Mit Verschiebung der Linse ist zuweilen Beweglichkeit derselben verbunden, gleichgültig was die Ursache der
Verschiebung war. Die Beweglichkeit giebt sich dadurch zu erkennen, daß die
Linse je nach der Kopfhaltung an verschiedenen Stellen des Auges gefunden
wird, z. B. in der vorderen Kammer, in der Pupille, im Glaskörper: in anderen
Fällen sieht man wenigstens ein leichtes Wackeln der Linse bei Augenbewegungen. Der Zustand setzt immer eine abnorme Länge, Dehnbarkeit oder
teilweise Zerreißung des Strahlenbändchens voraus. Selbstverständlich sind die
optischen Erscheinungen je nach dem Orte und der Stellung der Linse sehr
verschieden. Die bei den Bewegungen unvermeidliche Zerrung am Strahlenkörper kann das Auge gefährden.

Für die Behandlung der Linsenverschiebung können nur
passende Brillen und Operationen in Frage kommen, und zwar
optische Irisausschneidung bezw. Irisschnitt und die Ausziehung der verschobenen Linse.

Krankheiten des Glaskörpers.

Vorbemerkungen.

Der Glaskörper, Corpus vitreum, besteht zu 98,6 % aus Wasser. Wenn
man einen Glaskörper in ein Läppchen legt und das Wasser auspreßt, so bleibt
nur eine äußerst geringe Menge glasigen Schleimes als fester Bestandteil
zurück. Das feste Gerüst des Glaskörpers besteht aus glashellen, nach allen
Richtungen ausgespannten Fasern: zwischen ihnen liegen Hohlräume, die unter-

einander zusammenhängen und mit fast reinem Wasser, Humor vitreus, gefüllt sind. In der Peripherie des Glaskörpers findet man mannigfach und wunderlich gestaltete Zellen. Es sind das Wanderzellen, die, je nachdem sie sich zwischen Fasern durchklemmen oder in freier Flüssigkeit schwimmen, Form und Beschaffenheit ändern. Die letzteren kann man entoptisch als „fliegende Mücken" (Mouches volantes) zur Wahrnehmung bringen. Der Glaskörper wird in (nicht genau) sagittaler Richtung von einem Kanale durchzogen, der 2 mm Durchmesser hat. Er heißt Centralkanal des Glaskörpers. Er beginnt an der Sehnervenscheibe und endet am hinteren Linsenpole; er ist mit einer Glashaut ausgekleidet und mit Humor vitreus gefüllt. Im embryonalen Zustande des Auges liegt in ihm eine Schlagader, die Arteria hyaloidea oder centralis corporis vitrei. Zuweilen bleibt sie auch nach der Geburt erhalten. Arteria hyaloidea persistens, und ist dann als grauer, von der Papille zum hinteren Linsenpole ziehender Strang mit Hilfe des Augenspiegels zu sehen.

Die Masse des Glaskörpers ist in eine verhältnismäßig feste Haut, die Glashaut, Membrana hyaloidea, eingeschlossen. Von ihr entspringen in der Gegend der Ora serrata feine glashelle Fasern, die gegen den Linsenäquator ziehen und als Strahlenbändchen bereits erwähnt wurden: auf dem Wege zwischen Ora serrata und Linsenäquator liegen sie den Kämmen der Ciliarfortsätze an und sind mit ihnen verwachsen.

Der Glaskörper ist wenig zu selbständiger Erkrankung geneigt. Ein krankhafter Befund am Glaskörper ist deshalb stets ein Grund, auf Krankheiten der Uvea, besonders des Strahlenkörpers, zu fahnden, da hauptsächlich von ihm aus der Glaskörper ernährt wird. Andererseits ziehen Erkrankungen, die im Glaskörper ihren Anfang nehmen, z. B. eingedrungene Fremdkörper oder Schmarotzer, in solchem Maße das Auge als Ganzes in Mitleidenschaft, daß sie bei den Erkrankungen des ganzen Auges (S. 418) Besprechung finden sollen. Hier bleibt demnach nur wenig zu erörtern.

1. Fliegende Mücken, Myodesopsie[1] und Glaskörpertrübungen, Opacitates corporis vitrei. Es wurde bereits erwähnt, daß mikroskopisch kleine Glaskörpertrübungen ein normales Vorkommnis sind. Sie befinden sich im hintersten Teile des Glaskörpers, 0,3 bis 3,0 oder 4 mm vor der Netzhaut. Um sie im eigenen Auge zu sehen, bedarf es besonderer Kunstgriffe (S. 6). Es kommt aber sehr oft vor, daß die fliegenden Mücken sich der Beobachtung aufdrängen, dadurch den Kranken stören und ängstigen. Die Kranken sind meistens, aber keineswegs ausschließlich, Kurzsichtige. Sie beschreiben ihre Trübungen als Fäden, Perlschnüre, Flocken, Spinnenweben oder auch als Mücken, die bei Bewegungen des Auges aufwirbeln und dann bei Ruhe des Auges durch das Gesichtsfeld langsam abwärts gleiten. Da alles verkehrt nach außen verlegt wird (S. 61 u. ff.), so hat man mit HELMHOLTZ anzunehmen, daß die mikroskopischen Trübungen spezifisch leichter sind, als die Flüssigkeit, in der sie schwimmen, demnach bei Ruhe des Auges aufwärts steigen. Das

---

[1] μυῖα Fliege, Mücke; ὄψις Gesicht.

ist aber nicht gerade wahrscheinlich, da man weiß, daß ophthalmoskopisch sichtbare Glaskörpertrübungen bei Ruhe des Auges abwärts sinken. Eine Lösung dieses Widerspruches vermag ich nicht
zu geben. Die „fliegenden Mücken" kann der Arzt mit dem Augenspiegel nicht sehen. Auch sonst ist vielleicht nichts Krankhaftes im
Auge zu finden und die Sehschärfe normal.

Die Behandlung besteht in der Zusicherung an den Kranken,
daß die Sache nichts zu bedeuten habe. Dadurch verschwinden die
Trübungen allerdings nicht, aber der Kranke lernt es, sie zu übersehen.

Sobald im Glaskörper Trübungen mit dem Augenspiegel nachweisbar sind, redet man nicht mehr von fliegenden Mücken, sondern
von Glaskörpertrübungen. Sie sind meistens beweglich, hier und
da auch unbeweglich. Am häufigsten kommen sie als Fäden und
Flocken, seltener als „Glaskörperstaub" und als Häutchen vor. Ihr
Lieblingsort ist der vorderste und der hinterste Teil des Glaskörpers;
die Mitte ist seltener befallen. Plötzlich entstandene Trübungen
rühren in der Regel von Blut her, das aus dem Strahlenkörper, der
Papille oder den Netzhautgefäßen in den Glaskörper ergossen ist;
sie fallen dem Kranken natürlich sehr auf. Ganz allmählich
entstandene Trübungen dagegen können lange unbemerkt bleiben;
sie sind als „organisierte" Wanderzellen angesprochen worden.

Die Trübungen sind wohl stets Zeichen einer Krankheit der
Aderhaut, des Strahlenkörpers oder der Netzhaut, und zwar möglicherweise einziges und erstes oder einziges und letztes. Wenn z. B.
Blutungen in den Glaskörper stattgefunden haben und allmählich
verschwinden, so bleibt meist doch die eine oder andere Trübung
zurück. Andererseits kann eine Erkrankung des Strahlenkörpers den
vorderen Teil des Glaskörpers mit Trübungen versehen, ohne daß
sonst etwas nachweisbar wäre; der Strahlenkörper ist ja der Augenspiegeluntersuchung nicht zugänglich. Die Sehschärfe wird durch
Glaskörpertrübungen nur dann herabgesetzt, wenn sie den zur Netzhautmitte ziehenden Lichtstrahlen im Wege sind.

Wo sich die Grundkrankheit ermitteln läßt, wird selbstverständlich diese für Vorhersage und Behandlung maßgebend sein. Wo
das nicht der Fall ist, sind die Glaskörpertrübungen für sich zu
behandeln. Je nach der Körperbeschaffenheit des Kranken kann
man leichte salinische Abführmittel, Quecksilber-, Jodkali- und
Schwitzkuren versuchen. Der Erfolg bleibt zweifelhaft. Auch chirurgische Behandlung ist schon versucht worden, Ansaugung der beweglichen Trübungen durch eine in ihre Nähe eingestochene Hohlnadel und Zerschneiden unbeweglicher Trübungen mittels einer

eingestochenen schneidenden Nadel. Das wichtigste bleibt, den
Kranken zu Schonung bezw. schonendem Gebrauche des Auges
zu veranlassen, um eine vielleicht ganz in der Stille glimmende
Aderhautentzündung nicht anzufachen.

2. **Verflüssigung, Synchysis.**[1] Wenn die Fasern des Glaskörpers schmelzen, so verwandelt sich der Glaskörper aus einer
Gallerte in eine schwach gelbliche, fadenziehende Flüssigkeit. An
und für sich macht diese Änderung seines Zustandes keinerlei
Störung, verrät sich auch nicht durch besondere Zeichen. Die Verflüssigung wird erst erkennbar, wenn gleichzeitig Trübungen vorhanden sind und durch ausgiebige Ortsveränderungen den Beweis
liefern, daß die normalen Scheidewände fehlen. Doch giebt es Zustände, bei denen man Glaskörperverflüssigung, auch ohne strengen Beweis, annehmen darf. Es sind das hochgradige Kurzsichtigkeit,
spontane Linsenverschiebung und chronisches Glaukom. Als
Ursache der Verflüssigung nimmt man schleichende Entzündungen
der Aderhaut und des Strahlenkörpers an. Bei dieser muß die Behandlung, falls überhaupt von einer solchen die Rede sein soll, einsetzen. Größere Bedeutung gewinnt die Verflüssigung bei der Starausziehung, indem die Gefahr des Glaskörperverlustes natürlich
viel größer ist als unter normalen Verhältnissen.

Synchysis scintillans.[2] In seltenen Fällen verschafft uns der Augenspiegel ein Bild, das mit dem Funkenregen eines Feuerwerkes Ähnlichkeit hat.
Es beruht auf der Anwesenheit kleinster Körnchen und Nädelchen, die zum
Teil aus Cholestearin- und Tyrosinkrystallen, zum Teil aus Phosphaten bestehen
und im verflüssigten Glaskörper hin- und hergeschleudert werden. Wirft man
unter diesen Umständen Licht in die Pupille und läßt den Kranken gleichzeitig
Blickbewegungen machen, so wird immer ein Teil der umherwirbelnden Kry-
stalle das Licht so nach außen reflektieren, daß der Beobachter ein leuchtendes
Pünktchen sieht.

Wenn der Glaskörper nicht sehr flüssig ist, so sind die Bewegungen der
Körperchen zu gering, um die Erscheinung in voller Pracht hervorzurufen. Man
kann dann durch Spiegeldrehungen und Verschiebung des eigenen Kopfes die
Sache deutlicher machen. Bei gut erweiterter Pupille sieht man die gold-
glänzenden Pünktchen auch mit Hilfe der seitlichen Beleuchtung. Die
Krankheit kommt im Greisenalter, teils in sonst gesunden Augen, teils in Verbindung mit Glaskörpertrübungen vor. Selbst in einem Falle der letzteren Art
habe ich S = ⅕ gefunden. Bei reiner Synchysis scintillans ist normale Sehschärfe die Regel.

[1] ἡ σύγχυσις Verflüssigung.
[2] Scintilla der Funken.

24*

Brechfehler.

In diesem und den vier nächsten Abschnitten kommen Erkrankungen des ganzen Auges zur Erörterung.

Da die Brechfehler vom Standpunkte der physiologischen Optik bereits eingehend behandelt wurden (S. 16 u. fl.), so kommen hier nur klinische Thatsachen und Gesichtspunkte zur Sprache.

I. Übersichtigkeit (Hypermetropie, H).

Die Klagen der Übersichtigen lauten verschieden. Manche suchen Hilfe, weil ihnen beim Lesen und Schreiben nach einiger Zeit die Buchstaben durcheinanderlaufen, verschwimmen und schließlich ganz unleserlich werden; sie müssen dann einhalten und die Augen reiben; darauf geht es wieder einige Zeit; aber die gleichen Beschwerden treten von neuem auf, verstärkt durch Brennen und Druck in den Augen, selbst Kopfschmerz; die erzwungenen Pausen folgen sich immer schneller und schließlich wird das Buch oder die Arbeit ganz bei Seite gelegt. Andere kommen mit der Klage, daß sie viel an Kopfweh litten und daß ihr Hausarzt sie herschicke, weil er glaube, daß das Kopfweh von den Augen herrühre. Solche Beschwerden werden als „accommodative Asthenopie" bezeichnet. Sie beruhen auf Ermüdung des Accommodationsmuskels, der ja in dauernder Zusammenziehung verharren muß, wenn der Übersichtige auch nur für die Ferne eingestellt sein soll. Wenn nun ein Übersichtiger seine Augen für die Nähe braucht. z. B. liest und schreibt, so verlangt das eine Zusammenziehung seines Accommodationsmuskels, die der maximalen zu nahe liegt, um dauernd möglich zu sein. Es wird sich also Undeutlichsehen zu dem Gefühle der schmerzhaften Ermüdung hinzugesellen.

Asthenopie[1] und Undeutlichsehen treten aber in vielen Fällen deshalb noch früher auf, als nach dem eben Gesagten zu erwarten ist, weil die relative Accommodationsbreite (S. 70 u. fl.) nicht ausreicht. Ein Zwanzigjähriger z. B. mit 2,0 Dioptrien Übersichtigkeit würde in 33 cm Entfernung einäugig ohne Beschwerde arbeiten können, da er hierbei $2 + 3 = 5$ Dioptrien, also nur die Hälfte seiner Accommodationsbreite von 10 Dioptrien verwendet. Aber mit der Accommodationsleistung von 5 Dioptrien ist

---

[1] ά; τὸ σθένος die Kraft, ἡ ὄψ das Sehen. Es giebt auch eine muskuläre Asthenopie, die ganz ähnliche Beschwerden hervorbringt (S. 377), ferner eine konjunktivale (S. 178) und endlich eine nervöse (S. 395), bezw. retinale (S. 312).

Konvergenz auf einen nur $1'_3$ m = 20 cm entfernten Punkt verknüpft. Es sind also in jenen 5 Dioptrien Accommodationsleistung 2 Dioptrien enthalten, die der bei Konvergenz auf $1/_3$ m verfügbaren Accommodationsleistung, positive Strecke, angehören. Dazu ist aber das Augenpaar dauernd nur dann befähigt, wenn die positive Strecke der (bei Konvergenz auf $1'_3$ m) verfügbaren Accommodation bedeutend größer als 2 Dioptrien ist. Ist dies nicht der Fall, so kann der Kranke auf zwei Wegen der Asthenopie entgehen. Entweder er verzichtet auf eine scharfe dioptrische Einstellung und sieht alles in Zerstreuungskreisen, aber doppeläugig einfach. Oder aber das Interesse am Scharfsehen überwiegt; die richtige dioptrische Einstellung wird erzwungen, aber mit Abweichung des einen Auges nach innen, also mit Preisgabe des doppeläugigen Einfachsehens. Da der zweite Weg sehr oft von Kranken (unbewußt) gewählt wird, so ist die Übersichtigkeit eine, und zwar weitaus die häufigste Ursache von Einwärtsschielen (S. 453).

Eben wurde gesagt, die Klagen der Übersichtigen lauten verschieden. Es kommt nämlich auch vor, daß gar nicht über Asthenopie, sondern über „Kurzsichtigkeit" geklagt wird. Der Kranke bringt die Bücher u. s. w. sehr nahe ans Auge. Die Erklärung ist einfach. Bei sehr starker Übersichtigkeit reicht die Accommodationsbreite für Ausgleichung der Übersichtigkeit und gleichzeitiges Heranrücken des Einstellepunktes nicht aus. Der Kranke verzichtet deshalb überhaupt auf genaue dioptrische Einstellung und sucht in Vergrößerung des Gesichtswinkels Ersatz. Bei Annäherung eines Gegenstandes wächst nämlich der Gesichtswinkel schneller als die Zerstreuungskreise; außerdem werden bei stärkerer Annäherung des Gegenstandes die Pupillen stark verengt und schwächen dadurch den dioptrischen Fehler etwas ab.

Endlich kommt es vor, daß die Klagen sich gar nicht auf das Sehen beziehen. Sie lauten auf Brennen der Augen und Verklebtsein, und sind scheinbar durch einen entzündlichen Zustand der Bindehaut und Lider vollauf erklärt. Und doch versagt die gewöhnliche Behandlung dieser Leiden, weil eben eine Übersichtigkeit oder ein Astigmatismus dahinter steckt. Donders verlangt, daß bei jedem Augenkranken der Brechzustand bestimmt werde. Diese Forderung wird nun allerdings wohl von den meisten Augenärzten nicht erfüllt. Dagegen wird der erfahrene Augenarzt die Bestimmung des Brechzustandes nicht unterlassen, falls eine Bindehaut- oder Lidkrankheit der üblichen Behandlung widersteht.

Die Beschwerden der Übersichtigkeit treiben den Kranken, der doch von Jugend auf übersichtig ist, zu sehr verschiedenen Zeiten zum Arzte. Es hängt das von mehreren Umständen ab. Vor allem von dem Grade der Übersichtigkeit. Geringe Übersichtigkeit bis zu 2.0 Dioptrien wird länger ertragen, als mittlere von 2,0 bis 5.0 Dioptrien oder gar starke von mehr als 5,0 Dioptrien. Zweitens von der vorhandenen Accommodationsbreite, also vom Alter des Kranken. Drittens von der Beschäftigung; wer ackert und pflügt wird von seiner Übersichtigkeit weniger belästigt, als wer schreibt, näht oder andere Nahearbeit zu verrichten hat. Endlich von dem Allgemeinbefinden; Leute, die ihre Übersichtigkeit bisher ohne Beschwerden ertragen haben, werden „asthenopisch" nach einer schwächenden Krankheit.

Anatomie. Es wurde bereits erwähnt, daß die Übersichtigkeit auf dem Baue des Augapfels beruht. Das übersichtige Auge ist nämlich kleiner als normal, und zwar in allen seinen Durchmessern; es ist als ein unvollkommen entwickeltes zu betrachten. Die Lederhaut ist in der Umgebung der Hornhaut flach, in der Gegend des Äquators steil gekrümmt. Die vordere Kammer ist seicht. Die Gesichtslinie schneidet die Hornhaut in einem Punkte, der verhältnismäßig weit nasenwärts von der Hornhautmitte liegt; der Winkel γ (S. 74) ist also groß, etwa 7^0. Da man die Stellung eines Augenpaares nicht nach der Richtung der Gesichtslinien, sondern nach der Stellung der Hornhäute abschätzt, so macht uns ein Augenpaar mit großem Winkel γ den Eindruck, als ob es divergent stehe. Die Lederhaut ist dick und daher die Farbe rein weiß, im Gegensatz zum Bläulichweiß der Kurzsichtigen. Wenn auch ein geübter Beobachter schon an diesen Zeichen das Vorhandensein von Übersichtigkeit erkennt, so bedarf man doch für die Diagnose noch der objektiven (S. 115) und der subjektiven (S. 26) Prüfung, bei der zugleich die Sehschärfe jedes Auges mit bestimmt wird. Dabei zeigt sich nun, daß starke Übersichtigkeit ganz regelmäßig mit einer merklichen Herabsetzung der Sehschärfe verbunden ist. Der Grund liegt in einem unregelmäßigen Hornhautastigmatismus, der gleichfalls das stark übersichtige Auge als ein unvollkommen gebildetes kennzeichnet. Selbst die Accommodationsbreite kann bei starker Übersichtigkeit hinter dem Maße der normalen zurückbleiben, wohl infolge von ungenügender Entwickelung des Ciliarmuskels; ebenso der Bewegungsumfang des Augenpaares, das sogenannte Blickfeld infolge von mangelhafter Entwickelung der äußeren Augenmuskeln.

Nachdem die Übersichtigkeit und Sehschärfe jedes einzelnen Auges gemessen ist, bestimmt man die Übersichtigkeit und Sehschärfe des Augenpaares. Dabei zeigt sich, daß gar nicht selten die freie („manifeste") Übersichtigkeit um 0,5, 0,75, selbst 1,0 Dioptrie größer ist, als bei einäugiger Prüfung. Das Ergebnis der zweiäugigen Prüfung ist bei der Brillenwahl maßgebend.

Auch bei Kurzsichtigkeit wird zuweilen doppeläugig ein schwächerer Brechzustand, d. h. eine kleinere Kurzsichtigkeit, gefunden als einäugig. Wie ist das zu erklären? Manche meinen, der einäugig gefundene Brechzustand sei

der richtige, und das Annehmen von stärkeren Sammel- bezw. schwächeren
Hohlgläsern bei zweiäugiger Prüfung beruhe auf einem Fehler, der durch die
größere Sehschärfe des Augenpaares (gegenüber der kleineren Sehschärfe des
einzelnen Auges) aufgewogen werde. Andere meinen, der doppeläugig gefundene Brechzustand sei der richtige und die schwächere Übersichtigkeit
bezw. größere Kurzsichtigkeit bei einäugiger Prüfung sei durch Accommodationskrampf vorgetäuscht worden. Keine dieser beiden Ansichten scheint mir die
Frage zu erledigen.

Eine andere sonderbare Thatsache ist folgendes. Es kommt gar nicht
selten vor, daß Übersichtige trotz einer Accommodationsbreite, die größer ist
als ihre Übersichtigkeit, und trotz Verschlusses des einen Auges, mit dem
anderen in die Ferne ohne Sammelgläser nur schlecht sehen. Man sollte doch
meinen, ein Übersichtiger mit 2,0 Dioptrien Übersichtigkeit und 5,0 Dioptrien
Accommodationsbreite müßte einäugig immer im stande sein, die 2,0 Dioptrien
Übersichtigkeit durch eine entsprechende Accommodationsleistung auszugleichen.
Warum gelingt das manchen solcher Übersichtigen nicht?

Behandlung. Eine Heilung der Übersichtigkeit durch Kunsthilfe ist unmöglich. Dagegen ist die Natur im stande, ein jugendliches übersichtiges Auge im Laufe der körperlichen Entwickelung
in ein emmetropisches, ja selbst in ein kurzsichtiges umzuwandeln.
Bei Erwachsenen dagegen ist auch das ausgeschlossen. Die Behandlung muß sich also darauf beschränken, durch passende Brillen
den Beschwerden des Übersichtigen abzuhelfen. Nicht jeder Übersichtige hat Beschwerden. Jugendliche Personen mit geringer Übersichtigkeit (bis zu 2,0 Dioptrien) sehen in der Regel gut und aus-
dauernd in Nähe und Ferne. Sie bedürfen keiner Behandlung. Erst
mit dem Abnehmen der Accommodationsbreite kommt es auch bei
geringer Übersichtigkeit zu Asthenopie. Man hilft ihr durch eine
passende Lesebrille ab. Bis zum 40. oder 45. Jahre werden in
der Regel die Gläser genügen, welche die Übersichtigkeit gerade
ausgleichen. Jenseits des 45. Jahres muß die Lesebrille auch für
die verminderte Accommodationsbreite Ersatz leisten, also um so
stärker sein, je älter der Kranke ist. Als Regel kann gelten, daß
der Kranke mit seiner Lesebrille in gewohntem Abstande lesen soll,
ohne mehr als zwei Drittel seiner Accommodationsbreite
zu verwenden. Ein Fünfzigjähriger z. B. mit einer Übersichtigkeit von 2 Dioptrien ist gewöhnt seine Zeitung in 30 cm Abstand
zu lesen; er besitzt eine Accommodationsbreite von 2,5 Dioptrien.
Für die Einstellung auf 30 cm muß die Brechkraft seines ruhenden
Auges um $2 + \frac{100}{30} = 5,33$ Dioptrien vermehrt werden. An dieser
Vermehrung darf sich aber sein Accommodationsapparat mit höchstens $^2/_3$ von 2,5 Dioptrien $= 1,75$ Dioptrien (abgerundet) beteiligen.
Der Rest, d. h. $5,33 - 1,75 = 3,5$ Dioptrien (abgerundet) muß also
durch Brille beschafft werden.

In vielen Fällen, namentlich von mittlerer (2 bis 5 Dioptrien)
und starker (über 5 Dioptrien) Übersichtigkeit, wird auch zweiäugig
in die Ferne undeutlich gesehen, sei es weil die Accommodationsbreite nicht ausreicht, das Auge für parallele Strahlenbündel einzustellen, absolute Übersichtigkeit, sei es, daß die Parallelstellung
der Sehachsen eine ausreichende Anspannung der Accommodation
verhindert (S. 70 u. ff.). In diesem Falle muß der Kranke dauernd
eine Brille tragen. Ist gleichzeitig Alterssichtigkeit im Spiele, so
braucht er zwei Brillen, die „ausgleichende" für die Ferne, eine
stärkere für die Nähe. Bei Verordnung von Brillen ist darauf zu
achten, daß der Abstand der Gläser voneinander gleich dem Pupillenabstande gemacht wird. Ist das nicht geschehen, so kann eine
künstliche „muskuläre Asthenopie" (S. 377) entstehen.
Je stärker die Gläser, desto stärker die prismatische
Ablenkung, desto bedeutungsvoller der Abstand der
Gläser voneinander.

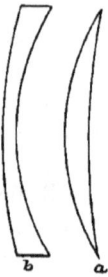

Bei vielen Menschen dauert es wochenlang, bis
sie sich an die Unannehmlichkeiten der Brille, Blendung, Druck auf Nasenrücken und hinter den Ohren,
Verzerrterscheinen seitlich gelegener Gegenstände gewöhnt haben. Der letzte Übelstand kann übrigens vermieden werden, wenn man statt der bikonvexen und

Fig. 135.
a) sammelnder,
b) zerstreuender
Meniscus.

bikonkaven Gläser konvex-konkave, die sogenannten
Menisken, wählt, die, je nachdem die gewölbte (a,
Fig. 135) oder die hohle (b, Fig. 135) Fläche die stärker
gekrümmte ist, als Sammel- oder als Zerstreuglas wirken. Solche Gläser heißen „periskopisch",[1] weil scharfe Netzhautbilder auch dann zustandekommen, wenn Brillenglas und Auge
nicht centriert sind.

II. Kurzsichtigkeit (Myopia, M).

Beschwerden. Geringe Kurzsichtigkeit bis zu 2,0 Dioptrien
wird zuweilen ohne Beschwerde, ja selbst ahnungslos vom Kranken
ertragen. Erst eine zufällige Untersuchung deckt die Kurzsichtigkeit
auf und zeigt dem Kranken, welche Fülle von Eindrücken ihm in Wald
und Feld, im Theater, auf der Straße u. s. w. entgangen ist.

Bei mittlerer Kurzsichtigkeit von 2,0 bis 7,0 Dioptrien ist die
Sehstörung so bedeutend, daß sie dem Kranken durch Vergleich mit

---

[1] περί herum, σκοπεῖν besichtigen.

der Leistungsfähigkeit seiner Nebenmenschen auffallen muß. Er wendet
sich also an den Arzt mit der Klage, daß er schlecht sehe, oder auch, daß
er eine Brille brauche, weil er kurzsichtig sei. In anderen Fällen sind
es Schmerzen, Lichtempfindlichkeit, Mangel an Ausdauer,
für die er Abhilfe sucht. Zum Teile beruhen diese Beschwerden auf
muskulärer Asthenopie, d. h. auf schmerzhafter Ermüdung der
beiden Recti interni. Der Kurzsichtige nähert nämlich alles, was
er deutlich sehen will, seinen Augen so weit, daß es sich im Fernpunkte seiner Augen oder noch näher befindet. Er macht also so
große Ansprüche an die Konvergenz, daß selbst ein normales
Augenpaar sie nicht dauernd erfüllen könnte. Dazu kommt noch,
daß dem achsenmyopischen Augenpaare die Konvergenz aus verschiedenen Gründen erschwert ist; einmal wegen des Mißverhält-
nisses zwischen der verlangten Accommodation und Konvergenz
(S. 454); zweitens wegen des Langbaues des Augapfels, der die Bewegungen überhaupt, besonders aber die Konvergenz erschwert; die
langgebauten Augäpfel stellen sich nämlich unwillkürlich mit ihren
Längsachsen in die Richtung der Augenhöhlen, und diese letzteren
stehen deutlich divergent. In wieder anderen Fällen sind es „die
fliegenden Mücken", die den Kranken zum Arzte führen; das kurzsichtige Auge ist eben mehr oder weniger in der Lage, in die man
sich künstlich versetzt, wenn man sich entoptische Trübungen sichtbar machen will. Deshalb hört auch bei manchen Kurzsichtigen
das Mückensehen auf, wenn die mehr diffuse Netzhautbeleuchtung
durch Hohlgläser in ein Mosaik scharfer Netzhautbildchen verwandelt wird.

Bei starker Kurzsichtigkeit, von 7 Dioptrien aufwärts, treten
Beschwerden auf, die nur zum Teile auf dem Brechzustande
an sich beruhen, zum Teil seine mittelbare Folge sind. Eine
unmittelbare Folge ist Mangel an Sehschärfe, der auch durch die
ausgleichenden Hohlgläser nicht ganz gehoben wird. Der hintere
Knotenpunkt des zusammengesetzten Systemes „Hohlglas plus Auge"
liegt nämlich der Netzhaut näher als im Auge allein; demgemäß
erscheinen äußere Gegenstände unter desto kleinerem Gesichtswinkel, je stärker das ausgleichende Hohlglas, d. h. je größer
die Kurzsichtigkeit ist. Weit bedenklicher als dieser Umstand ist das
Sinken der Sehschärfe infolge von Dehnung[1] der Netzhaut und
Erkrankung des gelben Fleckes. Das Eintreten einer „Makula-

---

[1] In der gedehnten Netzhaut liegen die einzelnen Sehzellen weiter auseinander als normal; folglich muß ein Netzhautbild größer sein als unter normalen Verhältnissen, um die genügende Zahl von Sehzellen zu decken.

affektion- verrät sich dem Kranken zuweilen durch Krummsehen, Metamorphopsie. Endlich wären als gelegentliche Beschwerden der stark Kurzsichtigen noch die Lichterscheinungen, Photopsien, zu erwähnen. Auch Störungen des Lichtsinnes und Dunkelflecke im Gesichtsfelde lassen sich zuweilen nachweisen.

Anatomie. Das kurzsichtige Auge ist vergrößert, meist nur von vorne nach hinten, seltener in all seinen Durchmessern. Eine Vergrößerung der letzteren Art wird als Buphthalmus[1] bezeichnet. Ein vergrößertes Auge drängt sich aus der Augenhöhle hervor (Glotzauge) und ist weniger beweglich als das normale oder gar das kleine übersichtige. Ein nur sagittal vergrößertes Auge hat Eiform: sie ist schon beim Lebenden zu erkennen (S. 18). Donders hat Verlängerung der Augenachse bis zu 33 mm anatomisch nachgewiesen, Arlt sogar bis 37 mm; die normale Länge vom Hornhautscheitel bis zur Rückfläche der Lederhaut ist 24.3 mm. Zuweilen ist nur die Gegend des hinteren Augenpoles ausgebuchtet, Sklerektasia posterior: die Form des Auges ist dann natürlich unregelmäßig. Eine andere Eigentümlichkeit der Form besteht

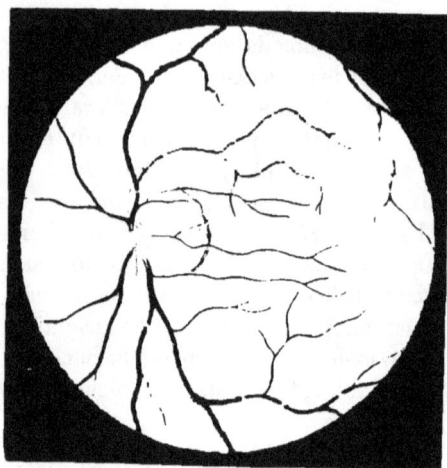

Fig. 136. Sichelförmiges Staphyloma posticum, aufrechtes Bild; nach Jäger.

darin, daß der Winkel zwischen Blicklinie und der durch die Hornhautmitte gehenden Achse (Winkel γ) klein ist oder gar negativ, d. h. daß die Blicklinie (und Gesichtslinie) durch den Schläfenteil der Hornhaut geht. Dadurch kann Einwärtsschielen vorgetäuscht werden.

Die Pupillenweite soll bei Kurzsichtigkeit durchschnittlich größer sein als bei anderen Brechzuständen, was übrigens neuerdings wieder bestritten wird.

Die Linse liegt tiefer als bei Emmetropie und Übersichtigkeit, was sich durch Tiefe der vorderen Kammer und gelegentliches Iriszittern zu erkennen giebt. Die Lederhaut des kurzsichtigen Auges

[1] βοῦς Ochse, weil die Ochsen sehr große Augen haben.

ist dünn, am ausgebauchten hinteren Augenpole zuweilen papierdünn.
Durch eine dünne Lederhaut schimmert die Gefäßhaut durch; daher
sieht „das Weiße im Auge" bei Kurzsichtigen oft bläulich-weiß aus.
Der Ciliarmuskel ist anders gebaut wie beim Emmetropen
und beim Übersichtigen. Er besteht fast ausschließlich aus den
meridianalen Muskelfasern (Brücke'scher Muskel, Fig. 94,
S. 269), die eine mächtige Lage bilden und viel weiter rückwärts
reichen als normal. In der Aderhaut finden sich atrophische
Stellen, besonders häufig in der unmittelbaren Umgebung des
Sehnerven, Sklerochorioiditis posterior (Staphyloma posticum.[1] Konus), seltener im gelben Flecke, Maculaaffektion, gelegentlich auch an be-
liebigen anderen Stellen,
Chorioiditis dissemi-
nata. Die Veränderungen
der Aderhaut kann man
mit Hilfe des Augenspie-
gels am Lebenden beob-
achten. Die beiden Abbil-
dungen Fig. 136 und 137
zeigen ein sichelförmiges
und ein konisches Sta-
phyloma posticum an der
Schläfenseite der Papille.
In dem letzteren ist
ein sichelförmiger, völlig
weißer Teil von einem
konischen schwarz ge-
sprenkelten zu unter-
scheiden. Im Gebiete der

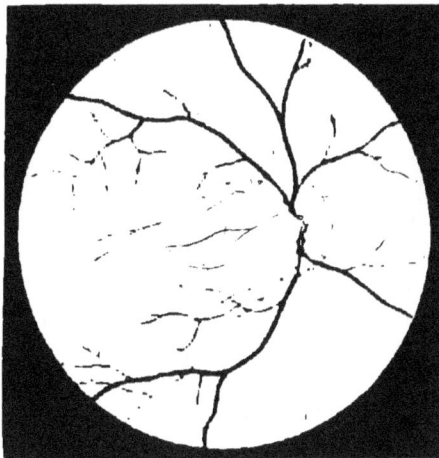

Fig. 137. Konisches Staphyloma posticum,
aufrechtes Bild; nach JÄGER.

rein weißen Sichel ist der Schwund der Aderhaut und des Pigmentepitheles ein vollständiger und die Lederhaut liegt hier nackt zu Tage.
Bei der Weiterentwickelung greift das Staphylom allmählich auch
auf die Nasenseite der Papille über und wird dadurch ringförmig.
Ein anderer sehr häufiger Befund bei Kurzsichtigkeit ist eine
senkrecht eirunde Papille. Wahrscheinlich beruht ihre Eiform
auf gewissen anatomischen Veränderungen, nämlich auf einer Ver-

[1] Der Name bezieht sich eigentlich auf die Ausbauchung der Lederhaut,
wird aber auch zur Bezeichnung der atrophischen Aderhautstelle verwendet.
Das Staphyloma posticum kommt übrigens nicht bloß in kurzsichtigen Augen
vor, sondern, wenn auch seltener, in emmetropischen und übersichtigen gleichfalls.

ziehung des Sehnervenkopfes (Fig. 138) bezw. der Aderhaut nach der Schläfenseite.

Der Glaskörper ist verflüssigt und mit einzelnen faserigen und gekörnten Flöckchen durchsetzt, die man bei genügender Größe mit

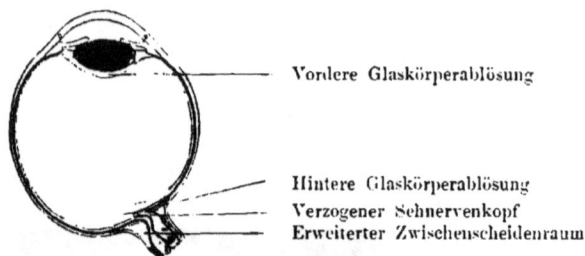

Vordere Glaskörperablösung

Hintere Glaskörperablösung
Verzogener Sehnervenkopf
Erweiterter Zwischenscheidenraum

Fig. 138. Kurzsichtiges Auge.

dem Augenspiegel als Glaskörpertrübungen erkennt. Zuweilen ist der Glaskörper am hinteren Augenpole durch eine Flüssigkeitsschicht von der Netzhaut getrennt, hintere Glaskörperablösung (Fig. 138). Ebenso kommt Abhebung des Glaskörpers von der Linse vor, vordere Glaskörperabhebung (Fig. 138).

Die Sehnervenscheibe ist gerötet, Neuritis myopum. Der Zwischenscheidenraum um den Sehnervenkopf ist stark erweitert (Fig. 138). Die Netzhautgefäße zeigen einen etwas gestreckteren Verlauf, was von der Dehnung der Netzhaut herrührt. Im Gebiete des Staphylomes kommt es zu Schwund des Pigmentepitheles und der Stäbchen- und Zapfenschicht. Selbstverständlich entspricht einer solchen atrophischen Netzhautstelle ein Dunkelfleck im Gesichtsfelde. Endlich sind Netzhautblutungen und Netzhautablösung (S. 322) als Folgen hochgradiger Kurzsichtigkeit zu erwähnen.

Verlauf. Die vorstehend aufgezählten anatomischen Veränderungen sind selbstverständlich nicht bei jedem Kurzsichtigen vorhanden. Sie stellen sich vielmehr erst im Laufe der Jahre und Jahrzehnte, während der Umwandlung der geringen Kurzsichtigkeit in hochgradige ein. Damit ist der wichtigste Punkt im Verlauf der Kurzsichtigkeit bezeichnet, die Neigung zum Fortschreiten. Sie zeigt sich am stärksten von der Zeit der Geschlechtsreife bis etwa zum 22. Jahre. Glücklicherweise macht sie in den meisten Fällen um diese Zeit halt, sie wird „stationär". Meistens ist dann am Lebenden außer einem Staphyloma posticum nichts Krankhaftes nachzuweisen. In einer Minderzahl nimmt die Kurzsichtigkeit auch nach vollendetem Körperwachstume unaufhalt-

sam zu, sie bleibt „progressiv". Während des Fortschreitens treten
die Beschwerden, wie Schmerz, Lichtempfindlichkeit und Mangel an
Ausdauer besonders quälend auf. Die Fortschritte der Kurzsichtigkeit verraten sich nicht bloß durch das Hereinrücken des Fernpunktes, sondern auch durch das Auftreten, bezw. die Zunahme der
Aderhautatrophie und anderer Veränderungen im Augenhintergrund.
So kann man oft nachträglich noch das staffelweise Fortschreiten
der Kurzsichtigkeit an den verschieden gefärbten, bezw. pigmentierten
Gürteln erkennen, aus denen das Staphyloma zusammengesetzt ist
(Fig. 137). Scharfe Begrenzung des Staphylomes durch eine schwarze
Pigmentlinie (Fig. 136) deutet auf Stillstand, kleine Fleckchen in der
Umgebung des Staphylomes dagegen auf weiteres Fortschreiten der Erkrankung. Bei der hochgradigen Kurzsichtigkeit, besonders falls sie
dauernd fortschreitet, kommt es dann schließlich, meist erst in vorgerückterem Alter, zu den oben aufgezählten Veränderungen der Netzhaut, durch die eine vollständige Erblindung oder wenigstens Vernichtung des direkten Sehens (Maculaaffektion) herbeigeführt wird.

Die hochgradige und dauernd fortschreitende Kurzsichtigkeit
wird von manchen Augenärzten von der verhältnismäßig gutartigen
Form, die nach vollendetem Körperwachstum „stationär" wird, streng
unterschieden und als eigentliche Entzündung des hinteren Augenpoles, Sclerotico-chorioiditis posterior, aufgefaßt. Für diese Auffassung spricht der Umstand, daß die bösartige, dauernd progressive
Kurzsichtigkeit auch unter der Landbevölkerung, ja selbst bei
kleinen Kindern getroffen wird, die zu der Zahl der Kurzsichtigen
überhaupt nur einen geringen Beitrag liefern (vergl. Verbreitung
und Ursachen). Doch ist jene Trennung ohne praktische Bedeutung,
da eine gutartige Kurzsichtigkeit jederzeit in die dauernd progressive Form übergehen kann.

Diagnose. Die Thatsache, daß ein Auge in die Ferne schlechter,
in die Nähe ebenso gut sieht wie ein normales, beweist das Vorhandensein von Kurzsichtigkeit. Zur vollständigen Diagnose der
Kurzsichtigkeit gehört die Bestimmung ihres Grades. Die objektive Messung der Kurzsichtigkeit ist auf S. 115, die subjektive auf
S. 20 besprochen worden.

Verbreitung und Ursachen. Kurzsichtigkeit ist eine ungemein
häufige und weit verbreitete Krankheit. Verhältnismäßig frei von
ihr sind nur die Wilden, die also in diesem Punkte wirklich „bessere
Menschen" sind als wir. Bei den Kulturvölkern ist nur das Kindesalter annähernd frei von Kurzsichtigkeit. Sobald der Schulbesuch
beginnt, zeigen sich auch Fälle von Kurzsichtigkeit, und zwar um so
häufiger, je länger der Schulbesuch dauert. So fand H. COHN

in 5 Dorfschulen 1,4

„ 20 Elementarschulen . . 6,7

„ 2 höheren Töchterschulen 7,7

„ 2 Mittelschulen 10,3

„ 2 Realschulen . . 19,7

„ 2 Gymnasien . . . . . 26,2 % Kurzsichtige!

H. Cohn fand ferner, daß mit der Dauer des Schulbesuches auch der Grad der Kurzsichtigkeit zunimmt. Man hat daher die Achsenmyopie geradezu als Schulkurzsichtigkeit[1] bezeichnet. Man will mit diesem Worte sagen, daß der Schulbesuch die Ursache der Kurzsichtigkeit ist, und zwar offenbar deshalb, weil in der Schulzeit, während des Wachstumes und der Entwickelung des ganzen Körpers, das Auge zu übermäßiger Naharbeit gezwungen wird. Gerade die Naharbeit der Schule, also Lesen und Schreiben, muß besonders schädlich wirken. Denn Knaben, die mit 14 Jahren die Schule verlassen, um Schneider und Uhrmacher zu werden, fahren ja bei der neuen Beschäftigung fort, die Augen mit Naharbeit anzustrengen. Die Erfahrung hat aber gelehrt, daß trotzdem bei ihnen Kurzsichtigkeit seltener vorkommt, als bei ihren in den Schulen verbleibenden Altersgenossen.

Der eigentliche Zusammenhang zwischen der Schularbeit und dem Langbau des Auges ist zur Zeit noch rätselhaft. Man legt sich die Sache mit Hilfe einiger unbewiesener Annahmen folgendermaßen zurecht.

Die Kinder pflegen beim Lesen und Schreiben den Kopf vornüberzubeugen und sehr nahe an das Buch heranzubringen. Manche nötigt dazu schlechte Sehschärfe, z. B. infolge von Astigmatismus oder Hornhauttrübungen, die meisten aber nur üble Angewohnheit. Die Augen stehen stark konvergent, die Blickebene ist gesenkt, der Accommodationsmuskel gespannt. Wegen der Konvergenz sind die Interni sowie die oberen und unteren Recti gespannt; wegen Senkung der Blickebene die Rollmuskeln und die unteren Recti. Die noch übrigen Muskeln sind wenigstens durch Dehnung gespannt. So drücken sie alle auf das Auge und steigern dadurch seinen Binnendruck. Ebenso wirkt die Zusammenziehung des Ciliarmuskels drucksteigernd. Dazu kommt Blutüberfüllung des Auges, einmal durch „Arbeitshyperämie" und dann, weil durch die vornübergebeugte Kopfhaltung der Abfluß des Venenblutes aus dem Kopf erschwert ist. Auch soll die Zusammenziehung der Augenmuskeln den Abfluß des venösen Blutes aus dem Auge behindern. Man begreift, daß der gesteigerte Binnendruck des Auges versuchen wird, die Augenhäute auszudehnen. Man versteht aber noch nicht, warum die Dehnung so erfolgt, daß eine Verlängerung des Auges von

---

[1] Kürzlich hatte ich einen achtjährigen Knaben zu behandeln mit der für sein Alter auffallend starken Kurzsichtigkeit von 5 bezw. 6 Dioptrien. Ich fragte den Knaben aus und erfuhr, daß er zwei Schulen besuche, die gewöhnliche Elementarschule und eine italienische Abendschule, da sein Vater Italiener sei und ihn der italienischen Sprache erhalten wolle. Ursache und Wirkung?

vorne nach hinten zustande kommt. Dies wird erst verständlich, wenn man an die Lage und daraus hervorgehende Wirkung der beiden Obliqui denkt. Sie umgreifen das Auge, wenigstens bei Blick nach außen, wie ein Gürtel und müßten also bei hinlänglich starker Zusammenziehung das Auge geradezu in Eiform pressen. Beim Blick nach innen wird die gürtelförmige Zusammenschnürung natürlich geringer sein, dafür wird aber das Auge nach vorne gezogen und mithin von dem Fettpolster der Augenhöhle abgehoben, gegen das die geraden Muskeln den hinteren Augenpol anzupressen suchen: es wird also jetzt der hintere Augenpol seiner Stütze beraubt, und dadurch einer Ausbauchung zugänglich gemacht.

Bekanntlich werden nun nicht alle Schulkinder, ja nicht einmal alle Gymnasiasten kurzsichtig. Man muß also annehmen, daß der eine zu Kurzsichtigkeit beanlagt ist, der andere nicht. Die Anlage denkt man sich angeboren. Worin besteht sie? Es ist ein Verdienst Stilling's, den Blick der Augenärzte auf die bedeutenden Unterschiede in Ansatz und Richtung der Trochlearissehne gelenkt zu haben. Ferner dürfte die Dicke und Widerstandsfähigkeit der Lederhaut bei verschiedenen Menschen von Haus aus schwanken. Auch an persönliche Unterschiede im Baue des Ciliarmuskels könnte man denken. Weiß man doch, daß ein vorwiegend aus meridianalen Fasern aufgebauter Ciliarmuskel ebensogut das Strahlenbändchen (Zonula Zinnii) entspannt, wie ein mit zahlreichen Ringfasern ausgestatteter; und doch werden ohne Zweifel die sonstigen mechanischen Wirkungen beider, z. B. bezüglich Zerrung der Aderhaut recht verschieden sein. Auch die Kleinheit des Winkels γ ist eine anatomische Eigentümlichkeit, die durch Erschwerung der Konvergenz zu einer Ursache für Kurzsichtigkeit werden kann. Endlich kann nach Weiss die größere oder geringere Länge des Nervus opticus von Bedeutung sein; bei kurzem Nervus opticus rufe Konvergenz der Gesichtslinien eine Zerrung des hinteren Augenpoles hervor und gebe so zur Entwickelung der Kurzsichtigkeit Veranlassung. Jedenfalls sind zahlreiche Gründe vorhanden, die Anlage zur Kurzsichtigkeit in ererbten anatomischen Eigentümlichkeiten des Auges zu vermuten.

Behandlung. Die Kurzsichtigkeit ist nicht heilbar, aber verhütbar. Wer sein Auge nur für die Ferne braucht, wird (von seltenen Fällen abgesehen) nicht kurzsichtig. Bei einem Kulturvolke ist die Schule und damit ein gewisser Betrag von geopferten Augen nicht zu umgehen. Vernünftigerweise sollte man aber die Schulen so einrichten, daß die Zahl der geopferten Augen das unvermeidliche Mindestmaß nicht überschreitet. In Deutschland und der Schweiz ist diese Einrichtung, bis jetzt wenigstens, noch nicht getroffen. Die Regeln, welche für Schule und Haus gelten sollten, sind folgende:

1. Es ist die Menge der jetzt üblichen täglichen Nahearbeit bedeutend herabzusetzen, ganz besonders an den Gymnasien. Auf manchen derselben werden in den obersten Klassen außer 6 täglichen Schulstunden noch 5 bis 7 Stunden für häusliche Arbeiten gebraucht, d. h. 11 bis 13 Stunden täglicher Nahearbeit!!

2. Zwischen die Schul- bezw. die häuslichen Arbeitsstunden sind regelmäßige Pausen einzuschieben.

3. Zu Hause sowohl als in der Schule darf nur bei guter Tages- oder ausreichender künstlicher Beleuchtung gearbeitet werden.

4. Es ist für genügend groß und weitgedruckte Bücher zu sorgen.

5. Die Schüler sollen mit 35 bis 40 cm Abstand der Augen vom Blatte, mit nur mäßig gesenkter Blickebene und gerader Kopf- und Körperhaltung arbeiten. Dazu sind geeignete Schulbänke und Steilschrift (statt der meist gebräuchlichen Schrägschrift) erforderlich. Die Steilschrift wird von Schubert und Anderen für besonders wichtig gehalten. Ohne Zweifel hat die Steil- schrift ihre Vorzüge; aber das wichtigste bleibt doch, wie Ritzmann mit Recht hervorhebt, daß der Lehrer Verständnis und Selbstverleugnung genug besitzt, um mit eiserner Hart- näckigkeit die Schüler zu einem guten Abstandhalten zu zwingen.

Endlich sollten die Eltern darüber wachen, daß Schulkinder keinen Buchstaben lesen (keine Romane!) oder schreiben, der nicht für das Fortkommen in der Schule unerläßlich ist. Doppelt streng müssen Lehrer und Eltern auf Befolgung dieser Regeln dringen, wenn Kurzsichtigkeit bereits vorhanden ist. Schreitet sie trotz aller Vorsicht fort, so ist eine längere Pause zu machen oder die Schule ganz aufzugeben. Daneben ist das Allgemeinbefinden durch gute Er- nährung und viel Bewegung in frischer Luft zu heben.

Gegen das Fortschreiten der Kurzsichtigkeit empfiehlt der eine das Ein- träufeln von Atropin, der andere gerade das Gegengift, Eserin. Der andere wird darin recht haben, daß das Atropin, der eine darin, daß das Eserin nutz- los ist. Der Nutzen, den beide von ihrer Behandlung gesehen haben, wird nicht dem Arzneimittel, sondern der längeren Enthaltung von aller Nahearbeit zuzuschreiben sein. Übrigens ist Atropin nützlich und angezeigt, wenn ein Teil der Kurzsichtigkeit scheinbar, nämlich durch Krampf des Ciliarmuskels bedingt ist. Ein solcher Krampf verschwindet zuweilen erst nach wochenlanger und sehr nachdrücklicher Anwendung des Atropines.

Die Nachteile der Kurzsichtigkeit lassen sich zum Teile we- nigstens durch Brillen ausgleichen. Darf man jedem Kurzsichtigen die ausgleichende Brille geben? Nein! Manchmal ist sie nicht nötig, häufig geradezu schädlich. Im allgemeinen wird man sich an fol- gende Regeln halten können.

Kurzsichtige bis zu 2,0 Dioptrien, die bei Nahearbeit keinerlei Beschwerde haben und Gläser für die Ferne wünschen, bekommen die ausgleichenden Gläser nicht als Brille, sondern als Zwicker, und dazu den Rat, sich desselben nur für die Ferne, nicht bei Nahe- arbeit zu bedienen. Bei Kurzsichtigkeit von 2 bis 4, allenfalls 5 Dioptrien, kann man die ausgleichenden Gläser für Nähe und

Ferne brauchen lassen, vorausgesetzt, daß die Accommodationsbreite noch groß, also der Kranke noch jung ist. Die Brille ermöglicht dann das Einhalten eines genügenden Abstandes vom Buche (40 cm) und damit Vermeidung von zu starker Konvergenz. Etwaige „muskuläre Asthenopie" wird so gleich mitbekämpft, einmal durch stärkere Anspannung der Accommodation und damit verknüpften stärkeren Impuls zu den Konvergenzmuskeln, andererseits durch den nun möglichen größeren Arbeitsabstand, also den geringeren Anspruch an Konvergenz; endlich auch noch, wenn nötig, durch Auseinanderrücken der Brillengläser: sobald nämlich der Kranke statt durch die Mitte des Hohlglases durch dessen innere Hälfte blickt, so wirkt dies wie ein Prisma in Abduktionslage (S. 82).

Bei Kurzsichtigkeit von 4 oder 5 bis 7 oder 8 Dioptrien wird man eine Brille für die Nahearbeit verordnen, die den Fernpunkt etwa bis zu 40 cm hinausrückt, und dazu einen Zwicker für das Sehen in die Ferne. Es sei z. B. Kurzsichtigkeit von 6,0 Dioptrien vorhanden: dann liegt der Fernpunkt in $\frac{1}{6}$ m = 16,66 .. cm, also viel zu nahe für bequeme Konvergenz; vermindert man die Kurzsichtigkeit durch ein Glas von — 3,5 Dioptrien auf 2,5 Dioptrien, so ist der Fernpunkt in $\frac{1}{2.5}$ m, d. h. in 40 cm. In dieser Entfernung werden dann gar keine Ansprüche an die Accommodation und nur mäßige an die Konvergenz gemacht. Ergänzt nun der Kranke seine Brille durch Vorsetzen eines Zwickers von — 2,5, so ist die Kurzsichtigkeit ausgeglichen und deutliches Sehen in die Ferne ermöglicht.

Bei starker Kurzsichtigkeit von 7, 8 und mehr Dioptrien kann man nach ähnlichem Plane vorgehen, wenn nicht Reizzustände im Innern des Auges jede Brille verbieten oder der Kranke, was meistens der Fall, durch die Brille verdoppelte Beschwerden bekommt. Bei starker Kurzsichtigkeit muß man daher auf Brillen oft ganz verzichten. Dieser Umstand hat einige Augenärzte veranlaßt, hochgradige Kurzsichtigkeit durch Linsenausziehung zu behandeln. Ob das Verfahren erlaubt und empfehlenswert ist, wird gerade jetzt eifrig erörtert.

In neuester Zeit wird allerdings vielfach, besonders von amerikanischen Augenärzten behauptet, die volle Ausgleichung selbst höchstgradiger Kurzsichtigkeit sei nicht nur möglich, sondern geradezu nützlich; der anfängliche Widerwille des Kranken gegen die starke Brille verschwinde durch Gewöhnung bald. Nach meinen Erfahrungen verschwindet nicht der Widerwille, sondern die Brille!

III. Astigmatismus, As.

I. Regelmäßiger Astigmatismus.

Auch das normale Auge ist, freilich in geringem Grade, „regelmäßig astigmatisch". Man spricht von „physiologischem" Astigmatismus, so lange er weder Sehstörungen noch Beschwerden macht. Diese Begriffsbestimmung bringt es freilich mit sich, daß ein Astigmatismus von z. B. 0,75 Dioptrien bald „physiologisch", bald krankhaft ist; denn in jugendlichen Jahren, so lange die Accommodationsbreite groß ist, macht dieser Astigmatismus vielleicht keine Beschwerden; in den dreißiger Jahren dagegen führt er den Kranken zum Arzte. Astigmatismus von mehr als 1,5 Dioptrien stört wohl stets, auch in jugendlichem Alter. Beim physiologischen Astigmatismus ist der senkrechte Längenkreis der „Meridian stärkster", der wagerechte ist „Meridian schwächster Brechung". Auch bei krankhaftem Astigmatismus ist meist das gleiche der Fall. Nur selten ist umgekehrt der wagerechte Längenkreis der stärkst brechende; man redet dann von Astigmatismus gegen die Regel, Astigmatismus perversus. Dagegen kommt es sehr häufig vor, daß die Längenkreise stärkster und schwächster Brechung nicht genau senkrecht bezw. wagerecht stehen, sondern mehr oder weniger schräg.

Die Klagen der Astigmatiker beziehen sich auf mangelnde Sehschärfe oder auf asthenopische Beschwerden oder auf beides. Die Herabsetzung der Sehschärfe rührt von der Verzerrung der Netzhautbildchen her (S. 37 u. ff.). Die asthenopischen Beschwerden beruhen zum Teil auf dem Bemühen des Astigmatikers, durch ungleichmäßige Zusammenziehung seines Ciliarmuskels den Astigmatismus auszugleichen, zum Teil auf dem Umstande, daß der Astigmatiker sich dem Buche stark nähert, um sich durch Vergrößerung des Gesichtswinkels für die Undeutlichkeit der Netzhautbilder zu entschädigen; dafür muß er aber Accommodation und Konvergenz ungebührlich anspannen. Auch die geistige Anstrengung, die das Arbeiten mit unscharfen Netzhautbildern kostet, dürfte wohl eine Rolle spielen. Endlich kommen Fälle vor, wo die Klagen des Kranken nicht unmittelbar auf Astigmatismus hinweisen und vom Arzte auf Bindehautkrankheiten bezogen werden (S. 178).

Anatomie. Der Gesamt-Astigmatismus des Auges beruht zum Teil auf Meridianasymmetrie der Linse, zum Teil auf Meridianasymmetrie der Hornhaut. Der Hornhaut-Astigmatismus giebt als der stärkere den Ausschlag; er wird durch den Linsen-Astigmatismus in wenigen Fällen verstärkt, in den meisten vermindert; der

Linsen-Astigmatismus ist also meist dem Hornhaut-Astigmatismus entgegengesetzt.

Der Hornhaut-Astigmatismus kommt angeboren und erworben vor. Angeboren ist er besonders den stark übersichtig gebauten Augen. Erworben wird er durch gewisse Operationen, z. B. Starausziehung, Irisausschneidung und Sklerotomie. Einige Monate nach der Operation findet man ihn geringer als anfangs; doch verschwindet er nicht ganz. Der Linsen-Astigmatismus kann außer auf angeborener Meridianasymmetrie auch auf erworbener Schrägstellung der Linse beruhen (S. 367) und ist dann besonders stark.

Diagnose. Bei jeder Bestimmung von Übersichtigkeit und Kurzsichtigkeit mittels Gläserprobe muß man an Astigmatismus denken, falls mit den gewöhnlichen sphärischen Linsen volle Sehschärfe nicht erzielt wird. Besonders verdächtig ist es, wenn in Buchstabenreihen verschiedener Größe einzelne Buchstaben richtig, andere falsch gelesen werden. Es erklärt sich dies sehr leicht aus der Art der Undeutlichkeit des Netzhautbildchens und aus der Form des Buchstabens. Wenn z. B. die Netzhaut in f''' (Fig. 13 S. 38) steht, so wird ein kleineres L leichter zu erkennen sein, als ein selbst größeres B, weil im L wenigstens der senkrechte Strich völlig scharf erscheint, während der senkrechte Strich im B wegen der drei stark verzerrten wagerechten Buchstabenstücke gleichfalls undeutlich wird. Der objektive Nachweis des Astigmatismus wird mit Hilfe des Augenspiegels (S. 118) geführt, die Lage der Hauptlängenkreise und der Grad ihres Brechunterschiedes mit der Schattenprobe (S. 124) festgestellt. Den Hornhautastigmatismus allein kann man mittels des Keratoskopes (S. 85) und mit dem Ophthalmometer messen. Der Unterschied zwischen dem Gesamtastigmatismus und dem keratoskopisch oder ophthalmometrisch gemessenen Hornhautastigmatismus giebt den Linsenastigmatismus.

Die Behandlung des Astigmatismus besteht in Verordnung des ausgleichenden Cylinderglases. Daneben ist selbstverständlich eine etwa vorhandene Kurzsichtigkeit oder Übersichtigkeit nach den oben gegebenen Regeln auszugleichen. Handelt es sich um gemischten Astigmatismus, Astigmatismus mixtus (S. 40), so sind zwei Cylinder nötig, von denen der eine sammelnd, der andere zerstreuend wirkt und deren Achsen sich senkrecht überkreuzen. Statt zwei plan-cylindrische Gläser mit den ebenen Flächen zusammenzukitten, kann man auch beide Cylinderflächen auf dasselbe Glas schleifen lassen.

Eine Gegenanzeige gegen die Cylindergläser besteht im allgemeinen nicht. Trotzdem wird keinem Augenarzte der Verdruß er-

spart bleiben, daß er Kranke ohne Brille herumgehen sieht, denen
er mit Mühe diese ausgleichende und die Sehschärfe wesentlich
bessernde Cylinderbrille bestimmt hat. Fragt man solche Kranke,
warum sie die Brille nicht tragen, so sagen sie, die Brille mache
ihnen Kopfweh oder Schwindel. Ein Grund ist nicht immer ersichtlich. Sehr viel kommt bei Cylinderbrillen darauf an, daß die
Achse des Glases wirklich genau in die Ebene des einen Hauptlängenkreises des Auges fällt.
Man hat zu diesem Zwecke
Probebrillengestelle (Fig. 139),
bei denen das Cylinderglas mit-

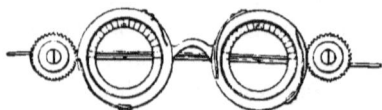

Fig. 139. RODENSTOCK's Probebrillengestell. samt dem Rahmen, in den es
eingesteckt ist, vor einem zwei-
ten Rahmen gedreht werden kann, der eine Kreisteilung trägt; das
Drehen geschieht mittels eines Zahnrades. Durch Probieren findet
man die günstigste Lage des Glases. Es ist dringend zu empfehlen,
die vom Optiker nach der ärztlichen Vorschrift gelieferte Brille auf
Brechkraft, Stellung der Achsen, Abstand der Gläser voneinander
und Sitz vor den Augen des Kranken sorgfältig nachzuprüfen.
Man wird oft genug Fehler finden.

Wie der Schiefstand der Krystalllinse Astigmatismus erzeugt,
so kann man auch durch Schiefstellung eines sphärischen Brillenglases Astigmatismus ausgleichen. Kurzsichtige mit Astigmatismus
(Astigmatismus myopicus compositus) tragen sehr häufig nur sphärische Brillen. Durch Zufall bemerken sie, daß sie bei schrägem
Durchblicken durch die Brille bedeutend besser sehen. Nun machen
sie von ihrer Entdeckung Gebrauch, indem sie den Kopf stark zur
Seite wenden und die Augen in entgegengesetzter Richtung drehen;
sie sehen dann schräg durch das Brillenglas.

2. Unregelmäßiger Astigmatismus.

Man versteht darunter einen Zustand des dioptrischen Systemes,
vermöge dessen nicht einmal die Strahlen eines homocentrischen
Büschels, d. h. die in ein und demselben Längenkreise auftreffenden Strahlen zu einem Bildpunkte vereinigt werden. Auch das
normale Auge hat seinen, natürlich sehr geringen, unregelmäßigen
Astigmatismus. Er kann auf der „sphärischen Aberration" beruhen,
d. h. der Thatsache, daß Lichtstrahlen beim Durchtreten durch eine
kugelige Fläche um so früher vereinigt werden, je größer ihr Einfallswinkel ist: $\beta > \alpha$ in Fig. 140, daher der Bildpunkt b näher an
der brechenden Fläche als der Bildpunkt a. Die Abflachung der

seitlichen Hornhautteile vermindert die „sphärische Aberration" des Auges, macht das Auge einigermaßen „aplanatisch", die Abblendung der seitlich aufgetroffenen Strahlen durch die Iris thut das übrige. Der merkbare unregelmäßige Astigmatismus des gesunden Auges beruht auf der Struktur der Linse. Daß uns ein Stern nicht (wie im Fernrohr) als Lichtpunkt, sondern „sternförmig", d. h. als Lichtpunkt mit Strahlen erscheint, ist durch die Struktur der Krystalllinse bedingt; im linsenlosen Auge fehlt daher diese Erscheinung.

Unregelmäßiger Astigmatismus krankhafter Natur bewirkt Herabsetzung der Sehschärfe unter das normale. Sulzer nimmt an, daß die außerordentlich häufigen Fälle von verminderter Sehschärfe ohne ersichtlichen Grund auf unregelmäßiger Krümmung

Fig. 140. Sphärische Aberration. Die gestrichelten Linien sind Lothe auf die Kugelfläche.

der Hornhaut beruhen. Das gleiche gilt für die zahlreichen Fälle von regelmäßigem Astigmatismus, bei denen auch durch Cylindergläser volle Sehschärfe nicht erzielt wird. Hier ist eben regelmäßiger Astigmatismus mit unregelmäßigem verbunden. Eine zweite sehr häufige Ursache von unregelmäßigem Hornhautastigmatismus sind die Hornhauttrübungen (S. 255), eine seltene der Hornhautkegel (Keratokonus, S. 261).

Unregelmäßiger Linsenastigmatismus wird durch Linsentrübungen erzeugt, bezw. durch die Zerklüftung der Linse, die der eigentlichen Starbildung (S. 343) vorangeht. Eine Behandlung des unregelmäßigen Linsenastigmatismus giebt es nicht. Gegen den unregelmäßigen Hornhautastigmatismus hat man mit überraschendem optischen Erfolge die „stenopäische Brille" (S. 41) verwendet, d. h. undurchsichtige Plättchen mit einem äußerst engen Loch zum Durchsehen. Die Engheit des Loches bewirkt, daß nur ein äußerst kleines Hornhautstückchen Lichtstrahlen empfängt, dessen Krümmung als regelmäßig betrachtet werden kann. Aber die praktische Verwendung der stenopäischen Brille scheitert an dem Umstande, daß jenes enge Loch nur ein äußerst beschränktes Gesichtsfeld und gar kein Blickfeld zu bieten vermag. Diesem Übelstande will Roth durch die „Siebbrille" abhelfen, d. h. durch Platten, die mit zahlreichen Löchern von 1,4 bis 2,2 mm Durchmesser versehen sind. Das Gesichtsfeld sei dann nicht eingeengt, sondern nur durch leichte Schatten unterbrochen; und Drehungen des Auges seien nicht ausgeschlossen, da bei geänderter Augenstellung ein anderes Loch vor die Pupille komme und zum geraden Hindurchblicken benutzt werde.

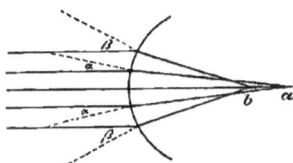

3. Anisometropie.

Als Anisometropie[1] bezeichnet man Ungleichheit des Brechzustandes beider Augen. Sie kommt in allen Spielarten vor, als
Kurzsichtigkeit und Übersichtigkeit verschiedenen Grades, als Emmetropie auf dem einen, Kurzsichtigkeit oder Übersichtigkeit auf dem
anderen Auge, endlich als Kurzsichtigkeit auf dem einen, Übersichtigkeit auf dem anderen. Wenn beiderseits Kurzsichtigkeit, und nur verschiedenen Grades vorhanden ist, so ist die des rechten Auges häufig
die größere, da selbst bei normalem Zweiäugigsehen das rechte
Auge stärker gebraucht wird[2] als das linke. Zuweilen ist die
Anisometropie der Augen mit deutlicher Asymmetrie der Augenhöhlen, der Stirn und des Gesichtes vergesellschaftet.

Wie sieht der Anisometrop? Es sind drei Möglichkeiten vorhanden.

1. Er sieht nur mit einem Auge und vernachlässigt das andere
   gänzlich für Nähe und Ferne. Es wird das der Fall sein,
   wenn die Sehschärfe des einen ungleich viel besser ist als die
   des zweiten. Gewöhnlich kann man diesen Sachverhalt schon
   aus der Stellung der Augen vermuten; das vom Sehen ausgeschlossene ist nach außen abgelenkt.

2. Der Anisometrop braucht die Augen abwechselnd, das
   schwächer brechende für die Ferne, das stärker brechende für
   die Nähe. Dabei kann richtige Stellung der Augen und ein so
   vollkommenes Sehen vorhanden sein, daß der Kranke sich durchaus keines Fehlers bewußt ist, ja im Gegenteil auf die Größe
   seines Accommodationsbereiches (bei Kurzsichtigkeit des stärker
   brechenden) besonders stolz ist.

3. Der Anisometrop verschmilzt die beidseitigen Netzhautbilder,
   sieht also zweiäugig im engeren Sinne des Wortes. Er ist dazu
   imstande, obgleich die beiden Netzhautbilder ungleich scharf,
   ja sogar nicht einmal genau von derselben Größe sind. Wenn
   es sich um einen Gegenstand handelt, der innerhalb des Accommodationsbereiches beider Augen liegt, so könnte möglicherweise genaue dioptrische Einstellung beider Augen dadurch
   hervorgebracht werden, daß sie ungleich accommodieren. Die
   Mehrzahl der Augenärzte, darunter DONDERS, haben dies für

---

[1] ἄνισος; ungleich.
[2] Andere Forscher fanden freilich auf dem linken Auge ebenso häufig die
stärkere Kurzsichtigkeit, wie auf dem rechten.

ganz unmöglich erklärt. Eine Minderzahl, darunter v. Gräfe,[1] ist dagegen der Ansicht, daß die Verknüpfung der beiden Augen zu gleicher Accommodation bei künstlichen oder natürlichen Refraktionsunterschieden in geringem Maße gelockert werden könne.

Ich selber glaube einen Beweis geliefert zu haben, daß ungleiches Accommodieren innerhalb gewisser Grenzen möglich ist und bei Anisometropen thatsächlich vorkommt. Allerdings ist mein Beweis von Greeff und besonders heftig von Hess angegriffen worden. Trotzdem halte ich meine Ansicht durchaus nicht für widerlegt und hoffe, die gegen sie erhobenen Einwände später noch widerlegen zu können.

So habe ich erst kürzlich einen Fall beobachtet, der, wie mir scheint, einwandsfrei ungleiche Accommodation aufweist. Eine Dame suchte bei mir Hilfe wegen asthenopischer Beschwerden. Die Schattenprobe ergab beiderseits, die Leseprobe jedoch nur links Astigmatismus hyp. compositus, während von rechten Auge wohl ein Cylinder, aber kein sphärisches Glas angenommen wurde. Ich schloß daraus, daß auf dem rechten, sehtüchtigeren Auge die Übersichtigkeit latent sei, auf dem linken manifest. Zwei Gaben Homatropin bewiesen, daß die Vermutung richtig war, denn jetzt wurde nicht bloß links, sondern auch rechts ein sphärisches Sammelglas, und zwar rechts eins von 3,0 Dioptrien; angenommen. Sprach dies sehr deutlich für ungleiche Accommodation, so wurde sie zur Gewißheit, als ich acht Tage später, gelegentlich der Nachprüfung der von mir verordneten Brille, noch einmal die Dame untersuchen konnte, und zwar in folgender Weise: Während das rechte, nur mit Cylinder bewaffnete Auge einen 4 m entfernten Buchstaben (von ℧ = 4) fixiert, wird der Brechzustand des linken mit Schattenprobe bestimmt; darauf wird die Probebuchstabe entfernt, das rechte Auge starrt jetzt ins Leere und nun wird abermals das linke skiaskopiert: in beiden Fällen war der Brechzustand des linken Auges der gleiche, also unverändert geblieben, während der des rechten um 3,0 Dioptrien geschwankt hatte.

Bei der Wahl der Brille hat man zu berücksichtigen, welche der drei Möglichkeiten gerade vorliegt. Im Falle 1 wird man auf das sehschwächere, vernachlässigte Auge keine Rücksicht nehmen und nur den Brechfehler des besseren, nach den früheren Regeln, ausgleichen. Im Falle 2 wird öfters überhaupt keine Brille nötig sein, wenigstens so lange die Accommodationsbreite nicht gar zu klein ist. Wenn z. B. links Emmetropie, rechts Kurzsichtigkeit von 4,0 Dioptrien vorhanden ist und die Augen abwechselnd gebraucht werden, so kann der Kranke mit einer Accommodationsbreite von 4 Dioptrien eben so weit reichen, als ein normales Augenpaar mit einer Accommodationsbreite von 8 Dioptrien, nämlich von ∞ bis ⅛ m = 12,5 cm vor dem Auge. Wenn aber die Accommodationsbreite dieses Kranken auf 2 Dioptrien sinkt, so wird er mit

---

[1] Symptomenlehre der Augenmuskellähmungen. Berlin 1867. S. 63.

dem linken von ∞ bis $\frac{1}{2}$ m = 50 cm, mit dem rechten von $1'_1$ m bis
$\frac{1}{6}$ m, d. h. von 25 bis 17 cm deutlich sehen, zwischen 50 und 25 cm
aber mit keinem der beiden Augen; ein Sammelglas von 2 Dioptrien vor dem linken Auge würde hier Abhilfe schaffen. Im Falle 3
versuche man die Anisometropie voll auszugleichen. Ist der Kranke
jung und ein verstecktes Schielen nicht hindernd im Wege, so wird
er sich, wenn auch erst nach einigem Unbehagen, an die Brille ge-
wöhnen. Gleichstarkes Accommodieren auf beiden Seiten kann für
die Gewöhnung an die ausgleichende Brille nur förderlich sein.
Wird die voll ausgleichende Brille nicht vertragen, so muß man
sich mit einer teilweisen Ausgleichung der Anisometropie begnügen,
ja zuweilen sogar die Anisometropie völlig unausgeglichen lassen.
Dieser letzte Fall ist mir übrigens noch nicht vorgekommen.

Amblyopie und Amaurose. [1]

Stumpf- oder Schwachsichtigkeit und Blindheit sind Krankheitszeichen,
denen wir schon wiederholt begegnet sind. Man pflegt aber die Namen
Amblyopie und Amaurose auch in einem engeren Sinne zu brauchen, für Krankheiten, deren anatomische Grundlage entweder völlig unbekannt ist oder wenigstens keinerlei nachweisbare Veränderungen am Auge hervorbringt.

I. Amblyopien ohne Befund.

a) Schwachsichtigkeit aus Nichtgebrauch, Amblyopia ex
anopsia. Wenn ein bis dahin gesundes Kind zu schielen beginnt,
so tritt Doppeltsehen auf. Um diesem höchst lästigen Zustande zu
entgehen, lernt das Kind durch einen seelischen Akt dasjenige Netzhautbild des abgelenkten Auges zu unterdrücken, das ein
vom anderen Auge fixierter Gegenstand erzeugt. Wenn diese
Unterdrückung von dem Kinde wochen-, monate- und jahrelang
geübt wird, so entsteht eine bleibende Veränderung in den nervösen
Teilen des Sehorganes, die sich als mehr oder weniger starke Herabsetzung der Sehschärfe zu erkennen giebt und Schwachsichtigkeit aus Nichtgebrauch genannt wird.

Aus dem Gesagten folgt, daß Schwachsichtigkeit aus Nichtgebrauch sich
nicht bei Erwachsenen entwickelt, die (etwa infolge einer Augenmuskellähmung)
zu schielen anfangen; hier ist der nervöse Apparat bereits völlig ausgebildet
und das „Unterdrücken" gelingt deshalb einfach nicht. Ebensowenig muß

---

[1] ἀμβλύς stumpf, ά — μαυρος; nicht glänzend, blind.

eine Schwachsichtigkeit aus Nichtgebrauch bei Kindern entstehen, deren Augen
durch erworbene optische Hindernisse (Hornhautflecken, Star) am Sehen behindert werden: hier fehlt ja das „Unterdrücken": die Augen suchen im Gegenteil das Licht, das zur Netzhaut dringt, eifrig zu verwerten. Wenn dagegen
ein Auge optisch minderwertig ist, so kommt es fast stets zu Schielen und
damit zur Schwachsichtigkeit dieses Auges.

Man kann die Entwickelung der Schwachsichtigkeit verhindern,
wenn man das schielende Auge täglich, sei es auch nur $^1\!/_2$ Stunde
lang, z. B. durch Zubinden des anderen, zum Sehen zwingt. Freilich
wird das Verfahren den Kranken bezw. ihren Eltern meist sehr bald
zu langweilig. Selbst bereits entstandene Schwachsichtigkeit wird
manchmal durch Übungen des schwachen Auges gebessert.

b) Nachtblindheit, Nachtschatten, Hemeralopie (S. 43 u. ff.), nennt
man eine verminderte Empfindlichkeit des Sehorganes gegen schwache
Lichtreize. Die Folge dieses Zustandes ist, daß Sehschärfe und
Farbensinn schon abnehmen bezw. ganz versagen bei einer Beleuchtung, die dem Gesunden noch ein normales Sehen erlaubt. Die
Nachtblindheit ist entweder ein Krankheitszeichen und als solches
bei Retinitis pigmentosa, Chorioretinitis syphilitica, Chorioiditis
und Netzhautablösung erwähnt worden, oder aber eine Krankheit
für sich. Als solche kommt sie angeboren vor und ist dann
ein seltener Zustand, der das ganze Leben durch unverändert bleibt.
Viel häufiger ist die erworbene Nachtblindheit, die in wenigen
Wochen geheilt werden kann und deshalb auch als akute von der
angeborenen chronischen unterschieden wird.

Zwei Ursachen können Nachtblindheit hervorrufen, 1. Überblendung der Augen und 2. ein schlechter Ernährungszustand des
ganzen Menschen. Wenn beide Umstände zusammentreffen, stellt
sich die Krankheit um so sicherer ein. So sieht man z. B. „Nachtschatten" um die Osterzeit bei den Russen niederen Standes
geradezu seuchenartig auftreten: die Leute sind durch die Not des
nordischen Winters und durch das strenge siebenwöchentliche Fasten
heruntergekommen, dazu arbeiten sie jetzt wieder mehr im Freien
und setzen sich der Überblendung durch die Frühlingssonne aus.
In einer ähnlichen Lage sind Matrosen bei längeren Seereisen:
die einförmige Schiffskost ohne frisches Fleisch und Gemüse schädigt den Ernährungszustand, führt vielleicht sogar zu Skorbut; und
die Spiegelung der Sonnenstrahlen an der Meeresoberfläche wirkt
blendend. Auch bei längeren Märschen über sonnbeleuchtete Schnee-
flächen (Hochgebirgstouren) kann es zur Nachtblindheit kommen.
Doch ist zu beachten, daß es sich bei dieser „Schneeblindheit"
nicht bloß um Nachtschatten, sondern, und zwar hauptsächlich, um

eine Entzündung des vorderen Augenabschnittes, der
Bindehaut, Hornhaut und Iris handelt, die durch die ultravioletten,
die „chemischen" Strahlen des vom Schnee zurückgeworfenen Lichtes
erzeugt wird.

Da Nachtblindheit ein Zeichen gewisser Netzhautkrankheiten ist, so wird
man wohl annehmen dürfen, daß auch „Nachtblindheit ohne Befund" ihren Sitz
in der Netzhaut hat. Die Natur der Erkrankung könnte man sich als eine
Störung des Gleichgewichtes zwischen Erzeugung und Verbrauch von Sehstoffen
vorstellen.

Manche Augenärzte halten Überblendung und schlechte Ernährung nicht
für genügend, um Nachtschatten zu erzeugen. Sie glauben vielmehr, dass diese
Umstände den Menschen nur geneigt machen, an Nachtschatten zu erkranken,
dass aber die eigentliche Ursache der Krankheit in einem (freilich noch nicht
nachgewiesenen, sondern bloß vermuteten) Miasma bestehe.

Die Behandlung besteht 1. in Abhaltung grellen Lichtes,
durch Aufenthalt in halb oder ganz verdunkelten Räumen oder
durch Schutzbrillen, und 2. in Besserung des Allgemeinbefindens
durch passende Ernährung, frisches Fleisch, frische Gemüse; wünscht
der Kranke noch Arznei, so verordne man Leberthran, der wie
Arznei schmeckt und wie ein gutes Nahrungsmittel wirkt.

c) Farbenblindheit (S. 47 u. fl). Man unterscheidet gänzliche
und teilweise Farbenblindheit. Gänzlich farbenblind ist, wer im
Spektrum nur Helligkeitsunterschiede, dagegen keinerlei qualitative (Farben-)Unterschiede bemerkt. Teilweise farbenblind ist, wer
nur von einem Teile der Lichter des Spektrums zu spezifischen
(Farben-)Empfindungen erregt wird. Weitaus die häufigste „teilweise
Farbenblindheit" ist der Daltonismus[1] oder die Rotblindheit.
Sie ist in der Mehrzahl der Fälle mit Grünblindheit verbunden. Der
Rotgrünblinde oder Rotgrünverwechsler sieht das Spektrum zwei-
farbig, gelb und blau. Was der Gesunde als rot, orange, gelb und
grün unterscheidet, erscheint ihm als gelb von verschiedener Helligkeit; was dem Gesunden blaugrün erscheint, ist für ihn farblos; der
Rest des Spektrums erscheint ihm blau. Entsprechend ist der Blaublinde gleichzeitig gelbblind; auch für ihn hat das Spektrum nur zwei
Farben, grün und rot. Blaugelbblindheit ist übrigens außerordentlich selten. Endlich „die gänzliche Farbenblindheit" bewirkt, daß
überhaupt keine Farben im Spektrum gesehen werden, und daß das
ganze Spektrum nur aus Streifen mehr oder weniger hellen Graues
zusammengesetzt erscheint.[2]

---

[1] Dalton, ein englischer Physiker, litt selber an Rotblindheit und war der
erste, der den Zustand (1798) genau beschrieben hat.

[2] Eine Erörterung der verschiedenen Theorien der Licht- und Farbenempfindung liegt nicht in dem Plane dieses Buches.

Die Farbenblindheit, vollständige sowohl als teilweise, kommt sowohl erworben als angeboren vor. Im ersteren Falle ist der Zustand ein Krankheitszeichen, das in der Mehrzahl der Fälle auf eine Erkrankung des Sehnerven zu beziehen ist, seltener auf Erkrankung der inneren Netzhautschichten oder des Gehirnes. Die angeborene Farbenblindheit ist ein Zustand, über dessen Ursache nichts bekannt ist. Er kommt häufiger bei Männern als bei Frauen vor und hat die Neigung, sich mit Überspringen einer Generation zu vererben.

d) Nervöse Asthenopie (WILBRAND) tritt in mannigfacher Gestalt auf. Bei Schulkindern bewirkt sie Klagen über Flimmern, Verschwimmen der Buchstaben und Zeilen, über gelegentliches Doppeltsehen, Geblendetsein durch Lampen-, selbst durch Tageslicht, Thränenfluß, Schmerz in Stirn und Augen. Bei der Untersuchung findet man Herabsetzung der Sehschärfe auf $^2/_3$ bis $^2/_7$, konzentrische Einengung des Gesichtsfeldes, die während des Perimetrierens deutlich zunimmt, was als Ermüdungserscheinung aufzufassen ist. Diese Einengung hat die Eigenheit, daß sie sehr verschieden groß ausfällt, je nach der Größe des benützten Probegegenstandes. Hierdurch erklärt es sich, daß solche Kinder bei dem Zurechtfinden im Raume nicht im geringsten behindert sind, was ja bei einem absolut verengten Gesichtsfeld, z. B. bei Atrophia nervorum opticorum, selbstredend der Fall sein muß. Der Farbensinn und der Augenhintergrund sind normal. Die Untersuchung des übrigen Körpers ergiebt an verschiedenen Körperteilen über- und unterempfindliche Hautstellen.

Ein ähnlicher Zustand findet sich auch bei erwachsenen Neurasthenikern. Nur treten bei ihnen die Klagen über Augenschmerzen und Blendung in den Vordergrund. Die Sehschärfe ist normal, die Einengung des Gesichtsfeldes für weiß, oft auch für Farben nachweisbar. Sehr bunt gestaltet sich der Befund bei ausgesprochen Hysterischen;[1] ihr Zustand wird Kopiopia[2] hysterica genannt. Außer Schmerzen, Blendung, Abnahme der Sehschärfe und Einengung des Gesichtsfeldes meist eines Auges, können Lidkrampf, Schwäche des Ciliarmuskels, der Augenmuskeln und des Lidhebers vorkommen; ferner Störungen des Farbensinnes; endlich das Heer der sensiblen

---

[1] ἡ ὑστέρα die Gebärmutter. Man glaubte früher, daß die als Hysterie bezeichnete, chamäleonartig wechselnde Krankheit nur bei Frauen vorkäme und von der Gebärmutter ausgehe. Jetzt weiß man, daß sie auch bei Männern vorkommt.

[2] ὁ κόπος der Schlag, das Zerschlagensein = Ermüdung.

und motorischen Lähmungen und Halblähmungen in allen möglichen Körpergegenden.

Ehe man die hier aufgezählten Klagen bezw. Befunde auf nervöse Asthenopie beziehen darf, muß man untersuchen, ob nicht der krankhafte Zustand durch Brechfehler (Übersichtigkeit, Astigmatismus) oder Bindehautkrankheiten oder Schwäche der Recti interni allein erklärt wird. Ferner muß der Augenspiegelbefund normal [1] sein. In Fällen, wo es zweifelhaft ist, ob man eine Sehschwäche mit konzentrischer Gesichtsfeldeinengung und Störung des Farbensinnes auf Hysterie oder aber auf ein tiefes Sehnervenleiden beziehen soll, wird der Verlauf Aufklärung bringen: eine Sehnervenatrophie führt im großen und ganzen langsam aber stetig bergab; die hysterische Amblyopie dagegen entsteht plötzlich, bleibt beliebig lange unverändert bestehen und verschwindet ebenso plötzlich wie sie gekommen.

Über den Sitz dieser Störungen gehen die Meinungen auseinander: KNIES vermutet sie peripher, etwa da, wo die Nerven durch enge Knochenkanäle ziehen und durch Erweiterungen der Blutgefäße leicht gedrückt werden können. Die meisten anderen Schriftsteller vermuten sie central, d. h. in der Hirnrinde.

Besonders geneigt zu derartigen Erkrankungen sind „erblich Belastete", d. h. Menschen, deren Eltern an Nervenkrankheiten gelitten haben. Als unmittelbare Ursachen werden genannt Überanstrengung in der Schule bezw. im Kampfe ums Dasein. Verletzungen (traumatische Neurose), zuweilen geringfügiger Natur, und Erkrankungen der weiblichen Geschlechtsorgane (Kopiopia hysterica).

Die Hauptmittel der Behandlung sind 1. Schonung der Augen durch Enthaltung von Arbeit und durch den Gebrauch von Dunkelbrillen; eine solche macht zuweilen die Sehschärfe augenblicklich normal; ihre Herabsetzung hing also wohl mit der Blendung zusammen: 2. Körperpflege durch nasse Abreibungen, viel Bewegung in freier Luft und gute Ernährung: 3. Suggestion in Gestalt von Arznei (Baldrian), von Elektro- und Metallotherapie.

Anhang.

Verstellung, Simulation. Es kommt hier und da vor, daß ein Mensch behauptet, auf einem Auge blind oder schwachsichtig zu sein; ist das Auge ganz normal, so spricht man von Simulation: ist das Auge wirklich schwachsichtig und die Angaben sind nur übertrieben, so spricht man von Aggravation. Verstellung und

---

[1] Nach BERNHARDT findet sich übrigens doch recht häufig bei nervöser Asthenopie eine leichte Abblassung der temporalen Papillenhälfte.

Übertreibung sind zwar keine Krankheiten, aber gleichwohl nicht selten Gegenstand angenärztlicher Thätigkeit, sollen daher kurz besprochen werden.

Versteller geben in der Regel nur ein Auge für schwach oder blind aus, da die Rolle eines Einäugigen ungleich viel leichter zu spielen ist als die eines beidseitig Schwachsichtigen oder gar Blinden. Grund zur Verstellung ist der Wunsch, vom Heeresdienst frei zu kommen oder eine tüchtige Entschädigung für Verletzung von der Unfallversicherungsgesellschaft herauszupressen; wieder andere Versteller, besonders hysterische Verstellerinnen, wollen sich nur interessant machen; und endlich fehlt zuweilen, besonders bei Kindern, jeder ersichtliche Grund.

Die Aufgabe des Arztes ist es, den Versteller zu entlarven. Viele und sinnreiche Verfahren sind zu dem Zwecke im Gebrauche. Sie alle beruhen auf der Thatsache, daß der Normalsichtige seinen Gesichtswahrnehmungen nicht anmerkt, ob sie vom rechten oder linken oder von beiden Augen herrühren. Wenn man z.B. zwischen sein Augenpaar und ein Buch einen Bleistift hält, so verdeckt der Bleistift dem rechten Auge nicht die nämlichen Worte bezw. Wortteile wie dem linken. Daher kann lückenlos gelesen werden, und zwar ohne daß der Lesende sich bewußt wird, welche Worte er mit dem rechten Auge allein, welche mit dem linken allein, welche mit beiden Augen gemeinsam sieht. Ein Mensch, der auf einem Auge blind oder schwachsichtig sein will, ist demnach als Versteller entlarvt, falls er unter den angegebenen Bedingungen lückenlos liest. Die Größe des gelesenen Druckes giebt zugleich einen Anhaltspunkt für die Sehschärfe des angeblich blinden oder schwachen Auges.

Eine andere Falle ist folgendes. Man setzt vor das angeblich allein gute Auge ein starkes Sammelglas von etwa 10,0 Dioptrien. Vorausgesetzt, daß das Auge emmetropisch ist, vermag es feinen Druck höchstens in $\frac{1}{10}$ Meter Abstand von der Linse zu lesen. Während man sich nun scheinbar um das angeblich blinde oder schwachsichtige Auge gar nicht kümmert, entfernt man die Leseprobe allmählich bis über den Brennpunkt der Sammellinse hinaus. Liest der Untersuchte trotzdem weiter, so ist klar, daß er mit dem anderen, angeblich blinden oder schwachsichtigen Auge gelesen hat.

Ein drittes Verfahren beruht auf der Erzeugung von Doppelbildern durch Prismen. Dabei bedarf es allerdings besonderer Vorsichtsmaßregeln. Die Versteller glauben nämlich, daß das Zugeben von Doppelbildern gleichbedeutend sei mit dem Eingeständnisse zweiäugigen Sehens. Sie leugnen also die Doppelbilder hartnäckig ab. Man muß deshalb den Untersuchten zunächst überzeugen, daß

er auch mit einem Auge doppelt sehen kann. Zu dem Ende deckt
man das angeblich blinde Auge zu und hält vor das sehende dergestalt ein Prisma, daß die Pupille zur Hälfte vom Prisma gedeckt,
zur Hälfte frei ist. Ein fixierter Gegenstand muß jetzt doppelt erscheinen, da die vom Prisma abgelenkten Lichtstrahlen ein Netzhautbildchen erzeugen, welches neben dem anderen liegt, das den am
Prisma vorbeigegangenen Strahlen seine Entstehung verdankt. Nachdem der Untersuchte die Doppelbilder zugegeben und ihre Stellung
beschrieben hat, zieht man wie von ungefähr die deckende Hand
von dem angeblich blinden Auge weg und schiebt gleichzeitig das
Prisma etwas vor, so daß die ganze Pupille des sehenden Auges
gedeckt ist. Die Doppelbilder, die der Untersuchte jetzt sieht und
angiebt, beweisen, daß er mit beiden Augen sehen kann.

Endlich sei ein Verfahren erwähnt, das auf der Thatsache beruht,
daß man farbige Buchstaben auf dunklem Grunde durch gegenfarbige Gläser, z. B. blaugrüne Buchstaben durch rote Gläser nicht
sehen kann, weil die vom Buchstaben ausgehenden blaugrünen
Strahlen vom roten Glas nicht durchgelassen werden. Wenn man
also blaugrüne Probebuchstaben auf dunklem Grunde durch eine
Brille betrachten läßt, die dem angeblich blinden oder schwachen
Auge ein grünes, dem gesunden ein rotes Glas vorlegt, so ist das
gesunde Auge vom Sehen jener Buchstaben ausgeschlossen und die
vom Untersuchten trotzdem erkannten Buchstaben sind von dem
angeblich blinden Auge gesehen worden. Die Größe der gelesenen
Buchstaben verrät zugleich die Sehschärfe.

2. Vergiftungen.

a) Urämische[1] Amaurose. Bei vielen Nierenkrankheiten,
so besonders bei der Scharlachnephritis und bei Nephritis der
Schwangeren und Wöchnerinnen entsteht Urämie, ein krankhafter
Zustand, der auf Überladung des Blutes mit Harnbestandteilen beruht. Die Urämie äußert sich in leichteren Fällen durch Kopfweh,
Benommenheit, Beklemmungen, Üblichkeit und Erbrechen, endlich
durch Zuckungen und tonische Starre des Gesichtes und der Glieder;
in schweren Fällen durch Krämpfe und Schlafsucht (Koma[2]). Eine
gelegentliche Folge der Urämie ist nun die „urämische Amaurose",
d. h. die vollständige Erblindung beider Augen, die bald urplötzlich,
bald nach ein- bis zweitägigem Sinken der Sehkraft eintritt. Zuweilen ist die Erblindung so vollkommen, daß nicht einmal Hell und

---

[1] τὸ οὖρον der Harn, τὸ αἶμα das Blut.
[2] τὸ κῶμα die Schlafsucht.

Dunkel unterschieden wird, ja daß die Pupillen sich nicht mehr auf Lichteinfall verengen. Übersteht der Kranke den urämischen Anfall, so bildet sich die Erblindung meist in wenigen Tagen wieder vollständig zurück. Da der Spiegelbefund normal bleibt, so beruht die Erblindung offenbar auf Störungen im Gehirne. In den (seltenen) Fällen, wo sogar der Pupillarreflex erloschen ist, hat man sich nicht bloß die Hirnrinde des Hinterhauptlappens, das optische Wahrnehmungscentrum, erkrankt zu denken, sondern auch die Gegend der Vierhügel, wo das Centrum des reflektorischen Pupillenspieles liegt (Fig. 113, S. 310).

b) Schwachsichtigkeit durch Zuckerharnruhr. Zu den zahlreichen Augenkrankheiten infolge von Diabetes gehört auch eine Schwachsichtigkeit ohne Befund. Sie führt zuweilen den Kranken zum Augenarzte, noch ehe die gewöhnlichen Zeichen, Abmagerung und Muskelschwäche bei viel Hunger und Durst, sowie die stark vermehrte Harnmenge klar gemacht haben, daß es sich um ein tieferes Leiden handelt. Über die Ursache der diabetischen Amblyopie ohne Befund weiß man nichts Bestimmtes; man vermutet kleine Blutungen oder fettige Entartungen in den Sehnerven.

c) Blindheit durch Wechselfieber und Chinin. Es sind Fälle von Wechselfieber beschrieben worden, bei denen mit Beginn des Fieberanfalles jedesmal beidseitige Erblindung eintrat und mit dem erlösenden Schweiß, also nach 6 bis 8 Stunden, wieder rückgängig wurde. Das Heilmittel des Wechselfiebers, Chinin, erwies sich auch gegen diese stoßweise Erblindung wirkungsvoll. Wunderbarerweise werden nun andere Fälle beschrieben, wo gerade große Gaben von Chinin beidseitige Erblindung hervorbrachten. Eine entsprechende Wirkung des Chinins auf das Gehörorgan ist eine allbekannte Erscheinung; um Ohrensausen und Schwerhörigkeit durch Chinin hervorzubringen, bedarf es nicht einmal besonders großer Gaben; 1,0 g genügt vollkommen. Auch eine Herabsetzung der Sehschärfe durch Chinin (Chininamblyopie) ist oft beobachtet. In seltenen Fällen steigert sich nun diese Chininschwachsichtigkeit bis zur Erblindung. Dabei zeigten sich die Netzhautgefäße eng, die Papillen blaß. Man darf also vermuten, daß die Chininblindheit auf ungenügender Blutspeisung der Netzhaut (Ischämia retinae) beruht.

3. Schwachsichtigkeit als Zeichen von Hirnkrankheiten.

a) Hemianopsie.[1] Als Halbblindheit wird der Ausfall einer Gesichtsfeldhälfte beider Augen bezeichnet, der auf einer für

---

[1] ἡμι halb, ἀ nicht, ἡ ὄψις das Sehen.

beide Augen örtlich gemeinsamen Ursache beruht. Liegt
die fehlende Hälfte des Gesichtsfeldes für beide Augen gleich, z. B.
für beide vom Fixierpunkte nach rechts, so spricht man von gleichnamiger Halbblindheit, homonyme Hemianopsie. Sie kommt
weitaus am häufigsten als seitliche (laterale), viel seltener als obere
oder untere vor. Die Trennungslinie zwischen dem vorhandenen und
dem fehlenden Teile des Gesichtsfeldes verläuft bei seitlicher gleichnamiger Halbblindheit senkrecht durch den Fixierpunkt. In
manchen Fällen geht sie aber an dem Fixierpunkte vorbei; dergestalt, daß der vorhandene Teil des Gesichtsfeldes um 2^0 bis 5^0,
selbst bis 10^0 in das Gebiet des fehlenden übergreift. Man bezeichnet diesen Streif als „überschüssiges Gesichtsfeld", Fig. 140.

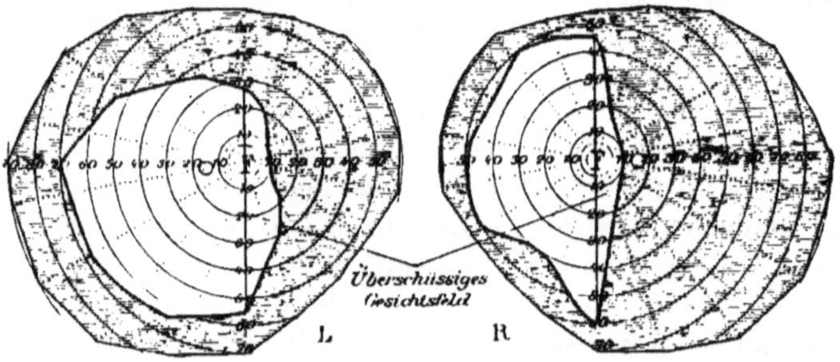

Fig. 140. Gleichnamige Halbblindheit infolge von einseitiger Hirnblutung.
Die dunkel schraffierten Teile zeigen den Ausfall an. Die vorhandenen Hälften
der Gesichtsfelder sind eingeengt.

Die anatomischen Voraussetzungen des überschüssigen Gesichtsfeldes sind
noch strittig. WILBRAND z. B. vertritt die Ansicht, daß es auf Versorgung eines
mittleren Netzhautstückchens durch Fasern beider Tractus beruhe. FÖRSTER
hat einen Fall von doppelseitiger gleichnamiger Halbblindheit beschrieben,
bei dem nicht, wie man früher als selbstverständlich annahm, völlige Erblindung eintrat, sondern ein winziges centrales Gesichtsfeld mit guter Sehschärfe
(fast $^1/_4$) erhalten blieb. FÖRSTER verwirft daher die Doppelversorgung und
nimmt an, daß der mit der Netzhautmitte verknüpfte Teil der Hirnrinde reichlicher mit Gefäßen ausgestattet sei, als die übrige Hirnrinde und deshalb
bei Thrombose der Hauptschlagadern noch mit Blut gespeist werde. v. MONAKOW
endlich, der eine ausschließliche Beziehung der einzelnen Netzhautpunkte
zu ganz bestimmten einzelnen Hirnrindenpunkten leugnet, mindestens aber
für nicht bewiesen und für unwahrscheinlich hält, erklärt sich die Bevor-
zugung der Netzhautmitte so, daß sie mit einem viel größeren Teile der
Hirnrinde zusammenhänge als jeder andere Netzhautteil.

Sehschärfe und Farbensinn, sowie die Grenzen der funktionieren-
den Netzhauthälfte können normal sein. Freilich kommt es in der
Regel allmählich doch zu einer Einengung des erhaltenen Gesichts-
feldteiles (Fig. 140). Eine rechtsseitige Halbblindheit stört mehr als

eine linksseitige, weil wir von links nach rechts lesen und schreiben. Der Spiegelbefund ist normal.

Wenn beide fehlenden Gesichtsfeldhälften vom Fixierpunkte aus schläfenwärts, also die eine nach links und die andere nach rechts liegen, so spricht man von „temporaler Hemianopsie". Denkbar wäre auch eine „nasale" Halbblindheit. Doch ist kein Fall beschrieben, der nicht andere Deutungen zuließe. Man muß eben bedenken, daß durch Erkrankungen der Netzhäute und Sehnerven alle möglichen Formen von Gesichtsfeldeinengungen entstehen, die aber nach der obigen Begriffsbestimmung (S. 400) nicht hemianopischer Natur sind.

Die Erklärung der Halbblindheit ergiebt sich bei Betrachtung der Fig. 112 und 113 (S. 309 u. 310) fast von selbst. Wenn der rechte Tractus opticus oder seine Leitungsbahn zur Hirnrinde unterbrochen oder aber das optische Wahrnehmungscentrum selber (Rinde des Hinterhauptlappens) funktionsunfähig geworden ist, so muß eine linksseitige Halbblindheit entstehen und umgekehrt. Die temporale Halbblindheit wird offenbar durch eine Erkrankung derjenigen Stelle des Chiasmas hervorgebracht, wo die gekreuzten Bündel der beiden Tractus einander durchflechten. Da die ungekreuzten Bündel sich nirgends berühren, so ist kaum die Möglichkeit vorhanden, daß die nämliche Ursache sie und damit die von ihnen versorgten Schläfenhälften der Netzhäute (Nasenhälften der Gesichtsfelder) außer Thätigkeit setze.

Als anatomische Ursache der Halbblindheit hat man Hirnblutungen, Embolien, Verletzungen und Geschwülste gefunden. Sie saßen zum Teil in der Hirnrinde, zum Teil an der Hirnbasis.

Die klinische Bedeutung der Halbblindheit ist die eines Krankheitszeichens, das in Verbindung mit anderen Zeichen (Halblähmung des ganzen Körpers, Aphasie, Hemianästhesie) zur Ortsbestimmung einer Hirnerkrankung benutzt wird.

b) Flimmerskotom, Amaurosis partialis fugax, vorübergehende Hemianopsie. Die Krankheit tritt anfallsweise auf. Die Dauer eines Anfalles ist kurz, meist nur 15 bis 25 Minuten. Der Anfall beginnt mit dem Auftreten eines in beiden Augen gleich („homonym") gelegenen Dunkelfleckes. Der Dunkelfleck dehnt sich centrifugal aus, bleibt aber auf die Schläfenhälfte des einen, die Nasenhälfte des anderen Gesichtsfeldes beschränkt. Nun beginnt das Flimmern. Es besteht in einer Lichterscheinung, die sich flackernd und zickzackförmig[1] bewegt, die Grenze des Dunkelfleckes einnimmt und auf den

---

[1] Die zackenförmige Begrenzung hat der Erscheinung den Namen Teichopsie eingetragen (τὸ τεῖχος die Mauer), wegen der Ähnlichkeit mit dem zackigen Verlaufe von Festungsmauern.

Rand des Gesichtsfeldes zuschreitet. Dann erlischt das Flimmern und zuletzt verschwindet auch der Dunkelfleck wieder.

Sitz der Krankheit ist die Hirnrinde. Das Flimmerskotom ist häufig mit halbseitigem Kopfweh (Migräne), Schwindel, Übligkeit. Störungen der Sprache, des Gedächtnisses und anderen Störungen begleitet, die nur auf das Gehirn bezogen werden können. Man nimmt an, daß die Erscheinungen auf arteriellem Gefäßkrampfe beruhen, und zwar das Flimmerskotom, Übligkeit und Schwindel auf Gefäßkrampf in der Hirnrinde, der halbseitige Kopfschmerz auf Gefäßkrampf in der harten Hirnhaut.

Der erste Anfall von Flimmerskotom ängstigt den Kranken in der Regel sehr. Aber bald überzeugt er sich von der Harmlosigkeit des Übels. Als Behandlung ist Regelung der Lebensweise, Maßhalten in geistiger Arbeit zu empfehlen. Als Arznei wird Chinin und Bromkali empfohlen.

Der grüne Star, Glaukom.

I. Allgemeines.

Unter Glaukom[1] versteht man eine in mancher Hinsicht noch rätselhafte Krankheit, deren wesentlichstes Zeichen Steigerung des Flüssigkeitsdruckes im Auge ist. Damit soll nicht gesagt sein, daß jedes Auge mit erhöhtem Binnendruck glaukomkrank, oder daß ein anderes frei von Glaukom ist, weil in einem bestimmten Augenblicke der Binnendruck normal ist. Die Bemerkung ist vielmehr so zu verstehen: fast alle die Krankheitszeichen des Glaukomes sind unmittelbare oder mittelbare Folgen der Drucksteigerung; und andererseits ist die Frage nach den Ursachen der Drucksteigerung der Angelpunkt aller „Glaukomtheorien". Diese stimmen nur in einem Punkte unter einander überein, in dem Satze, daß die Drucksteigerung auf einer Vermehrung des Augeninhaltes beruht. Die weitere Frage nach der Ursache der Inhaltsvermehrung ist bis

---

[1] γλαυκός, bläulich, meerfarbig. Der Name bezieht sich auf eine graugrünliche Verfärbung der Pupille, die sich bei alten ganz gesunden Augen sehr häufig findet, wenn nur die Pupille weit ist. Diese Verfärbung deutet also nur insofern auf Glaukom, als gesunde alte Leute meist enge Pupillen haben, Glaukomkranke dagegen weite.

zum heutigen Tage eine unerschöpfliche Quelle wissenschaftlicher Fehden geblieben.

Dagegen herrscht im großen und ganzen Übereinstimmung über die Veränderungen des Auges, die man als Folge der Drucksteigerung auffaßt. Sie werden sich verschieden gestalten, je nachdem die Drucksteigerung eine rasche oder eine allmähliche ist; im letzteren Falle werden die Folgen weniger auffallend sein, da das Auge Zeit findet, sich den veränderten Druckverhältnissen anzupassen.

a) Nehmen wir an, in einem bis dahin gesunden Auge tritt durch Raumzunahme des Glaskörpers eine schnelle Drucksteigerung auf. Die nächste Folge ist, daß die Linse nach vorne gedrängt und die Zonula Zinnii gespannt wird. Die Vordrängung der Linse giebt sich durch Seichtwerden der vorderen Kammer, die Spannung der Zonula Zinnii durch Abnahme der Accommodationsbreite zu erkennen; die Zusammenziehung des Ciliarmuskels vermag nämlich jetzt nicht mehr das Strahlenbändchen völlig zu entspannen.[1] Als weitere Folge stellt sich eine tiefgreifende Veränderung des Blutumlaufes ein. Jetzt strömt nur im Augenblicke der Herzsystole das Blut in die Netzhautarterien, im Augenblicke der Herzdiastole bekommt der Binnendruck des Auges über den Blutdruck das Übergewicht und drückt die Schlagader zusammen. Es kommt daher ein, ophthalmoskopisch sichtbarer, Arterienpuls in der Netzhaut zu stande. Die Netzhautvenen sind geschlängelt und geschwellt, infolge von Zusammenpressung derjenigen Stelle, wo die Venen aus der Fläche der Netzhaut in den Sehnerven rechtwinkelig umbiegen. Desgleichen werden die Venae vorticosae da, wo sie die Lederhaut schräg durchsetzen, durch den Binnendruck des Auges abgeklemmt. Die Folge hiervon ist, daß ein abnorm großer Teil des Blutes durch die vorderen Ciliarvenen aus dem Auge abfließt: diese zeigen sich demgemäß beträchtlich erweitert und geschlängelt. Eine dritte Folge ist Trübung der Hornhaut. Eine Drucktrübung kann man am Leichen- oder Tierauge jederzeit künstlich hervorbringen. Man könnte daraus schließen, daß die Glaukomtrübung eine rein mechanische Drucktrübung und durch ungleiche Spannung der Hornhautfibrillen zu erklären sei. Indessen liegt die Sache doch wohl nicht so einfach (vergl. S. 254), da eine Drucktrübung bei Nachlaß des Druckes sofort schwindet, die Glaukomtrübung dagegen erst allmählich. Auch ist die Hornhaut nicht

---

[1] KRIES erklärt die Abnahme der Accommodationsbreite durch Rundzelleneinwanderung in den Ciliarmuskel.

allein getrübt, sondern das Kammerwasser, vielleicht selbst der Glaskörper gleichfalls.

Weitere Folgen schneller Drucksteigerung machen sich an den Ciliarnerven geltend, in Form von heftigen nach Stirn und Gesicht ausstrahlenden Schmerzen (Ciliarneuralgie) einerseits, und als Lähmung der zum Sphincter pupillae und zur Hornhaut ziehenden Fäden andererseits; Lähmung der Pupillenfasern macht die Pupille weit und starr (Iridoplegie)[1]; Lähmung der Hornhautfasern macht die Hornhaut unempfindlich.

Endlich stellt sich als Folge schneller Drucksteigerung Entzündung des Auges ein. Eine rein mechanische Erklärung dieser Thatsache ist wohl nicht möglich. Die Entzündung äußert sich durch Thränenfluß, Rötung und Schwellung der Bindehaut und Lider, Ciliarinjektion, Trübung des Kammerwassers (und Glaskörpers?). Verfärbung der Iris; selbst „hintere Verlötungen" werden gelegentlich beobachtet; auch die Hornhauttrübung und die Schmerzen kommen zum Teil ·wenigstens auf Rechnung der Entzündung (vergl. S. 412).

Es ist selbstverständlich, daß die aufgezählten Veränderungen die Sehkraft des Auges schwer beschädigen müssen. Durch die Hornhauttrübung kann die Sehschärfe bis auf Fingerzählen sinken. Rührt die Herabsetzung der Sehschärfe allein von der Trübung der brechenden Mittel her, so ist das Gesichtsfeld von normaler Ausdehnung. Sind dagegen durch Behinderung des Blutumlaufes auch Netzhaut und Sehnerv beschädigt, so findet sich außer Herabsetzung der Sehschärfe auch eine deutliche Einengung des Gesichtsfeldes. Wenn die Drucksteigerung sehr beträchtlich ist, so versagen Netzhaut und Sehnerv vollständig; das Auge vermag Hell und Dunkel nicht mehr zu unterscheiden, es ist „amaurotisch".

b) Nehmen wir an, daß durch Raumzunahme des Glaskörpers eine Drucksteigerung ganz allmählich entsteht. Dann ist von Entzündung nichts zu bemerken, über Schmerzen wird gar nicht oder nur wenig geklagt; dagegen sind die vorderen Ciliargefäße geschlängelt und verbreitert, die vordere Kammer ist seicht, die Pupille mäßig erweitert, das Pupillenspiel träge. Außer diesen Zeichen stellt sich aber noch ein weiteres ein, das eine ganz hervorragende Bedeutung hat, die Aushöhlung der Sehnervenscheibe. Sie ist nämlich der am wenigsten widerstandsfähige Teil des Augenhintergrundes; auch ist sie vielleicht durch entzündliche Vorgänge etwas erweicht (S. 412). Infolge der dauernden Drucksteigerung

---

[1] πλήττω schlage lähme).

giebt sie nun nach, so daß sich mit der Zeit eine Vertiefung ausbildet. Hand in Hand mit dieser Verdrängung der Schnervenscheibe nach rückwärts geht Schwund der Nervenfasern. Die Folge ist, daß das Gesichtsfeld enger wird und die Sehschärfe sinkt, bis schließlich völlige Erblindung eintritt.

Glaukom als selbständige Krankheit befällt vorzugsweise ältere Leute, jenseits der 50; doch sind jüngere keineswegs völlig gefeit; selbst bei einem 5jährigen Knaben ist einmal Glaukom beobachtet worden. Übersichtige sind stärker gefährdet als Emmetropen; Kurzsichtige am wenigsten; ganz besonders gefährdet sollen diejenigen sein, die an Trigeminusneuralgie leiden. Fast stets erkranken beide Augen, wenn auch nicht gleichzeitig; der Zwischenraum zwischen Erkrankung des ersten und des zweiten Auges schwankt zwischen wenigen Stunden und zwanzig Jahren.

2. Formen des Glaukomes.

A. Primäre Glaukome.

Man nennt ein Glaukom „primär", falls es in einem bis dahin gesunden Auge entsteht, „sekundär", falls es aus einer bereits vorhandenen Augenkrankheit hervorgeht.

a) Entzündliches Glaukom, Glaucoma acutum. Dem Ausbruche der eigentlichen Krankheit gehen meistens Vorboten (Prodrome) voraus. Sie bestehen in mäßigem Schmerz im Auge und seiner Umgebung, in Verdunkelung oder eigentlich in Vernebelung des Gesichtsfeldes und im Auftreten farbiger Ringe um Lichtflammen; dies letztere ist eine Diffraktionserscheinung, die von leichter diffuser Hornhauttrübung[1] herrührt. Hat man Gelegenheit, während eines solchen Vorläuferanfalles zu untersuchen, so findet man das Auge mäßig gespannt, die Bindehaut etwas hyperämisch, die Hornhaut matt und leicht „rauchig" getrübt, das Kammerwasser ebenfalls leicht getrübt, die Pupille mäßig erweitert, kurz, alle die eben geschilderten Folgen einer schnellen Drucksteigerung geringen Grades. Diese Vorboten treten in Anfällen auf. Der Anfall geht vorüber, ohne das Auge zu beschädigen. Er kann sich durch Wochen, Monate, selbst Jahre wiederholen. Endlich stellt sich ein schwerer Anfall ein, den man als „entwickeltes Glaukom", Glaucoma evolutum bezeichnet.

---

[1] Farbige Ringe um Flammen sieht auch derjenige, dessen Hornhautoberfläche durch fein verteiltes Bindehautsekret verschmiert ist (vergl. S. 181).

Ein voll entwickeltes Glaukom ist während des Anfalles leicht zu erkennen. Das Nebeneinander von Entzündung und stark erweiterter Pupille kommt ja bei anderen Augenkrankheiten gar nicht vor;[1] auch hat das Entzündungsrot des Glaukomes etwas eigenartig Düsteres. Wenn dann außerdem der Binnendruck erhöht gefunden wird, so ist das Vorhandensein von Glaukom zweifellos.

Trotzdem wird auch der akute Glaukomanfall zuweilen verkannt. Es kommt nämlich vor, daß maßlose Kopfschmerzen, Fieber und Erbrechen den Verdacht vom Auge ganz und gar ablenken, und daß eine Allgemeinerkrankung angenommen wird. Ferner ist Verwechselung mit Irido-Cyklitis serosa möglich. Bei ihr ist die Pupille gleichfalls erweitert, wenn auch weniger stark wie bei Glaukom und der Binnendruck ist erhöht. Aber bei Irido-Cyklitis serosa ist die vordere Kammer tief, bei Glaukom gerade umgekehrt seicht. Dazu kommen die Beschläge auf die Rückfläche der Hornhaut, die bei Irido-Cyklitis serosa so ungemein kennzeichnend, bei Glaukom gar nicht oder nur andeutungsweise vorhanden sind.

Der Verlauf gestaltet sich nun ganz verschieden. In den schlimmsten, glücklicherweise sehr seltenen Fällen, erfolgt im ersten Anfalle innerhalb weniger Stunden endgültige und unheilbare Erblindung: man spricht dann von „Glaucoma fulminans". Die Regel ist, daß der Sturm nach Tagen oder Wochen schweren Leidens sich legt, aber freilich mit Hinterlassung einer bleibenden Drucksteigerung und deren Folgen. Diese zeigen sich in Aushöhlung der Papille, Abnahme der Sehschärfe und Verengerung des Gesichtsfeldes. Nach einiger Zeit stellt sich dann ein neuer Anfall ein, der wieder ein Stück bergab führt, bis endlich das Auge dauernd steinhart und völlig blind ist; man nennt dann den Zustand abgelaufenes Glaukom, Glaucoma absolutum. Oder aber der Sturm legt sich nicht vollständig: das Auge bleibt mäßig entzündet, natürlich auch gespannt, und man hat dann einen Zustand, der als „chronisch entzündliches Glaukom" bezeichnet wird.

b) Einfaches Glaukom, Glaucoma simplex. Auch das Wesen des „einfachen" Glaukomes besteht in Drucksteigerung. Aber die Drucksteigerung entwickelt sich so langsam, daß der Kranke ihre Folgen übersicht. Erst allmählich, wenn die Folgen sich bereits aufgesummt haben, bemerkt der Kranke eine Verschlechterung des Sehens. Die ärztliche Untersuchung ergiebt nun je nach der Dauer des Leidens eine mehr oder weniger starke Herabsetzung der Sehschärfe und Einengung des Gesichtsfeldes. Die Form

---

[1] Es wird natürlich vorausgesetzt, daß die Erweiterung der Pupille nicht etwa Atropinwirkung ist. Die erste Frage an einen Kranken mit entzündetem Auge und erweiterter Pupille muß daher stets lauten, ob er nicht schon in augenärztlicher Behandlung sei.

des Gesichtsfeldes hat etwas Eigenartiges. Es ist nämlich eingeengt mit vorwiegender Beteiligung seiner Nasenhälfte (Fig. 142, a, linkes Gesichtsfeld). Im weiteren Verlauf schrumpft das Gesichtsfeld

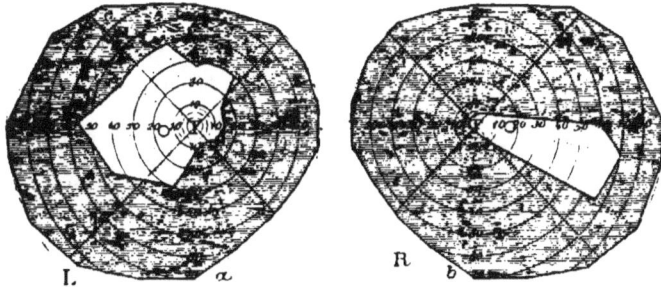

Fig. 142. Gesichtsfelder bei einfachem Glaukom.
Die schraffierten Teile bedeuten den Ausfall.

immer mehr zusammen, so daß schließlich nur noch ein schläfenwärts reichender Ausschnitt übrig bleibt, „schlitzförmiges Gesichtsfeld" (Fig. 142, b, rechtes Gesichsfeld). Die objektive Untersuchung zeigt, daß die Sehstörungen nicht auf Veränderung der brechenden Mittel, sondern auf Aushöhlung der Sehnervenscheibe, bezw. auf dem damit verbundenen Schwund der Nervenfasern, beruhen.

Man unterscheidet drei Formen von Aushöhlung der Papille, eine physiologische, eine atrophische und eine glaukomatöse. Die physiologische (Fig. 143)

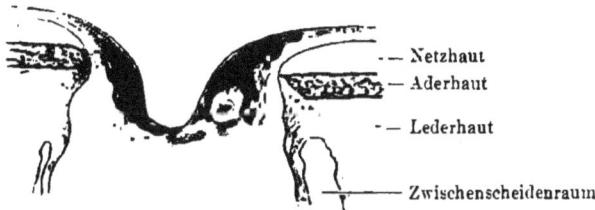

—— Netzhaut
—— Aderhaut
- —— Lederhaut
—— Zwischenscheidenraum

Fig. 143. Physiologische Sehnervenaushöhlung, nach PAGENSTECHER und GENTH.
Die Aushöhlung ist etwa den dritten Teil so breit wie der Sehnerv. Gerade unterhalb der Aushöhlung sieht man 2 Querschnitte von Gefässen.

ist stets doppelseitig; sie nimmt einen Teil der Sehnervenoberfläche ein und ist als Vergrößerung des trichterförmigen Grübchens anzusehen, aus dem die Netzhautgefäße zum Vorschein kommen; sie haben demnach noch einen in der Fläche der Netzhaut gelegenen Papillenteil zu überschreiten, ehe sie in die Netzhaut selber gelangen (Fig. 145). Anders bei der atrophischen und glaukomatösen Aushöhlung! Bei beiden ist die ganze[1] Sehnervenscheibe aus der

---

[1] SCHWEIGGER macht darauf aufmerksam, daß auch Druckaushöhlungen vorkommen, die nur einen Teil der Papillenoberfläche einnehmen. Die Unter-

Fläche der Netzhaut nach hinten gerückt, bei der atrophischen höchstens bis zur Siebplatte (Lamina cribrosa), also nur um die Dicke von Netz- und Aderhaut; bei der glaukomatösen (Fig. 144) dagegen beträchtlich, da die Siebplatte selber mit nach rückwärts verschoben wird. Demgemäß erscheinen die Blutgefäße an der Grenze der Papille bei glaukomatöser Aushöhlung (Fig. 146) wie abgebrochen, bei atrophischer Aushöhlung nur leicht geknickt oder auch gar nicht besonders verändert.

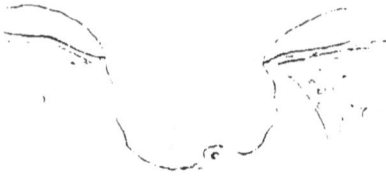

Fig. 144. Glaukomatöse Sehnervenaushöhlung, nach PAGENSTECHER und GENTH.

Den Grad der Aushöhlung kann man mit Hilfe der Scheinverschiebung (S. 125. Parallaxe) abschätzen oder durch Bestimmung des Brechzustandes am Rande einerseits, im Grunde der Vertiefung andererseits messen. Bei Druckaushöhlung ist häufig noch ein „Halo glaukomatosus" zu sehen, d. h. ein gelblichweißer, die Papille umkreisender Ring, der ophthalmoskopische Ausdruck eines geschwundenen Streifchens Aderhaut (Fig. 146). An der Farbe sind die Aushöhlungen nicht sicher zu unterscheiden; denn bei allen dreien ist der aus-

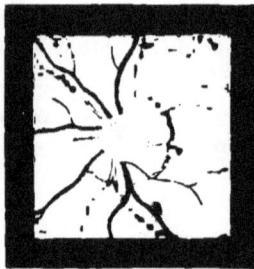

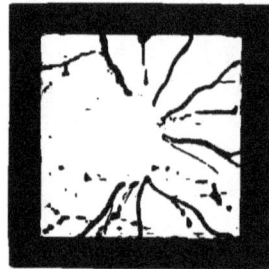

Fig. 145. Augenspiegelbild bei physiologischer Sehnervenaushöhlung, nach JÄGER.

Fig. 146. Augenspiegelbild bei glaukomatöser Sehnervenaushöhlung, nach JÄGER.

gehöhlte Teil weiß und wegen der durchschimmernden Siebplatte fein punktiert. Doch ist bei physiologischer Aushöhlung der größere, nicht ausgehöhlte Teil der Scheibe normal gefärbt (Fig. 145) und bei Glaukom ist ein grünlicher, dem Papillenrande entlang laufender Schatten vorhanden.

Die Diagnose des „einfachen" Glaukomes beruht also auf drei Hauptzeichen, Sehstörung, Aushöhlung der Papille und Druck-

scheidung von einer physiologischen wäre in diesem Falle durch bloße Betrachtung nicht möglich. Es müßten andere Umstände mit erwogen werden, so vor allem die Leistungsfähigkeit des Auges: normale Sehschärfe und normales Gesichtsfeld schließen natürlich Druckaushöhlung mit Sicherheit aus. Ferner der Zustand der Papille des anderen, gesunden Auges. Ist diese eben, so wäre eine auch nur teilweise Aushöhlung des kranken Auges als glaukomatös anzusprechen.

steigerung. Falls die letztere nachweisbar oder an ihren Folgen
(seichte vordere Kammer, weite und träge spielende Pupille, Arterienpuls) zu erkennen ist, so ist die Sache einfach genug. Aber die
Drucksteigerung ist nicht in allen Fällen nachweisbar und dann
wird die Diagnose schwierig. Der Gründe, warum bei „einfachem"
Glaukom Drucksteigerung nicht selten vermißt wird, giebt es mehrere.
Einmal der Umstand, daß man bisher den Binnendruck des Auges
nicht zu messen, sondern durch Betasten abzuschätzen suchte.
Die Benutzung eines brauchbaren Tonometers (S. 129) wird vielleicht
zu anderen Ergebnissen führen. Man kann ferner daran denken,
daß der Druck nur anfallsweise gesteigert ist. Hierfür spricht
der Umstand, daß selbst bei einfachem Glaukome Trübsehen und
Sehen farbiger Ringe um Lichtflammen anfallsweise vorkommt.
Endlich wird daran erinnert, daß es harte und weiche Augen giebt,
ohne daß ihr Binnendruck die Grenzen des Normalen zu überschreiten brauchte; ferner, daß die Widerstandsfähigkeit der Sehnervenscheibe nicht in allen Augen die gleiche ist. So könne es
kommen, daß eine geringe Drucksteigerung in einem ursprünglich
weichen Auge mit wenig widerstandsfähiger Papille eine Aushöhlung
erzeuge, ohne daß das Auge mehr wie „physiologisch hart" erschiene.

Alle diese Erklärungen sind aber doch nicht ausreichend, weil Fälle vorkommen, bei denen künstliche Herabsetzung des Binnendruckes dem
Verfalle der Sehkraft nicht den mindesten Einhalt thut. Man muß daher annehmen, daß zuweilen Fälle als „einfaches Glaukom" angesehen und behandelt
werden, die auf zufälligem Zusammentreffen von physiologischer Aushöhlung und irgend einer Form von Sehnervenatrophie beruhen.

Die Ausscheidung dieser Fälle kann sehr schwierig sein. Verhältnismäßig
leicht ist sie, wenn die Sehnervenscheibe des anderen Auges eben ist; eine
tiefe Aushöhlung im kranken muß dann notwendig Druckaushöhlung, kann
nicht physiologisch sein. Fehlt dieser Anhaltspunkt, so kann nur durch längere
Beobachtung bezw. Selbstbeobachtung des Kranken der Nachweis gelegentlicher Drucksteigerung, also der glaukomatösen Natur der Krankheit geführt werden.

Die vorstehende Schilderung läßt erkennen, daß „entzündliches"
und „einfaches" Glaukom verschiedene Erscheinungsformen derselben
Krankheit sind, deren Trennung in zwei verschiedene Krankheitsbilder aber aus praktischen Gründen notwendig erscheint. Die innere
Zusammengehörigkeit beider läßt sich zudem an verschiedenen
klinischen Thatsachen nachweisen. So ist es z. B. bekannt, daß zuweilen bei demselben Menschen auf dem einen Auge entzündliches,
auf dem anderen einfaches Glaukom gefunden wird; ferner daß ein
„einfaches" sich eines schönen Tages in ein entzündliches verwandelt,
offenbar indem die bisher geringe Drucksteigerung plötzlich beträchtlich wird. Auch das umgekehrte kommt vor: so kann man

häufiger als dem Arzte lieb ist, nach operativer Heilung eines entzündlichen Glaukomes die Wahrnehmung machen, daß das Auge
ganz allmählich wieder hart, das Gesichtsfeld enger, die Sehschärfe
geringer wird, mit anderen Worten, daß man für das geheilte entzündliche Glaukom ein einfaches eingetauscht hat. Endlich ist zu
beachten, daß es Zwischenglieder zwischen „entzündlichem" und dem
entzündungslosen „einfachen" Glaukome in den verschiedensten Abstufungen giebt. Diese Übergangsfälle werden wohl auch als besondere Krankheitsgruppe, „chronisch entzündliches Glaukom"
zusammengestellt (S. 406).

c) Kinderglaukom, Infantiles Glaukom, Hydrophthalmus oder
Buphthalmus[1] congenitus. Bei der Zartheit und Nachgiebigkeit der
kindlichen und gar der fötalen Gewebe ist es begreiflich, daß Drucksteigerung einen kindlichen bezw. fötalen Augapfel ausweiten muß.
Demgemäß entwickelt sich bei Kinderglaukom ein Krankheitsbild, das
äußerlich wenig Ähnlichkeit mit Glaukom bei Erwachsenen hat.
Die Wesensgleichheit ergiebt sich aber aus der Drucksteigerung und
der allmählich entstehenden Aushöhlung der Sehnervenscheibe.
Die ersten Veränderungen werden an der Hornhaut beobachtet.
Diese ist größer als normal; der Durchmesser ihres Ansatzringes an
die Lederhaut wird bis zu 19 mm groß gefunden; sie ist mehr oder
weniger getrübt und am Rande mit Gefäßen versehen. Ein solcher
Befund kann zu Verwechselung mit Keratitis parenchymatosa führen.
Man muß daher den Druck sehr sorgfältig prüfen, was bei kleinen
Kindern schwierig, ja ohne Betäubung des Kindes zuweilen unmöglich ist. Die vordere Kammer ist außerordentlich tief, 12,8 mm
tief in einem bestimmten Falle! Die Iris ist matt und farblos; die
Pupille weit und starr oder spielt wenigstens träge. Die Linse ist
verkleinert, zuweilen getrübt und infolge von Dehnung des Strahlenbändchens ungenügend befestigt.

B. Sekundärglaukome.

Verschiedene Augenkrankheiten bewirken Drucksteigerung. Man
bezeichnet die Drucksteigerung als Sekundärglaukom, falls sie stark
und dauernd genug ist, um Gesichtsfeld und Sehschärfe zu beeinflussen. Da es im einzelnen Falle zuweilen schwer oder unmöglich
ist zu sagen, ob eine gerade vorhandene Sehstörung durch die
Grundkrankheit allein oder durch die Drucksteigerung mit verschuldet ist, so erfreut sich der Begriff Sekundärglaukom einer

---

[1] βοῦς Ochse; Vergleich mit dem sehr großen Ochsenauge.

außerordentlichen Dehnbarkeit. Das Sekundärglaukom bringt natürlich ganz dieselben Wirkungen hervor wie ein primäres.

a) Unter den Iriskrankheiten kommt vor allem die „ringförmige Verlötung" (S. 280) in Betracht. Hier liegt die Erklärung der Drucksteigerung auf der Hand. Der natürliche Abfluß aus der hinteren Kammer in die vordere ist gesperrt und die vom Ciliarkörper abgesonderte Flüssigkeit muß also den Raum beengen, was sich durch Vortreibung der Iris zu erkennen giebt. Weniger sicher führen zu Drucksteigerung einzelne Verwachsungen des Ciliarrandes der Iris mit der Hornhaut, bezw. mit einer Narbe in der Hornhaut-Lederhautgrenze. Hier ist auch der ursächliche Zusammenhang nicht ohne weiteres klar (siehe Theorien S. 412).

b) Unter den Linsenkrankheiten sind es hauptsächlich Kapselverletzungen und Linsenverschiebung, die zu Drucksteigerung führen. Bezüglich der Kapselverletzungen ist auf den Abschnitt Verletzungsstar (S. 347) zu verweisen. Die quellenden Linsenmassen müssen um so sicherer Drucksteigerung hervorrufen, je quellungsfähiger die Linse und je starrer die Lederhaut ist. Hauptsächlich wegen Starrheit der Lederhaut sind ältere Leute mehr gefährdet als junge. Wie eine Linsenverschiebung zu Glaukom führt, ist nicht so ohne weiteres klar. Am einleuchtendsten ist noch die Annahme, daß die bewegliche Linse den Strahlenkörper durch Zerren am Strahlenbändchen mißhandelt, dadurch zu krankhafter Absonderung reizt und in Entzündung versetzt.

c) Netzhaut. Atherom der Netzhautgefäße führt nicht selten Blutungen herbei. Zwei bis acht Wochen später stellt sich Drucksteigerung ein, „das hämorrhagische Glaukom". Diese Form ist besonders gefährlich und führt meist trotz rechtzeitiger Behandlung zu Erblindung.

d) Geschwülste des Augeninnern, besonders des Strahlenkörpers führen zur Drucksteigerung durch unmittelbare Raumbeschränkung, vielleicht auch durch Behinderung des Lymphabflusses aus dem Auge.

3. Pathologisch-Anatomisches.

Die Zahl der mikroskopisch untersuchten Glaukomaugen ist groß. Aber die meisten waren schon erblindet und mußten heftiger Schmerzen wegen ausgekernt werden. Die gefundenen Veränderungen sind deshalb ohne Zweifel größtenteils nicht Ursache, sondern Folge des Glaukomes, also für „Glaukomtheorien" nur mit größter Vorsicht zu verwerten.

Bei glaukomatös getrübten Hornhäuten hat LEBER im Epithel,
FUCHS im Epithel und der Hornhaut selber, besonders in den vordersten Schichten Tröpfchen gefunden. Demgemäß faßt FUCHS die
glaukomatöse Hornhauttrübung als „entzündliches Ödem" auf, vergl.
S. 254.

Die Umgebung des SCHLEMM'schen Kanales ist nach
KNIES schon vor Beginn der eigentlichen Krankheit mit Rundzellen
besiedelt; das gleiche gilt für die Iriswurzel und für den Strahlenkörper. Im weiteren Verlaufe komme es dann zu ringförmiger Verwachsung der Iriswurzel mit der Rückfläche der Hornhaut. Dadurch veröde der Kammerwinkel und nun sei den Augenflüssigkeiten der Hauptabflußweg gesperrt.

Iris und Ciliarkörper zeigen anfangs Rundzelleneinwanderung, später Atrophie, was sich für die Iris wenigstens schon aus
der klinischen Beobachtung entnehmen läßt.

Die Ciliarfortsätze und Aderhaut sind anfangs blutreich
und geschwellt, auf späterer Stufe atrophisch. Doch ist auch in
der Aderhaut Rundzelleneinwanderung besonders den Venen entlang
gefunden worden. Auch hyaline Entartung der Gefäßwände wird
erwähnt; endlich Atherom der Gefäße, auch der Netzhautgefäße,
(hämorrhagisches Glaukom).

Zu den regelmäßigsten und wichtigsten Befunden gehören die
am Sehnerven. Sie beruhen nach SCHNABEL auf einer „interstitiellen
Neuritis" im markhaltigen, d. h. hinter dem Augapfel gelegenen
Teile des Sehnerven; und an der Sehnervenscheibe selber entweder
in Entzündung oder in bloßem Schwunde der nervösen sowohl
als bindegewebigen Teile.

4. Theorien.

Bei Besprechung der Sekundärglaukome hat sich gezeigt, daß Fälle vorkommen, die keiner „Theorie", d. h. keiner auf Annahmen aufgebauten Erklärung bedürfen. In der That, Drucksteigerung infolge von quellenden Linsenmassen, oder infolge einer Geschwulst, die rascher wächst als der Glaskörper
zu schwinden vermag, oder infolge von „ringförmiger Verlötung" ist ohne
weiteres verständlich. In den beiden ersten Fällen ist die Raumzunahme des
Augeninhaltes, im letzten der verhinderte Abfluß des Kammerwassers aus der
hinteren in die vordere Kammer der Grund für die Drucksteigerung.

Was verursacht nun bei den anderen Glaukomformen, namentlich bei den
primären die Drucksteigerung? Man könnte an den Blutdruck denken. Denn
es ist zweifellos, daß in letzter Linie der Binnendruck des Auges ein Erzeugnis
des Blutdruckes ist. Auch hat man bei Tieren durch Behinderung des Abflusses aus den Venen, z. B. durch Unterbindung der Strudelvenen den Augendruck sehr beträchtlich zu steigern vermocht. Aber es fehlt noch viel, um
aus diesen Thatsachen das Glaukom erklären zu können. Denn einmal weiß

man aus Beobachtungen an Menschen mit hohem Blutdruck. z. B. Fiebernden, und aus solchen mit niedrigem Blutdruck, z. B. Sterbenden, daß der Binnendruck des Auges jedenfalls innerhalb weiter Grenzen den Schwankungen des Blutdruckes nicht zu folgen braucht. Und andererseits bedarf die Annahme, daß eine Erkrankung der Iris- oder Aderhautgefäße ein Stromhindernis bilde und Stauung herbeiführe, einer bedeutend breiteren Unterlage pathologisch-anatomischer Thatsachen, als bis jetzt vorhanden ist.

Fruchtbarer hat sich die Berücksichtigung des Flüssigkeitswechsels im Auge erwiesen, vergl. S. 271. Damit der Binnendruck des Auges im normalen Gleichgewichte verharre, muß zwischen der Absonderung von Augenflüssigkeiten einerseits und ihrem Abflusse andererseits Gleichgewicht herrschen. Behinderung des Abflusses, oder Vermehrung der Absonderung, oder endlich beides zusammen muß Drucksteigerung hervorbringen. Viele Augenärzte legen nun das Hauptgewicht auf Behinderung des Abflusses. Sie nehmen mit Knies an, daß die eigentliche letzte Ursache des Glaukomes eine entzündliche Infiltration der Iriswurzel und Hornhaut-Lederhautgrenze sei. Die nachfolgende narbige Schrumpfung verschließe den Kammerwinkel d. h. den Hauptabzugskanal des Kammerwassers. Daraus entstehe Drucksteigerung mit allen seinen Folgen.

Andere Augenärzte finden, daß die Seichtheit der vorderen Kammer mit dieser Theorie in offenem Widerspruche steht. Offenbar muß ja der Verschluß einer Strombahn nach rückwärts Stauung und damit Ausweitung der Strombahn erzeugen. Es ist daher einleuchtender, die Verödung des Kammerwinkels als Folge der Drucksteigerung aufzufassen, und die Ursache in Vermehrung des hinter Iris und Linse gelegenen Augeninhaltes zu suchen. Zu Gunsten dieser „Absonderungstheorie" läßt sich folgendes anführen. Viele Umstände weisen darauf hin, daß die primären Glaukome mit Störungen im Nervensysteme zusammenhängen; so gehen z. B. dem Glaukom in vielen Fällen Trigeminusneuralgien voraus; das Glaukom tritt anfallsweise auf, teilt also eine besonders kennzeichnende Eigenschaft der Neuralgie; der Glaukomanfall wird öfters durch gemütliche Aufregungen (Sorge, Angst)[1] hervorgerufen. Andererseits stehen gerade viele Absonderungen ausgesprochenermaßen unter dem Einflusse des Nervensystemes, z. B. die Absonderung der Thränen. Da man nun durch künstliche Reizung des Ganglion ciliare (beim Hunde) den Augendruck beträchtlich und anhaltend in die Höhe treiben kann, so liegt der Gedanke nahe, daß bei Reizung dieses Ganglion die Absonderung von Augenflüssigkeit gesteigert wird und daß Glaukom auf einem ähnlichen Vorgange beruhe.

Damit ist die Zahl der Glaukomtheorien bei weitem nicht erschöpft. Es hat aber kein Interesse, die Aufzählung fortzusetzen; denn Theorien, die der eine als Schlüssel des Rätsels ansieht, gelten dem anderen als wertloses Hirngespinst. Nur sei noch erwähnt, daß Schön auf Grund vieljähriger Untersuchungen und Beobachtungen das Glaukom auf Überanstrengung der Accommodation zurückführt und auf Verhütung des Glaukomes durch passend gewählte Brillen mehr Gewicht legt, als auf operative Behandlung.

— — Einst iridektomierte ich behufs Starreifung. Beide Augen waren weich, die vorderen Kammern auffallend tief; nichts deutete auf Glaukom. Unmittel-

---

[1] So erklärt sich z. B. die bekannte Thatsache, daß öfters während der operativen Behandlung eines an Glaukom erkrankten Auges die Krankheit auf dem zweiten Auge ausbricht. Man soll daher bei Operationen wegen Glaukomes in das anscheinend gesunde zweite Auge Eserin oder Pilokarpin eintropfen.

bar nach Vollendung der Irisausschneidung füllte sich die Kammer mit Blut.
Am nächsten Tage war das Blut größtenteils verschwunden. Ich gab Atropin.
Als der Verband wieder erneuert wurde, war er mit Blut befleckt. Blut in der
Bindehaut, Blut in der vorderen Kammer. Ich vermutete eine Verletzung. Am
nächsten Tage war das Blut wieder vermindert. Ich gab ahnungslos ein zweites
Mal Atropin. Am folgenden Tage war das Auge steinhart, die Cornea trüb,
die Kammer ganz mit Blut gefüllt, hämorrhagisches Glaukom. Unter
Eserin, Cocain und lauwarmen Umschlägen ging der Sturm vorüber, ohne
weitere üble Folge als eine Reihe zarter hinterer Synechien.

Der Fall zeigt, daß trotz tiefer vorderer Kammer, trotz Weichheit des
Auges, trotz eben erst vorgenommener Irisausschneidung ein Auge zu Glaukom
gestimmt sein kann: der Fall läßt vermuten, daß die Disposition zu Glaukom
in einer krankhaften Beschaffenheit der Blutgefäße besteht und daß
der Glaukomanfall durch Vermittelung des Nervensystems ausgelöst wird;
denn die Wirkung, die das Atropin auf die glatten Muskelfaserzellen im Auge
und damit auf den Zustand der Gefäßwände ausübt, sind wahrscheinlich durch
Lähmung der Nervenendigungen vermittelt.

5. Vorhersage und Behandlung.

Jedes Glaukom führt, falls es unbehandelt bleibt, unfehlbar zu
vollständiger und unheilbarer Erblindung. Es ist deshalb sehr zu
beklagen, daß immer und immer wieder von Ärzten der Fehler gemacht wird, ältere Personen, die über Abnahme der Sehschärfe
klagen, für starkrank (d. h. am grauen Star erkrankt) zu erklären
und erst zum Augenarzte zu senden, wenn das übersehene „einfache
Glaukom" bereits unheilbare Erblindung herbeigeführt hat. Und
ebenso verhängnisvoll ist die Verwechselung des akuten Glaukomes
mit Iritis, eine Verwechselung, die wegen der weiten Glaukompupille
fast unmöglich erscheint und doch immer wieder von neuem vorkommt. Sofern die Vorhersage durch derartige verhängnisvolle Irr-
tümer nicht getrübt wird, ist sie bei richtiger Behandlung entschieden
günstig für akutes, zweifelhaft für einfaches und Kinderglaukom, ungünstig für hämorrhagisches.

Das Ziel der Behandlung ist Herabsetzung des Druckes.
Hierfür stehen drei Mittel zu Gebote:

1. Arzneimittel, nämlich Eserin und Pilokarpin;
2. Massage;
3. Operationen, nämlich Hornhautstich, Irisausschneidung, Sklerotomie und als neueste, die Einschneidung des Ligamentum
   pectinatum.

Über die Wirkung der Miotika Eserin und Pilokarpin, sowie
ihrer Gegengifte, der Mydriatika Atropin, Homatropin und Cocain
ist bereits auf S. 272 gesprochen worden. Hier ist nur ihre Wirkung
auf den Binnendruck des Auges zu erwähnen. Im gesunden

Auge bringen sie keine nennenswerte Druckänderung hervor. Nur
das Cocain macht eine Ausnahme; man bemerkt nämlich oft, daß
gesunde Augen alter Personen durch Cocain auffallend weich werden.
Ganz anders bei schon vorhandener krankhafter Drucksteigerung. Hier wirken die Verengerer druckvermindernd, alle Erweiterer, manchmal selbst das Cocain, drucksteigernd. Die
Anwendung von Atropin ist daher bei dem leisesten Verdachte auf
Glaukom unbedingt verboten, selbst Homatropin und Cocain sind
nur mit Vorsicht anzuwenden.

Der Zusammenhang zwischen Erweiterung der Pupille und Drucksteigerung ist nicht ganz klar. Manche glauben, daß bei der Erweiterung die Iris sich
im Kammerwinkel zusammenballe und den Abfluß des Kammerwassers erschwere,
und daß umgekehrt eine Ausbreitung der Iris den Kammerwinkel und
damit den Hauptabflußweg der Augenflüssigkeit frei mache. Indessen läßt sich
die Thatsache auch anders deuten.

Mit Hilfe von Pilokarpin und selbst dem stärker wirkenden
Eserin kann man ein Glaukom nicht heilen, sondern bestenfalls den
einzelnen Anfall abschneiden. Es sind daher diese Mittel von un-
schätzbarem Werte, wenn es gilt, den Gefahren einer Drucksteigerung so lange zu begegnen, bis der Kranke einen Augenarzt erreichen kann. Ferner sind die Verengerer dadurch wertvoll, daß
sie die Ausführung einer Sklerotomie oder Irisausschneidung wesentlich erleichtern. Endlich finden sie eine ausgedehnte Anwendung in
der Nachbehandlung.

Das zweite Mittel, die Massage, wird hauptsächlich für die Nachbehandlung benutzt und für solche Fälle einfachen Glaukomes, wo
eine oder mehrere erfolglose Operationen schon gemacht sind und der
Arzt die Aufgabe hat, den unvermeidlichen Verfall des Sehvermögens
so lange als möglich aufzuhalten. Der Erfolg der Massage ist ein
augenblicklicher; das eben noch harte Auge wird so zu sagen dem
Arzte unter dem Finger weich. Natürlich hält die Wirkung nicht
lange vor. Der Kranke soll daher das Massieren selber erlernen
und tagtäglich üben.

Der Hornhautstich ist ein Augenblicksmittel. Durch Abfließen des Kammerwassers nimmt der Inhalt der Augenkapsel
ab, der Druck sinkt, die Folgen der bisherigen Drucksteigerung
bilden sich zurück — — für kurze Zeit! Das eigentliche Heilmittel des Glaukomes ist die Irisausschneidung (S. 284). Dies
Mittel gefunden zu haben ist eines der unsterblichen Verdienste
A. v. Gräfe's. Die Vorkehrungen gegen Infektionsgefahr sind dieselben wie bei Starausziehung (S. 360). Wenn die Kammer, wie
meistens der Fall, sehr seicht und die Iris schmal ist, so wird die

genaue Ausführung einer breiten, bis zum Ciliarrande reichenden Irisausschneidung eine ungemein schwierige und für die Linse
gefährliche Aufgabe. Man kann sich dieselbe etwas erleichtern, wenn
man zuvor Eserin einträufelt und den Schnitt nicht mit dem Lanzenmesser, sondern mit dem v. Gräfe'schen Starmesser (Fig. 126 S. 356)
ausführt; mit ihm kann natürlich nur nach oben oder unten
iridektomiert werden. Die Irisausschneidung nach oben ist aber
ohnehin die Regel, damit die entstehende Irislücke vom oberen Lide
verdeckt wird. Der Schnitt soll in undurchsichtiges Gewebe, also
in die Lederhaut fallen.

Die Wirkung der Irisausschneidung ist in Fällen akuten Glaukomes außerordentlich günstig. Der Druck wird normal, und damit
verschwinden alle Sehstörungen, die auf der Drucksteigerung beruhten. So kann die Sehschärfe vom Fingerzählen, ja von bloßem
Lichtscheine im Laufe weniger Wochen wieder nahezu normal
werden. Wie diese Wirkung zustande kommt, ist zur Zeit noch
ebenso umstritten, wie die Entstehung des Glaukomes selber.

Nach meinen Erfahrungen sieht man trotz peinlichster Antiseptik nach der Irisausschneidung sehr oft „hintere Synechien", also
plastische Iritis auftreten. Man darf wohl vermuten, daß sie nicht
auf Wundinfektion beruht, sondern eine Steigerung des Entzündungszustandes ist, in den das Glaukom selber die Iris versetzt hatte.
Man bekämpft diese Iritis mit Cocain, allenfalls auch Homatropin
und Umschlägen mit lauwarmer Borsäurelösung; das letztere natürlich erst, wenn die Wunde geschlossen und die Kammer hergestellt ist.

Die Irisausschneidung setzt in der Iris eine Lücke, die, falls in der Lidspalte gelegen, Blendung und Entstellung hervorruft. An der Hornhaut entsteht in der Regel eine Formveränderung, die sich als Astigmatismus äußert
und die Sehschärfe ein wenig beeinträchtigt. In der Netzhaut entstehen
durch die plötzliche Verminderung des Binnendruckes sehr häufig Blutungen.
Falls sie in der Netzhautmitte sitzen, machen sie beträchtliche Sehstörungen;
auch durch Massenhaftigkeit können sie verderblich werden; in der Regel sind
sie ohne ernstere Bedeutung. Man sucht sie dadurch zu vermeiden, daß man
nach bezw. bei Vollendung des Schnittes das Kammerwasser recht langsam
abfließen läßt. Die Narbe des Lederhautschnittes zeigt bei Glaukom etwas
Eigenartiges. Sie ist breiter und mit dunkelen Stellen versehen, während eine
Irisausschneidung im gesunden Auge eine liniendünne oder geradezu unsichtbare
Narbe hinterläßt. Die dunkelen Stellen sind durchschimmerndes Pigment der Iris,
bezw. des Strahlenkörpers. Recht häufig zeigt auch das Narbengewebe blasenartige Höckerchen; man nennt eine solche Narbe „cystoid". Falls die cystoide
Narbe sich nicht von selber zurückbildet, muß man sie mit dem Galvanokauter
wegbrennen.

In vielen Fällen ist und bleibt das Glaukom nach der Irisausschneidung geheilt. In anderen steigt nach kürzerer oder längerer
Zeit der Druck wieder und es entsteht das Bild des einfachen oder

des chronischen entzündlichen Glaukomes. Es liegt auf der Hand,
daß bei einfachem Glaukom die Irisausschneidung nur wenig nützen
kann. Die Sehstörung beruht ja hier wesentlich auf den Veränderungen am Sehnerven, die man im besten Falle zum Still-
stande bringen, nicht aber rückgängig machen kann. Selbst das
wird durch die Irisausschneidung in etwa $\frac{1}{3}$ der Fälle nicht erreicht. Man hat sich daher nach anderen Behandlungsarten umge-
sehen und ist auf die Sklerotomie verfallen. Nach v. WECKER
soll sie an Stelle der Irisausschneidung treten 1. bei gewissen Fällen
des einfachen Glaukomes; 2. bei Kinderglaukom; 3. bei hämor-
rhagischem. Bedingung ist, daß die Pupille sich durch Eserin gut
verengern läßt. Die Ausführung geschieht folgendermaßen: Ein
GRÄFE'sches Starmesser wird 1 mm vom Hornhautrande entfernt (bei a, Fig. 147) in die Kammer
ein- und an einem entsprechend gelegenen Punkte
(bei b) ausgestochen. Man schneidet nun langsam
sägend, als ob man einen Lappen bilden wollte,
läßt aber eine Brücke stehen, die etwa ebenso
lang ist, als jeder der beiden Schnitte. Beim
Herausziehen des Messers soll man mit der Spitze
in den Kammerwinkel gehen und hier die „Bogen
der FONTANA'schen Räume" durchschneiden. Dieser letzte Akt der
Sklerotomie, die Einschneidung des Ligamentum pectinatum
ist neuerdings für sich allein als Glaukomoperation von TAYLOR versucht und gut befunden worden.

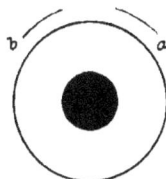

Fig. 147. Sklerotomie.

Durch die Sklerotomie soll eine „Filtrationsnarbe" gesetzt, d. h.
ein für das Kammerwasser durchlässiges Gewebe geschaffen werden.
Demnach müßte eine cystoide Narbe das Muster einer guten Filtrationsnarbe sein. Und doch kehrt gerade bei cystoider Vernarbung
die Drucksteigerung gern wieder. Die Wirkungsweise der Sklerotomie
ist also vorläufig noch nicht ganz klar. Bei den von mir mit
Sklerotomie behandelten Kranken habe ich eine wirklich befriedigende
Herabsetzung des Druckes nur zweimal gesehen.

Wenn das Irisgewebe atrophisch ist, bewirkt die Irisausschneidung erfahrungsgemäß keine deutliche Druckherabsetzung. Auch fällt dann die Operation leicht unvollkommen aus. Es kann daher vorkommen, daß wegen
atrophischer Iris, sehr seichter vorderer Kammer, weiter und durch Eserin nicht
zu verengernder Pupille weder die Irisausschneidung, noch die „vordere" Sklerotomie anwendbar ist. In solchen Fällen wendet man die „hintere" Sklerotomie
an, d. h. einen meridianalen Schnitt durch die Lederhaut in den Glaskörper.
Es fließt dabei etwas verflüssigter, gelblich gefärbter Glaskörper ab. Ich habe
das Verfahren mehreremals mit verhältnismäßig gutem Erfolge angewendet.
So sind z. B. bei einer Kranken Sehschärfe und Gesichtsfeld noch etwa ebenso

beschaffen wie vor zwei Jahren, als sie wegen Glaukomrückfalles in meine Behandlung trat; während dieser Zeit habe ich auf jedem Auge zweimal die hintere Sklerotomie ausgeführt, Pilokarpin eintropfen und täglich massieren lassen. Die Kranke setzte einigemal auf eigene Faust diese Behandlung aus, bekam dann aber wieder Regenbogensehen, was sie veranlaßte, das Salben und Pilokarpineintropfen wieder kräftig aufzunehmen.

Schmarotzer des Auges, Entozoen.[1]

I. Blasenwürmer (Cysticercen).

Die Finne des Einsiedlerbandwurmes (Taenia solium) wird Cysticercus cellulosae[2] genannt. Sie kann in allen Teilen des menschlichen Körpers vorkommen. Störungen verursacht die Finne hauptsächlich bei Sitz im Gehirne und im Auge. Nur der zweite Fall wird uns hier beschäftigen. Wie gerät die Finne ins Auge? Sie wird bei Menschen gefunden, die selber einen Einsiedlerbandwurm beherbergen oder bei solchen, die Zimmer- und Bettgenossen von Bandwurmkranken sind, endlich auch ohne nachweisbare Beziehung zu Bandwurmkranken. Wer einen Bandwurm beherbergt, kann sich selbst anstecken, entweder indem Bandwurmglieder etwa durch Brechbewegungen aus dem Dünndarm in den Magen gelangen, oder indem Bandwurmeier durch schmutzige Hände auf Speisen übertragen und mit diesen in den Mund gebracht werden. Ähnlich mag es zugehen, wenn ein Mensch von dem Bandwurme eines Hausgenossen Finnen erwirbt. Jedenfalls muß das Ei des Bandwurmes in den Magen kommen. Hier schmilzt der Magensaft die Eierschale ein, der Embryo wird frei, durchbohrt die Magenwand, gelangt in den Blutstrom und wird zufällig ins Auge verschleppt.

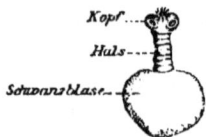

Fig. 148. Cysticercus mit ausgestülptem Kopfe und Hals, nach STEIN.

Die Finne besteht aus Kopf, Hals und Schwanzblase (Fig. 148); der Kopf trägt vier Saugnäpfe und einen Hakenkranz. Kopf und Hals können in die Schwanzblase eingezogen sein, so daß das ganze Gebilde als ein

[1] ἐντός innen, τὸ ζῷον das Tier.
[2] ἡ κύστις die Blase, ἡ κέρκος der Schwanz; Blasenschwanz. Cellulosae = des Bindegewebes, weil der Blasenwurm am häufigsten in dem intramuskulären Bindegewebe (des Schweines) gefunden wird.

Bläschen (Fig. 149) von etwa 4 mm Durchmesser erscheint, an dem
ein weißer undurchsichtiger Fleck sich durch die Saugnäpfe als
Kopf zu erkennen giebt. Die Finne schwimmt frei in einer zweiten
Blase, die mit wässeriger Flüssigkeit gefüllt ist; man glaubt, daß
diese äußere Blase, gleichsam das Haus
der Finne, von den Geweben des Wirtes
geliefert werde.

Augenärztlich ist die Finne unter der
Haut der Lider, unter der Bindehaut, in
der Augenhöhle, in der vorderen Kammer,
in der Linse, im Glaskörper und hinter der
Netzhaut gefunden worden. Der häufigste
Fall ist, daß die Finne zunächst hinter
der Netzhaut sitzt· und im Laufe seines
Wachstumes, sei es mit, sei es ohne die äußere
Blase, in den Glaskörper durchbricht. Dieser
Fall ist nicht bloß wegen seiner verhältnismäßigen Häufigkeit, sondern auch mit Bezug auf die Behandlung
der wichtigste und soll daher der folgenden Schilderung zu Grunde
gelegt werden.

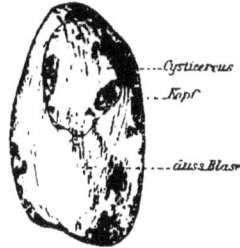

Fig. 149. Cysticercus mit
eingezogenem Hals und Kopf,
in der äußeren Blase, nach
STEIN.

Das erste Zeichen der Finne im Auge ist Sehstörung in Form
eines Dunkelfleckes, dessen Lage im Gesichtsfeld von dem Sitze
der Finne im Auge abhängt. Später gesellt sich Verzerrtsehen
und schließlich Verschleierung des ganzen Gesichtsfeldes hinzu und
demgemäß Herabsetzung der Sehschärfe, auch wenn die Finne in
den Seitenteilen des Hintergrundes sitzt. In Fällen, die v. GRÄFE
von Anfang an mit dem Augenspiegel beobachtet hat, zeigte sich
zuerst eine blaugraue Trübung an einer bestimmten Stelle des
Hintergrundes. Die Trübung wurde im Laufe der nächsten Wochen
größer und deutlich vorstehend. Dann schlüpfte die Finne aus der
Kuppe der Hervorragung in den Glaskörper aus; in anderen Fällen
wanderte sie zunächst zwischen Netzhaut und Aderhaut abwärts,
um erst nachträglich durchzubrechen. Der ursprüngliche Ort der
Finne bleibt als graublauer Fleck mit weißen, manchmal vorspringenden Rändern dauernd kenntlich. Wenn sich nun die Finne
in dem noch ungetrübten Glaskörper befindet, so ist die Erkennung
der Krankheit leicht. Die Untersuchung im umgekehrten Bilde
wird mit starken Sammelgläsern (25,0 Dioptrien) angestellt, um
womöglich die ganze Finne auf einmal übersehen zu können. Man
findet so eine blaugraue Blase von vierfachem Papillendurchmesser
und mehr; die Grenze der Blase ist eine scharfe, gelbrot schim-
mernde Kreislinie; man sieht das Farbenspiel der Grenzlinie am

27*

deutlichsten im aufrechten Bilde bei Spiegeldrehungen. Nicht selten
gelingt es durch die äußere Blase hindurch Bewegungen der Finne
selbst zu sehen. Besonders
leicht gewahrt man Be-
wegungen, wenn die Finne
nackt, also ohne zweite
Blase im Glaskörper (Fig.
150) oder in der vorderen
Kammer liegt. Man sieht
dann Einschnürungen,
die wie peristaltische Darm-
bewegungen über den Bla-
senwurm hingleiten und
falls sie sehr lebhaft sind,
den Eindruck einer wo-
genden Bewegung her-
vorrufen. Am reizvollsten
aber gestaltet sich das Bild,
wenn der Wurm den Hals
und den Kopf mit den

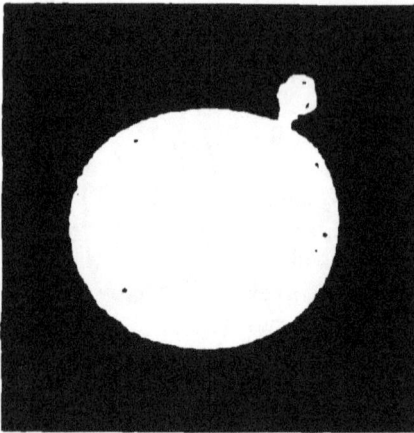

Fig. 150.   Augenspiegelbild eines lebenden Cysticercus im Glaskörper, nach LIEBREICH.

Saugnäpfen ausstreckt und unermüdlich hin und her bewegt.

Dieser Zustand kann wochen-, selbst einige Monate lang fortbestehen. Allmählich wirkt der Wurm, bezw. seine Stoffwechsel-
erzeugnisse als Entzündungsreiz; es stellen sich Glaskörpertrübungen
ein, die das Bild zwar verhüllen, aber selber etwas so Kennzeichnendes haben, daß schon ihre Anwesenheit für den Erfahrenen zur
Diagnose genügt. Sie sind als zusammenhängende, den ganzen
Glaskörper durchsetzende, durchscheinende und nur wenig
bewegliche Vorhänge sehr leicht von den zerrissenen und undurchsichtigen Klümpchen, Fäden und Fetzen der sonstigen Glaskörpertrübungen zu unterscheiden. Vermöge ihrer verhältnismäßigen
Durchsichtigkeit gestatten sie noch ziemlich lange, an einer bestimmten Stelle des Hintergrundes einen sehr hellen blaugrauen
Reflex, eben die Finne zu erkennen.

Die Trübungen werden nun immer dichter, die Netzhaut löst
sich ab; die Diagnose wird unmöglich oder kann wenigstens nur
vermutungsweise gestellt werden. Schließlich stellen sich immer
mehr Zeichen einer schleichenden Iridochorioiditis ein. Es bedarf kaum der Erwähnung, daß auf dieser Stufe der Krankheit alles
Sehvermögen längst erloschen ist. Unter abwechselnden Verschlimmerungen und Besserungen der Schmerzen und sonstigen Entzündungserscheinungen wird das Auge matsch und schrumpft zusammen.

Die Empfindlichkeit des „phthisischen" Auges kann allmählich erlöschen, das Auge dauernd zur Ruhe kommen. Sympathische Entzündung des anderen Auges ist nicht zu befürchten. Die Vorhersage ist also durchaus ungünstig. Ohne Kunsthilfe führt jede Finne im Laufe von 3 bis 15 Monaten zur Erblindung des befallenen Auges.

Die Behandlung der Finnenkrankheit ist in erster Linie eine vorbeugende. Die Vorbeugungsmaßregeln fallen mit denen zur Verhütung der Bandwurmkrankheit zusammen. Seit Einführung einer strengen städtischen Fleischschau sind in Berlin die Fälle von Finnenkrankheit bedeutend seltener geworden. Persönlich schützt man sich durch Reinlichkeit, durch Meiden des Genusses von rohem Fleisch, Schinken und Würsten, und endlich dadurch, daß man weder im eigenen noch in seines Bruders Darm einen Bandwurm duldet. Ist eine Finne im Auge nachgewiesen, so muß sie durch Operation entfernt werden. Die Operation besteht in einem meridianalen Lederhautschnitte und Eingehen mit einer gezahnten Pinzette. Bei richtiger Berechnung und Abmessung des Schnittes gelingt die Entbindung meist leicht, vorausgesetzt, daß die Finne nicht frei beweglich im Glaskörper herumschwimmt, sondern in der Nähe der Augenwand fixiert ist; außerdem dürfen selbstverständlich die Glaskörpertrübungen nicht schon so weit gediehen sein, daß sie eine genaue Bestimmung des Ortes der Finne unmöglich machen. Wenn frühzeitig operiert wird, also namentlich ehe eine erhebliche Netzhautablösung eingetreten ist, so kann gute Sehschärfe, selbst S = 1 erzielt werden.

Hier in Zürich sind Cysticercen die größte Seltenheit. Ich selbst habe hier erst einen Fall, meines Wissens den ersten in Zürich, gesehen und operiert. Der Kranke war Schweizer, hatte aber längere Zeit in Hamburg als Metzger gearbeitet. Er kam mit bereits erblindetem Auge. Die Operation hat deshalb die Sehschärfe nicht wiederhergestellt, aber wenigstens die Entzündung und Schrumpfung des Auges verhütet.

Die Seltenheit der Finnenkrankheit in manchen Gegenden ist um so merkwürdiger, da sie sich keineswegs mit Seltenheit der Bandwürmer deckt. So ist z. B. in manchen Gegenden der Schweiz Bandwurm ungemein häufig, Cysticercus sehr selten. Die Erklärung dürfte darin liegen, daß nicht alle Bandwurmarten geeignet sind, beim Menschen die Finnenkrankheit hervorzubringen. So stammten alle augenärztlich beobachteten Finnen vom Einsiedlerbandwurm, während der am Genfersee so ungemein häufige Bandwurm ein Bothriokephalus[1] ist.

---

[1] τὸ βοθρίον die Grube; Grubenkopf.

II. Fadenwürmer (Filarien).

Es ist wiederholt vorgekommen, daß Reste der embryonalen
Arteria hyaloidea für Fadenwürmer gehalten worden sind. Doch
sind andererseits Fadenwürmer in getrübten und deshalb operativ
entfernten Linsen anatomisch nachgewiesen worden. In neuester
Zeit hat KUNXT einen Fall beschrieben, wo ein Fadenwurm im Glaskörper mit dem Augenspiegel gesehen, durch Operation entbunden
und anatomisch nachgewiesen wurde. Die Sache hätte wegen ihrer
großen Seltenheit nur wenig Interesse, wenn nicht, wie KUNXT mit
Recht betont, an die Möglichkeit zu denken wäre, daß manche Fälle
von Retinitis mit Glaskörpertrübungen und von Netzhautablösungen
unbekannter Herkunft durch noch unentdeckte Schmarotzer
verursacht seien. Für die Diagnose sind Eigenbewegungen des fraglichen Gebildes von größtem Gewicht.

Verletzungen des Augapfels.

Die Verletzungen der einzelnen Teile des Auges sind in den
früheren Abschnitten bereits besprochen worden. Es bliebe also
noch zu schildern, wie eine Verletzung auf das Auge als Ganzes
einwirkt, mit anderen Worten, wie sich Verletzungen mehrerer Teile
zu einem Krankheitsbilde zusammenfinden. Bei der außerordentlichen Mannigfaltigkeit dieser Bilder kann von einer Beschreibung
aller nicht die Rede sein; nur wenige Beispiele können angeführt
werden. Wiederholungen von früher Gesagtem sind dabei nicht
ganz zu vermeiden.

Am häufigsten werden Personen verletzt, die gewisse gefährliche
Arbeiten verrichten, nämlich Schlosser, Gußputzer, Steinmetzen,
Bauern; solche im Berufe entstehende Augenverletzungen könnten
zum weitaus größten Teile vermieden werden, wenn die Leute
dazu zu bringen wären, Schutzbrillen zu tragen.

Leider ist dies nur selten der Fall. Der Leichtsinn der Menschen gegenüber den Gefahren ihres Berufes ist unglaublich. Ein Schlosser, dem ich
wiederholt schon Fremdkörper aus der Hornhaut entfernt hatte, entschloß sich
auf mein Zureden zur Schutzbrille. Einige Zeit darnach traf ein größerer Eisensplitter das eine Brillenglas und zerschmetterte es; das Auge blieb unversehrt.
Der Nutzen der Brille war also glänzend bewiesen. Der Schlosser hatte es
aber mit der Ausbesserung seiner Brille nicht eilig und kam daher bald darauf
mit einem neuen Fremdkörper in der Hornhaut!

I. Verwundungen durch Stich und Schnitt.

Stichverletzungen werden durch Gabeln, Nadeln, Scheren, Dornen, Schreibfedern und ähnliche spitze Geräte, Schnittverletzungen durch Messer, Säbel, Glasscherben und scharfe Kanten irgend welcher harter Gegenstände hervorgebracht. Die daraus erwachsende Gefahr für das Auge hängt nicht bloß von der anatomischen Beschädigung, sondern auch davon ab, ob die Wunde durch Spaltpilze verunreinigt wird oder nicht. Die Gefahren der Infektion sind bei Stichverletzungen deshalb größer, weil wegen Tiefe und Enge des Wundkanales eine Desinfektion durch den Arzt in der Regel nicht ausführbar ist. Besonders gefürchtet sind durchbohrende Wunden der Hornhaut-Lederhautgrenze, weil der Ciliarkörper dabei mit verletzt wird oder vorfällt und in die Narbe einheilt. Solche Einheilungen des Ciliarkörpers führen aber erfahrungsgemäß außerordentlich oft zu schleichender Cyklitis und selbst zu sympathischer Entzündung des anderen Auges.

Die Gefährlichkeit der Ciliarkörperverletzungen ist noch nicht befriedigend erklärt. Man könnte daran denken, daß Eindringen von Spaltpilzen hier besonders leicht möglich ist, vielleicht sogar noch nachträglich durch eine dünne Narbe hindurch oder daß die Schrumpfung des Narbengewebes in dem nervenreichen Ciliarkörper Zerrungen hervorbringe, die ihrerseits zur Ursache weiterer Entzündung werde. Eine Einziehung der Narbe ist stets als Zeichen einer solchen Schrumpfung und als Todesurteil für das Auge zu betrachten.

Wunden der Lederhaut sind fast stets mit Vorfall der Ader- und Netzhaut, sowie mit mehr oder weniger starkem Glaskörperverluste verbunden. Der nicht vorgefallene Rest der Netzhaut kann „abgelöst" sein; dann fehlt dem Auge jeder Lichtschein und eine Wiederherstellung der Sehkraft ist ausgeschlossen.

Eine wichtige Frage ist bei jeder Verwundung des Augapfels, ob die Linse mit verletzt ist. Jede Verletzung der Linsenkapsel führt zu Verletzungsstar und seinen Folgen (S. 347). Linsenverletzung verschlechtert demnach die Vorhersage unter sonst gleichen Bedingungen erheblich.

Die Behandlung besteht in gründlicher Desinfektion der Lider und des Thränensackes, falls dieser krank, in Ausspülung des Bindehautsackes mit warmer Sublimatlösung von 1 : 5000, Verschluß der Wunde mittels Bindehautnähten, Bestäuben der Wunde mit fein gepulvertem Jodoform, in antiseptischem Verband und Bettruhe. Ist Iris vorgefallen, so sucht man sie mit einem Spatel zurückzuschieben und durch Eserin in der richtigen Lage zu erhalten; falls dies nicht gelingt oder wegen Größe und Lage der Wunde aussichtslos ist,

muß der Vorfall mit einer Pinzette gefaßt, angezogen und abgeschnitten werden. Bei Verletzung der Linsenkapsel sind Atropin
und Eisumschläge angezeigt. Falls durch Glaskörperverlust die
Netzhaut vollständig abgelöst und der Lichtschein erloschen ist,
schreite man sofort zur Auskernung des Auges.

2. Verletzung durch stumpfe Gewalt.

Die Folgen einer starken Prellung des Auges sind mannigfach.
Ein großer Teil derselben kam bei einem kürzlich von mir behandelten Falle zur Beobachtung. Die Schilderung dieses Falles
wird daher an Stelle einer Aufzählung treten können. Einem Arbeiter wurde durch eine Winde eine schwere Kette gegen das linke
Auge geschleudert. Am nächsten Tage ergab sich folgender Befund:
eine klaffende wagerechte Hautwunde quer über dem Thränensacke;
das Auge gerötet, thränend, schmerzhaft, lichtscheu; eine
kleine Bindehautwunde nasenwärts der Hornhaut, ihre Umgebung blut-
unterlaufen; die Hornhaut, besonders nach unten, diffus und gleichzeitig streifig getrübt: die vordere Kammer tief; die Pupille stark
erweitert und bewegungslos, Iridoplegie (S. 284); am Pupillarrande
nach oben innen ein kleiner Einriß: bei seitlicher Beleuchtung sind
die Linsenreflexe nicht zu sehen, dagegen, wenn auch nur undeutlich, der graue Lichtstreif (S. 89), der gleichfalls das Vorhandensein der Linse beweist; vom Hintergrunde ist nichts zu sehen,
nicht einmal die Pupille rot zu erleuchten. Sehschärfe = Finger
in 0.5 m.

Nach einigen Tagen hatte sich die Hornhaut geklärt, der Reizzustand gemildert, und eine erneute Untersuchung gab frische Ausbeute. Es zeigte sich nämlich jetzt, daß die nasale Hälfte der Iris
bei Augenbewegungen schlotterte, Iridodonesis[1]; auch war sie
durchscheinend. Offenbar hatte sich hier das hintere Blatt der
Iris (das Pigmentblatt) von dem vorderen abgelöst; ein Rest des
hinteren Blattes lag als loses Bündel nach oben innen hinter der
Irisebene in der Pupille. Die Linsenreflexe waren jetzt deutlich zu
sehen, die Linse leicht diffus getrübt. Auf der Nasenseite war der
Linsenrand sichtbar; offenbar war die Linse ein wenig nach der
Schläfenseite verschoben. Die Linse wackelte bei Augenbewegungen.

Einige Wochen später war das Auge nahezu, aber doch nicht
völlig reizlos, die Linse gänzlich getrübt und noch stärker verschoben
und beweglich, gleichzeitig um eine senkrechte Achse so gedreht,

---

[1] δονέω ich schwanke.

daß die vordere Fläche nach der Nase zu schaute. Das Auge war
bis auf Lichtschein erblindet.

Ganz allmählich entwickelten sich nun weitere Störungen, nämlich anfallsweise Schmerzen und Drucksteigerung; gleichzeitig
wurde die Lichtprojektion nach den Seiten hin unsicher. Da hiergegen Bettruhe, Schlußverband beider Augen und Eserin wirkungs-
los blieben, so wurde die Linsenausziehung vorgenommen. Dabei
kam es selbstverständlich zu Glaskörpervorfall. Die Heilung ging
sehr langsam von statten: noch in der dritten Woche nach dem
Eingriffe lag Glaskörper in der allerdings stark verkleinerten Wunde.
Dessenungeachtet gelang es, durch Spülungen mit warmer Sublimatlösung und reichliches Einpulvern von Jodoform eine Vereiterung
des Auges zu verhindern: in der fünften Woche war die Heilung der
Wunde vollendet, aber das Auge noch immer leicht gerötet und
druckempfindlich. Sehschärfe = Finger in 0,3 m. Etwa zwei Monate
nach der Operation hatte sich das Auge völlig beruhigt, aber die
Pupille war durch eine Schwarte gesperrt, das Auge bis auf Lichtempfindung erblindet.

Ist die Einwirkung der stumpfen Gewalt noch heftiger als in
dem hier geschilderten Falle, so kann es zur Berstung des Auges
kommen: gewöhnlich ist sie mit Blutungen in die vordere Kammer
und den Glaskörper verbunden. Der Riß der Lederhaut liegt stets
parallel zum Hornhautrande und nur wenige Millimeter von ihm
entfernt, gegenüber der Stelle, wo die stumpfe Gewalt auf das Auge
eingewirkt hat: daher am häufigsten nach oben, oben innen und
innen, weil das Auge unten und außen am ungeschütztesten liegt
und daher hier am leichtesten getroffen wird.

Den Vorgang der Berstung hat man sich so zu denken: der andrängende
Körper steigert den Binnendruck des Auges bis zu dem Grade, daß die Fasern
der Lederhaut an der schwächsten Stelle voneinander weichen; der Einriß erfolgt
demnach von innen nach außen; daß gerade die Nachbarschaft der Hornhaut
sich als schwächste Stelle erweist, hängt vielleicht mit der Richtung der
Lederhautfasern zusammen: denn die dünnste Stelle liegt bekanntlich weiter
rückwärts, hart vor dem Äquator.

Bei der Berstung der Lederhaut braucht die sehr viel dehn-
barere Bindehaut nicht mit zu reißen. Durch die Öffnung der Lederhaut fällt nun mehr oder weniger von dem Inhalte des Auges vor,
Iris, Ciliarkörper, Netzhaut, Glaskörper, ja selbst die Linse. Betraf
die Verletzung ein an grauem Star erblindetes Auge, so kann sie
sich durch Herausbeförderung der getrübten Linse aus dem Auge
nützlich machen. Thatsächlich sind Fälle beobachtet worden, bei
denen durch eine zufällige Verletzung der graue Star entfernt und dadurch das Sehen wieder hergestellt wurde. Ferner ist erwähnenswert,

daß zuweilen die ganze Iris am Ciliarrande abgerissen wird und durch
die Lederhautwunde das Auge verläßt. Berstungen des Auges werden
durch Hornstöße von Rindvieh, durch Auffallen auf harte, eckige
Gegenstände, durch Faust-, Stock-, Hufschläge und ähnliche Zufällig-
keiten herbeigeführt.

Die Diagnose des Lederhautrisses ist leicht. Denn entweder
ist die Iris in den Riß vorgefallen und dann sieht man, außer der
Wunde und der darin liegenden Iris, eine Irislücke, deren Lage
auf den Ort des Risses hinweist: oder die Iris ist nicht vorgefallen,
dann ist wenigstens die Pupille in der Richtung auf den Riß zu
verzogen. Dazu hat in allen Fällen der Augapfel seine normale
Spannung eingebüßt: er ist weich.

Die Vorhersage ist bedenklich; viele so verletzte Augen werden
phthisisch.

Die Behandlung besteht in Desinfektion, Verband und Bettruhe. Vorgefallene Iris soll vorsichtig abgetragen werden. Kommt
der Fall nicht ganz frisch in Behandlung, so lasse man die Iris
ruhig einheilen und zerstöre das Vorgefallene später mit der Glühschlinge.

3. Fremdkörper im Innern des Auges.

Bei jeder durchbohrenden Verletzung des Auges muß man sich
die Frage vorlegen, ob der verwundende Körper ganz oder teilweise im
Auge zurückgeblieben ist. In vielen Fällen ist das durch die Art der
Verletzung bezw. durch die Größe und Beschaffenheit des verletzenden Gegenstandes ausgeschlossen. In anderen Fällen ist die Beantwortung der Frage leicht, indem man den Fremdkörper mit bloßem
Auge, oder mit Hülfe der seitlichen Beleuchtung, oder endlich mittels
des Augenspiegels in der vorderen Kammer, in der Linse, im Glaskörper oder in der Rückwand des Auges sehen kann: zuweilen
hängen Luftblasen an dem Fremdkörper, die sich als dunkle
Kreisflächen mit glänzend hellem Mittelpunkte zu erkennen geben.
Endlich giebt es Fälle, wo die Beantwortung außerordentlich schwierig ist, sei es, daß der Fremdkörper in der Kammerbucht sitzt, wo
er wegen des Übergreifens der Lederhaut über die Hornhaut verdeckt ist, sei es, daß er durch schnell erfolgte Trübung der Linse,
durch Blutung in den Glaskörper, durch entzündliche Exsudate
oder durch Sitz in der Gegend des Ciliarkörpers den Blicken des
Arztes entzogen ist.

In diesen schwierigen Fällen muß man den Kranken über den
Hergang der Verletzung genau ausfragen, genau untersuchen und
verschiedene Umstände berücksichtigen. Verdacht auf „Fremdkörper

im Auge" ist stets vorhanden, wenn nach einer Verletzung Schmerzen.
Lichtscheu, Druckempfindlichkeit und Sehstörung in einem Umfange vorhanden sind, der durch eine äußerlich sichtbare Beschädigung des Auges nicht erklärt wird. Der Verdacht wird gesteigert bezw. zur Gewißheit, wenn wir Veränderungen im Auge finden, die als Schußkanal eines Fremdkörpers aufgefaßt werden dürfen. Man suche daher zunächst nach einer Eingangspforte, d. h. nach einer Wunde bezw. Narbe in Hornhaut oder Lederhaut.
Die (oft sehr geringe) Größe dieser Eingangspforte giebt einen Anhaltspunkt über die Größe des Fremdkörpers, wenigstens nach zwei Dimensionen. Nebenbei bemerkt ist die Wahrscheinlichkeit, daß der Fremdkörper im Auge steckt, um so größer, je kleiner die Eingangspforte ist. Man suche ferner nach einem Loche in der Iris, in der vorderen, in der hinteren Linsenkapsel. Läßt sich das letztere nachweisen, so steckt der Fremdkörper offenbar im Glaskörper oder Augenhintergrund. Denn die lebendige Kraft kleiner Splitterchen genügt nicht, um die Augenwand ein zweites Mal zu durchschlagen. Der Splitter bleibt daher stecken oder prallt ab und sinkt im Glaskörper zu Boden; in solchen Fällen ist die Anschlagsstelle im Hintergrunde als blutiger oder auch als weißer Fleck sichtbar.

Kommt der Kranke erst zur Untersuchung, nachdem bereits Verletzungsstar eingetreten ist und den Glaskörper und Hintergrund unsichtbar gemacht hat, so muß man sich mit der Untersuchung des Gesichtsfeldes begnügen, die trotz der Linsentrübung sehr wertvolle Aufschlüsse geben kann. In der Umgebung eines Fremdkörpers wird nämlich die Netzhaut durch Schwinden der Stäbchen-Zapfenschicht samt den äußeren Körnern leistungsunfähig,[1] und demgemäß sieht der Kranke den Lichtschein einer Kerze nicht mehr, falls sie sich an einer Gesichtsfeldstelle befindet, die der Nachbarschaft der verletzten Netzhautstelle entspricht.

Für das weitere Schicksal des Auges kommen nun, von den mechanischen Wirkungen des Fremdkörpers abgesehen, drei Umstände in Betracht, 1. der Sitz des Fremdkörpers, 2. seine chemische Beschaffenheit, 3. der Umstand, ob er mit oder ohne anhaftende Keime eingedrungen ist.

Sind Spaltpilze mit eingedrungen, so entsteht je nach deren Menge und Lebenseigenschaften eine stürmische Entzündung (Glaskörperabszeß mit Übergang in Panophthalmie) oder eine schleichende; beide enden mit Untergang und Schrumpfung des Auges.

---

[1] Wenigstens verhielt es sich so in einem Falle meiner Beobachtung.

Nur wenn der Fremdkörper in der vorderen Kammer, Iris oder
in der Linse stecken blieb, kann Kunsthilfe vielleicht noch das
Schlimmste abwenden: sind dagegen die Keime mit dem Fremdkörper in den Glaskörper gelangt, so wird selbst eine schleunige
Ausziehung das Auge nicht zu retten vermögen.

Ist der Fremdkörper keimfrei ins Auge gelangt, so kann er in
der Linse trotz chemischer Wirksamkeit vertragen werden. Er
erzeugt hier grauen Star, aber nicht notwendig Entzündung. Ja
es sind Fälle vorgekommen, wo sich bei einer Starausziehung ein
kleines Fremdkörperchen fand, von dessen Besitz der Kranke keine
Ahnung hatte. Besteht der Fremdkörper aus Eisen, so färbt sich
die Linse durch diffundierendes Eisenoxydhydrat gelblich, oder es
entstehen rostfarbige Punkte in der Umgebung des Fremdkörpers.
Glänzende Metallsplitter sind auch durch getrübte Linsenmasse
hindurch an einem hellen Reflexe leicht zu erkennen.

Im Glaskörper und im Augenhintergrunde können keimfrei eingedrungene Eisensplitter und Kupferstückchen einheilen, selbst wenn
das Auge anfangs mehr oder weniger lang in gereiztem Zustande
war. Übrigens selbst in diesen günstigsten Fällen können sich ganz
in aller Stille Veränderungen im Augenhintergrunde, namentlich
auch an dem gelben Flecke, entwickeln, die das Sehvermögen sehr
beschädigen. Außerdem ist zu erwägen, daß auch nach völliger
Beruhigung des Auges der Fremdkörper ein Damoklesschwert bleibt,
das sogar für das andere Auge noch gefährlich werden kann.

Am empfindlichsten ist der Ciliarkörper. Selbst chemisch un-
wirksame und gleichzeitig keimfreie Fremdkörper rufen hier eine
heftige Entzündung hervor.

Aus dem Gesagten geht deutlich hervor, daß „Fremdkörper im
Innern des Auges" eine äußerst ungünstige Vorhersage geben. Sich
selbst überlassen würde weitaus die Mehrzahl zum Untergang des
Auges und sympathischer Erkrankung des anderen führen. Aber
selbst mit passender Behandlung bleibt die Vorhersage schlecht. Bei
einer von WEIDMANN gelieferten Zusammenstellung HORNER'scher und
HAAB'scher Fälle ergaben sich Verluste:

bei Sitz des Fremdkörpers in der vorderen Kammer   0 %
    „   „   „   „   in der Linse .   . . . 30 %
    „   „   „   „   im Glaskörper . . . . 71 %

Ganz besonders schlecht ist die Vorhersage bei Eisensplittern,
die beim Hacken steinigen Bodens von den alt und brüchig gewordenen Geräten ab- und dem Arbeitenden ins Auge springen: sie
lieferten 85 % Verluste.

Behandlung. Da unschädliches Einheilen eines Fremdkörpers öfters beobachtet ist, so wird man nicht jeden nachgewiesenen Fremdkörper ohne weiteres operativ in Angriff nehmen. Man wird vielmehr die Aussichten auf Einheilung und die Gefahr der Operation abwägen. Die Gefahr der Operation ist gering bei Fremdkörpern in vorderer Kammer;[1] daher soll jeder entfernt werden, es sei denn, daß er durch langjährigen unschädlichen Aufenthalt Bürgerrecht nachgewiesen hat. Bei Fremdkörper in der Linse muß ja schon wegen der Linsentrübung früher oder später operiert werden; der Fremdkörper wird bei der Gelegenheit mit entfernt. Bei Fremdkörper im Glaskörper richtet sich die Behandlung nach dem Stoffe des Fremdkörpers. Besteht er wie in der Mehrzahl aller Fälle aus Eisen (74 $^0/_0$, WEIDMANN), so verzichtet man auf die Möglichkeit der Einheilung und schreitet sofort zur Operation, die heutzutage mit Hilfe des Elektromagneten eine verhältnismäßig leichte und schonende geworden ist. Handelt es sich dagegen um Kupfer-, Holz-, Stein-, Glas- oder Porzellansplitter, so wartet man zu. Beruhigt sich das Auge nicht, so muß man einen Lederhautschnitt anlegen und den Fremdkörper mit einer Pinzette zu fassen und herauszuziehen suchen. Glückt dieser Versuch nicht, so ist das Auge aus Rücksicht auf das andere sofort herauszunehmen.

Die Einreihung des Elektromagneten in das augenärztliche Handwerkszeug verdanken wir HIRSCHBERG. Durch sein Verfahren sind bereits zahlreiche Augen gerettet worden, die ohne „Magnetoperation" verloren gewesen wären. Bedingung für glücklichen Erfolg sind 1) eine genaue Bestimmung des Fremdkörperortes, 2) peinliche Antiseptik und 3) völlige Ruhe des Kranken, am besten durch Chloroformbetäubung. Den Zugang zum Fremdkörper verschafft man sich entweder dadurch, daß man eine dem Elektromagneten aufgeschraubte Sonde in den Schußkanal einschiebt (magnetische Sondierung) oder — und das ist der häufigere Fall — dadurch, daß man einen meridionalen Lederhautschnitt im Äquator und in der Nähe des Fremdkörpers anlegt, ein passend geformtes Ansatzstück des Elektromagneten in den Glaskörper einführt und den Fremdkörper zu berühren sucht. Gelingt dies oder kommt man mit dem Ansatzstück wenigstens in die unmittelbare Nähe des Fremdkörpers, so fliegt er unter einem hörbaren Klange an.

In allerneuester Zeit hat HAAB eine neue Magnetoperation eingeführt. Er zeigte, daß man durch bloßes Annähern des Auges an einen sehr starken Elektromagneten den Eisensplitter aus dem Glaskörper in die vordere Kammer ziehen, da auf einem passenden Plätzchen niederlegen und nun verhältnismäßig gefahrlos entbinden kann. Durch die Augenhäute vermag natürlich auch der stärkste Magnet einen Splitter nicht zu ziehen. Ferner darf der Splitter nicht in Lederhaut eingekeilt oder durch Entzündungsprodukte festgehalten sein.

---

[1] Die Gefahr, aber nicht die Ausführung! Diese gehört, von Eisensplittern abgesehen, mit zu den schwierigsten Arbeiten des Augenarztes.

4. Sympathische Augenentzündung.

In vielen Fällen von Augenverletzung ist mit der Beschädigung oder gar dem Untergange des verletzten Auges die Leidensgeschichte des Kranken noch nicht zu Ende. Es beginnt vielmehr jetzt der letzte und furchtbarste Abschnitt, die Übertragung der Entzündung auf das andere Auge, die sympathische Ophthalmie. Sie besteht in einer, auf S. 291 beschriebenen, plastischen Cyklitis, bezw. Iridocyklochorioiditis. Sie kann auch als Folge einer anders als durch Verletzung entstandenen Cyklitis des ersten Auges entstehen: doch sind das die selteneren Fälle. Meistens sind es Verletzungen des Ciliarkörpers, ferner Lederhautwunden, in die Ciliarkörper und Iris vorgefallen und eingeheilt ist und ganz besonders Fremdkörper im Inneren des Auges, die eine schleichende Cyklitis des ersten und dann nachträglich die sympathische im anderen Auge hervorbringen.

Es können auch andere Krankheiten „sympathisch" entstehen, so namentlich Iritis serosa, die dann bei weitem nicht so bedenklich ist, wie die sympathische Iridocyklitis plastica. Ferner sind Fälle von Chorioretinitis, ja selbst Erkrankungen nicht entzündlicher Natur, z. B. Krämpfe im Schließmuskel des Auges und Sehnervenatrophie als „sympathische" aufgefaßt worden: ob mit Recht, ist vorläufig noch eine offene Frage.

Der Zeitraum zwischen der Verletzung und dem Ausbruche der sympathischen Entzündung ist ungemein verschieden: meist beträgt er 4 bis 8 Wochen; doch werden auch Fälle von 16 Tagen und von 26, selbst 40(!?) Jahren Zwischenraum erwähnt.

Die Krankheit kündigt sich durch Vorboten an, durch mäßige Lichtscheu, mangelnde Ausdauer für Naharbeit und Trübsehen. Objektiv entsprechen diesen Klagen leichte perikorneale Injektion, geringe Trübung des Kammerwassers und vielleicht die eine oder andere hintere Synechie; auch Rötung der Papille wird zuweilen jetzt schon beobachtet. Ganz allmählich gehen diese Zeichen der sympathischen Reizung in die der sympathischen Entzündung über, indem Schmerz und Trübung zu-, die Sehschärfe abnimmt. Der Binnendruck des Auges zeigt sich verändert, im Beginne der Krankheit meist beträchtlich erhöht, um später, mit Beginn der Schrumpfung, unter das normale zu sinken.

Die Regel ist, daß unter abwechselnden Besserungen und Verschlimmerungen sich die Pupille durch Schwartenbildung verlegt, die Iris mit der Linsenkapsel der Fläche nach (S. 291) verwächst, der Glaskörper schrumpft und Netzhautablösung und damit unheilbare Erblindung herbeiführt. Doch kann auch Heilung mit leidlichem Sehvermögen eintreten.

Der Weg der Übertragung ist noch nicht aufgeklärt. MACKENZIE, der erste Beobachter der sympathischen Augenentzündung, nahm an, daß die Entzündung von der Netzhaut des verletzten Auges über das Chiasma auf die Netzhaut des zweiten Auges übergehe und nunmehr zur „Iritis sympathica" führe. Diese alte, später verlassene Ansicht ist von LEBER und seinen Schülern erst kürzlich in neuzeitlichem Gewande wieder zu Ansehen gebracht worden. So glaubt DEUTSCHMANN bewiesen zu haben, daß Spaltpilze vom verletzten Auge längs des Sehnerven nach hinten wandern, im Chiasma umkehren, in den Lymphbahnen längs des Sehnerven der anderen Seite absteigen und dann im zweiten Auge die verhängnisvolle Entzündung erregen. Diese, dem zeitgenössischen Leser so ungemein einleuchtende Lehre wird aber stark angezweifelt. Denn es konnten von anderen Untersuchern in zahlreichen sympathisch erkrankten Augen Spaltpilze nicht gefunden werden. Außerdem hat man DEUTSCHMANN eingewandt, daß die von ihm bei Tieren erzeugte bakterielle „sympathische" Augenentzündung lediglich Teilerscheinung einer allgemeinen Durchseuchung des ganzen Tieres gewesen sei. Kurz, vorläufig vermag die DEUTSCHMANN'sche Lehre noch nicht die bisherige zu verdrängen, daß die Übertragung auf unbekannte Weise durch die Ciliarnerven vermittelt werde. Zwingende Beweise haben wir allerdings auch für diese Lehre nicht; wohl aber eine Reihe von klinischen Thatsachen, die mit ihr vortrefflich im Einklange stehen, durch die MACKENZIE-DEUTSCHMANN'sche dagegen nicht zu erklären sind. So vor allem die Thatsache, daß sich binnen wenigen Minuten eine sympathische Reizung entwickeln kann. Sie zeigt sich z. B. bei Fremdkörpern in der Hornhaut durch Lichtscheu und Injektion des nicht verletzten Auges, oder wenn man den Thränennasengang zu sondieren hat und dabei nicht gleich zum Ziele kommt: das Auge der sondierten Seite wird rot und das andere ebenso, wenn auch in etwas geringerem Maße. Eine zweite Thatsache ist die, daß die Entzündung des sympathisch erkrankten Auges sich zuweilen genau auf die gleiche Stelle beschränkt, die auf dem ersterkrankten verletzt oder besonders druckempfindlich war. Eine dritte, die von MAYWEG und SCHMIDT-RIMPLER gemachte Beobachtung, daß das sympathisch erkrankte Auge sofort röter wurde, wenn man das ersterkrankte drückte. Endlich weist der Umstand auf die Ciliarnerven, daß erfahrungsgemäß schrumpfende Narben des Ciliarkörpers und schrumpfende, am Ciliarkörper zerrende Schwarten besonders leicht zu sympathischer Entzündung führen, während bei Vereiterung des Augapfels trotz der dabei thätigen Spaltpilze das gleiche nicht zu fürchten ist, vermutlich weil die Ciliarnerven dabei mit zu Grunde gehen. Andererseits schützt Schrumpfung, selbst Ausschneidung des Sehnerven keineswegs ganz sicher vor sympathischer Entzündung, so lange nur einige Ciliarnerven erhalten sind.

Die Behandlung muß offenbar damit beginnen, den nervösen Zusammenhang des erst erkrankten Auges mit dem sympathisch erkrankten zu unterbrechen. Man kann dies Ziel auf doppeltem Wege erreichen. Einmal mittels Durchschneidung der Ciliarnerven. Sie wurde zuerst von v. GRÄFE vorgeschlagen, und zwar sollten nur die zur verletzten Stelle ziehenden Ciliarnerven und zwar von innen, mit einem durch die Augenhäute eingestochenen Messer durchschnitten werden. Diese Operation hat sich nicht eingebürgert. Mehr Nachahmung fand SNELLEN, der einige Ciliarnerven vor ihrem Eintritte in den Augapfel durchschnitt und dadurch unerträglich gewordene Schmerzen heilte. Zu dem Ende hatte er einen Augenmuskel abgelöst, war mit der Schere auf die Rückseite des Auges vorgedrungen und hatte in der Nähe des Sehnerven einiges durchschnitten, glücklicherweise darunter auch die richtigen Ciliarnerven.

Will man alle Ciliarnerven vor ihrem Eintritt in das Auge durchschneiden, so muß man den Sehnerven mit durchschneiden. Neurotomia opticociliaris. Wer an die Fortleitung der Entzündung durch den Sehnerven bezw. längs desselben glaubt, darf sich mit der Durchschneidung des Sehnerven nicht begnügen, sondern muß ein Stück davon ausschneiden, Neurectomia opticociliaris. Um diese Operation vornehmen zu können, muß man den inneren Augenmuskel ablösen, den Augapfel stark nach außen rollen, nunmehr mit einer starken Schere tastend bis zum Sehnerven vordringen und ihn in einigem Abstande vom Augapfel durchschneiden. Jetzt ist es möglich das Auge ganz herumzudrehen, so daß der hintere Pol vorne in der Bindehautwunde zu Tage liegt und man kann nunmehr alle dort eintretenden Ciliarnerven durchschneiden. Dazu wird der am Auge stehen gebliebene Sehnervenstumpf abgetragen, dann das Auge wieder in die richtige Lage gebracht, Muskelsehne und Bindehaut genäht.

Diese verschiedenen Verfahren der Ciliarnervendurchschneidung können aber kein ganz zuverlässiges Mittel gegen die sympathische Entzündung sein, weil nicht alle Ciliarnerven in der Umgebung des Sehnerven in das Auge eintreten und daher nach Neurotomia opticociliaris die Empfindlichkeit des operierten Auges nicht völlig zu erlöschen braucht. Will man also ganz sicher gehen, so muß man den zweiten Weg beschreiten, nämlich das Auge auskernen (enukleieren).

Die Auskernung (enucleatio) des erst erkrankten Auges ist denn auch das am meisten gebrauchte Vorbeugungs- und Heilmittel gegen sympathische Entzündung. Begreiflicherweise sträuben sich die Kranken meist hartnäckig gegen diese entstellende Operation. Bedenkt man außerdem, daß die Operation im Beginne oder womöglich schon vor Beginn der sympathischen Entzündung vorgenommen werden muß, wenn sie den erwünschten Erfolg haben soll, ferner daß nicht jede Iridocyklitis notwendig zu einer sympathischen führen muß, so begreift man, daß es mit zu den schwierigsten Aufgaben des Augenarztes gehört, mit Auskernungen nicht zu viel und nicht zu wenig zu thun.

Als Wegleitung können folgende Regeln dienen:

1. Wenn das ersterkrankte Auge erblindet, schmerzhaft und druckempfindlich ist, rate man zur Auskernung; man dränge dazu, wenn der Kranke fern von ärztlicher Hilfe lebt und deshalb die Anfänge einer sympathischen Entzündung leicht übersehen könnte. Ist der Kranke nicht dazu zu bringen, so mahne man ihn wenigstens, bei den ersten Zeichen von Sehstörung oder Entzündung auf dem zweiten Auge sofort Hilfe zu suchen.

2. Wenn das erste Auge einen Fremdkörper enthält, schmerzhaft und druckempfindlich ist, so dränge man zur Auskernung, selbst für den Fall, daß dies Auge noch sieht; natürlich ist dabei vorausgesetzt, daß die Entfernung des Fremdkörpers mit Erhaltung des Auges nicht möglich ist (S. 428).

3. Wenn im zweiten Auge sympathische Reizung oder gar schon Entzündung auftritt, ist das erste sofort auszukernen. Freilich, wenn es nicht blind, sondern mit Erhaltung eines gewissen Sehvermögens einigermaßen zur Ruhe gekommen ist, werden Arzt und Kranker sich kaum zur Auskernung entschließen können. Eine allgemeine Regel läßt sich für diesen Fall nicht aufstellen; man wird eben das Maß der Sehschärfe des ersten und den Grad der Erkrankung des zweiten abwägen müssen; je mehr am zweiten noch zu retten ist, einen desto größeren Preis kann man von seiten des ersten zahlen.

Gegen die voll entwickelte sympathische Entzündung ist der Arzt machtlos. Die nachträgliche Auskernung nützt meist nichts mehr und die von WECKER warm empfohlene Schmierkur wird von anderen, z. B. von MICHEL als völlig nutzlos bezeichnet. Bei diesem Stande der Dinge wird man sich wohl auf Schutz vor neuen Schädlichkeiten, auf Linderung der Schmerzen durch Cocain und warme Umschläge und ähnliche symptomatische Maßregeln beschränken. Vielleicht ersteht ein Retter in den besonders von französischen und italienischen Fachgenossen warm empfohlenen Einspritzungen von Sublimatlösung unter die Bindehaut. Meine eigenen Erfahrungen darüber sind wenig ermutigend.

Erst Monate, selbst Jahre nach Ablauf aller entzündlichen Erscheinungen können Operationen, nämlich Irisausschneidung und Starausziehung in Frage kommen. Eine Ausnahme macht erhebliche Drucksteigerung. Ist diese (im Anfange der sympathischen Entzündung) vorhanden, so ist wiederholter Hornhautstich, bezw. eine Irisausschneidung trotz der Entzündung am Platze.

Die Auskernung eines Auges bewirkt eine häßliche Entstellung. Man läßt daher den Kranken ein „künstliches Auge", d. h. ein aus Glas oder Celluloid gefertigtes Schälchen tragen, das oft so täuschend dem wirklichen Auge gleicht, daß es zuweilen gelingt, selbst den nächsten Angehörigen des Kranken die Einäugigkeit dauernd zu verbergen. Denn das Schälchen wird auch bewegt. Bei der Auskernung bleiben ja die Augenmuskeln unversehrt. Es werden die Sehnen dreier gerader Augenmuskeln vom Augapfel abgelöst, dann das Auge herumgewälzt, so daß man den Sehnerven mit der Schere erreichen kann; nun wird der Sehnerv durchschnitten, der Augapfel luxiert und von den drei übrigen Muskelsehnen abgetrennt. Die 6 Augenmuskeln bilden nach der Heilung einen von Bindehaut überzogenen flachen Knopf, der alle Bewegungen des gesunden Auges mitmacht und sie auch einem darauf sitzenden „künstlichen Auge" mitteilt. Freilich bei ausgiebigen Bewegungen des gesunden Auges bleibt das künstliche immer zurück; aber von diesen ausgiebigen Bewegungen macht man ja für gewöhnlich keinen Gebrauch.

Um die Mitbewegungen des künstlichen Auges günstiger zu gestalten, hat man an Stelle der Auskernung die Ausweidung (Exenteratio bulbi) gesetzt. Sie besteht in der Ausräumung des Auges, so daß Hornhaut, Linse, Glaskörper, Uvea und Netzhaut entfernt werden und nur die Lederhaut zurückbleibt. Die Wundhöhle schließt sich und es bleibt ein aus Narbengewebe, Lederhaut und Muskeln bestehender Stumpf zurück. Noch vollkommener wird der Stumpf, wenn man nach Ausräumung des Auges einen „künstlichen Glaskörper" in Gestalt einer Glas- oder einer nicht oxydierbaren Metallkugel einsetzt und zum Einheilen bringt. Doch ist es bei der Neuheit der Ausweidung und des „künstlichen Glaskörpers" vorläufig noch zweifelhaft, ob der Schönheitserfolg nicht mit verminderter Sicherheit in Bezug auf sympathische Entzündung erkauft wird.

Ein künstliches Auge soll keinerlei Beschwerden erzeugen, namentlich den Stumpf nicht reizen. Es ist vorgekommen, daß Mißhandlung des Stumpfes durch ein künstliches Auge zu sympathischer Entzündung des anderen geführt hat. Des Nachts nimmt der Kranke das künstliche Auge heraus und legt es in Wasser.

Anhang.

Sehr häufig ist nach Augenverletzungen die Frage zu entscheiden, wie weit der Verletzte in seiner Erwerbsfähigkeit geschädigt ist und wie hoch demgemäß die Entschädigungssumme bezw. die Unfallsrente zu bemessen ist. Bei Verlust eines Auges soll ein Drittel des Einkommens als lebenslängliche Rente bezahlt werden. Ist auch das zweite Auge mit beschädigt, so wird die Rente höher, und zwar in folgender Stufenleiter:

Sehschärfe des zweiten Auges	Rente, in Prozenten des bisherigen Einkommens
$1 - \frac{1}{3}$	$33\frac{1}{3}\% $
$\frac{1}{3} - \frac{1}{6}$	40%
$\frac{1}{6} - \frac{1}{12}$	45%
$\frac{1}{12} - \frac{1}{50}$	$50-60\%$
$\frac{1}{50} - \frac{1}{200}$	$60-80\%$
$\frac{1}{200}$	$80-100\%$

Diese allgemeinen Regeln haben übrigens doch nur beschränkten Wert. Der Verlust eines Auges und die Beschädigung des zweiten

haben ja je nach dem Berufe eine ganz verschiedene Bedeutung. So
ist z. B. ein Schriftsteller oder Schriftsetzer durch Verlust eines Auges
zwar schwer beschädigt, aber in seiner Erwerbsfähigkeit für den
Augenblick nicht im mindesten beeinträchtigt, während umgekehrt
ein Metalldreher nach Verlust eines Auges alle Aussicht hat, brotlos
zu werden; in augengefährdenden Betrieben stellen nämlich viele
Fabrikanten einäugige Arbeiter grundsätzlich nicht an. Es sind
also stets die besonderen Umstände des Falles mit zu berücksichtigen.

Störungen der Augenbewegungen.[1]

I. Lähmungsschielen (Strabismus paralyticus).[2]

I. Krankheitszeichen.

Es sind fast ausschließlich erwachsene Personen, die wegen
Lähmungsschielens Hilfe suchen. Sie kommen in der Regel mit der

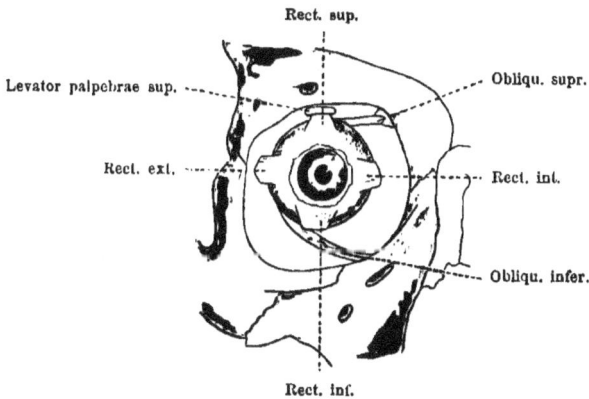

Fig. 151.   Die Augenmuskeln von vorne gesehen, nach MERKEL.

Klage über Schwindel und Doppeltsehen. Der Schwindel ist
die Folge von falscher Projektion (S. 62) und daher nur bei Be-

---

[1] Für das Verständnis dieses Abschnittes ist die genaue Kenntnis oder
mindestens die wiederholte Benutzung des Abschnittes V, S. 61 u. ff. ganz unerläßlich.

[2] στραβίζω ich schiele, ἡ παράλυσις die Lähmung.

nutzung bezw. Mitbenutzung des kranken Auges vorhanden. Das
Doppeltsehen ist die Folge der Schielstellung (S. 63). Es ist, ebenso
wie die Schielstellung selber, nur in denjenigen Teilen des Blickfeldes vorhanden, zu deren Erreichung der gelähmte Muskel in Anspruch genommen wird (S. 76).

In manchen Fällen tritt das Doppeltsehen nur als „verkapptes" auf. Die
Kranken klagen dann, daß ihnen die Gegenstände bei bestimmten Blickrichtungen
undeutlich erscheinen und daß sich dabei eine unbehagliche Empfindung einstelle. Es beruht dieses „verkappte Doppeltsehen" darauf, daß der Kranke von
früher her gewohnt ist, seine Aufmerksamkeit vorwiegend den Bildern eines
Auges zuzuwenden, und daß ihm demgemäß das Doppelbild jetzt nicht deutlich zum Bewußtsein kommt. Mit Hilfe eines farbigen Glases gelingt es aber
meist leicht, das verkappte Doppeltsehen in ein deutlich bewußtes zu verwandeln (S. 78).

Die Beschwerden der Kranken sind verschieden groß, je nachdem die Muskellähmung vollständig(Paralyse) oder unvollständig(Parese)[1] ist; ferner je nach
der Wichtigkeit des kranken Muskels für die vorzugsweise gebrauchten Gegenden
des Blickfeldes. So stört z. B. beim Lesen und Schreiben Lähmung eines der
Rechtswender (Rectus internus des linken und Rectus externus des rechten Auges)
bedeutend mehr als die eines Linkswenders; beim Treppensteigen und Gehen
überhaupt stört Lähmung der Senker (Recti inferiores und Obliqui superiores)
bedeutend mehr, als die der Heber (Recti superiores und Obliqui inferiores).

Sieht man sich nun einen Kranken mit solcherlei Klagen aufmerksam an, so wird man in vielen Fällen eine schiefe Kopfhaltung bemerken. Der Kranke lernt es nämlich sehr bald, zum
Betrachten der gerade vor ihm liegenden Dinge eine Augenstellung
zu benützen, bei der ein Anspruch an den gelähmten Muskel
nicht gemacht wird. Wenn z. B. der linke Rectus externus gelähmt
ist, so dreht der Kranke den Kopf nach links; sein Augenpaar muß
also, um geradeaus zu sehen, eine ausgleichende Bewegung nach
rechts machen. Wenn einer der oberen Recti gelähmt ist, so legt
der Kranke den Kopf etwas hinten über, um das Augenpaar den
Senkern (Recti inf. und Obliqui sup.) zu übergeben. Diese Kopfhaltungen haben etwas so Kennzeichnendes, daß sie allein schon
dem Erfahrenen den Sachverhalt verraten. Bei langer Dauer solcher
schiefer Kopfhaltungen kann es zu Kontrakturen der Hals- und
Nackenmuskeln kommen. Ja es sind Fälle beobachtet, wo Kranke
lange Zeit an Schiefhals (Torticollis) erfolglos behandelt wurden, bis
schließlich als Ursache des Schiefhalses eine Augenmuskellähmung
an den Tag kam.

Behufs einer richtigen Diagnose vergewissere man sich nun vor
allen Dingen darüber, ob das Doppeltsehen nicht ein einäugiges

---

[1] ἡ πάρεσις die Erschlaffung.

(S. 367) ist: in diesem Falle wird es auch nach Verschluß eines
der beiden Augen fortbestehen. Ferner prüfe man. ob es nicht auf
rein äußeren Hindernissen der Augenbewegungen beruht: ein solches
Hindernis könnte z. B. ein gespanntes Flügelfell. ein Symblepharon. ein
Blut- oder Eitererguß oder eine Neubildung hinter dem Augapfel sein.
Wenn derartige Störungen auszuschließen sind. so darf man
Lähmungsschielen annehmen und man wendet sich nun zur Ermittelung des kranken Auges. In besonders ausgesprochenen
Fällen genügt schon die Prüfung des Bewegungsumfanges jedes
einzelnen Auges (S. 76). um einen Ausfall bei einem Auge zu
erkennen. was beweist. daß dieses das kranke ist. In anderen
Fällen aber giebt diese Untersuchungsart kein eindeutiges Ergebnis.
entweder weil die Lähmung keine vollständige und demgemäß der
Bewegungsausfall zu klein ist. oder weil sie einen Muskel betrifft.
der. wie z. B. die Obliqui. für den Umfang der Blickbewegungen
wenig ins Gewicht fällt. In solchen Fällen vergleiche man die
Stellung des verdeckt gewesenen anderen Auges mit der des fixierenden. Wenn z. B. der Rectus externus des linken Auges halb
gelähmt ist und das Auge infolgedessen dem nach links hinüber-
geführten Finger auch mit größter Anstrengung nicht bis in die
normale Grenzstellung zu folgen vermag. dann wird das verdeckte
rechte Auge in stärkste Adduktion geraten: seine Blicklinie wird
an dem vom linken Auge verfolgten Finger links vorbeizielen.
Damit ist der Beweis geliefert. daß ein und derselbe Willensanstoß
bei dem Linkswender des linken Auges schwächer gewirkt hat als
bei dem Linkswender des rechten. daß also das linke Auge das
gelähmte ist. Es ergiebt sich hieraus die allgemeine Regel. daß
das „stärker schielende“ Auge das gesunde ist, insofern
nämlich bei Blick des kranken Auges nach der Seite des gelähmten
Muskels das gesunde in eine „Sekundärablenkung“ (S. 76) gerät, die
größer ist als die „Primärablenkung“ des kranken. wenn das gesunde
fixiert. Ein weiteres Zeichen wurde bereits erwähnt: das Schwindelgefühl hört auf. wenn das kranke Auge geschlossen wird. Der
Kranke hat das vielleicht selbst schon bemerkt und sich deshalb
angewöhnt. das kranke Auge zuzukneifen. Allerdings ist das keineswegs immer der Fall. Denn es kommt vor. daß das gelähmte Auge zufällig die bessere Sehschärfe besitzt; dann verzichtet der Kranke
lieber auf das nicht gelähmte. fixiert mit dem gelähmten und sucht
sich durch Kopfdrehung gegen falsche Projektion und daraus entstehenden Schwindel zu schützen. Sollten die bisher aufgeführten
Zeichen im Stiche lassen. so bestimmt man das kranke Auge mit Hilfe
der Doppelbilder nach der auf Seite 78 und 443 gegebenen Regel.

Die Diagnose fordert ferner die Ermittelung des gelähmten
Muskels bezw. der gelähmten Muskelgruppe. Diese Aufgabe, spielend
leicht im einen Falle, gehört im anderen zu den schwierigsten des
Augen- bezw. Nervenarztes. Denn einmal können mehrere Muskeln
eines oder beider Augen gelähmt sein, andererseits kann die Lähmung ein Augenpaar befallen, dessen Muskelgleichgewicht schon
vorher gestört war. Und endlich kann sich, und das ist sogar recht
oft der Fall, bei langer Dauer der Lähmung eines Muskels eine
tonische Zusammenziehung, „Sekundärkontraktur", des Antagonisten
entwickeln. Alle diese Umstände auseinander zu halten ist begreiflicherweise eine äußerst schwierige Aufgabe. Wir wollen zunächst
die einfachsten Fälle erörtern, nämlich

a) die isolierte Lähmung eines Rectus externus;

b) die eines Obliquus superior;

c) die Lähmung der vom Nervus oculomotorius versorgten Muskelgruppe.

Diese drei Fälle sind eben die häufigsten und daher praktisch
wichtigsten. Der Grund ihrer Häufigkeit wird weiter unten, bei den
„Ursachen" klar werden.

Nach A. GRÄFE's reichen Erfahrungen darf man bei 100 Fällen von Augenmuskellähmungen erwarten:

32 $^0/_0$ isolierte des Rectus externus;

16 $^0/_0$ isolierte des Obliquus superior;

8 $^0/_0$ isolierte eines der vier übrigen Muskeln;

44 $^0/_0$ zusammengesetzte, auf einem und auf beiden Augen.

a) Lähmung des linken[1] Rectus externus. Der Kranke
hält den Kopf nach links. Verdeckt man sein rechtes Auge und
heißt ihn schnell durchs Zimmer gehen, so wird ihm schwindelig
bis zum Taumeln. Hält man einen Finger nach rechts[2] und fordert
den Kranken zum Fixieren des Fingers auf, so stellt er beide Augen
richtig auf den Finger ein. Führt man jetzt den Finger über die Medianebene des Kranken nach links, so bleibt sein linkes Auge stehen oder
bewegt sich zickzackförmig und unter abwechselnden Raddrehungen
in entgegengesetztem Sinne nach oben außen und unten außen: es
ist das der Erfolg von Zusammenziehungen der beiden Obliqui, die
sich vergeblich oder wenigstens mit ganz ungenügendem Erfolge ab-
mühen, für den gelähmten Externus in die Bresche zu treten. Je

---

[1] Der Einfachheit halber beschreibe ich stets eine linksseitige Lähmung
Die Änderungen des Wortlautes für den Fall einer rechtsseitigen kann der
Leser leicht selber vornehmen.

[2] Rechts und links bezieht sich stets auf den Kranken.

weiter der Finger nach links geführt wird, desto deutlicher das Zurückbleiben des linken Auges und die hierdurch bewirkte Konvergenzstellung.

Die Doppelbilder stellt Fig. 152 für neun verschiedene Gegenden des Blickfeldes dar und zwar so, wie der Leser sie sehen würde, wenn sein linker Linkswender gelähmt wäre. Man sieht, daß die Trennungslinie der Blickfeldhälfte, in der einfach, und der anderen, in der doppelt gesehen wird, nicht senkrecht, sondern von oben links nach unten rechts verläuft. Es hängt das mit der Thatsache zusammen, daß beim Blicke nach unten Konvergenz, beim Blicke nach oben Divergenz physiologisch begünstigt ist. Diese Thatsache erklärt sich teleologisch dadurch, daß gewohnheitsgemäß in die Ferne mit gehobenem Blick, in die Nähe. z. B. auf das Buch, mit gesenktem gesehen wird. Ferner ist zu bemerken, daß zuweilen für die Blickrichtungen links oben und links unten leichte Schiefheiten und Höhenunterschiede der Doppelbilder angegeben werden.

Ist die Lähmung unvollständig, so kann das Schwindelgefühl durch Linkswendung des Kopfes ganz verhindert werden. Das linke Auge

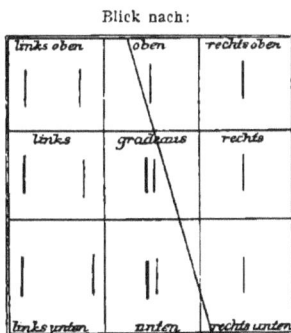

Fig. 152. Doppelbilder bei Lähmung des linken Rectus externus. Ein roter Strich ist Bild des rechten, ein blauer Bild des linken Auges; ein schwarzer bedeutet ein doppeläugiges Sammelbild. Die eingeschriebenen Worte bedeuten die Gegenden des Blickfeldes.

folgt dem vorgehaltenen Finger mehr oder weniger weit nach links über die Medianebene des Körpers, aber der äußere Hornhautrand erreicht den Lidwinkel nicht. Sollte der Bewegungsausfall zu klein sein, um die Diagnose zu ermöglichen, so beachte man die Sekundärablenkung des gesunden Auges, die eine Bewegungsstörung des kranken in mehrfacher Vergrößerung wiedergiebt. Die Trennungslinie der Gesichtsfeldhälften mit Einfach- und mit Doppeltsehen liegt weiter nach links als in Fig. 152; ja bei Lähmungen geringsten Grades kann das Doppeltsehen gänzlich fehlen. indem durch ungleich starke Innervation der beiden Linkswender (stärkere des linken Externus, schwächere des rechten Internus) eine Verschmelzung, „Fusion" herbeigeführt wird. Der Trieb zur Verschmelzung, und demgemäß die „Fusionsbreite", ist in den einzelnen Fällen sehr verschieden. Will man die Augenstellung von der Fusion unabhängig machen, so braucht man nur ein Prisma, Kante nach oben oder unten. dem einen Auge vorzuhalten. Die Verschmel-

zung wird dann unmöglich und ein etwa versteckter Seitenabstand
der Doppelbilder kommt nun zum Vorschein.

b) Lähmung des linken Rollmuskels. Obliquus superior.
Der Kranke dreht seinen Kopf nach rechts unten. d. h. um eine
Achse, die ganz wie die Trennungslinie der beiden Blickfeldhälften
(Fig. 153) von links unten nach rechts oben verläuft. Dadurch bringt
er den oberen linken Teil des Blick-
feldes gerade vor sich, also einen
Teil, der für gewöhnlich wenig benutzt wird. Die Kopfhaltung hat
denn auch etwas besonders Auffallendes und für Trochlearislähmung
Kennzeichnendes.

Die Beweglichkeitsbeschränkung ist ungleich geringer als bei
Lähmung eines Rectus. Am ehesten
läßt sie sich nachweisen, wenn man
den Finger nach unten und rechts,
also in das untere rechte Neuntel
des Blickfeldes führt: in diesem
Falle folgt das linke Auge nicht,
es steht also zu hoch. Um dies
zu verstehen, werfe man einen Blick
auf Fig. 27, S. 68. Man sieht, daß
bei genügender Rechtswendung des
linken Auges die wagerechte Augenachse, d. h. die Drehachse für
Senkung sich mit der Zugrichtung der Rollmuskelsehne rechtwinkelig überkreuzt: es muß demnach bei genügender Rechtswendung des linken Auges der Rollmuskel zum reinen Senker
werden. Da nun die untere rechte Ecke des Blickfeldes nur mit
Hilfe des linken Rollmuskels zu erreichen ist. so muß bei Lähmung
dieses Rollmuskels das linke Auge von dieser Stellung am weitesten
entfernt bleiben. Umgekehrt beim Blick nach unten links. Für
diese Blickrichtung wird der Rollmuskel zum reinen Raddreher;
demnach wird seine Lähmung auf die möglichen Stellungen der
Blicklinie hier ohne Einfluß bleiben.

Bei der Schwierigkeit, die Beweglichkeitsbeschränkung wahrzunehmen oder gar zu messen, sind die Doppelbilder besonders
wichtig. Sie sind in Fig. 153 dargestellt und entsprechen den eben
geschilderten Augenstellungen. Beim Blicke nach rechts zeigt sich
ein Höhenabstand, der zunimmt, wenn man die als Sehzeichen
dienende Kerze senkt. Beim Blicke nach links unten zeigt sich

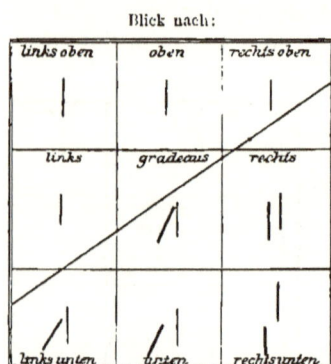

Blick nach:

links oben	oben	rechts oben
links	gradeaus	rechts
links unten	unten	rechts unten

Fig. 153. Doppelbilder bei Lähmung
des linken Obliquus superior. Ein
roter Strich ist Bild des rechten, ein
blauer Bild des linken Auges; ein
schwarzer bedeutet ein doppeläugiges
Sammelbild. Die eingeschriebenen
Worte bedeuten die Gegenden des
Blickfeldes.

die stärkste Schiefheit als Ausdruck einer Raddrehung, die dem
Auge durch den seines Antagonisten beraubten Obliquus inferior
beigebracht wird: dazu geringer Höhen- und Seitenabstand. Beim
Blicke geradeaus und gerade nach unten zeigt sich Schiefheit,
Höhenabstand und Seitenabstand; der letztere läßt Gleichnamigkeit
der Doppelbilder erkennen, da der Rollmuskel außer dem senkenden
und rollenden auch ein abduzierendes Moment hat, sein Ausfall also
Adduktion, d. h. Konvergenzstellung zur Folge haben muß.

Viele Kranke geben selbst ungefragt an, daß ihnen das tiefere Bild, also
das des kranken Auges näher, und vielleicht auch, daß es kleiner erscheine,
als das des gesunden Auges. Das Kleinererscheinen ist als Folge des Näher-
erscheinens aufzufassen. Von zwei gleich großen Netzhautbildern schließen wir
auf verschieden große Außendinge, falls wir aus diesem oder jenem Grunde
die Außendinge in verschiedenem Abstande wähnen (vergl. S. 293). Das scheinbare Näherstehen selbst ist zur Zeit noch nicht befriedigend zu erklären;
wenigstens sind die Ansichten der verschiedenen Schriftsteller über diese Frage
durchaus geteilt. Begnügen wir uns daher mit der Erwähnung zweier Thatsachen, einmal, daß das Näherstehen des tieferen Doppelbildes keineswegs bei
Trochlearislähmung allein vorkommt, sondern auch bei höhendistanten Doppelbildern, die man sich mit Hilfe eines Prismas oder durch Verschieben eines
Auges mit dem Finger künstlich erzeugen kann; und zweitens, daß die Umgebung der Doppelbilder auf das Nähererscheinen des tieferen einen deutlichen
Einfluß hat; so erscheint z. B. eine an einem Faden hängende Kugel in zwei
senkrecht über einander stehenden Bildern, während dieselbe Kugel auf einer
Tischplatte in zwei vor einander liegenden Bildern erscheint, NAGEL's Versuch.

Ist die Lähmung unvollständig, so wird sich Schielstellung und
Beweglichkeitsbeschränkung gar nicht oder nur im rechten unteren
Winkel des Blickfeldes nachweisen lassen. Die Diagnose ruht dann
ausschließlich auf den Doppelbildern, also auf Doppeltsehen mit vor-
wiegender Höhenabweichung nach unten rechts, mit vorwiegender
Schiefheit nach unten links.

c) Lähmung der vom linken Nervus oculomotorius versorgten Muskeln, Rectus superior und inferior, Rectus internus und
Obliquus inferior. Das Erkennen dieses Krankheitsbildes ist leicht,
da der vollständige Ausfall so vieler Muskeln beträchtliche Störungen hervorbringt. Die Stellung des Augenpaares ist bei geradeaus gerichtetem Blicke divergent. Die Beweglichkeit des
kranken Auges ist nach innen, oben und unten erloschen; nur nach
außen (links) und außen unten (links unten) kann das Auge durch
den Rectus externus und den Obliquus superior gedreht werden.
Demgemäß wird die Divergenz beim Blick des Augenpaares nach
rechts beträchtlich zunehmen; beim Blick nach oben wird sich zu
der Divergenz noch Tiefstand, beim Blick nach unten Hochstand
des kranken (linken) Auges hinzugesellen.

Wenn dagegen die Lähmung eine unvollständige ist, so treten die sichtbaren Bewegungsdefekte zurück und die Diagnose muß aus der Stellung der Doppelbilder entnommen werden. Sie sind, wie Fig. 154 zeigt, gekreuzt: dazu steht beim Blick nach oben das Bild des linken Auges höher, beim Blick nach unten tiefer als das des rechten Auges; aber der Höhenunterschied ist beim Abwärtsblicken geringer als beim Aufwärtsblicken, weil einer der abwärts drehenden Muskeln, der Rollmuskel, unversehrt ist. Der Seitenabstand der Doppelbilder nimmt beim Blick nach rechts zu und verschwindet in einem kleinen nach links und unten gelegenen Teile des Blickfeldes. Auch Schiefheit des einen Doppelbildes ist vorhanden: doch wird sie vom Kranken meist nur

Blick nach:

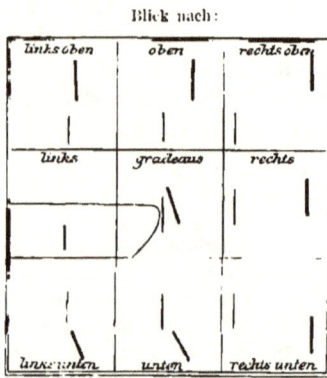

Fig. 154. Lähmung des linken Oculomotorius. Rote Striche sind Bilder des rechten Auges, blaue Striche sind Bilder des linken; der schwarze ist doppeläugiges Sammelbild.

dann bemerkt, wenn die Doppelbilder dicht bei einander stehen, also beim Blick geradeaus, nach unten, und nach links unten.

In der Mehrzahl der Fälle, selbst in den Fällen von Halblähmung wird die Diagnose wesentlich durch Mitbeteiligung anderer Muskeln erleichtert. Um dies klar zu legen, müssen wir dem, was weiter unten über die Natur der Augenmuskellähmungen gesagt werden soll, vorgreifen und bemerken, daß es sich in der überwiegenden Mehrzahl aller Fälle nicht um eine Muskel-, sondern um eine Nervenkrankheit handelt. Da nun der Nervus oculomotorius außer den vier genannten äußeren Augenmuskeln auch noch einen Lidmuskel, den Levator palpebrae superioris und zwei glatte Binnenmuskeln des Auges, den Sphinkter iridis und den Ciliarmuskel beherrscht, so ergiebt die Erkrankung des Nervenstammes folgendes Krankheitsbild: das obere Augenlid hängt schlaff herab, seine wagerechte Hautfalte ist verstrichen; hebt man das herabgesunkene Lid in die Höhe, so findet man die Pupille des kranken Auges mittelweit; sie antwortet auf keinen der drei Reize (S. 271 u. 272), sie ist starr. Die Accommodationsfähigkeit des Auges ist erloschen, was je nach dem Brechzustande mehr oder weniger Sehstörung verursacht Es besteht etwas Exophthalmus, weil drei der vier Recti gelähmt sind, die das Auge rückwärts ziehen.

Die allgemeine Regel zur Bestimmung eines gelähmten Muskels ergiebt sich aus dem Vorstehenden von selbst: Man bringt eine Kerze in die oben erwähnten neun Stellungen, läßt sie vom Kranken, dessen sehtüchtigeres Auge mit einem roten Glase bewaffnet ist, ohne Kopfdrehungen fixieren. Die Angaben des Kranken über Stellung der Doppelbilder zeichnet man sich mittels eines Blau- und eines Rotstiftes auf. Aus einer solchen Zeichnung kann man nun ohne Schwierigkeit die Diagnose heranslesen, vorausgesetzt, daß man die Wirkung der einzelnen Muskeln (S. 67) kennt, und daß es sich um einen frischen und einfachen Fall handelt. Da aber sehr häufig Kranke zu uns kommen, bei denen das an sich so scharfe Bild einer reinen Augenmuskellähmung verwischt ist, so sollen die wichtigsten Verwickelungen kurz erörtert werden.

_α)_ Sekundärkontraktur. Wenn die Lähmung längere Zeit besteht, so pflegt der Antagonist des gelähmten Muskels auch im Ruhezustande das Auge mehr und mehr zu sich herüber zu ziehen; er gerät in „Sekundärkontraktur". Infolgedessen sind Schielstellung und Doppeltsehen auch für dasjenige Gebiet des Blickfeldes vorhanden, in dem der gelähmte Muskel keine Rolle spielt. Wäre z. B. in dem oben geschilderten Falle von Lähmung des linken Rectus externus Kontraktur des Rectus internus hinzugetreten, so würde die Trennungslinie zwischen der Blickfeldhälfte mit und der ohne Doppeltsehen weiter rechts stehen, vielleicht gar mit der Grenze des Blickfeldes zusammenfallen; auch würden in der linken Hälfte des Blickfeldes die Doppelbilder weiter von einander abstehen als vorher. Das Erkennungszeichen für das Nebeneinander von Lähmung des linken Externus und Kontraktur des linken Internus liegt nun darin, daß beim Blick nach links in der linken Hälfte des Blickfeldes die Doppelbilder auseinanderweichen, beim Blick nach rechts in der rechten Hälfte des Blickfeldes dagegen den gleichen Abstand behalten.

_β)_ Vorbestehende Störung des Muskelgleichgewichtes. Wenn ein Augenpaar, das an verstecktem Schielen (S. 80) leidet, von einer Augenmuskellähmung befallen wird, so wird sich das versteckte Schielen in ein manifestes verwandeln für denjenigen Teil des Blickfeldes, in dem wegen der Muskellähmung das zweiäugige Einfachsehen nun doch nicht gelingt. Hier wird die Stellung der Doppelbilder durch die Lähmung und durch das versteckte Schielen beeinflußt. Wenn z. B. eine Schwäche der beiden Recti interni (verstecktes Auswärtsschielen) sich mit Lähmung eines Senkers verbindet, so werden beim Blick nach unten gekreuzte Doppelbilder auftreten, gleichgültig, ob der Rectus inferior (mit adduzierendem Momente) oder der Obliquus superior (mit abduzierendem Momente) gelähmt ist. Denn die geringe Konvergenz, die als Folge einer Lähmung des abduzierenden Obliquus zu erwarten ist, wird überausgeglichen durch das versteckte, jetzt manifest gewordene vorbestehende Auswärtsschielen.

Wie kann man nun in einem solchen Falle unterscheiden, ob der Rectus inferior oder der Obliquus superior gelähmt ist? Wie kann man feststellen, ob thatsächlich verstecktes Auswärtsschielen vorhanden ist? Die erste Frage beantwortet sich durch Berücksichtigung des Umstandes, daß die Wirkungsweise eines Rectus inferior und eines Obliquus superior gerade umgekehrte Änderungen erfährt, bei Adduktion bezw. Abduktion des Auges (vergl. Fig. 27 S. 68). Durch eine gewisse Drehung der Augen nach rechts wird der Rectus inferior des linken Auges zum reinen Raddreher und der Obliquus superior zum reinen Senker; durch eine gewisse Drehung der Augen nach links wird der Rectus inferior zum reinen Senker, der Obliquus superior zum reinen Raddreher. Folglich muß, wenn die Kerze nach

rechts und dann nach abwärts bewegt wird, der Höhenabstand der Doppelbilder
zunehmen, wenn der Obliquus superior, abnehmen wenn der Rectus inferior gelähmt ist. Auf die Schiefheiten der Doppelbilder braucht man dabei gar keine
Rücksicht zu nehmen; die Angaben der Kranken über diesen Punkt sind zu
unzuverlässig und das Verhalten der Höhenabstände giebt einen völlig zuver-
lässigen Entscheid.

Die zweite Frage löst man durch Vorlegen eines Prismas vor eins der
Augen, Kante nach oben oder unten. Hierdurch wird auch für die obere
Hälfte des Blickfeldes das Interesse am Unterdrücken des versteckten Auswärts-
schielens aufgehoben, und es werden demnach jetzt auch im oberen Teile des
Blickfeldes gekreuzte Doppelbilder erscheinen, hier natürlich ohne Höhenabstand.

Lähmung aller äußeren Augenmuskeln nennt man nach Mauthner
Ophthalmoplegia[1] exterior, Lähmung des Sphinkter pupillae und
des Ciliarmuskels Ophthalmoplegia interior; die Verbindung beider
Lähmungen heißt Ophthalmoplegia totalis.

2. Sitz und Ursachen.

Die optischen Symptome einer Augenmuskellähmung kann man
dadurch hervorbringen, daß man einen der sechs Augenbeweger
durchschneidet. Dies ist thatsächlich oft genug geschehen, zu jener
Zeit, als man mit Hilfe der „Myotomie"[2] Schielstellungen beseitigen
wollte. Auch jetzt, nachdem die Muskeldurchschneidung längst
verlassen und durch den Sehnenschnitt ersetzt worden ist, kommt
es gelegentlich vor, daß die Wirkung einer „Tenotomie" zu stark
ausfällt und eine Lähmung oder wenigstens Halblähmung des zurückgelagerten Muskels hervorruft. Ferner wird manchmal der Obliquus
inferior durch eine zufällige Verletzung von seinem Ursprunge, am
lateralen Knochenrande der Thränengrube, abgelöst und ist dann
natürlich „gelähmt". Sehen wir von diesen, durch die Anamnese
und durch Narben gekennzeichneten, Fällen ab; sehen wir ferner
ab von Blutungen, Entzündungen und Neubildungen in der Augenhöhle, die sämtlich zu Beschränkung der Augenbewegungen führen
können, so bleibt noch die Hauptmasse aller Fälle von Lähmungsschielen übrig, bei denen nichts auf Beschädigung oder Erkrankung
der Muskeln selber hinweist, und deren Ursache man deshalb in
den Bewegungsnerven des Auges, dem Nervus oculomotorius, Nervus
abducens und Nervus trochlearis, bezw. deren Bahnen im Gehirne
sucht.

Es sei hier beiläufig erwähnt, daß eine isolierte Erkrankung einzelner
Augenmuskeln keineswegs außer dem Bereiche der Möglichkeit liegt.

---

[1] πλήττω ich schlage, Augenschlag.
[2] ὁ μῦς die Maus, der Muskel; τέμνω ich schneide.

Warum sollte nicht in der Augenhöhle derselbe Vorgang möglich sein, der sich hier und da in einzelnen Muskeln unserer Gliedmaßen abspielt und sie rheumatisch schmerzhaft und funktionsunfähig macht? Freilich wäre ein solches Vorkommnis bei der versteckten Lage der Augenmuskeln nur schwer zu diagnostizieren und von Erkrankung des Augenmuskelnerven zu unterscheiden.

Vorausgesetzt, es handelt sich um eine Nervenlähmung, so wäre zu einer erschöpfenden Diagnose dreierlei zu ermitteln:

1. der Ort, wo die Nervenbahn leitungsunfähig ist;
2. die Natur der Erkrankung, ob der Nerv selbständig erkrankt, von der Nachbarschaft aus mit erkrankt oder nur mechanisch geschädigt ist;
3. die letzte Ursache der Krankheit, wie Infektion, Vergiftung, Verletzung.

Nur in ganz ausnahmsweisen Fällen wird es möglich sein, diese drei Fragen sämtlich und befriedigend zu beantworten. Schon die erste bietet wegen des ungemein verwickelten Verlaufes der Nervenbahnen im Gehirne außerordentliche Schwierigkeiten. Da zudem viele Fragen der Hirnanatomie noch streitig sind, so kann hier eine Schilderung nur unvollständiges bieten.

Zu 1. Das wichtigste Mittel für genaue Ortsbestimmung der leitungsunfähigen Nervenstelle besteht in dem Nebeneinander mehrerer Nervenlähmungen, die keineswegs auf das Auge beschränkt zu sein brauchen und durch eine sorgfältige, gegebenenfalls vom Nervenarzte auszuführende Allgemeinuntersuchung festzustellen sind. Indem man stillschweigend voraussetzt, daß die vorhandenen Lähmungen von demselben Herde im Gehirne herrühren, verlegt man den Sitz der Krankheit dahin, wo die Bahnen der gelähmten Nerven eng zusammenliegen. Wenn z. B. Lähmung des linken Abducens zusammentrifft mit Lähmung des rechten Armes und Beines, so darf man einen Herd im untersten linken Teile der Brücke annehmen, da hier der gleichseitige Abducens und die Nervenbahnen für Arm und Bein der anderen Seite hart bei einander liegen.

Besondere Schwierigkeiten macht die Ortsbestimmung bei Oculomotoriuslähmungen, da dieser Nerv sich einerseits beim Eintritte in die Augenhöhle in eine Reihe von Ästen und Ästchen auflöst, andererseits mit vielen Wurzeln aus seinen am Boden des Aquaeductus Sylvii aufgereihten Kernen (Fig. 113 S. 310) entspringt. Am einfachsten liegt die Sache, wenn alle vom Nervus oculomotorius innervierten Muskeln gelähmt sind, also Pupillenspiel, Accommodation, der größte Teil der Augenbewegungen und die Lidhebung fehlen. In diesem Falle darf man eine Erkrankung des Nervenstammes an der Hirnbasis annehmen. Nur in seltenen Fällen ist eine Lähmung aller Oculo-

motoriuszweige auf Erkrankung der Kerne im Mittelhirn zu beziehen.
Daß dieser Sachverhalt vorliegt, läßt sich nur aus dem Krankheits-
verlaufe erschließen. Dann ist nämlich die Lähmung der Iris und des
Ciliarmuskels früher oder später aufgetreten, als die der äußeren
Augenmuskeln. Die Kerne für Pupillenspiel und Accommodation (Fig. 113
S. 310) zeigen nämlich trotz der Nachbarschaft mit den übrigen eine
große Selbständigkeit. Nach Mauthner beruht das auf dem Umstande,
daß sie von anderen Endarterien mit Blut gespeist werden und daß
das Gebiet je einer Endarterie auch das Gebiet je eines selbständigen
Erkrankungsherdes ist. Bei Unversehrtsein der Accommo-
dation und des Pupillenspieles hält man sich daher für berechtigt, eine Oculomotoriuslähmung als Kernlähmung aufzufassen.
Ja selbst wenn der Krankheitsherd an Ausdehnung gewinnt und die
Lähmung infolgedessen alle die äußeren Muskeln eines oder beider
Augen, also auch die vom Nervus abducens und Nervus trochlearis
versorgten, ergreift, so schließt man aus dem Freibleiben des Pupillenspieles und der Accommodation auf „Kern"lähmung, weil in der
Kerngegend die einzelnen Oculomotoriuskerne verhältnismäßig weit
auseinander liegen, im Nervenstamme dagegen alle Fäden dicht
zusammengedrängt sind. Aus demselben Grunde nimmt Mauthner
eine Kernlähmung an, wenn ausschließlich die innerlichen
Muskeln, Sphinkter pupillae und Ciliarmuskel gelähmt sind, oder
wenn eine bestimmte Bewegung, z. B. Konvergenz, unmöglich ist.

Wenn ein einzelner der vom Nervus oculomotorius versorgten Muskeln
gelähmt ist, so redet man ohne weiteres von einer Kernlähmung; ob mit Recht,
scheint noch fraglich. Bereits oben wurde die Möglichkeit einer Erkrankung
des Muskels selbst erwähnt. Aber auch wenn man hiervon absieht, so bleiben
noch einige Möglichkeiten, an die man um so mehr zu denken hat, als aus den
neuesten Untersuchungen hervorgeht, daß umschriebene Ganglienzellengruppen,
sogenannte Kerne, die Bedeutung von funktionellen Centren haben können,
d. h. bestimmte Bewegungen beherrschen, bei denen verschiedene Muskeln
in Thätigkeit gesetzt werden. Demgemäß spricht alles dafür, daß Konvergenz-
lähmung eine Kernlähmung ist. Dagegen dürften isolierte Lähmungen einzelner Muskeln, z. B. eines Rectus internus, vielleicht anders zu erklären sein. Man
könnte an folgende Möglichkeiten denken:

a) das Nervenstämmchen könnte dicht vor dem Eintritte in den Muskel erkrankt sein;

b) das für den einzelnen Muskel bestimmte Nervenfädchen könnte im Nervenstamme selbständig erkranken; ein entsprechender Vorgang ist den Nerven-
ärzten wohl bekannt; sie haben oft Gelegenheit zu beobachten, daß
toxische Neuritiden, z. B. Blei- und Arsenlähmungen, sich einzelne Bündel
eines Nervenstammes heraussuchen;

c) die intracerebralen Wurzeln des Nervenfadens und die zugehörigen, vielleicht räumlich getrennten, Ganglienzellen könnten selbständig entarten.
Diesen, ebenso den unter b erwähnten Fall könnte man als „System-
erkrankung" im physiologischen Sinne des Wortes auffassen.

Wie es sich auch mit diesen Möglichkeiten verhält, sicher scheint mir, daß man mit der Diagnose Kernlähmung etwas zu freigebig gewirtschaftet hat. Denn erst kürzlich ist von Siemerling ein anatomisch untersuchter Fall von Ophthalmoplegia exterior beschrieben worden, bei dem der Oculomotoriuskern frei, die intracerebralen Wurzeln dagegen, ihre Fortsetzung im Stamme, ihre Endverzweigungen, ja sogar die Muskeln selber krank befunden wurden.

Endlich wäre als Ort der Krankheit noch die Hirnrinde bezw. die Bahnen zwischen Hirnrinde und Kerngegend zu erwähnen. Wenn hier ein Herd sitzt, so kommt es nicht zu Augenmuskellähmungen im engeren Sinne, sondern zu Bewegungsstörungen, die als „konjugierte" oder „associierte" bezeichnet werden. Die Störung der Augenbewegung besteht in der Unfähigkeit des Kranken, auf Lichtreize bestimmte associierte Blickbewegungen auszuführen, während die fehlende Blickbewegung möglicherweise durch Gehörreize oder Tastreize oder willkürlich noch richtig ausgelöst wird. In der Regel zeigt sich die konjugierte Bewegungsstörung der Augen als konjugierte Ablenkung (Zwangsstellung). Eine Ausnahme von dem Gesagten macht die „cerebrale Ptosis", d. h. eine isolierte Lähmung eines Lidhebers, für die sich bei der Sektion ein Herd in der vorderen Hirnrinde der anderen Seite finden kann.

Zu 2. Was die Natur der Erkrankung betrifft, so sind zu unterscheiden: a) selbständige Erkrankungen der Nervenbahnen, z. B. Neuritis, Perineuritis, Entzündung der Kerne[1] mit Untergang ihrer Ganglienzellen, Sklerosen, Degenerationen einzelner Gruppen von Ganglienzellen.

b) Erkrankungen der Nachbarschaft, die auf den Nerven bezw. seine Wurzeln übergreifen. Entzündungen, Neubildungen, Erweichungsherde, Degenerationen.

c) Erkrankungen fernerer Hirnteile, die rein mechanisch die Leitung in den Nervenbahnen unterbrechen oder erschweren, z. B. Neubildungen, Blutungen.

Womit man es zu thun hat, wird sich im einzelnen Falle nur bei Berücksichtigung der Anamnese und des Allgemeinzustandes ermitteln lassen und oft genug selbst dann nicht. Es ist eben gar nicht selten Lähmung eines Lidmuskels oder eines Augenmuskels das erste und vorläufig wieder verschwindende Zeichen eines schweren Hirn- oder Rückenmarksleidens z. B. von Tabes dorsalis, multipler Hirnsklerose, progressiver Paralyse. Auch die tuberkulöse

---

[1] Polioencephalitis (πολιός grau, ὁ ἐγκέφαλος das Gehirn): Entzündung des Höhlengraues, d. h. der Ganglien am Boden des vierten Ventrikels und des Aquaeductus Sylvii.

Meningitis, sowie Neubildungen aller Art führen sich nicht selten mit Augenmuskellähmungen ein.

Zu 3. Als eigentliche Ursache der hier aufgezählten Hirnleiden und damit der Augenmuskellähmungen sind verschiedene Infektionen, vor allem Syphilis anzuschuldigen: 10 bis 20 $^0/_0$, nach v. Gräfe sogar 50 $^0/_0$ aller Fälle kommen auf Rechnung dieser furchtbaren Krankheit. Gleichfalls recht häufig sind die Lähmungen infolge von Tuberkulose der Hirnhäute, seltener durch anderweitig entstandene Meningitis. Besonderes augenärztliches Interesse hat eine Gruppe von Lähmungen, die durch das Diphtheritisgift hervorgebracht wird; meist ist der Accommodationsmuskel, seltener sind die äußeren Muskeln gelähmt. Endlich sei der Grippe, des Gelenkrheumatismus, des Typhus und verschiedener Gifte, wie Nikotin, Alkohol, Blei, Wurstgift, Kohlenoxydgas als gelegentlicher Ursachen gedacht. Zuweilen sind Augenmuskellähmungen durch Hirnblutungen verursacht, die in Arteriosklerose, in Zuckerharnruhr, und in Verletzungen (Sprung der Schädelbasis) ihren letzten Grund haben.

3. Vorhersage.

Sie ist günstig bei Lähmungen, die als Nachkrankheiten der Diphtherie oder infolge einer leichteren Verletzung oder vorübergehenden Vergiftung auftreten. Sie ist sehr zweifelhaft bei Lähmungen, deren Ursache man nicht kennt und die man nach lieber alter Gewohnheit einer „Erkältung" in die Schuhe schiebt. Diese „Erkältungslähmungen" kehren oft nach Jahr und Tag wieder und bringen schließlich Gesellschaft mit, nämlich Lähmungen anderer Nerven, durch die dann das wahre Wesen der Krankheit an den Tag kommt. Die Vorhersage ist schlecht bei Lähmungen, die sich durch Anwesenheit anderer Krankheitszeichen als Teilerscheinung eines schweren Hirn- oder Rückenmarksleidens zu erkennen geben.

4. Behandlung.

Die Behandlung beginnt damit, durch Verdecken des kranken Auges gegen das Doppeltsehen und den Schwindel Abhilfe zu schaffen und setzt dann gleich bei der Krankheitsursache ein, vorausgesetzt, daß diese sich finden läßt. Gegen Syphilis wendet man Quecksilber, Schwitz- und Badekuren, dann Jodkali in großen Gaben an; gegen Zuckerharnruhr Brunnenkuren und passende Ernährung; gegen Verletzungen Ruhe. Diphtheritische Lähmungen heilen bei guter Körperpflege von selbst; desgleichen die durch leichte Vergiftungen

hervorgebrachten Fälle: eine eingewurzelte Bleilähmung dagegen
heilt weder von selbst, noch durch Behandlung. In allen Fällen,
wo die Krankheitsursache dunkel bleibt oder sich, wenigstens vorläufig, unserer Kenntnis entzieht, ist eine eigentlich zweckentsprechende
Behandlung unmöglich, was aber nicht ausschließt, daß zahlreiche
Mittel gegen „Augenmuskellähmung" aufs wärmste empfohlen worden
sind. Blutentziehungen, ableitende Mittel, Schwitzkuren, Jodkali in
großen Gaben, planmäßige Übungen des (halb)gelähmten Muskels
und Elektrizität in Form des galvanischen oder des faradischen
Stromes stehen zur Verfügung. Am meisten in Ansehen steht gegenwärtig die elektrische Behandlung. Auch ein Versuch mit Jodkali
ist wohl zu empfehlen, selbst wenn vom Kranken das Eingeständnis
einer früheren Ansteckung mit Syphilis nicht zu erhalten ist und
sonstige Zeichen früherer Syphilis fehlen.

Wenn trotz dieser Kuren die Lähmung fortbesteht und die Aus-
sicht auf Heilung geschwunden ist, so bleibt noch die Aufgabe, den
Kranken von der hartnäckigsten und quälendsten Störung, dem
Doppeltsehen, zu befreien. Übrigens ist es nicht in allen Fällen
vorhanden. Denn oft genug ist außer den Augenmuskeln auch der
Lidheber gelähmt: das herabhängende Lid schließt dann das kranke
Auge vom Sehen aus. Oder die beginnende Tabes hat außer dem
Nervus oculomotorius auch den Sehnerven befallen und die Seh-
schärfe des einen Auges so herabgesetzt, daß Doppelbilder nicht zum
Bewußtsein kommen.

Wenn Doppelbilder vorhanden sind und den Kranken belästigen,
kann man versuchen, sie durch Prismen zur Verschmelzung zu
bringen. Trotz des theoretischen Bedenkens, daß ja für jede Blickrichtung eigentlich ein anderes Prisma nötig wäre, bezw. bei Blick
nach der gesunden Seite gar keines, haben sich in manchen Fällen
die Prismen hilfreich erwiesen. Es sind das die Fälle mit einer sehr
bedeutenden Fusionsbreite. Es sei der linke Rectus externus halbgelähmt und eine große Fusionsbreite vorhanden, so kann durch ein
Prisma von 4, 6 oder 8°, Kante nasenwärts, für einen Teil des links
gelegenen Blickfeldes vielleicht Einfachsehen hergestellt werden und
für den Blick geradeaus und nach rechts erhalten bleiben durch Zusammenziehung der Recti interni, also jetzt durch gewollte Konvergenz.

In anderen, aber freilich auch nicht eben häufigen Fällen wird
durch operative Schwächung (Tenotomie) eines associierten Muskels
des gesunden Auges das Gleichmaß der Augenbewegungen
wieder hergestellt: auf dieses kommt es nämlich beim Gebrauch des
Augenpaares viel mehr an, als auf den Umfang der Bewegungen.
Es sei der linke Rollmuskel halbgelähmt. Soll man den Rollmuskel

oder den Rectus inferior des rechten Auges tenotomieren? Offenbar
den letzteren, denn da beide Rollmuskeln ein abduzierendes Moment
haben, so würde die Schwächung des zweiten die ohnehin vorhandene
Neigung zu Konvergenz und gleichnamigen Doppelbildern nur vermehren; während die Schwächung des rechten Rectus inferior, der ja
Adduktor ist, die vorhandene leichte Konvergenz vermindert und
außerdem den Höhenabstand der Doppelbilder noch sicherer vermindert, als eine (nebenbei bemerkt technisch kaum ausführbare)
Tenotomie des rechten Rollmuskels. Auch die Berücksichtigung des
raddrehenden Momentes lehrt, daß der Rollmuskel des einen Auges
dem Rectus inferior des anderen associiert ist.

In der Mehrzahl aller Fälle von dauernder Augenmuskellähmung bleibt nichts übrig, als das gelähmte Auge durch eine
Binde oder durch ein Milchglas im Brillengestell von dem Sehen
auszuschließen. Sollte sich im Laufe der Krankheit eine „Sekundärkontraktur" entwickelt haben, so wird diese wie Begleitschielen
zu behandeln sein. S. 455. Man soll übrigens der Entstehung einer
Sekundärkontraktur durch MICHEL's Verfahren entgegenwirken
können. Es besteht in Dehnung des Antagonisten des gelähmten Muskels. Sie wird so bewerkstelligt, daß man mit einer
Fixierpinzette eine Bindehautfalte in der Nähe des Hornhautrandes
erfaßt und das Auge wiederholt nach dem gelähmten Muskel zu
kräftig dreht.

II. Begleitschielen (Strabismus concomitans) mit besonderer Berücksichtigung des Einwärtsschielens.

1. Das Sehen der Schielenden.

Das Einwärtsschielen entwickelt sich fast stets in früher Kindheit.
Anfangs tritt es nur zeitweilig auf, Strabismus „periodicus",
und zwar, wie aufmerksame Mütter manchmal beobachten, immer
dann, wenn das Kind einen nahen Gegenstand scharf ins Auge faßt.
Allmählich zeigt sich die Schielstellung immer häufiger, bis sie
schließlich, vielleicht nach Jahr und Tag, zu einer dauernden geworden ist. Falls stets das nämliche Auge abgelenkt ist, nennt
man den Strabismus „unilateralis"; falls die Augen abwechselnd
zum Fixieren benutzt werden, demnach bald das eine, bald das
andere in Schielstellung ist, so spricht man von Strabismus „alter-
nans". Wie die Ablenkung eines Auges ermittelt und der Grad der

Ablenkung gemessen wird, ist bereits früher (S. 80) auseinandergesetzt worden. Wir können uns deshalb hinsichtlich der Diagnose darauf beschränken, die Unterschiede zwischen Lähmungsschielen und Begleitschielen hervorzuheben:

Bei Lähmungsschielen ist vorhanden:	Bei Begleitschielen ist vorhanden:
1. Einschränkung des Blickfeldes;	1. Verschiebung des Blickfeldes bei normalem Umfange;
2. Sekundärablenkung größer als die primäre;	2. Sekundärablenkung gleich der primären;
3. Belästigung durch Doppelbilder.	3. Keine Belästigung durch Doppelbilder.

Der erste Punkt bedarf nach dem früher (S. 80) Gesagten keiner, der zweite einer kurzen, der dritte einer eingehenden Erläuterung.

Zu 2. Beim Begleitschielen ist die Stellung der Augen zu einander fehlerhaft, aber ihre Bewegungen erfolgen ganz wie unter normalen Verhältnissen. Es sei z. B. Konvergenzschielen vorhanden und zwar sei das linke Auge in Schielstellung. Wird jetzt das rechte (fixierende) Auge nach rechts gewendet, so geht nach dem Gesetze der Verknüpfung der Augenmuskeln ein ebenso starker Willensanstoß zu dem Rechtswender des linken Auges, und der Erfolg ist, daß das Augenpaar nach rechts gedreht wird und seine Konvergenz in unverändertem Grade beibehält. Verdeckt man jetzt das rechte Auge und zwingt das linke zum Fixieren, so muß dies aus seiner Schielstellung herausgedreht werden, durch einen Willensanstoß zu seinem Linkswender, dem Rectus externus. Dies ist aber nicht möglich, ohne daß ein gleich starker Willensanstoß zum Linkswender des rechten Auges geht, folglich wird dies um den gleichen Betrag, d. h. um den Betrag des Schielwinkels nach links gedreht; die „Sekundär"ablenkung des rechten ist also gerade so groß, als vorher die „primäre" des linken war.

Zu 3. Nach dem, was S. 61 über die Verlegung der Netzhautbilder in die Außenwelt gesagt und durch die Erfahrungen bei Augenmuskellähmungen (S. 438 bestätigt worden ist, sollte man vermuten, daß auch bei Begleitschielen in Doppelbildern gesehen wird, in gleichnamigen bei Einwärts-, in gekreuzten bei Auswärtsschielen. Die Erfahrung lehrt, daß dem nicht so ist. daß vielmehr der Kranke den vom gesunden Auge fixierten Gegenstand mit dem schielenden gar nicht sieht, mit anderen Worten, daß das betreffende Netzhautbild des schielenden Auges nicht zur Wahrnehmung kommt. Doch wird keineswegs das schielende Auge gänzlich vom Sehakte ausgeschlossen. Es läßt sich nämlich leicht nachweisen, daß die im Gesichtsfelde des schielenden Auges befindlichen Dinge zum Teil gesehen werden, zum Teil nicht, daß also eine stellenweise Ausschließung, „regionäre Exklusion“, stattfindet. Jedenfalls wahrgenommen wird vom schielenden Auge alles das, was in dem ihm allein angehörenden Teil des gesamten Gesichtsfeldes steht. Da beim Auswärtsschielen die beiden einaugigen Gesichtsfelder sich in geringerem Umfange decken als normal, so ist in diesem Falle das gesamte Gesichtsfeld grösser, bei Einwärtsschielen aus entsprechendem Grunde kleiner als normal. Auch die im gemeinsamen Teile des Gesamtgesichtsfeldes befindlichen Dinge werden keineswegs notwendigerweise sämtlich vom schielenden Auge ausgeschlossen, sondern oft nur die, welche das direkte Sehen des gesunden Auges stören würden. So geben z. B. manche Schielende an, daß sie beim Lesen Anfang bezw. Ende der Zeile doppelt sehen, daß also das Bild des schielenden Auges nicht unterdrückt wird, wenn es auf weißem Papiere als Hintergrund erscheint, sondern nur dann, wenn das Bild an einem Orte erscheinen würde, wo dem gesunden Auge Buchstaben erscheinen. Ein Lesen ist eben ganz undenkbar, wenn die beiden Augen verschiedene Buchstaben an den gleichen Ort im Raume verlegen, während das Doppelterscheinen seitlich gesehener Dinge verhältnismäßig wenig stört, wie sich ja schon aus dem Vorhandensein physiologischer Doppelbilder (S. 65) abnehmen läßt. Daß nun beim Streite von Bildern verschiedener Dinge um den gleichen Platz im Raume das fixierende Auge regelmäßig siegt, ist leicht zu begreifen. Denn einmal hat es ja die bessere Sehschärfe (S. 454) und andererseits benützt es bei dem Kampfe seine empfindlichste, das schielende aber eine seitliche, also weniger empfindliche Netzhautstelle.

Das stellenweise Unterdrücken von Netzhautbildern ist das Mittel, durch das sich das Sehorgan selber von störenden Doppelbildern zu befreien versteht. Der Vorgang ist ein seelischer, wenn er auch unbewußt und unter Mitwirkung von gewissen Eigenschaften des Augenpaares zustande kommt. Es geht das unter anderem aus der Thatsache hervor, daß man die vom Kranken nicht bemerkten Doppelbilder in den meisten Fällen durch sehr einfache Mittel zur Wahrnehmung bringen kann. So sehen manche Schielende doppelt, sobald sie nur an die Doppelbilder denken, bezw. ihre Aufmerksamkeit denselben zuwenden. Bei anderen gelingt es, die Doppelbilder dadurch hervorzurufen, daß man vor das sehtüchtigere Auge ein dunkelgefärbtes Glas hält. Führt das nicht zum Ziele, so halte man ein Prisma, Kante nach oben oder unten, vor das abgelenkte, ein dunkelfarbiges Glas vor das fixierende Auge. Im abgelenkten Auge bildet sich dann der vom gesunden fixierte Gegenstand auf einer Netzhautstelle ab, deren Bilder bisher nicht unterdrückt wurden, da sie von Gegenständen herrührten, die auch dem gesunden Auge seitlich erschienen. Es liegt also ein Fall vor, auf dessen zweckmäßige Behandlung das schielende Sehorgan nicht eingeübt ist. Endlich giebt es Fälle, wo trotz all dieser Kunstgriffe Doppeltsehen durchaus nicht hervorzurufen ist.

Das Vorstehende widerspricht keineswegs den Gesetzen der Projektionslehre (S. 61), sondern zeigt nur, daß die Natur im Interesse des Einfachsehens jene Gesetze umgehen kann. Es giebt nun aber Schielende, bei denen die Netzhautbilder wirklich anders nach außen verlegt werden, als nach den Gesetzen der Verlegung zu erwarten ist. So geben manche Schielende, nachdem durch ein farbiges Glas Doppeltsehen herbeigeführt ist, einen Abstand der Doppelbilder an, der mit der Schielstellung in offenbarem Widerspruche steht, weil er für den vorhandenen Schielwinkel zu klein ist. Ja es sind sogar Fälle beobachtet worden, bei denen trotz der Schielstellung doppeläugig einfach gesehen, also das Netzhautbild in dem Centralgrübchen des fixierenden mit einem Bilde auf einer seitlichen (disparaten und sehschwächeren) Netzhautstelle des anderen verschmolzen wurde. Man sieht also, daß das Gesetz von den „identischen Netzhautstellen"; das durch gleiche Sehschärfe identischer Stellen anatomisch begünstigt ist und durch den Gebrauch des Augenpaares befestigt wird, durch langdauernde Schielstellung gelöst werden kann. Aber diese Lösung ist unnatürlich. Es zeigt sich das daran, daß nach operativer Beseitigung der Konvergenz zunächst allerdings gekreuzte Doppelbilder auftreten, als ob jetzt nicht Normalstellung, sondern Divergenz vorhanden wäre; aber dieser Zustand dauert nicht lange: schon nach wenigen Tagen siegt die angeborene Verknüpfung der Netzhautstellen über die erworbene und die Doppelbilder verschwinden.

2. Ursachen.

Geschlossene Augen befinden sich in ihrer Gleichgewichtsstellung. Auf die Gleichgewichtsstellung haben Form und Richtung der Augenhöhle. Länge, Dicke und Anheftung der Augenmuskeln, die Form des Augapfels, kurz die anatomischen Verhältnisse des Auges und seiner weichen und knöchernen Umgebung Einfluß. In der Regel, aber keineswegs immer, sind die anatomischen Verhältnisse für beide Augen gleich. Wegen der recht merklichen Divergenz der Augenhöhlen mag von Haus aus die Gleichgewichtsstellung des Augenpaares eine divergente sein. Aber Divergenz der Gesichtslinien wird beim Sehen nicht gebraucht, sondern Parallelstellung, und bei Naharbeit sogar Konvergenz. Da nun die Thätigkeit eines Organes auf seinen anatomischen Aufbau von bedeutendem Einfluß ist, so entwickeln sich wahrscheinlich die Augenmuskeln während der ersten Kinderjahre gerade so, daß die Parallelstellung der Gesichtslinien zur Gleichgewichtsstellung wird. Freilich, in **der** Genauigkeit, wie sie für das Sehen in die Ferne erforderlich ist, wird wohl nur in den seltensten Fällen Parallelstellung der Gesichtslinien durch anatomische Verhältnisse gewährleistet sein.

Aus dem Gesagten ergiebt sich also, daß Schielen auf Abweichung der Augen (oder wenigstens eines Auges) von der normalen Gleichgewichtsstellung beruht.

Es wäre nun zu erörtern, wodurch die Störung des Gleichgewichtes hervorgebracht wird, ob bloß auf anatomischem Wege oder auch auf physiologischem, etwa durch einen gewohnheitsmäßig zu starken Nervenreiz zu den Internis.

Zunächst sei noch einmal daran erinnert, daß ein Interesse an den richtigen Augenstellungen nur im Dienste des zweiäugigen Einfachsehens vorhanden ist; wo dieses fehlt oder infolge von ungleicher Sehschärfe[1] oder ungleichen Brechzuständen beeinträchtigt ist, müssen schon die geringsten Störungen des Muskelgleichgewichtes zum Schielen führen. Umgekehrt bei gleichen Brechzuständen, bei beiderseits gleicher und guter Sehschärfe und einer kräftigen Willensanstrengung können recht erhebliche Störungen des Muskelgleichgewichtes vorhanden sein, ohne daß Schielen sich einstellen müßte, weil eben der Drang, gegebenenfalls der Wille zu zweiäugigem Einfachsehen ein anatomisch nicht vorhandenes Muskelgleichgewicht auf physiologischem Wege ersetzen kann. In diesem Sinne kann man also Ungleichheit der Sehschärfen als mittelbare Ursache für Schielen bezeichnen.

Ferner möge daran erinnert werden, daß ein zweiter einrichtender Umstand in der nervösen Verknüpfung von Accommodation und Konvergenz liegt (S. 70). Er ist imstande, die richtige Stellung der Augen zu erzwingen, selbst wenn ein Interesse daran, z. B. wegen Schwachsichtigkeit des einen, gar nicht vorhanden ist. Diese wohlthätige Einrichtung wird aber zur Ursache von Schielen, wenn Brechfehler vorhanden sind. So ruft Übersichtigkeit eine abnorm starke Accommodation und im Gefolge dieser eine Konvergenz hervor, die stärker ist, als dem Abstande des fixierten Gegenstandes entspricht. Und umgekehrt, bei Kurzsichtigkeit wird weniger stark accommodiert als normal und daher eine ungenügende Konvergenz, eine für den fixierten Gegenstand divergente Stellung eingeleitet. Wenn nun auch

---

[1] Schwachsichtigkeit des schielenden Auges ist ungemein häufig, ja man kann sagen die Regel. Sie beruht entweder auf Hornhautflecken, Linsentrübungen, Astigmatismus, oder ist, und zwar in den meisten Fällen, „ohne Befund". Diese Amblyopie ohne Befund wird bald als Ursache, bald als Folge des Schielens bezeichnet. Beides kann richtig sein. Angeborene Schwachsichtigkeit eines Auges muß selbstverständlich ebenso gut zu Schielen geneigt machen, wie eine erworbene. Andererseits sind aber auch Fälle beobachtet worden, wo das abgelenkte Auge anfangs noch sehtüchtig war, nach Verlauf einiger Jahre aber schwachsichtig. Hier darf man dann ohne Zweifel von Amblyopia ex anopsia (S. 392) reden.

Entstehen von Einwärtsschielen bei Übersichtigkeit, von Auswärtsschielen bei Kurzsichtigkeit durch den Drang zu zweiäugigem Einfachsehen (oder durch anatomische Begünstigung der Divergenz im
ersten Falle) oft genug verhindert wird, so bleiben doch zahlreiche
Fälle übrig, wo jene Brechfehler Schielen herbeiführen, um so leichter
natürlich, je weniger Interesse an zweiäugigem Einfachsehen vorhanden ist. Die Frage nach der Ursache des Schielens ist also für
diese Fälle — und sie bilden die Mehrzahl — vollständig gelöst.

Es bleibt noch eine Minderzahl von Fällen, wo Brechfehler nicht
vorhanden sind oder der Schielform nicht entsprechen, z. B. Übersichtigkeit in Verbindung mit Auswärtsschielen, Kurzsichtigkeit mit
Einwärtsschielen: dazu die freilich seltenen Fälle von Schielen nach
oben oder unten, die an und für sich nicht als Folge eines Brechfehlers aufgefaßt werden können. Für derartige Fälle nimmt man
an, daß sie entweder auf falscher Innervation beruhen, z. B. Einwärtsschielen auf gewohnheitsmäßigem stärkerem Nervenreiz zu einem
oder zu beiden Internis; oder auf einer anatomischen Bevor-
zugung, z. B. durch größeren Querschnitt, näheren Ansatz an der
Hornhaut bei den Internis, bezw. durch das Gegenteil bei den Externis;
oder endlich durch die Verquickung des physiologischen und des
anatomischen Grundes.

Für die Verursachung des Begleitschielens durch falsche Innervation
der Interni spricht der Umstand, daß manches Schielen im Schlafe, in der
Narkose und nach dem Tode verschwindet. Da andererseits auch Fälle beobachtet sind, wo das Schielen nach dem Tode ganz oder teilweise fortdauerte,
so müssen hier anatomische Ursachen wirksam gewesen sein.
Weitere Beispiele von Schielen durch Nerveneinfluß sind die Fälle, wo
es als Folge einer Reizung der Binde- und Hornhaut, d. h. als Reflex beginnt.
Endlich sind mittelbar auf Nerveneinfluß zurückzuführen die Fälle von Be-
gleitschielen, die sich aus Lähmungsschielen entwickeln (S. 443), indem der vom
Zuge seines (gelähmten) Antagonisten befreite Muskel einen anderen „mittleren
Kontraktionszustand" annimmt.

3. Behandlung.

Wie immer hat die Behandlung wenn möglich bei den Ursachen einzusetzen. Wenn Sehschwäche des abgelenkten Auges
dem Schielen zu Grunde liegt, muß man diese zu bessern suchen.
Zuweilen ist dies durch Ausgleichung eines Astigmatismus, durch
optische Irisausschneidung und bei „Sehschwäche ohne Befund" durch
Übungen möglich. Die Übung des sehschwachen Auges erzielt man
am einfachsten durch zeitweiliges Zubinden des anderen. Erfolg
darf man nur erwarten, wenn die Übungen in sehr jugendlichem
Alter des Kranken angestellt werden.

Falls Brechfehler die Ursache des Schielens sind, so haben wir ein Heilmittel in den ausgleichenden Brillengläsern. Thatsächlich sieht man nicht selten ein manifestes Einwärtsschielen unter dem Gebrauche der ausgleichenden Sammelgläser im Laufe einiger Monate vollkommen verschwinden. Bleibt dieser Erfolg aus, so kommt die operative Behandlung in Frage. Dabei hat man aber zu berücksichtigen, daß Einwärtsschielen der Kinder gar nicht selten von selber heilt, etwa infolge des Überganges einer Übersichtigkeit in Emmetropie bezw. Kurzsichtigkeit, oder auch ohne dies. Man operiere daher jedenfalls nicht vor dem 7. Jahre und auch dann nur, wenn das Schielen schon jahrelang besteht und der Brillenbehandlung getrotzt hat. Bei Auswärtsschielen kommt Selbstheilung nicht vor.

Als Schieloperationen kommen in Betracht:

1. der Sehnenschnitt, Tenotomie des zu stark wirkenden Muskels;
2. die Vornähung des zu schwach wirkenden Muskels;
3. die Verbindung beider Operationen.

Bei Einwärtsschielen mäßigen bis mittleren Grades, von 3 bis 7 mm, kann mit Hilfe des Sehnenschnittes an einem oder an beiden Internis nicht nur richtige Stellung, sondern auch normale Beweglichkeit der Augen herbeigeführt werden. Denn wenn man die Sehne eines geraden Augenmuskels hart an ihrem Ansatz von der Lederhaut ablöst, so zieht sie sich nur 3,5 bis 5 mm zurück und heilt dann hier an; eine weitere Zurückziehung wird durch die „seitlichen Einscheidungen" verhindert, d. h. durch Bindegewebsfasern, die von den Seiten der Sehne bezw. von der Muskelscheide zum Augapfel ziehen und eine zweite, etwas lockerere Verbindung mit ihm herstellen. Selbstverständlich nimmt die Adduktion des Auges etwa um denselben Betrag ab, um den die Sehne zurückgelagert ist. Aber das bedeutet ja keinen wirklichen Verlust, da die Adduktionsfähigkeit übernormal war und der Verlust an Adduktion als Gewinn bei der Abduktion zum größten Teile wieder zum Vorschein kommt. Genügt die Rücklagerung des einen Internus nicht, so steht uns frei, am gesunden Auge die gleiche Operation vorzunehmen: die Verknüpfung der im wagerechten Meridian gelegenen Muskeln zu einem Rechtswenderpaar und einem Linkswenderpaar bewirkt ja, daß die Operation am gesunden Auge den gleichen Erfolg für die gegenseitige Stellung der Augen hat, wie die am kranken.

Bei sehr starkem Schielen genügt selbst ein beidseitig ausgeführter Sehnenschnitt nicht, um Normalstellung herbeizuführen. Man muß dann den Rectus internus durch Sehnenschnitt zurück- und den Rectus externus vorlagern, d. h. nach Lostrennung der Sehne diese

in der Nähe der Hornhaut festnähen und hier zur Anheilung bringen.
Es ist zweckmäßig, die Vorlagerung des Rectus externus erst eine
Woche nach dem Sehnenschnitte des Internus vorzunehmen, wenn
dieser an der neuen Stelle schon angeheilt ist; denn bei gleichzeitiger Ausführung beider Operationen zieht sich die Internussehne
zu stark zurück und der Verlust an Adduktion wird zu groß.

Schnenschnitt am Rectus internus. Instrumente (S. 356): Sperrlidhalter,
Fixierpinzette, eine zweite gezahnte Pinzette ohne Schloß, eine über die Fläche
gekrümmte, an den Spitzen abgestumpfte, die sogenannte Louis'sche Schere, ein
großer (a) und ein kleiner Schielhaken (b Fig. 155), Näh-
material. Desinfektion des Arztes, Gehilfen, der Instrumente
und des Operationsfeldes. Cocain.

Der Kranke blickt nach außen oder der Gehilfe faßt
mit der Fixierpinzette eine Bindehautfalte in der Nähe des
äußeren Hornhautrandes und rollt das Auge leicht nach
außen. Der Arzt hebt mit der anderen Pinzette eine
wagerecht streichende Bindehautfalte vor der Ansatzlinie[1] des Internus auf und schneidet sie senkrecht ein.
Hierauf dringt er mit kurzen Scherenschlägen unter die
Bindehaut und unterminiert sie in der Richtung auf die
Nase. Dadurch legt er das vorderste Ende der Internussehne frei. Nun führt er den größeren Schielhaken, flach
zum Auge, hinter die Sehne, zieht sie leicht an und trennt
sie mit der Schere von der Lederhaut ab. Darauf nimmt
er den kleinen Schielhaken und führt ihn dicht hinter der
Ansatzstelle der Sehne in den einen, dann in den anderen
Wundwinkel, um etwa stehen gebliebene Fäden aufzuladen
und nachträglich zu durchschneiden.

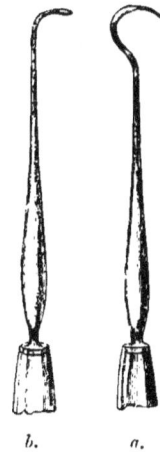

Nach Beendigung der Operation prüft man
den Erfolg durch Vergleichen des Verlustes
an Adduktionsfähigkeit (S. 81) mit dem zuvor vorhanden gewesenen Überschusse. Sind

Fig. 155. ¹/₁ n. Gr.
a) der große,
b) der kleine Schiel-
haken.

beide annähernd gleich, so ist die Operation gerade nach Wunsch
ausgefallen. Ist der Verlust an Adduktionsfähigkeit größer, als be-
sichtigt war, so beschränkt man den Operationserfolg durch eine
wagerechte breitfassende Bindehautnaht. Da die Sehne und der
Muskel nach hinten zu mit der Bindehaut noch in Zusammenhang
sind, so bewirkt die Bindehautnaht ein Wiedervorrücken des zurück-
gesunkenen Muskels. Ist der Erfolg zu klein, so nimmt man 6 Wochen
später eine zweite Operation vor.

Eine Bindehautnaht kann übrigens auch durch Bloßliegen der
Lederhaut notwendig werden. Damit die Naht, falls nur zur Deckung

[1] Die Ansatzlinie des Internus (Fig. 151, S. 435) ist 10,3 mm lang und
5,5 mm vom Hornhautrande entfernt; die Ansatzlinie des Externus ist 9,2 mm
lang und 6.9 mm vom Hornhautrande entfernt.

der Lederhaut bestimmt, den Operationserfolg nicht mindere, faßt man die Wundränder nur ganz knapp oder legt die Naht in senkrechter Richtung an. Schlußverband.

Vornähung. Durch eine breit fassende, sehr fest geknüpfte Bindehautnaht kann man eine abgelöste Sehne so weit nach vorne ziehen, daß die neue Ansatzstelle dem Hornhautrande näher liegt, als die ursprüngliche. Man könnte also einfach durch eine geeignete Bindehautnaht die Tenotomie in eine Vornähung verwandeln. In der Regel freilich begnügt man sich nicht mit der Bindehautnaht, sondern näht die Sehne selber in der Nähe des Hornhautrandes an, entweder an den hier stehenden Rest von Bindehaut oder an die Lederhaut, indem man den Faden durch die obersten Schichten der Lederhaut führt.

In neuerer Zeit haben manche Augenärzte statt des Muskels die „Tenon'-sche Kapsel" vorgenäht. Mit diesem Namen bezeichnet man eine bindegewebige Schale, in der das Auge wie der Gelenkkopf in einer Gelenkpfanne ruht. Die Schale ist mit dem Augapfel durch lockere und dehnbare Bindegewebsbündel verbunden; nur in der Umgebung der Hornhaut einerseits, und an der Eintrittsstelle der Ciliararterien und Ciliarnerven am hinteren Augenpole andererseits, ist die Verbindung eine innigere. Die äußere, also dem Auge abgewandte Fläche der Tenon'schen Kapsel setzt sich in die bindegewebigen Scheidewände des Augenhöhlenfettes fort. Die Augenmuskeln liegen also außerhalb der Kapsel und die Sehnen müssen sie, um zum Augapfel zu gelangen, durchbohren. Sie gehen übrigens nicht durch ein glattes Loch, sondern sind von einem rückwärts umgeschlagenen Fortsatze der Kapsel überzogen, „eingescheidet"; daher der Ausdruck „seitliche Einscheidungen" (S. 456). Zur Vornähung der Tenon'schen Kapsel schneidet Wecker einen halbmondförmigen Bindehautlappen aus, der vor der Ansatzlinie des zu schwach wirkenden Muskels liegt, 5 mm breit und 10 mm hoch ist. Hierauf schneidet er in die Tenon'sche Kapsel ein, macht den Muskel ringsum von seinen Verbindungen mit ihr frei, ohne die Sehne von der Lederhaut zu trennen, und nähert nun die Tenon'sche Kapsel durch zwei, gleichzeitig die Bindehautwunde schließende Nähte dem Hornhautrande.

4. Nachbehandlung und Erfolge.

Das Ziel der Schieloperation ist die Herstellung normalen zweiäugigen Einfachsehens, d. h. die Verschmelzung der von einem äußeren Gegenstande erzeugten beiden Netzhautbildchen zu einer Gesichtswahrnehmung. Ob diese Verschmelzung stattfindet, kann man mit Hilfe des Stereoskopes prüfen, indem man Teile einer Figur dem rechten Auge allein, andere Teile derselben Figur dem linken allein zeigt, z. B. einen wagerechten Strich dem rechten, einen senkrechten dem linken Auge; wird mit doppeläugiger Verschmelzung gesehen, so erscheint als Sammelfigur ein Kreuz. Das Ziel der

Schieloperation wird aber nicht immer erreicht. Durch eine oder
mehrere Schieloperationen kann man im besten Falle die Stellung
der Augen ungefähr richtig machen; die ganz genaue Einstellung,
gleichsam die letzte Feile, bleibt der Selbstthätigkeit des Augenpaares, dem Drange zu zweiäugigem Einfachsehen überlassen. Wo
aber die Sehschärfen der beiden Augen sehr ungleich sind, wie ja
bei den meisten Schielenden, da fehlt die Veranlassung zu solchen
Anstrengungen und der Erfolg der Operation beschränkt sich auf
Verschönerung des Kranken. Darum war es ihm übrigens meist
allein zu thun.

Zur Vervollkommnung und Sicherstellung des Operations-
ergebnisses muß man also diejenigen Mittel anwenden, durch die ein
Interesse an zweiäugigem Einfachsehen geweckt oder gesteigert
werden kann, z. B. Erzielung möglichst guter Sehschärfe durch
sphärische oder cylindrische Gläser, planmäßige Übungen im Verschmelzen der Netzhautbilder beider Augen zu einem Sammelbild,
etwa mit Hilfe des Stereoskopes. Ferner kann man nachhelfen durch
Begünstigung der Konvergenz, wenn die Stellung des Augenpaares
leicht divergent, durch Begünstigung der Divergenz, wenn die
Stellung noch konvergent sein sollte. Konvergenz wird erleichtert
durch Betrachtung naher Gegenstände, durch Belastung der Accommodation (Hohlgläser), durch Senkung der Blickebene. Und Divergenz
wird begünstigt durch Ruhe der Augen, durch Entlastung der Accommodation (Sammelgläser) und Hebung der Blickebene. Nur wenn
es gelingt, zweiäugiges Einfachsehen herzustellen, darf man auf
dauernde Erhaltung eines anfänglich guten Operationserfolges
rechnen. Wenn zweiäugiges Einfachsehen durchaus nicht herzustellen ist, so kommt es sehr häufig, wenn auch erst nach Jahr und
Tag, von neuem zum Schielen: und zwar ist die Gefahr eines Rückfalles vorhanden bei ursprünglichem Auswärtsschielen, die Gefahr
des Umschlagens ins Gegenteil bei ursprünglichem Einwärtsschielen.
Man thue daher bei der Operation gegen Einwärtsschielen lieber zu
wenig als zu viel, besonders auch deshalb, weil geringes Einwärtsschielen, etwa von 1 mm, nur wenig entstellt, jedenfalls weniger, als
gleich starkes Auswärtsschielen. Zur Erhaltung und Vervollkommnung des Operationserfolges bei fehlendem Zweiäugigsehen ist man
auf die eben erwähnten Mittel zur Beförderung bezw. Verringerung
der Konvergenz beschränkt.

III. Verstecktes (latentes) Schielen, mit hauptsächlicher Berücksichtigung des Auswärtsschielens.

Unter verstecktem Schielen versteht man eine Störung des Muskelgleichgewichtes, die im Interesse zweiäugigen Einfachsehens unterdrückt wird. Es kommt als Einwärts- und Auswärtsschielen, als Schielen nach oben und nach unten vor. Verstecktes Auswärtsschielen ist weitaus das häufigste. Hier und da wird auch einmal Einwärts- und Auswärtsschielen neben einander beobachtet, nämlich Einwärtsschielen für die Ferne und gleichzeitig Auswärtsschielen für die Nähe. Zum versteckten Schielen gehört dreierlei: 1) daß die beiden Augen richtig gestellt sind, wenn sie beide zum Betrachten eines Gegenstandes benutzt werden; 2) daß ein Auge abweicht, wenn es durch Zudecken vom Sehen ausgeschlossen wird; und 3) daß Einschränkung des Bewegungsumfanges nicht vorhanden ist.

Verstecktes Schielen, namentlich das Auswärtsschielen macht anfangs keine Beschwerden; mit Vergrößerung der Abweichung stellen sich die Beschwerden der „muskulären Asthenopie" (S. 377) ein und schließlich verschwinden diese wieder, indem sich das versteckte Schielen in ein manifestes umwandelt.

Ursachen. In einem Teile der Fälle beruht das versteckte Schielen auf Brechfehlern (S. 454); besonders das Auswärtsschielen wird sehr häufig als Folge von Kurzsichtigkeit gefunden. Aber auch bei Emmetropie, selbst bei Übersichtigkeit ist verstecktes Auswärtsschielen keine Seltenheit. Hier hat man den Grund in einer Schwäche der Recti interni zu suchen, weshalb auch das versteckte Auswärtsschielen von manchen Schriftstellern als „Insufficienz der Interni" bezeichnet wird. Daß es sich in der That um eine Schwäche handelt, ergiebt sich aus der Zunahme des versteckten Schielens durch diejenigen Umstände, die die Spannkraft und Leistungsfähigkeit des ganzen Körpers herabsetzen, z. B. Ermüdung durch Tagesarbeit, Mangel an Schlaf, Alkoholgenuß, schwächende Krankheiten aller Art. Ob die „Schwäche" eine Eigenschaft der Muskeln selber ist oder des zufließenden Nervenreizes, ist noch streitig. Für die zweite Möglichkeit spricht jedenfalls das Vorhandensein der Seitenwendungen in vollem Umfange, bei denen ja die Interni beteiligt sind.

Behandlung. Nicht jedes versteckte Schielen verursacht Beschwerden. Sogar sehr hohe Grade werden zuweilen „gelegentlich" gefunden, von geringen Graden, bei starker Annäherung des Fixierobjektes, gar nicht zu reden. In solchen Fällen ist natürlich eine

Behandlung überflüssig. Aber selbst wenn asthenopische Beschwerden (S. 377) und verstecktes Schielen neben einander bestehen, soll man mit der Annahme eines ursächlichen Zusammenhanges nicht zu eilig sein und daran denken, daß asthenopische Beschwerden viel häufiger auf Brechfehlern, als auf verstecktem Schielen beruhen. Wenn Brechfehler, sowie Bindehaut- (S. 178) und Netzhautasthenopie (S. 312) ausgeschlossen sind oder der Zusammenhang zwischen den Beschwerden und dem Schielen aus der Art der Klagen (zeitweiliges Auftreten von Doppelbildern, Verschwinden der Klagen nach Verschluß eines Auges) zweifellos ist, so versuche man zunächst eine friedliche Behandlung durch Verordnung passender Brillen. Beim Auswärtsschielen der Kurzsichtigen genügen zuweilen die ausgleichenden Hohlgläser, indem sie einerseits die Accommodation belasten und damit den Antrieb zur Konvergenz vermehren, und indem sie andererseits das Arbeiten in größerem Abstande, also mit geringeren Ansprüchen an Konvergenz ermöglichen. Wo dies Mittel nicht ausreicht oder wegen Emmetropie bezw. Übersichtigkeit nicht paßt, kann man auf die eigentlich normale Konvergenz verzichten und das zweiäugige Einfachsehen durch eine Prismenbrille (Fig. 33 S. 82) bei relativ divergenter Stellung möglich machen. Es habe z. B. ein Emmetrop für die gewöhnliche Leseentfernung von 30 cm ein verstecktes Auswärtsschielen, das durch ein Prisma von 8°, Basis nach innen, ausgeglichen wird, so kann man durch eine Brille von beiderseits Prisma 4° den Kranken befähigen, ohne Fusionsbewegung in 30 cm dauernd zu lesen und schreiben. Muß der Kranke wegen Übersichtigkeit oder Kurzsichtigkeit Sammel- bezw. Hohlgläser tragen, so läßt sich diesen eine prismatische Wirkung dadurch abgewinnen, daß man den Brillengläsern einen größeren oder kleineren Abstand giebt, als dem Pupillenabstande entspricht. Ein Kranker habe Kurzsichtigkeit = 4,0 Dioptrien; die ausgleichenden Gläser von —4,0 Dioptrien vermindern ein verstecktes Auswärtsschielen, heben es aber nicht auf; wenn man jetzt die Brillengläser so weit auseinander rückt, daß der Kranke durch die inneren Hälften sieht, so hat er gleichsam Prismen in Abduktionslage vor sich; und zwar ist die Prismenwirkung um so stärker, je näher dem Rande durch das Hohlglas geblickt wird; dabei muß aber beachtet werden, daß auch die zerstreuende Kraft der Randteile des Glases grösser ist, als die der centralen Teile. Durch Probieren kann man mit Hilfe des A. GRÄFE'schen Gleichgewichtsversuches (S. 83) leicht den richtigen Abstand der Brillengläser von einander herausbringen.

Stärkere Prismenbrillen als Prisma 4° beiderseits kann man nicht wohl verordnen, da die Gläser zu schwer werden und die chroma-

tische Aberration zu stark. Wenn also das Schielen stärker wird,
als einem Prisma von 8° entspricht, so muß man zu einer Operation
schreiten, der Rücklagerung des Externus durch Sehnenschnitt. Mit einer Rücklagerung eines Muskels ist natürlich eine
Schwächung desselben verbunden und es ist deshalb zu erwägen, ob die
Erleichterung der Konvergenz für die Nähe nicht mit Doppeltsehen
bei Blick in die Ferne und nach der Seite des zurückgelagerten
Muskels bezahlt wird. Die Entscheidung dieser Frage ergiebt sich
durch folgende Überlegung: Beim Blick in die Ferne ist Parallelstellung der Gesichtslinien nötig, niemals aber wirkliche Divergenz.
Die Fähigkeit zu eigentlicher Divergenz, „die fakultative Divergenz", darf also durch Rücklagerung eines oder beider Externi ge-
opfert werden, ohne daß ein Nachteil für den Kranken entsteht. Die
Fähigkeit zum Divergieren mißt sich nun durch das stärkste Prisma
in Abduktionslage (Basis zur Nase), mit dem dauernd und ohne Beschwerde zweiäugig einfach gesehen werden kann. Die annähernde
Gleichheit zwischen „fakultativer Divergenz" für die Ferne und Insufficienz beim Sehen in die Nähe (beide Größen durch Prismen gemessen) ist demnach die Voraussetzung zu einer erfolgreichen Anwendung der Tenotomie. Es sei z. B. eine Divergenz = Prisma 16°
für die Ferne möglich und in Leseentfernung sei Gleichgewicht
bei Prisma von 20° in Abduktionslage, so kann man unbedenklich die Tenotomie an einem der Externi vornehmen, da sie erfahrungsgemäß ungefähr eine endgültige Wirkung von Prisma 16°
hervorbringt. Es wäre dann also für die Ferne Parallelstellung
der Gesichtslinien möglich, für die Nähe ein verstecktes Auswärtsschielen von Prisma 4° übrig, das ohne Beschwerde ertragen wird
oder durch Prismenbrille von beiderseits Prisma 2° ausgeglichen
werden kann.

Liegen die Verhältnisse weniger günstig, d. h. ist die „fakultative
Divergenz" gering oder wenigstens merklich geringer als die „Insufficienz" beim Naheblick, so nähe man den einen Internus
vor, ohne gleichzeitige Tenotomie des Externus. Man hat dann gar
keinen Verlust, sondern nur Gewinn an Bewegungsfähigkeit.

So klar und einfach die Operationsregeln sind, so schwierig gestaltet sich die Ausführung, weil der Unterschied zwischen dem
unmittelbaren und dem endgültigen Erfolge der Operation bei verschiedenen Menschen recht verschieden ausfällt. Die wichtigsten Anhaltspunkte für Beurteilung der Sachlage unmittelbar nach
der Operation sind 1) die Beweglichkeitsbeschränkung und 2) das
Gleichgewicht in der „Elektionsstellung". Diesen Namen braucht
v. Graefe für eine Blickrichtung von 15° nach der Seite des nicht

tenotomierten Auges und um ebensoviel unter den Horizont. Für diese
Stellung und 30 cm Abstand soll unmittelbar nach der Tenotomie
Gleichgewicht bestehen, also weder versteektes Einwärts-, noch Auswärtsschielen vorhanden sein. Und die Beweglichkeitsbeschränkung
in der Bahn des operierten Muskels soll je nach dem Betrag der
„fakultativen Divergenz" 3 bis höchstens 6,5 mm betragen; größere
Beweglichkeitsbeschränkungen verlangen gebieterisch eine den Erfolg
vermindernde Bindehautnaht.

Die schließlichen Erfolge sind bei Operationen gegen verstecktes Schielen bessere, als bei Operationen gegen das manifeste, weil ja bei verstecktem Schielen der Drang zu zweiäugigem
Einfachsehen vorhanden ist und als mächtigster Faktor in die Ge-
staltung der Muskelverhältnisse eingreift.

IV. Augenzittern (Nystagmus).[1]

Als Augenzittern bezeichnet man unwillkürliche krampfhafte Pendelbewegungen des Augenpaares, welche die normalen willkürlichen Augenbewegungen nicht ausschließen, sondern
begleiten. Je nach der Richtung der Pendelbewegungen unterscheidet man drei Formen des Augenzitterns:

a) Nystagmus oscillatorius. Pendelbewegungen nach rechts und
links, wagerechtes Augenzittern, oder nach oben und unten,
senkrechtes Augenzittern;

b) Nystagmus mixtus, schräge Pendelbewegungen;

c) Nystagmus rotatorius, Rollungen um die Gesichtslinie. Sie
kommen rein vor, können aber auch mit wagerechten, senkrechten oder schrägen Pendelbewegungen verbunden sein, so
daß Bewegungsbahnen herauskommen, die, im Gegensatz zu a)
und b), physiologisch gar nicht vorhanden sind.

Nicht selten besteht neben dem Augenzittern Schielen. Ferner
beobachtet man nicht selten ein leichtes Wackeln des Kopfes in derselben Bewegungsbahn und der gleichen Geschwindigkeit wie das
Augenzittern. Man hat dies Kopfwackeln wohl als eine Ausgleichs-
bewegung für das Augenzittern aufzufassen, wenn auch der Ausgleich
einer Rechtswendung des Augenpaares durch eine gleich starke Links-

---

[1] νυστάζω ich nicke.

wendung des Kopfes bei der Geschwindigkeit der Bewegungen keineswegs im einzelnen nachzuweisen ist.

Das Augenzittern des einzelnen Kranken wechselt sowohl was Schnelligkeit als Ausschlag der Bewegungen betrifft, recht erheblich; sich beobachtet wissen, überhaupt Erregtsein steigert die Erscheinungen. Schlaf und Betäubung durch Chloroform u. s. w. vermindert oder vernichtet sie. Ferner kann mancher Kranke sein Augenzittern zum Verschwinden bringen, indem er dem Augenpaar eine bestimmte Stellung, z. B. eine starke Konvergenz anweist. Manche Gesunde können das Augenzittern willkürlich hervorbringen.

Nach den Ursachen des Augenzitterns unterscheidet man drei besondere Formen:

a) Augenzittern infolge von Schwachsichtigkeit beider Augen. Diese Form ist die häufigste. Sie entsteht in frühester Kindheit infolge von Hornhaut- und Linsentrübungen, Astigmatismus, Mikrophthalmus[1], angeborener Schwachsichtigkeit ohne Befund. Derartige Fehler können gerade in der ersten Kindheit für die Augenstellungen und -bewegungen nicht gleichgültig sein, weil ja für die Herausbildung normaler Augenbewegungen ein scharfes doppeläugiges Einfachsehen von ausschlaggebender Bedeutung ist. Immerhin erklärt die Schwachsichtigkeit, d. h. die Erschwerung zweiäugigen Fixierens das Augenzittern nicht völlig, da es einerseits Fälle von Augenzittern ohne Schwachsichtigkeit und andererseits doppelseitige Schwachsichtigkeit ohne Augenzittern giebt. Es muß noch ein die Augenmuskeln selber betreffender Umstand mitspielen: hierfür spricht, daß einmal die Rechts- und Linkswender, ein anderes Mal die Heber und Senker das Augenzittern verschulden; ferner die Thatsache, daß gewisse Blickrichtungen vom Kranken mit Hilfe entsprechender Kopfdrehungen vorzugsweise gebraucht werden, offenbar, weil die entgegengesetzten erschwert sind.

Diese erste Form des Augenzitterns erzeugt keine Beschwerde, so namentlich keine Scheinbewegungen der gesehenen Gegenstände, und bedarf demnach keiner Behandlung, es sei denn, daß man die Sehschärfe verbessern könnte.

b) „Das Augenzittern der Bergleute" tritt in Anfällen auf, erzeugt Scheinbewegungen der gesehenen Dinge und demgemäß Schwindel. Die Anfälle werden durch das Bemühen, in ungenügend erhellten Räumen (Kohlenschacht) deutlich zu sehen und durch unbequeme Augenstellungen, z. B. starke Hebung, seltener durch Senkung der Blickebene hervorgerufen.

[1] μικρός klein; in allen Durchmessern zu kleines, unvollkommen entwickeltes und meist sehschwaches Auge.

Die Krankheit ist aufzufassen als eine durch Überanstrengung
entstandene Parese der Heber, die nun nicht mehr stetig, sondern
ruckweise kontrahiert werden. Begünstigt wird das Entstehen
dieser Halblähmung durch alles, was den Augen die Arbeit unter
jenen schwierigen Verhältnissen noch erschwert, z. B. Sehschwäche
der Augen, Insuffizienz der Interni, allgemeine Körperschwäche.
Die Form der Augenbewegung ist beim Augenzittern der
Bergleute meist eine kreis- oder eiförmige. Es läßt sich das mit Hilfe
eines Nachbilderversuches zeigen. Ein leuchtender Punkt im sonst
dunkelen Zimmer erscheint dem Kranken während des Anfalles als
ein feuriger Kreis, bezw. als Eirund, aus demselben Grunde, aus
dem einem Gesunden ein objektiv schnell im Kreise herumgeführter
leuchtender Punkt als Kreis erscheinen würde. Die Beschwerden
sind so stark, daß die Kranken zuweilen den Beruf aufgeben müssen.
Eine erfolgreiche Behandlung, von Schonung abgesehen, giebt es
bis jetzt nicht.

c) Augenzittern infolge von Hirnleiden hat natürlich
lediglich symptomatische Bedeutung. Besonders wichtig ist Augenzittern für die Diagnose der „multiplen Sklerose", d. h. jener Hirn-
rückenmarkskrankheit, die in dem Auftreten zahlreicher, grauer, aus
fibrillärem Bindegewebe bestehender Herde im Hirn und Rückenmark
besteht. Die drei wichtigsten Zeichen dieser Krankheit sind

1) das „Intentionszittern", d. h. Zittern, das bei beabsichtigten,
„intendierten" Bewegungen auftritt;

2) „skandierende Sprache";

3) das Augenzittern, d. h. also der Nystagmus. Auch er hat
die Eigenschaft des Intentionszitterns, indem er sich beim Fixieren
und bei beabsichtigten Augenbewegungen einstellt.

Krankheiten der Augenhöhle.

Vorbemerkungen.

Bei weitaus den meisten Erkrankungen der Augenhöhle findet
sich Exophthalmus.[1] Mit diesem Namen bezeichnet man das
Vortreten des Auges aus der Augenhöhle. Es beruht auf

---

[1] ἐξ aus, heraus; ὀφθαλμός Auge.

Raumbeschränkung, indem entweder das Auge für die Augenhöhle zu groß ist, z. B. Glotzauge der Kurzsichtigen (S. 378). oder indem
der sonstige normale Inhalt der Augenhöhle zugenommen hat,
z. B. das Fettzellgewebe bei allgemeiner Fettsucht, der Blutgehalt
bei Ausdehnung der Gefäße, oder endlich weil blutige, seröse oder
eiterige Ergüsse den Augapfel nach vorne drängen.

Auch das Gegenteil von Exophthalmus, das Zurücksinken des
Auges in die Augenhöhle kommt zuweilen zur Beobachtung; es wird
Enophthalmus[1] genannt. Er soll meist auf Schwund des Augenhöhlenfettes beruhen oder auf Verminderung des Inhaltes der Blutgefäße der Augenhöhle. wie z. B. bei großen Wasserverlusten infolge
heftiger Durchfälle (Cholera).

Es scheint mir keineswegs einleuchtend, daß durch Schwund des Augenhöhlenfettes Enophthalmus entsteht. Man kann ja leicht alte Leute finden, die
durch Schwund des Fettes dermaßen „hohläugig" geworden sind, daß man mit
dem Finger zwischen Auge und Orbitalwand tief eindringen kann, und trotzdem braucht keine Spur von Enophthalmus vorhanden zu sein. Bei
der Lagerung des Auges spielt eben das Fett wohl bloß die Rolle des Füll-
materiales, während Bindegewebe die Schlingen bildet, in denen das Auge
schwebt.

Um den Grad des Ex- bezw. Enophthalmus zu messen,
haben H. Cohn und Andere nach ihm besondere Geräte ersonnen.
Die „Exophthalmometer" haben sich aber nicht eingebürgert,
weil die Lage des Augapfels schon physiologisch so erheblich
schwankt. daß aus der Angabe, die Hornhautkuppe liegt so und so
viele Millimeter vor einem bestimmten Punkte des Augenhöhlenrandes, noch keineswegs entnommen werden kann, ob ein krankhafter Grad von Exophthalmus vorhanden ist oder nicht. Wert-
voller schon ist ein Vergleich zwischen der Lage beider Augen.
Man nimmt ihn so vor, daß man mißt, wie viele Millimeter die Hornhautkuppe des einen und des anderen Auges rückwärts von dem nämlichen Punkte, z. B. dem Nasenrücken liegt. Übrigens finden
sich selbst hierbei Unterschiede, die auf Asymmetrie der Kopf-
bildung beruhen und demnach eine Bedeutung als Krankheitszeichen
nicht besitzen. In der Regel begnügt man sich mit bloßer
Schätzung. Dabei ist zu beachten, daß weite Lidspalte einen
Exophthalmus. daß enge Lidspalte, etwa infolge einer leichten Ptosis,
Enophthalmus vortäuschen kann.

---

[1] ἐν in, hinein.

I. Verletzungen.

a) Verletzungen durch stumpfe Gewalt können zu Bruch einer der knöchernen Wände der Augenhöhle führen. Wegen ihrer versteckten Lage werden die bekannten Zeichen des Knochenbruches (abnorme Beweglichkeit, Schmerz bei Betastung und Krepitation) wohl nur in den wenigsten Fällen nachweisbar sein. In der Regel wird man sich mit der Anamnese und dem Nachweis einer Blutung in die Augenhöhle begnügen müssen. Sie verrät sich durch Exophthalmus und die vielleicht erst nachträglich sichtbare Blutunterlaufung der Bindehaut und Lider (S. 137). Völlig sicher wird die Diagnose dann, wenn der Knochenbruch die Augenhöhle mit einer der lufthaltigen Nachbarhöhlen (Nasen-. Stirn- und Oberkieferhöhle) in Verbindung setzt und dadurch ein Emphysem der Bindehaut und Lider zustande kommt, oder wenn die Verletzung der Augenhöhle zu Nasenbluten geführt hat: in diesem Fall darf man auf Bruch der medialen Wand der Augenhöhle schließen. Verletzungen durch stumpfe Gewalt geben nicht selten den Anlaß zu Entzündungen des Knochens, bezw. seiner Beinhaut. der „Periorbita". Besonders ist dies bei skrophulösen und syphilitischen Personen der Fall.

Brüche der Augenhöhlenwände kommen auch vor, ohne daß eine stumpfe Gewalt unmittelbar auf die Augenhöhle eingewirkt hat, z. B. durch Sturz auf den Hinterkopf. Bei solchen Fällen ist in der Regel das Leben durch andere Verletzungen. z. B. Bruch der Schädelbasis, dermaßen in Gefahr. daß das augenärztliche Interesse ganz zurücktritt.

Ganz ausnahmsweise entsteht nach einer Verletzung der Augenhöhle nicht Ex- sondern Enophthalmus. Die Entstehung des „Enophthalmus traumaticus" wird auf sehr verschiedene Weise erklärt. Mir ist es am wahrscheinlichsten, daß die Ursache in einer Zerreißung bezw. Abreißung von Bindegewebsfasern zu suchen ist, die von der TENON'schen Kapsel zu verschiedenen Punkten der Orbita führen, und gleichsam als Aufhängebänder des Augapfels dienen.

b) Verletzungen durch eindringende Gegenstände führen stets zu größerer oder geringerer Zerreißung der Weichteile. Als die häufigsten verletzenden Körper wären Heugabel, Horn von Rindvieh, Spazierstock, Regenschirm, Fleuret- und Messerklingen, ferner Schrote und Revolverkugeln zu erwähnen. In manchen Fällen wird die Diagnose dadurch gesichert, daß in einer Bindehautwunde Fettzellgewebe zu Tage liegt. In anderen Fällen kann man aus Art und Umfang der Bewegungsstörungen des Auges die Verletzung diagnostizieren. Je nach der Natur des verletzenden Körpers hat man auch die Frage zu erwägen, ob er etwa ganz oder teilweise zurückgeblieben ist. Um darüber ins klare zu kommen, muß man durch Einschieben einer Fingerspitze zwischen Auge und Orbital-

wand die Augenhöhle abtasten. Führt die Betastung nicht zum
Ziele, so mag man, unter peinlichster Antiseptik, die Wunde sondieren. Falls der Fremdkörper Keime mit eingeschleppt hat, droht
Entzündung, selbst Eiterung, Orbitalabszeß.
Verletzungen durch stumpfe Gewalt sind durch Ruhe und kühlende Umschläge zu behandeln. Wunden sind zu desinfizieren
und zu verbinden. Fremdkörper müssen in der Regel entfernt
werden. Da sie meist in den knöchernen Wandungen der Augenhöhle feststecken, so erfordert die Ausziehung oft kräftige Instrumente (Kornzange, Zahnzange). Man vergesse dabei nicht die Nähe
des Gehirns, falls der Fremdkörper im Dache der Augenhöhle
steckt. Kleine keimfrei eingedrungene Fremdkörper, z. B. Schrote,
heilen meist ein; man braucht also hier ohne dringenden Grund
die Ausziehung nicht zu versuchen.

c) Luxatio bulbi. Wenn ein keilförmiger Körper, z. B. ein
Daumen, zwischen Auge und äußerem Augenhöhlenrand in die Tiefe
dringt, so kann er, unter Benutzung des äußeren Augenhöhlenrandes als eines Stützpunktes, das Auge aus seinem Lager heraus-
hebeln, Luxatio bulbi. Auf diese Weise sucht man in manchen
Gegenden Bayerns und Virginiens (Nordamerika) beim Raufen seinen
Gegner kampfunfähig zu machen. In Uganda, einem Lande Central-
afrikas, machen Manche ihre Sklaven mit Hilfe dieses Kunstgriffes
einäugig; die Einäugigkeit dient gleichsam als Livree. Nach der
Luxation liegt das Auge vor der Augenhöhle, die Lider sind hinter
ihm krampfhaft geschlossen. Die Muskeln sind zum Teil zerrissen,
zum Teil so stark gedehnt, daß Augenbewegungen nicht möglich
sind. Das Sehvermögen ist erloschen, ob unmittelbar durch Dehnung
des Sehnerven oder durch Blutleere infolge der Dehnung ist noch
zweifelhaft. Die Behandlung besteht in Reposition und Verband.
Danach kann das Sehvermögen wieder zurückkehren.

2. Entzündungen.

a) Periostitis orbitae. Die Krankheit befällt vorzugsweise
skrofulöse Kinder und Syphilitische. Ein Stoß oder Fall auf
den Augenhöhlenrand bildet in der Regel die Veranlassung. Da
der obere äußere und der untere äußere Augenhöhlenrand am häufigsten Verletzungen ausgesetzt sind, so bilden diese Punkte den Lieblingssitz der Krankheit. Sie beginnt mit dumpfen Schmerzen, die
durch Druck auf eine bestimmte Stelle des Augenhöhlenrandes gesteigert werden. Allmählich entwickelt sich eine Schwellung, die
schmerzhaft, unverschieblich und auffallend hart ist. Die Haut

über der Geschwulst wird rot und ödematös. Dann wird ein kleiner
Teil der Geschwulst weich, schwappend und schließlich erfolgt
Durchbruch, wobei wenig dünnflüssiger, übelriechender Eiter entleert
wird. Führt man eine Sonde in die Fistel ein, so trifft man auf
rauhen Knochen. Caries. Aus der Fistel entleert sich nun der
übelriechende „Knocheneiter", bis nach Monaten oder Jahren alle
kranken Teile des Knochens abgestoßen sind. Jetzt erfolgt Vernarbung der Fistel und zwar mit Anheilung der äußeren Haut, meist
der Lidhaut, an die Knochennarbe. Dadurch kann es zu Ektropium
mit all seinen Folgen kommen (S. 155).

Die Behandlung ist ganz im Anfange „antiphlogistisch", Blutegel an die Schläfe (nicht an die Lidhaut! vergl. S. 137) und kühlende
Umschläge, wodurch man „Verteilung" herbeizuführen hofft. Diese
Hoffnung geht auch öfters in Erfüllung, besonders wenn die Periostitis
syphilitischer Natur ist und nachdrücklich mit Quecksilber und Jodkali
behandelt wird. Ist der Übergang in Eiterung nicht mehr zu verhindern, so geht man zu warmen Umschlägen. Einschnitt und Einlegen eines
Drainrohres über, kurz man behandelt nach den Regeln der Chirurgie.

b) Orbitalabszeß, Orbitalphlegmone. Ein ganz anderes Krankheitsbild, nämlich das des Orbitalabszesses, entwickelt sich aus
der Periostitis, wenn sie statt des Randes eine Wand der Augenhöhle befällt. Zu den Schmerzen gesellt sich dann Fieber und
Störung des Allgemeinbefindens, Schwellung und Rötung der Lider,
besonders des oberen, Ptosis. Chemosis der Bindehaut des Augapfels, Exophthalmus. Beschränkung der Beweglichkeit des Auges,
Erweiterung der Pupille und Sehstörungen. Der Kranke bietet einen
Anblick, der zu der Annahme einer Blennorrhoe (S. 182) oder einer
Panophthalmie (S. 300) verleiten könnte. Das Fehlen einer Absonderung von seiten der Bindehaut läßt indessen die Blennorrhoe mit
Bestimmtheit ausschließen. Das Freisein oder wenigstens das verhältnismäßige Freisein des Augeninneren (Augenspiegel) schützt
gegen die vorzeitige Annahme einer Panophthalmie. Unter Zunahme aller Erscheinungen bahnt sich der im Zellgewebe der
Augenhöhle entstandene Eiter allmählich einen Weg an die Oberfläche und bricht entweder in den Bindehautsack oder an der
Außenfläche der Lider durch. Die Entleerung des Eiters verschafft
dem Kranken sofort große Erleichterung. Die Wiederherstellung
des Normalzustandes nimmt aber längere Zeit in Anspruch. Natürlich ist auch ein ungünstiger Ausgang nicht ausgeschlossen, da
Sehnervenentzündung, eiterige Einschmelzung der Hornhaut, ja des
ganzen Auges, zu Erblindung führen können, oder indem die Krankheit durch Übergreifen auf das Hirn tödlich endet.

Nicht bloß die Periostitis orbitae kann zu Augenhöhlenabszeß
führen, sondern jede beliebige Eiterung. ja sogar bloße Entzündungen
in der Umgebung des Auges. Als Beispiele seien genannt: Em-
pyem der Stirnhöhle, septische Thrombose der Hirnsinus etwa infolge von Caries des inneren Ohres, Geschwüre der Nase, Furunkel
und Erysipel des Gesichtes, Entzündungen an den Zahnwurzeln.
Eine dritte Gruppe von Orbitalabszessen ist metastatischer
Natur, und auf Infektion des Gesamtkörpers mit Rotzgift. Milzbrand
oder auf Pyämie zurückzuführen. Bei der zweiten und dritten Gruppe
handelt es sich meist um zahllose, kleinste. längs der Orbitalvenen
ausgesäte Abszeßchen.

Die vierte und zahlreichste Gruppe umfaßt die Fälle, wo die
zur Eiterung führenden Spaltpilze durch verletzende Gegenstände,
Fremdkörper, und früher auch durch ärztliche Instrumente, z. B.
bei Schieloperationen, eingeführt worden sind. Endlich sei erwähnt,
daß hier und da Fälle vorkommen, bei denen eine Ursache der Entzündung nicht aufzufinden ist.

Die Vorhersage richtet sich hauptsächlich nach der Ursache.
Die metastatischen Orbitalphlegmonen führen wohl stets zum Tode.
Die durch Periostitis des Augenhöhlendaches hervorgerufenen Fälle
sind der Gefahr eines Durchbruches nach der Schädelhöhle in hohem
Grade ausgesetzt, da der Knochen hier papierdünn ist. Bei den
übrigen Fällen ist die Vorhersage günstig.

Die Behandlung hat die Aufgabe, so frühzeitig als möglich den
Ort ausfindig zu machen, wo sich ein Durchbruch vorbereitet, und
hier einzuschneiden und zu drainieren. Häufig wird erst nach dem
Einschnitt der Nachweis der Periostitis durch Sondierung eines
entblößten Knochens möglich.

3. Störungen der Blutcirkulation.

a) Pulsierender Exophthalmus.

Die Arteria carotis interna gelangt nach ihrem Austritte aus dem Canalis
caroticus des Felsenbeines an der Seite des Keilbeinkörpers in den Sinus
cavernosus, d. h. einen in der Substanz der Dura mater gelegenen, in viele
Fächer geteilten venösen Hohlraum (Fig. 156). Sie liegt in der Wand dieses
Hohlraumes und ragt mit der Hälfte ihrer eigenen Wand frei in die Lichtung
des Sinus hinein. Eine Zerreißung der Carotis an dieser Stelle wird also ein
Ausfließen des unter hohem Drucke stehenden Arterienblutes in den Sinus und
dessen Zuflüsse bewirken. d. h. ein Aneurysma arterio-venosum hervorbringen.

Die bedeutendsten Zuflüsse des Sinus stammen aus dem Gehirne und aus
der Augenhöhle. Da die Venen des Gehirnes durch die ohnehin völlig gefüllte
Schädelkapsel an merklicher Ausdehnung gehindert sind. so werden die Wir-

kungen des in den Sinus cavernosus einströmenden Arterienblutes in den Venae ophthalmicae und ihren Wurzeln zum Vorscheine kommen und hier ein Krankheitsbild erzeugen, das als „pulsierender Exophthalmus" bezeichnet wird. Die

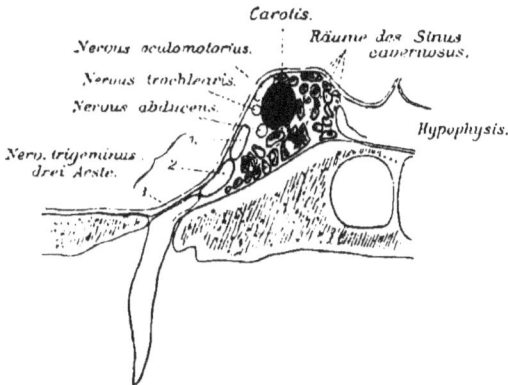

Fig. 156. Frontalschnitt durch den Sinus cavernosus, nach MERKEL von L. SCHRÖTER.

Krankheitszeichen betreffen außer den Blutgefäßen auch die Nerven der Augenhöhle (Nervus abducens, Nervus oculomotorius, Nervus trochlearis und den Ramus ophthalmicus des Trigeminus), da sie teils durch den Sinus cavernosus (Fig. 156), teils unmittelbar über ihn weg ziehen.

Der „pulsierende Exophthalmus" giebt folgendes Krankheitsbild: Es besteht Exophthalmus meist mit deutlicher Verschiebung des Auges nach unten, vermutlich deshalb, weil die Vena ophthalmica inferior entweder gar nicht in den Sinus cavernosus einmündet oder wenigstens wegen ihrer Verbindungen mit den Venen der Flügelgaumengrube (Fig. 157), an der Stauung nicht teil nimmt. Die Lider sind gerötet, geschwellt und von erweiterten, in die Umgebung des Auges reichenden Venen durchzogen; dazu besteht Ptosis. Die Bindehaut ist stark chemotisch geschwellt und reichlich mit stark erweiterten Venen ausgestattet. Die Hornhaut ist normal, oder auch leicht getrübt; ihre Empfindlichkeit vermindert. Die Pupille ist erweitert und starr oder spielt wenigstens nur träge.

Legt man den Finger auf den vorstehenden Augapfel, so fühlt man ein mit dem Herzstoße gleichzeitiges Pulsieren, zuweilen daneben noch ein Schwirren. Auch in der Umgebung des Auges finden sich zuweilen pulsierende Tumoren. Schon ein mäßiger Fingerdruck genügt, um das Auge in seine Höhle zurückzudrängen. Bei Nachlaß des Fingerdruckes stellt sich der vorige Zustand sofort wieder her.

Das dritte Hauptkennzeichen wird mit Hilfe der Auskultation

auf dem Auge. der Stirn oder an der Schläfe gefunden. Man hört
hier ein mit dem Pulse gleichzeitiges Blasegeräusch, das während
der Herzdiastole zu einem schwachen Sausen abblaßt.

Der Augenspiegel zeigt Dünnheit der Netzhautarterien, stärkste
Erweiterung und Schlängelung der Venen; dazu in manchen Fällen
Stauungspapille. Trotz dieser Veränderungen kann die Sehschärfe

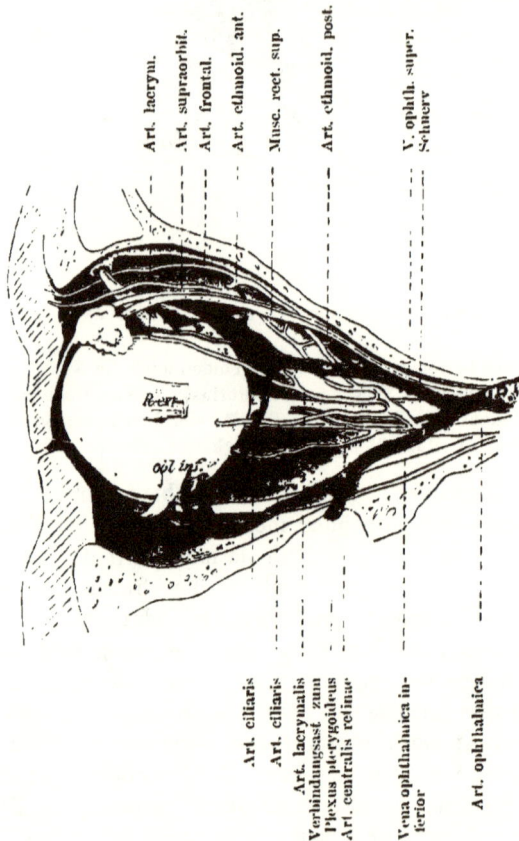

Fig. 157. Die Venen der Augenhöhle, nach MERKEL, gez. von L. SCHRÖTER.

normal sein; in anderen Fällen ist sie herabgesetzt, selbst aufgehoben. Geklagt wird vom Kranken über Schmerzen in der
Augenhöhle, Stirn und Schläfe, von wechselnder Heftigkeit und über
subjektive Geräusche, die so laut sein können, daß sie das
Hören beeinträchtigen und den Schlaf verhindern. Durch Zu-
sammendrücken der Carotis communis am Halse können die Beschwerden sofort, aber natürlich nur für die Dauer des Zusammen-
drückens beseitigt werden.

Wie kommt das Bersten der Carotis interna im Sinus cavernosus zu stande? Entweder durch Verletzung, sei es durch eine
unmittelbare, etwa einen Stich von der Augenhöhle aus, ein ein-
gedrungenes Schrotkorn, oder durch eine mittelbare, z. B. einen
Bruch der Schädelbasis, oder aber infolge von Erkrankung der
Arterienwand (Arteriosklerose, Syphilis) bei einer gelegentlichen
Steigerung des Blutdruckes durch Bücken, Husten oder dergleichen.
Die Vorhersage ist zweifelhaft. Das Auge kann durch Keratitis neuroparalytica (S. 238), bezw. Keratitis e lagophthalmo, durch
Neuroretinitis, durch Ischaemia retinae erblinden. Das Leben kann
durch schwere und wiederholte Nasenblutungen oder auch durch
weitere Veränderungen im Gehirn gefährdet werden. Endlich kann
sich aber auch das Loch der Carotis interna durch einen Thrombus verlegen und so Heilung eintreten.

Behandlung. Was in günstigen Fällen von selber zu stande
kommt, nämlich Thrombosierung des Sinus cavernosus sucht man
durch die Behandlung künstlich herbeizuführen. Als Mittel dazu
stehen uns

1. Die Herabsetzung des Blutdruckes in der Carotis interna zu
Gebote, durch passende Lebensweise, Bettruhe, knappe reiz-
lose Kost, Vermeidung reichlichen Trinkens.
2. Die Unterbrechung der Blutzirkulation,
a. durch Kompression und
b. durch Unterbindung der Carotis communis.

In manchen Fällen, besonders in den ohne Verletzung entstandenen, genügt Regelung der Lebensweise in Verbindung mit
Kompression, um Heilung herbeizuführen. Wenn dagegen eine Verletzung zu Grunde liegt, so ist in der Regel die Unterbindung der
Carotis communis nicht zu umgehen.

b) Thrombose der Venae ophthalmicae:

Die Thrombose der Venae ophthalmicae ist nicht eigentlich Krankheit, sondern Symptom. Man unterscheidet septische und marantische
Thrombosen. Die septischen gehören oder führen zum Bilde des Orbitalabszesses
(S. 469). Die marantischen[1] sind Symptome der Sinusthrombose, einer Krankheit, die in Blutgerinnung des Inhaltes der Hirnsinus besteht und sich vom Hirne
durch die zuführenden Venen nach außen fortsetzt, oder wenigstens im Gebiete
dieser Venen Stauungserscheinungen hervorruft. So können Stauungen im
Gebiete der Venae ophthalmicae auf Sinusthrombose beruhen. Man darf dies annehmen, falls noch einige andere Symptome vorhanden sind, nämlich allgemeiner
Marasmus des Kranken und Störungen seiner Hirnthätigkeit, Doppelseitig-

---

[1] μαραίνω ich verwelke.

keit der Augensymptome und das Auftreten von Ödem hinter dem Ohre.
Die Neigung zu doppelseitiger Erkrankung beruht darauf, daß die beiden Sinus
cavernosi durch Querarme in Verbindung stehen, daß also die Blutgerinnung
im einen Sinus sich leicht auf den anderen fortsetzen kann. Die Beteiligung
der Gegend des Warzenfortsatzes beruht darauf, daß von hier eine Vene, das
„Emissarium mastoideum" in den absteigenden Arm des Sinus transversus
führt; dieser steht aber seinerseits in offener Verbindung mit dem Sinus caver
nosus. — Sinusthrombose findet man bei Zuständen, die regelmäßig schnell zum
Tode führen.

c) (Anhang.) Basedow'sche Krankheit.

Sie muß, obgleich nicht eigentlich Augenkrankheit, hier kurz
erörtert werden, weil sie sehr ausgesprochene und für die Diagnose
wichtige Augensymptome besitzt, die den Kranken gar nicht selten
zuerst in die Hände des Augenarztes führen. Die Krankheit hat
drei Hauptkennzeichen: 1) Pulsbeschleunigung, 2) Anschwellung der
Schilddrüse, 3) doppelseitigen Exophthalmus.

Der Puls zählt schon bei körperlicher und geistiger Ruhe
100 Schläge und mehr in der Minute; die geringste körperliche Anstrengung und seelische Erregung kann ihn bis auf 140 und noch
mehr in die Höhe treiben. Die großen Halsgefässe sind erweitert
und klopfen stark, was besonders auffallend ist im Vergleich mit
dem schwachen Radialpuls. Die Herzdämpfung ist verbreitert; der
Herzstoß ist verstärkt und wird als lästiges Herzklopfen empfunden.

Die Schilddrüse ist mäßig vergrößert, fühlt sich weich an, zeigt
sichtbare und fühlbare Pulsation und läßt bei Behorchung ein systo-
lisches Blasen erkennen. Es geht daraus hervor, daß der Kropf
hauptsächlich auf Ausdehnung der Blutgefäße, nicht auf Hyperplasie
des Gewebes beruht.

Der Exophthalmus ist nicht nur in den einzelnen Fällen sehr
verschieden stark, sondern schwankt auch bei ein und demselben
Kranken erheblich. Durch sanften Druck kann man die Augen
leicht in ihre Höhlen zurückdrängen, was dafür spricht, daß die
Ursache des Exophthalmus in Erweiterung der Blutgefäße der Augenhöhle besteht. Selbst da, wo der Exophthalmus nicht deutlich ausgesprochen ist, zeigt sich ein auffallend starkes Klaffen der Lidspalte;
dazu erfolgt der Lidschlag unvollständig und selten, was durch verminderte Reflexempfindlichkeit der Binde- und Hornhaut bedingt ist,
Stellwag'sches Symptom. Beim Blicke nach unten geht das
obere Lid nicht, wie normalerweise der Fall, nach abwärts, sondern
bleibt zurück und es wird daher „das Weiße im Auge" oberhalb
der Hornhaut sichtbar, was einen ganz eigenartigen Anblick gewährt,
v. Gräfe'sches Symptom. Die Mangelhaftigkeit des Lidschutzes

bewirkt Beschwerden und Gefahren, die auf Reizung bezw. Entzündung der Bindehaut und Hornhaut beruhen. Der Exophthalmus
erschwert die Konvergenz; in einem Falle meiner Beobachtung war
dies der einzige Grund, warum die Kranke zum Arzte kam. Bei
hohen Graden des Exophthalmus kommt es zum Lagophthalmus
(S. 152). Außer den Herz-, Hals- und Augensymptomen sind nun
noch zahlreiche andere Störungen im Gebiete des Nervensystems
und der Ernährung vorhanden, deren Schilderung den Lehrbüchern
der inneren Medizin überlassen bleiben muß.

Das Wesen der Krankheit darf man nach FRIEDREICH und SATTLER
in einer Schädigung gewisser bei einander liegender Nervencentren
sehen, nämlich des Vaguskernes (Herz), der vasomotorischen Centren
für die Gefäßprovinzen des Halses und Kopfes und endlich der Centren
für die Koordination von Blicksenkung und Lidsenkung und für die
reflektorischen Lidbewegungen. Der Ort dieser Centren dürfte im
Höhlengrau des dritten und vierten Hirnventrikels zu suchen sein.
Die Art der Veränderung jener Centren ist noch nicht bekannt.

Über die Ursachen weiß man nichts Bestimmtes. Doch ist es
wahrscheinlich, daß erschöpfende Krankheiten, sowie Erschöpfung
durch übermäßige körperliche und geistige Anstrengungen eine Rolle
spielen.

Die Vorhersage ist unsicher. Die Mehrzahl der Fälle geht
nach jahrelangem Siechtume in Genesung über. Es ist dies namentlich bei Frauen zu erwarten, die ungleich viel häufiger erkranken
als Männer. Bei Männern ist, besonders in höherem Alter, die
Vorhersage ungünstig, da die Krankheit hier nicht selten durch Erschöpfung zum Tode führt. Auch stürmischer Verlauf der Krankheit, sowohl mit tödlichem Ausgang, als mit Heilung, ist wiederholt
beobachtet worden.

Die Behandlung besteht in Körperpflege, geistiger Schonung,
Landaufenthalt, Badekuren, ist also nicht Sache des Augenarztes.
Er hat es nur mit Bindehaut- und Hornhautentzündungen, dem Ex-
bezw. Lagophthalmus, muskulärer Asthenopie zu thun, worüber die
betreffenden Abschnitte dieses Buches nachzuschlagen sind.

4. Geschwülste.

Jede einigermaßen ansehnliche Geschwulst der Augenhöhle muß
Exophthalmus erzeugen. Die Richtung, in der das Auge nach
außen verschoben wird, hängt vom Sitze der Geschwulst ab.

Ein zweites regelmäßiges Symptom ist Störung der Beweglichkeit, sei es. daß die Geschwulst rein mechanisch die Bewegungen des Auges hindert, sei es. daß sie Muskeln oder Muskelnerven durchwachsen und dadurch leistungsunfähig gemacht hat; natürlich kann auch beides nebeneinander vorkommen.

Ein drittes Zeichen sind Sehstörungen; sie können fehlen; wo sie vorhanden sind, beruhen sie auf Druckschwund oder Beteiligung des Sehnerven. auf Netzhaut- oder Aderhauterkrankungen.

Als viertes Zeichen sind Schmerzen zu erwähnen; Fehlen derselben spricht für Gutartigkeit der Schwulst, Vorhandensein schließt Gutartigkeit nicht aus.

Wenn die hier aufgezählten Zeichen eine Geschwulst wahrscheinlich machen, so ist die Diagnose doch erst dann gesichert, wenn sich durch Betastung die Geschwulst geradezu nachweisen läßt.

Die Mannigfaltigkeit der beobachteten Geschwülste ist groß; hier können nur die verhältnismäßig häufigsten Erwähnung finden. Über Geschwülste der Thränendrüse vergl. S. 163.

a) Geschwülste der Augenhöhlenwand:

Das Osteom ist eine buckelige Knochenwucherung von meist elfenbeinartiger Härte. In der Regel geht es vom Dache der Augenhöhle aus. Die Entwickelung ist eine äußerst langsame, Schmerzen fehlen. Entscheidend für die Diagnose ist die Härte. die Unverschieblichkeit und der Zusammenhang mit der Augenhöhlenwand. Als Ursache wurde bei einigen Fällen Syphilis nachgewiesen. Die Vorhersage ist bezüglich des Lebens günstig, selbst wenn die Knochenwucherung sich bis in die Schädelhöhle erstrecken sollte. Dagegen kann der Augapfel durch den Exophthalmus bezw. Lagophthalmus zu Grunde gehen. Die Behandlung besteht, falls Syphilis nachweisbar ist, in einer Schmierkur. Eine Exstirpation der Geschwulst ist nach BERLIN nur dann zulässig, wenn das Dach der Augenhöhle. diese dünne Scheidewand der Augen- und Schädelhöhle, nicht beteiligt ist. Falls man auf die Entfernung verzichten muß, kann man durch Auskernung des ohnehin verlorenen Auges dem Kranken viele Leiden ersparen.

Encephalocele,[1] der Hirnbruch. ist eine Ausstülpung der Dura mater durch eine angeborene Lücke zwischen Siebbein und Stirnbein. oder sonst einem angeborenen Loche des Augenhöhlendaches. Der Bruchsack enthält Flüssigkeit oder auch Hirnmasse. Er bildet eine Geschwulst, die in der Regel im inneren oberen Winkel der Augenhöhle sitzt. Die Diagnose Hirnbruch ist gesichert, wenn sich die Geschwulst ausdrücken läßt und gleichzeitig die Zeichen von Hirndruck, z. B. Verdrehen der Augen und andere Krämpfe, auftreten. Diese Krankheit führt meist schon in den ersten Wochen oder Monaten nach der Geburt zum Tode. Sollte man sie bei einem größeren Kinde vorfinden, so lasse man sie unberührt.

---

[1] ὁ ἐγκέφαλος das Gehirn, ἡ κήλη der Bruch.

b) Geschwülste des Sehnerven.

Die Myxome[1] bezw. Myxosarkome des Sehnerven sind gallertige Geschwülste von Taubenei- bis Hühnereigröße. Die Diagnose gründet sich auf einen sehr langsam zunehmenden Exophthalmus, verhältnismäßig geringe Bewegungsstörung, weil die Geschwulst innerhalb des Muskeltrichters sitzt, frühzeitige Erblindung durch Papillitis bezw. Sehnervenatrophie und die Tastung einer Geschwulst in der Gegend des Sehnerven durch einen zwischen Auge und äußere Orbitalwand eingeführten Finger.

Diese Geschwülste sind gutartig und führen selbst nach unvollständiger Ausschneidung örtliche Rückfälle nicht herbei. Die Behandlung besteht in Entfernung der Geschwulst, wenn möglich mit Erhaltung des Augapfels. Das hierzu geeignetste Verfahren ist die KNÖXLEIN'sche Osteoplastik, d. h. Aufsägen und nach außen Umschlagen der Schläfenwand der Augenhöhle. Hierdurch bekommt man freien Einblick in den Raum hinter dem Augapfel, schält die Geschwulst aus und bringt schließlich wieder die umgeklappte Wand der Augenhöhle an Ort und Stelle.

c) Geschwülste des Zellgewebes.

Von den Geschwülsten des Zellgewebes seien die Cysten, die Gefäßgeschwülste und die Sarkome erwähnt.

Unter den Cysten sind die Dermoidcysten und die Echinococcusblasen das verhältnismäßig häufigste Vorkommnis. Die Dermoidcysten sind stets angeboren und werden daher fast immer bei Kindern beobachtet. Ihr Inhalt ist eine Flüssigkeit oder ein Brei. Das Vorkommen von Haaren, Zähnen und anderen von dem Epidermisblatte abstammenden Gebilden beweist, daß es sich um eine nachträglich abgeschnürte Einstülpung der äußeren Haut handelt. Die Diagnose der Cyste gründet sich auf die Zeichen der Orbitalgeschwulst und den Nachweis von Fluktuation.

Die Echinococcuscyste unterscheidet sich von der Dermoidcyste nur dadurch, daß sie nicht angeboren ist, daß sie schneller wächst, daher Schmerzen macht und das Auge mehr in Gefahr bringt. Die Behandlung besteht in dem Ausschneiden der Cyste.

Die Gefäßgeschwülste zerfallen in Teleangiektasien, cavernöse Angiome und Aneurysmen. Die Teleangiektasie der Augenhöhle ist die Fortsetzung eines Muttermales der Haut bezw. Lider in die Augenhöhle (S. 159).

Das cavernöse Angiom sitzt innerhalb des Muskeltrichters, schädigt daher die Augenbewegungen verhältnismäßig wenig. Das Allgemeinbefinden des Kranken ist ungestört. Das eigentlich Kennzeichnende besteht, abgesehen von den Zeichen der Geschwulst überhaupt, darin, daß sich An- und Abschwellen beobachten, ja willkürlich hervorrufen läßt, z. B. Anschwellen durch Bücken, gewaltsames Ansatmen, kurz alles, was den Abfluß des Blutes aus dem Kopfe erschwert. Andererseits kann man durch Druck auf das Auge den Exophthalmus verschwinden machen. Die Vorhersage ist günstig für das Leben, bedenklich für das Auge. Denn wenn das Wachstum der Geschwulst auch noch so langsam ist, so führt es in der Regel schließlich doch zu Druckschwund des Sehnerven oder Entzündung des Auges. Als Behandlung kann nur die Ausschälung der Geschwulst in Frage kommen.

Die Aneurysmen haben außerdem noch das besondere Zeichen der Pulsation. Bei beträchtlicher Größe können sie das Bild „des pulsierenden

_____
[1] ἡ μύξα der Schleim.

Exophthalmus" hervorbringen. In diesem Falle wäre wohl auch die gleiche Behandlung wie bei jenem am Platze (S. 473).

Endlich sind noch die Sarkome zu erwähnen. Die Mehrzahl aller Sarkome der Augenhöhle entstehen im Augapfel (S. 302) oder auf seiner Vorderfläche (S. 217) und sind daher früher bereits erörtert worden. „Orbitalsarkome" im eigentlichen Sinne gehören zu den größten Seltenheiten. Sie verraten ihre Bösartigkeit durch schnelles Wachstum, Schmerzen und frühe Schädigung des Allgemeinbefindens. Ferner ist eine, im Verhältnis zur Größe der Geschwulst beträchtliche Störung der Augenbewegungen kennzeichnend, die auf Durchwachsung der Muskeln mit Geschwulstmasse beruht, während eine gutartige Geschwulst die Muskeln nur verschiebt, also nur mechanisch bewegungshemmend wirkt. Die Vorhersage ist höchst ungünstig, um so ungünstiger, je jünger der Kranke und je zellreicher die Geschwulst.

Die Behandlung besteht in Ausräumnug der Augenhöhle, Exenteratio orbitae. Man nimmt sie folgendermaßen vor: Um Platz zu gewinnen spaltet man den äußeren Lidwinkel und läßt die Lider kräftig auseinanderziehen. Darauf schneidet man mit einem starken Messer ringsum gerade auf den Augenhöhlenrand ein und löst nun von der Schnittwunde aus die Periorbita mit Hilfe von Raspatorium oder Meißel ab; man dringt immer weiter in die Tiefe, bis der ganze Inhalt der Augenhöhle in der Periorbita wie in einer Düte allein noch an der Spitze der Düte, in der Gegend des Foramen opticum festhängt. Nun ergreift man eine starke über die Fläche gebogene Schere und schneidet den Stiel der ganzen Weichteilmasse im Hintergrunde der Augenhöhle durch. Die Blutung aus der Arteria ophthalmica stillt man durch Verschorfung mittels des Glüheisens. Sind die Lider miterkrankt, so wird der erste Schnitt auf den Augenhöhlenrand durch die äußere Haut geführt und die Lider werden mit entfernt.

Register.

Nachschrift.

S. 50. Das F der Fig. 18 ist etwas zu dunkel geraten.

S. 113. Bei Fig. 51 sollte auf der rechten Papillenhälfte einwärts vom Aderhautring eine weiße Linie zu sehen sein, der Skleralring. Die Wiedergabe dieser Linie ist mißlungen.

S. 182. zweiter Absatz, zwölfte Zeile, lies: Versiegen.

S. 220. fünfte Zeile von oben, lies: Conjunctiva corneae; zehnte und elfte Zeile von oben, lies: Chorioidea corneae.

www.ingramcontent.com/pod-product-compliance
Lightning Source LLC
Chambersburg PA
CBHW020857210326
41598CB00018B/1701